U0200185

国医大师李今庸医学全集

临床经验辑要

李今庸　著

学苑出版社

图书在版编目（CIP）数据

临床经验辑要/李今庸著 . —北京：学苑出版社，2019.8
（国医大师李今庸医学全集）
ISBN 978 - 7 - 5077 - 5740 - 8

Ⅰ . ①临… Ⅱ . ①李… Ⅲ . ①中医临床 – 经验 – 中国 – 现代
Ⅳ . ①R249.7
中国版本图书馆 CIP 数据核字（2019）第 122315 号

责任编辑：黄小龙
出版发行：学苑出版社
社　　址：北京市丰台区南方庄 2 号院 1 号楼
邮政编码：100079
网　　址：www. book001. com
电子邮箱：xueyuanpress@ 163. com
销售电话：010 - 67601101（销售部）67603091（总编室）
印 刷 厂：北京画中画印刷有限公司
开本尺寸：710×1000　1/16
印　　张：27.75
字　　数：413 千字
版　　次：2019 年 8 月第 1 版
印　　次：2019 年 8 月第 1 次印刷
定　　价：98.00 元

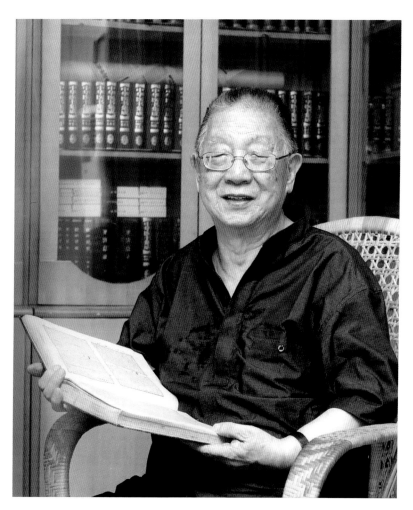

　　李今庸，男，1925年出生，湖北枣阳市人，当代著名中医学家，中医教育学家，湖北中医药大学终身教授，国医大师，国家中医药管理局评定的第一批全国老中医药专家学术经验继承工作指导老师。

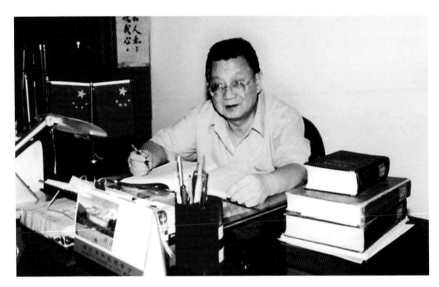

李今庸教授主持湖北省中医药学会工作 20 余年

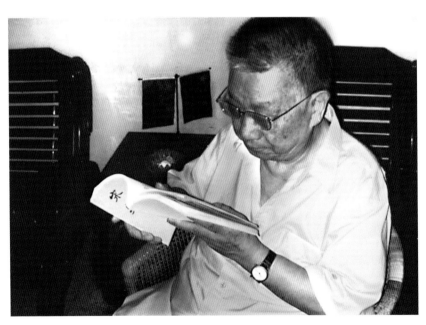

李今庸教授在研读史书

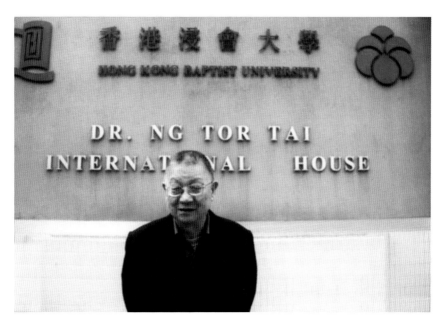

李今庸教授在香港浸会大学讲学期间留影

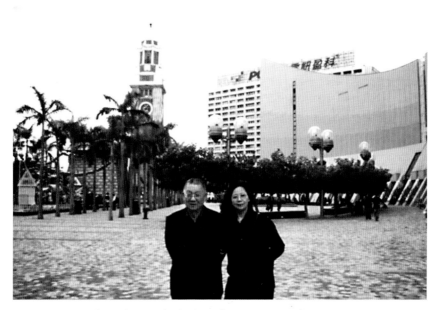

李今庸教授在香港讲学期间与女儿李琳合影

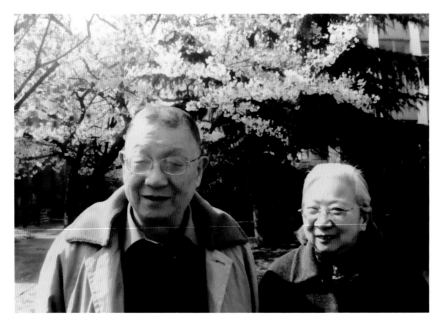

李今庸教授与夫人齐立秀合影

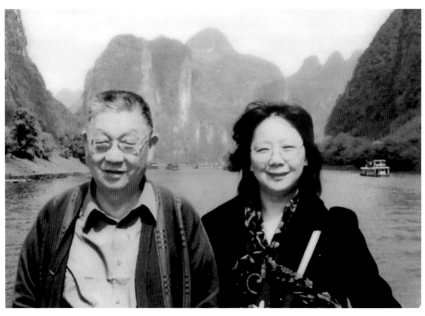

李今庸教授与女儿李琳合影

中国的长期封建社会中，创造了灿烂的古代文化。清理古代文化的发展过程，剔除其封建性的糟粕，吸收其民主性的精华，是发展民族新文化提高民族自信心的必要条件；但是决不能无批判地兼收并蓄。

摘自《新民主主义论》

李今庸教授书法（一）

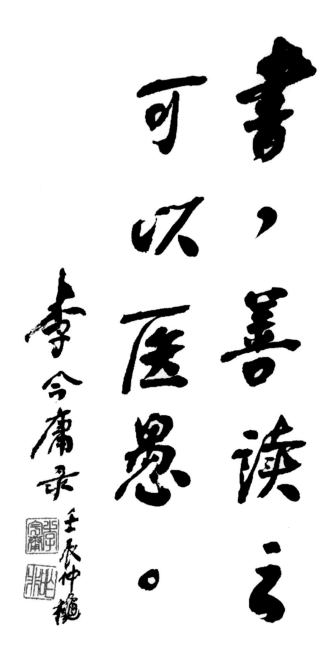

书，善读之可以医愚。

李今庸录　壬辰仲秋

李今庸教授书法（二）

富於筆墨窮於命

老去鬚眉壯志心

李今庸書

辛卯初冬

李今庸教授书法（三）

鞠躬厥職，岂能尽如人意；

竭诚斯任，但求无愧我心。

李今庸教授书法（四）

通古博今研岐黄　精勤不倦育桃李

（代总序）

李今庸先生，字昨非，1925 年出生于湖北省枣阳市唐家店镇一个世医之家。今庸之名取自《三字经》："中不偏，庸不易。"意为立定志向，矢志不移，永不改易。昨非，语出陶渊明《归去来兮辞》："实迷途其未远，觉今是而昨非。"含有不断修正自己错误认识的意思。书斋曰莲花书屋，义出周敦颐《爱莲说》："出淤泥而不染，濯清涟而不妖。"李今庸先生平生行止，诚如斯言。《孟子·滕文公章句上》说："舜何人也，予何人也，有为者亦若是。"他把这句话作为座右铭。

李今庸先生从医 80 载，执教 62 年，在漫长的医教研生涯中积累了宝贵的治学经验。其治学之道，建造了弟子成才的阶梯，是后学登堂入室的通途。听其教、守其道、恭其行者，多能登堂入室，攀登高峰。

博学强志　医教研优

李今庸先生 7 岁入私塾读书，开始攻读《论语》《孟子》《大学》《中庸》《礼记》等儒家经典，他博闻强志，日记千言，常过目成诵。1938 年随父学医，兼修文学，先后研读《黄帝内经》《针灸甲乙经》《难经》《伤寒论》《金匮要略》《脉经》《诸病源候论》《千金要方》《千金翼方》《外台秘要》《神农本草经》等，随后其父又命其继续攻读历代各家论著和各科著作，并指导他阅读《毛诗序》《周易》《尚书》等书。对于《黄帝内经》，他大约只用了一年的时间，即将其内容烂熟于心。现在只要提到《黄帝内经》的某一内容，他都能不假思索明确无误地给你指出，本段内容是在《素问》或《灵枢》的某一篇，所以被人们誉为"《内经》王""活字典"。

1961 年，时任湖北中医学院副院长的蒋立庵先生，将一本《江汉论坛》杂志给了李今庸先生。他认真阅读后，敏锐地意识到蒋老是希望他掌握校勘训诂学的知识，以便有效地研究整理古典医籍。从 20 世纪 60 年代初开始，他先后阅读了大量有关古代小学类书籍。通过认真阅读《说文解字》《说文解字注》《说文通训定声》《说文解字义证》《说文解字注笺》等，他对许学相当熟悉。又广泛阅读了雅学、韵书以及与小学有关的一些书籍。从此，他掌握了治学之道，并以此助推医教之道。

一般而言，做学问应具备三个条件：一为深厚的家学，二为名师指点，三为个人勤奋。这三点李今庸先生都具备了，所以先生才有了今天的成就。

李今庸先生在 1987～1999 年间，先后被中国中医研究院（现中国中医科学院）研究生部、张仲景国医大学、长春中医学院（现长春中医药大学）等单位聘为客座教授和临床教授，为这些单位的中医药人才培养做出了贡献。1991 年 5 月被确认为第一批全国老中医药专家学术经验继承工作指导老师，同年获国务院政府特殊津贴；1999 年被中华中医药学会授予全国十大"国医楷模"称号；2002 年获"中医药学术最高成就奖"；2006 年获中华中医药学会"中医药传承特别贡献奖"；2011 年被国家中医药管理局确定为全国名老中医药专家传承工作室建设项目专家；2013 年 1 月被人事部确定为首批中医药传承博士后合作导师，为国家培养中医药高层次人才。

校勘医典　著作等身

李今庸先生在治学上锲而不舍，勇攀高峰，正所谓"路漫漫其修远兮，吾将上下而求索"。他在 20 世纪 60 年代就步入了校勘医典这条漫长而又崎岖的治学之路。在这方面他着力最勤，费神最深，几乎是举毕生之力。他曾说道：首先要善于发现古书中的问题，然后对所发现的问题，进行深入研究考证，并搜集大量的古代文献加以证实。当写成文章时，又必须考虑所选用文献的排列先后，使层次分明，说明透彻，让人易于读懂。如此每写一篇文章，头痛数日不已，然而他仍乐此不疲。虽是辛苦，然也获得了丰硕的成果。经一番整理后，不仅使这些古籍中的文字义理畅达，而且其医学理论也明白易晓，从而使千百年的疑窦涣然冰释，实有功于后学。

李今庸先生首创以治经学方法研究古典医籍。他将清朝乾嘉时期所兴起的治经学方法，引入到古医籍的研究整理之中。他依据训诂学、校勘学、音韵学、古文字学的基本原理，以及方言学、历史学、古文献学、考古学和历代避讳规律等相关知识，对古医书中的疑难问题进行了深入研究。对古医书中有问题的内容，则采用多者刈之、脱者补之、隐者彰之、错者正之、难者考之、疑者存之的方法，细心疏爬。他治学态度严谨，一言之取舍必有于据，一说之弃留必合于理。其研究所涉及的范围相当广泛，如《素问》《灵枢》《难经》《甲乙经》《太素》《伤寒论》《金匮要略》《神农本草经》《肘后方》《新修本草》《千金要方》《千金翼方》《马王堆汉墓帛书》以及周秦两汉典籍中有关医学的内容。每有得则笔之以文，其研究的千古疑难问题多达数百处。从20世纪50年代末至现在，他发表了诸如"析疑""揭疑""考释""考义"这类文章200多篇。2008年，他在外地休养的时候，凭记忆又搜集了古医书中疑问之处88条，其中部分内容现已整理成文。由此可见，先生对古医籍疏爬之勤。

设帐杏坛　传道授业

李今庸先生执教已62个春秋，在中医教育学上，开创和建立了两门中医经典学科教育（《黄帝内经》《金匮要略》）。他先后给师资班、西学中班、本科生、研究生等各类不同层次学生讲授《金匮要略》《黄帝内经》《难经》及《中医学基础》等课程。自1978年开始，又在全国中医界率先开展《内经》专业研究生教育。同时，李今庸先生还先后赴辽宁、广西、上海等地的中医药院校讲授《黄帝内经》《金匮要略》等经典课程。

李今庸先生非常重视教材建设。1958—1959年，他首先在湖北中医学院筹建金匮教研组，并担任组长，其间编写了《金匮讲义》，作为本院本科专业使用。1963年代理主编了全国中医学院第二版试用教材《金匮要略讲义》，从而将金匮这一学科推向了全国；1973年为适应社会上的需求，对该书稍作润色，作为全国中医学院第三版试用教材再版发行；1974年协编全国中医学院教材《中医学基础》；1978年，主编《内经选读》，供中医本科专业使用，该教材受到全国《内经》教师的好评；1978 年，参与编著高等中医药院校教学参考丛书《内经》；1982年主编高等中医药院校本科生、研究生两用教材《黄帝内经选读》；1987 年为光明中医函授大学编写了《金匮要略讲解》。几十年来，李今庸先生为中医药院校教材建设，倾注了满腔心血。

李今庸先生注重师资队伍建设。先生在主持原湖北中医学院内经教研室工作时，非常重视对教师的培养。1981 年，他在教研室提出了"知识非博不能反约，非深不能至精"的思想。他要求教师养成"读书习惯和写作习惯"。为配合教师读书方便，他在教研室创建了图书资料室，收藏各类图书 800 余册。并随时对教师的学习情况进行督促检查。1983—1986 年，他组织教研室教师编写了《黄帝内经索引》；1986 年，他又组织教研室教师编写了《新编黄帝内经纲目》。通过编辑书籍及教学参考资料，以提高教师的专业水平。在对教师的使用上，尽量做到人尽其才，才尽其用。通过十几年坚持不懈努力，现已培养出一批较高素质的中医药教师队伍。

在半个多世纪的中医药教学生涯中，先生主张择人而教、因材施教，注重传授真知和问答教学。他要求学生学习中医时必须树立辩证唯物主义和历史唯物主义思维方式，将不同时代形成的医学著作和理论体系置于特定历史时代背景中研究，重视经典著作教学和学生临床实践。1962 年，先生辅导高级西医离职学习中医班集体写作《从藏府学说看祖国医学的理论体系》一文，全文刊登于《光明日报》，并被《人民日报》摘要登载、《中医杂志》全文收载，在全国产生很大影响。

扎根一线　累起沉疴

李今庸先生在 80 年的医疗实践中，形成了独特的医疗风格、完整的临床医学思想，积累了大量的临床经验。其一，形成了完整的临床医学指导思想，即坚持辩证历史唯物主义思想指导下的"辨证论治"；其二，独创个人的临床医疗经验病证证型治疗分类约 580 余种。著有《李今庸临床经验辑要》《中国百年百名中医临床家丛书·李今庸》《李今庸医案医论精华》等临床著作。

李今庸先生通晓中医内外妇儿及五官各科，尤长于治疗内科和妇科疾病。在 80 年的临床实践中，他在内伤杂病的补泻运用上形成了自己独特的风格，即泻重痰瘀，补主脾肾。脾肾两藏，一为后天之本，一为先天之本，是人体精气的主要来源。二藏荣则一身俱荣，二藏损则一身俱损。因此，在治虚损证时，补主脾肾。在临床运用中，具体又有所侧重，小儿重脾胃，老人重脾肾，妇女重肝肾。慢性久病，津血易滞，痰瘀易生，痰瘀互结互病，易成窠囊。他对于此类病证的治疗是泻重痰瘀，或治其痰，或泻其瘀，或痰瘀同治。他临床经验丰富，辨证准确，用药精良，常出奇兵以制胜，其经验可见于《国医大师李今庸医学全集》中。

李今庸先生非常强调临床实践对理论的依赖性，他常说："治病如同打仗一样，没有一定的医学理论做指导，就不可能进行正确的医疗活动。"如一壮年男子，突发前阴上缩，疼痛难忍，呼叫不已，李今庸先生据《素问·厥论》"前阴者，宗筋之所聚"，《素问·痿论》"阳明者，五藏六府之海，主润宗筋"的理论，为之针刺足阳明经之归来穴，留针10分钟，病愈，后数十年未再发。此案正印证了其善于以经典理论对临床的指导运用。李老常言："方不在大，对证则效；药不在贵，中病即灵。"

从1976年起，李老应邀赴北京、上海、南京、南宁、福州、香港、韩国大田等多地讲学，传授临床经验，深入开展中外学术交流。

振兴中医　奔走疾呼

李今庸先生作为一代中医药思想家，从未停止过对中医药学理论、临床、教育的反复深入思考。1982年、1984年，他两次同全国十余名中医药专家联名上书党中央、国务院，建议成立国家中医药管理总局，加强党对中医药事业的领导，受到中央领导重视和采纳。1986年，国家中医药管理局成立。其后，又积极支持组建中医药专业出版社。1989年，中国中医药出版社成立。2003年，向党中央和国务院领导写信陈述中医药学优越性和东方医学特色，建议制定保护和发展中医药的法规，同年，国务院颁布《中华人民共和国中医药条例》。

李老在担任湖北省政协常委及教科文卫体委员会副主任期间，深入基层考察调研，写了大量提案及信函建议。在湖北省第五届政协会议上，提出"请求省委、省政府批准和积极筹建'湖北省中医管理局'，以振兴我省中医药事业"等提案。2006年，湖北省中医药管理局成立。

1986年李老当选为湖北省中医药学会理事长。此后，主持湖北省中医药学会工作长达二十余年。组织举行"鄂港澳台国际学术交流大会""国际传统医学大会"等各种大型中医药学术研讨会和国际学术交流会议。其间，向省委、省政府致信建议召开李时珍学术会议，成立李时珍研究会，开展相关研究，为在全国范围内形成纪念李时珍学术活动氛围奠定了坚实根基。主编《湖北中医药信息》《中医药文化有关资料选编》等。

近年来，李老对中医药学术发展方向继续进行深入思考与研究。认为中西医学不能互相取代，只能在发展的基础上取长补短，必须努力促使西医中国化、中医现代化，先后撰写和发表了《论中医药学理论体系的构成和意义》《发扬中医药学特色和优势提高民族自信心和自豪感》《试论我国"天人合一"思想的产生及中医药文化的思想特征》《中医药学应以东方文化的面貌走向现代化》《关于中西医结合与中医药现代化的思考》《略论中医学史和发展前景》等文章。

今将李今庸先生历年间写作刊印出版和未出版的各种学术著作，集中起来编辑整理，勒成一部总集，定名为《国医大师李今庸医学全集》，予以出版，一则是彰显李老半个多世纪以来，在中医药学术上所取得的具有系统性和创造性的重要成就，二则是为中医药学的传承留下一份丰厚的学术遗产。

李今庸先生历年间写作并刊印和出版的各种著作数十部，附列如下（以年代先后为序）：

《金匮讲义》，李今庸编著，原湖北中医学院中医专业本科生用教材。1959年，内部油印。

《金匮要略讲义》，李今庸编著，全国中医学院中医专业本科生用第二版统一教材。1963年9月，上海科学技术出版社出版。

《中医基础学》，李今庸编著，原湖北中医学院中医专业用教材。1971年，内部铅印。

《金匮要略释义》，李今庸编著，中医临床参考丛书，全国中医学院西医学习中医者、中医专业用第三版统一教材。1973年，上海科学技术出版社出版。

《内经选读》，李今庸主编，原湖北中医学院中医专业本科生用教材。1978年，内部刊印。

《黄帝内经选读》，李今庸主编，原湖北中医学院中医专业本科生、研究生两用教材。1982 年，内部刊印。

《内经函授辅导资料》，李今庸主编，原湖北中医学院中医专业函授辅导教材。1983 年，内部刊印。

《读医心得》，李今庸著，是研究中医古典著作中理论部分的学术专著。1982 年 4 月，上海科学技术出版社出版。

《中医学辩证法简论》，李今庸主编，全国中医院校教学参考用书。1983 年 1 月，山西人民出版社出版。

《黄帝内经索引》，李今庸主编，原湖北中医学院中医《内经》专业教学参考用书。1983 年 12 月，内部刊印。

《读古医书随笔》，李今庸著，运用考据学知识和方法研究古典医籍的学术专著。1984 年 6 月，人民卫生出版社出版。

《金匮要略讲解》，李今庸著，全国高等中医函授教材。1987 年 5 月，光明日报出版社出版，后由人民卫生出版社于 2008 年更名为《李今庸金匮要略讲稿》再版。

《新编黄帝内经纲目》，李今庸主编，中医内经专业、西医学习中医者教学参考用书。1988 年 11 月，上海科学技术出版社出版。

《奇治外用方》，李今庸编著，运用现代思想和通俗语言，对中医药古今奇治外用方治给予整理的专著。1993 年 1 月，中国中医药出版社出版。

《湖北医学史稿》，李今庸主编，是整理和反映湖北地方医学史事的专门著作。1993 年 5 月，湖北科学技术出版社出版。

《李今庸临床经验辑要》，李今庸著，作者集数十年临床医疗实践之学术思想和临证经验的总结专著。1998 年 1 月，中国医药科技出版社出版。

《古代医事编注》，李今庸编著，选录了古代著名典籍笔记中关于中医药医事史料文献而编注的人文著作。1999 年，内部手稿。

《中华自然疗法图解》，李今庸主编，刮痧疗法、按摩疗法、针灸疗法和天然药食疗法等中医自然疗法治病图解的专著。2001 年 1 月，湖北科学技术出版社出版。

《中国百年百名中医临床家·李今庸》，李今庸著，作者集多年临床学术经验之专著。2002 年 4 月，中国中医药出版社出版。

《中医药学发展方向研究》，李今庸著，研究中医药学发展方向的专著。2002 年 9 月，内部刊印。

《古医书研究》，李今庸著，继《读古医书随笔》之后，再以校勘学、训诂学、音韵学、古文字学、方言学、历史学以及古代避讳知识等，研究考证中医古典著作的学术专著。2003 年 4 月，中国中医药出版社出版。

通古博今研岐黄　精勤不倦育桃李

《中医药治疗非典型传染性肺炎》，李今庸编著，选用报刊上有关中医药治疗"非典"（严重急性呼吸综合征）的内容，集而成册。2003年8月，内部刊印。

《汉字、教育、中医药文化资料选编》（1-6编），李今庸编著，选用报刊上发表的有关文字文化、教育和中医药文化资料而汇编的专门集册。2003—2009年，内部刊印。

《舌耕馀话》，李今庸著，作者在兼任政协等多项社会职务期间，从事中医药事业的医政医事专门著作。2004年10月，中国中医药出版社出版。

《古籍录语》，李今庸编著，选录古代典籍中关于启迪思想，予人智慧，为人道德之锦句名言而编著的人文专著。2006年8月，内部刊印。

《李今庸医案医论精华》，李今庸著，作者临床验案精选和中医学术问题研究的专著。2009年4月，北京科学技术出版社出版。

《李今庸中医科学理论研究》，李今庸著，中医科学基础理论体系和基本学术思想研究的专著。2015年1月，中国中医药出版社出版。

《李今庸黄帝内经考义》，李今庸著，作者历半个世纪对《黄帝内经》疑难问题研究的学术专著。2015年1月，中国中医药出版社出版。

《李今庸读古医书札记》，李今庸著，辑作者历年来在全国各地刊物上发表的关于古典医籍和古典文献的考释、考义、揭疑、析疑类文章的学术著作。2015年4月，科学出版社出版。

《李今庸特色疗法》，李今庸主编，整理和总结了具有中医学特色的穴敷疗法、艾灸疗法、拔罐疗法、耳穴贴压法等治疗病证的专著。2015年4月，科学出版社出版。

《李今庸经典医教与临床研究》，李今庸著，作者集中医经典教学和经典性临床研究的教研专著。2016年1月，科学出版社出版。

《李今庸医惑辨识与经典讲析》，李今庸著，对有关经典医籍、医学疑问的解疑辨惑及经典著作课堂讲解分析的学术专著。2016年1月，科学出版社出版。

《李今庸临床医论医话》，李今庸著，作者关于中医临床的医学论述和医语医话的学术专著。2017年3月，中国中医药出版社出版。

《李今庸中医思考·读医心得》，李今庸著，作者独立思考中医药学实质和中医药学术发展方向性研究的学术专著。2018年3月，学苑出版社出版。

《续古医书研究》，李今庸著，为《古医书研究》续笔，再以开创性的中医治经学方法继续研究中医古典著作之学术力作。将由学苑出版社出版。

另有待出版著作（略）。

李琳　湖北中医药大学
2018年5月1日

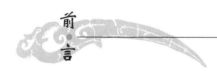

　　根据辩证唯物论的认识论，"一切真知，都是从直接经验发源的"。人们的社会实践，是产生一切真知的源泉。我国历史悠久，地大物博，人口众多，具有着大量的社会实践、积累直授经验、产生一切真知的优胜条件。中医药学就是在这个条件基础上产生的，是我国先民在长期与疾病作斗争的经验总结。它经验丰富，内容多采，理论系统，思维方式正确，具有鲜明的东方文化的特色，是一个伟大的宝库。几千年来，它保证了我国民族的繁衍昌盛，受到过长期临床实践的严格检验，并在这个严格检验过程中，得到了巩固与发展。从而使它自始至终依赖于临床实践，又指导着床实践，牢靠地建立在大量的直接经验上。

　　我国中医药学在长期发展过程中，也为世界人民的健康作出过贡献。很早以前，我国中医药学就传到了日本、朝鲜和东南亚以至欧洲一些国家，并吸收了有助于自身发展的世界其他民族医疗经验作为养料丰富自己，如波斯青黛、倭硫黄、安南桂、耆婆方、婆罗门按摩法以及《海药本草》等等是其例。表现了中医药学经验的广泛性。

　　在中医药学形成以后，每一时代每一医家，都是在继承前人医学理论知识和丰富经验的基础上，进行临床实践，以创造自己的直接经验充实医学宝库。正因为中医药学植根于长期的医疗经验之中，才具有丰富的古代医药科学内容，具有强大生命力，故能在近100多年饱受摧残的情况下，仍然屹立在世界东方，并随着我国改革开放的发展，以自己的优势和独特疗效走向了世界，受到了世界人民的欢迎。但是，由于我国社会历史条件的限制，中医药学尚未能很好地和现代科学相结合，仍然保持了我国古代医学科学即传统医学的面貌，这就大大限制了它对现代科学技术的利用，限制了自己的发展。为了适应世界范围内在医疗保健上回归自然的要求，为了中医药学自身快速发展的需要，必须在确保中医药学原有疗效和特色的原则下，积极采用现代的科学知识和方法，依据中医药学内部规律，进行认真的客观的研究，努力揭示出中医药学科学实质，把它纳入现代科学的轨道，实现中医现代化，这是一方面；另一方面，还必须继续运用中医药学传统观点和方法，以现代思想水和时代要求，对中医药学理论知识和实际经验包括今人的经验在内，进行系统整理和认真总结，以利于提高医疗质量和发展中医药学，为中医现代化研究提供方便和更加充实的资料。

卫生部原部长崔月犁同志和卫生部中医管理局原局长吕炳奎同志，为了发展中医学术，促进我国中医药事业的发展，与出版社联手一道推出《全国著名老中医临床经验》一套丛书，促进全国部分老中医总结自己的长期临床经验，丰富中医药学。我承两位老领导不弃，幸运地选为撰写《全国著名老中医临床经验》丛书的入选人之一。于是，我对自己几十年医疗实践的经验所得，进行了认真地回忆、访问、收集、总结、整理，撰写出了这部书稿，为我国医学宝库添上一块瓦。然终因水平所限，其中定有不妥之处，敬希读者提出宝贵意见，以使日后改进。

李今庸

1997 年 10 月 15 日

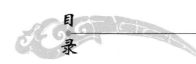

目录

医论医话

"辨病""辨证"的结合

所谓"辨病",就是在中医学或西医学的基本理论指导下,辨别各种不同性质的疾病;所谓"辨证",则是在中医学的基本理论指导下,辨别各种疾病发展过程中,不同阶段的(包括各种不同性质的病理变化)各种不同的证候。依据人类认识发展史的规律,人们对于客观外界事物的认识,总是由简单到复杂,由粗略到细致具体。我们祖先在古代社会历史条件下,通过对自然的长期斗争,逐渐认识了疾病的本质,始而认识到危害人体健康的疾病是多种多样的,产生了"辨病"思想,如《周礼·天官冢宰下·疾医》"春时有痟首疾,夏时有痒疥疾,秋时有疟寒疾,冬时有嗽上气疾";《金匮要略》"辨疟病""辨水气病"等等都是。后来又认识到任何疾病的存在,都不是静止的、固定的、不变的,而是在不断发展、不断变化的,是经常处在"变动不居"的状态中,各个疾病发展过程中的各个不同阶段,都具有自己的证候特点,都具有自己的特殊的本质。对于不同病证,只能用不同的治疗方法,从而产生了"辨证施治"的观点。《吕氏春秋·慎大览·察今》中所载"病万变药亦万变"的一句话,充分表明了这一点。

汉代著作《伤寒论》,在分别论述了"伤寒""温病""中风"等疾病之后,进而辨别了这些疾病发展过程中的"结胸证""桂枝汤证""柴胡汤证"等等,体现了中医学辨证和辨病的相结合。但是,"中医所谓的'病',实质上是以突出的临床症状和体征为依据,作为临床纵的归类联系的一种方法,像崩漏、黄疸等都是病。而'证'是在病的基础上,结合周围的环境、时令气候、个性特征,全面考虑和概括了病因、病机、发病部位,有关藏府的生理、病理状态,全面而又具体地反映了疾病某一阶段的特殊性质和主要矛盾,为临床治疗提供了充分的依据。因而中医治疗所重视的是'证'而不是'病'"（见《人民日报》：《从藏府学说来看祖国医学的理论体系》，1962年5月29日）辨证施治是中医学的特点，它完全符合对具体问题作具体分析的辩证思想，而富有东方医学的特色。

中医辨证和西医辨病相结合，必然是使二者发生内部的联系。如果只是在西医病名、病理、治疗的下面规定几个中医的证型和方药的做法，是没有多大意义的，甚至还是有害处的。国外有些学者也曾试图这样做过，结果没有也不可能有多大成就。因为这样做丢掉了中医的学理，只剩下几个中药方，没有也不可能使中西医的理论达到真正融合而产生质的飞跃。

中医辨证和西医辨病相结合，既然是中西医结合的一个重要方面，也就必须要做到理论上的结合，形成为一个理论体系。把中西医两个不同理论体系的东西毫无内在联系地硬凑在一起，只是一种表面的"结合"，不是真正的本质的中西医结合。中西医结合的医学，应该是中西医学的有机结合，在理论上产生了质的飞跃的一种新型医学，它既不是中医也不是西医，同时，又既是中医也是西医，取中西医之长，去中西医之短，来源于中西医而高于中西医。

"六淫" 实为 "五淫"

在中医学里，导致人体发生疾病的因素，以前一般认为有三类：①风、寒、暑、湿、燥、火等邪气，叫做"六淫"，自人体外而入，为"外因"；②喜、怒、忧、思、悲、恐、惊等邪气，叫做"七情"，自人体内而生，为"内因"；③房室、金刃、虫兽、饮食、劳倦所伤，既不类于六淫，也不类于七情，为"不内外因"。（这种分类方法，现在看来不太科学，这里为了叙述方便，故仍沿用了这种分类）这里打算简单地探讨一下"六淫学说"的形成过程，这对于整理中医学的基本理论，也许还是有些益处的。

六淫学说，在中医学里是有一个形成过程的。根据现有文献资料记载，在我国历史上的春秋时期，出现了"六气病因说"。《春秋·左昭元年传》说："天有六气，降生五味，发为五色，徵为五声，淫生六疾。六气，曰'阴阳风雨晦明'也，分为四时，序为五节，过则为菑，阴淫寒疾，阳淫热疾，风淫末疾，雨淫腹疾，晦淫惑疾，明淫心疾。"所谓"阴淫寒疾"，乃"寒邪"为病，所谓"阳淫热疾"乃"热邪"为病；所谓"风淫末疾"，乃"风邪"为病；所谓"雨淫腹疾"，乃"湿邪"为病。其"风""雨""寒""热"四者自外伤人，为引起疾病发生的外来邪气，属"外因范畴"；所谓"明淫心疾"，是体内产生的情志为病，邪自内生，属"内因范畴"；所谓"晦淫惑疾"，是房劳为病，不属内外因，而属"不内外因范畴"。这就说明了"六气病因说"，并不是前人一般所说的"六淫学说"。之后《管子·水地》（据学者考证，为战国作品）说："大寒、大暑、大风、大雨，其至不时者，此谓'四刑'，或遇以死，或遇以生（眚），君子避之，是亦伤人。"也只提出了风、雨、寒、暑四种外邪。在战国后半期，吕不韦的门客写成的

《吕氏春秋·季春纪·尽数》说："大寒、大热、大燥、大湿、大风、大霖、大雾，七者动精则生害矣。"提出了寒、热、燥、湿、风、霖、雾七种外邪。在医学领域里，这时出现了伟大的医学著作《黄帝内经》一书，形成了比较完整的中医学理论体系，也发展了中医学的病因理论。《灵枢·口问》说："夫百病之始生也，皆生于风雨寒暑，阴阳喜怒，饮食居处，大惊卒恐。"《灵枢·顺气一日分为四时》说："夫百病之始生者，必起于燥湿寒暑风雨，阴阳喜怒，饮食居处。"《灵枢·五变》说："余闻百病之始期也，必生于风雨寒暑，循毫毛而入腠理。"《灵枢·百病始生》说："夫百病之始生也，皆生于风雨寒暑清湿喜怒""风雨寒热，不得虚，邪不能独伤人。"这里谓自外伤人的邪气，或曰"风雨寒暑"，或曰"燥湿寒暑风雨"，或曰"风雨寒暑燥湿"，并没有成为"风""寒""暑""湿""燥""火"的所谓"六淫学说"。在《素问·阴阳应象大论》里，提出了"天有四时五行，以生长收藏，以生寒暑燥湿风"，而且原则地论述了"寒""暑""燥""湿""风"这五者为病的临床表现："风胜则动，热胜则肿，燥胜则干，寒胜则浮，湿胜则濡写（泻）。"这里虽然形成了较成熟的外邪病因理论，但它仍然没有成为"风""寒""暑""湿""燥""火"的所谓"六淫学说"。事实上，六淫学说只是到了东汉以后写成，现在《素问》所载的《天元纪大论》《五运行大论》《六微旨大论》《气交变大论》《五常政大论》《六元正纪大论》《至真要大论》等所谓"运气七篇"中才出现的。《素问·至真要大论》说："夫百病之始生也，皆生于风、寒、暑、湿、燥、火以之化之变也。"这里才具有了"风""寒""暑""湿""燥""火"六种外邪的病因理论，也只有在这个"运气七篇"里才够具有"风""寒""暑""湿""燥""火"六种外邪。根据我的近年考证，《素问》中的"运气七篇"是在东汉殇帝刘隆的延平以后成书的。

本来，《素问·阴阳应象大论》提出的"寒、暑、燥、湿、风"，已完备了中医学理论中从肤表侵害人体的外邪病因，《素问》"运气七篇"也完全继承了这个病因理论，如《素问·天元纪大论》中所载"天有五行御五位，以生寒暑燥湿风"之文就是明证。但《素问》"运气七篇"是专论"运气学说"的，它为了符合天道"六六之节"的"六数"需要，把"寒、暑、燥、湿、风"中又加了一个"火"成为"六气"而配"三阴三阳",以应一岁之中的"初之气"到"终之气"的所谓"六节之气"。它对"寒、暑、燥、湿、风、火"这六者的各个特性和作用也均作了原则性的阐述:"燥以干之,暑以蒸之,风以动之,湿以润之,寒以坚之,火以温之。"(见《素问·五运行大论》)它还在《素问·至真要大论》中论述了"寒、暑、燥、湿、风、火"六气淫胜所发生的各种变化。于是,六淫之说,即从此产生了。其实,这"寒、暑、燥、湿、火、风"六者之中,"暑"与"火"是同一性质,属同一类的东西,只是暑无形而火可见而已,所以《素问·天元纪大论》说:"在天为热(暑),在地为火",《素问·五运行大论》说:"其在天为热,在地为火……其性为暑。""暑""热""火"三字的概念,在中医学病因理论里,从其实质来说,基本上是一个东西,其为病则均用寒凉之药以治之。现在有些人在叙述六淫病因的时候,把一个"热"分之为三,而成"暑""热""火",说什么暑必夹湿,什么"热为火之渐,火为热之极",这是不恰当的,是望文生义,脱离临床实际的想当然之谈。《说文·日部》:"暑,热也",《玉篇·日部》:"暑,热也",《广韵·上声·八语》:"暑,舒吕切,热也",《素问·五运行大论》:"其性为暑",王冰柱:"暑,热也",《难经·四十九难》:"有伤暑",虞庶注:"暑,热也",《诸病源候论·妇人妊娠病诸候下·妊娠热病候》更说:"暑病即热病也",是暑邪何必夹湿?热入心包则神昏谵语,心火上炎只口糜舌烂,何必热为渐而火为极?

《素问·天元纪大论》说:"寒暑燥湿风火,天之阴阳也,三阴三阳上奉之;木火土金水火,地之阴阳也,生长化收藏下应之。"说明了运气学说为了配合阴阳,配合六节,不仅把"寒、暑、燥、湿、风"五气中加上一个"火"而成"六"数,而且还把"木、火、土、金、水"五行中的火分之为二,分为君火和相火而成六数。从病因学上讲,这明明是寒、暑、燥、湿、风中的"五淫",被运气学说加上一个火变成了六淫,而现在有人说五行学说"把自然界万事万物根据'五'这个间架统统填进去","在病因方面"将"六淫改为五淫"。这种说法是对五行学说和六淫学说缺乏科学态度的表现。

"七情"致病的基本规律

在中医学里，喜、怒、忧、思、悲、恐、惊这些情志活动，都叫做"情志"，由于其数有七，所以又称为"七情"。它是中医学理论体系中的一个重要组成部分，是我国古代劳动人民长期与疾病斗争的经验积累，是我国古代劳动人民在整体观念指导下对长期实践经验的总结。它有着牢靠的实践基础和宝贵的辩证思想，是中国医药学这个伟大的宝库里面的丰富内容之一。几千年来，它在指导中医学的临床实践，保障我国劳动人民的身体健康方面，和中医学的其他理论部分一样，起到过巨大作用，虽然今后随着社会的发展它将可能逐渐失去在病因学上的地位，但在目前中医学的医疗实践中仍然有着非常重要的实用价值。因此，我们有必要用辩证唯物论的哲学思想为指导，对它加以切实的讨论，以便使它在医学上更好地发挥有益的作用。

情志在中医学里很早就有记载，在我国现存的一部最早的古典医籍——《黄帝内经》（包括《素问》《灵枢》两个部分）里就比较详细地论述了有关情志的产生及其与疾病的关系。它说："人有五藏化五气，以生喜、怒、悲、忧、恐"。根据中医学的观点，脑是从属于五藏的，五藏的功能活动，实际包括脑的功能活动在内。心志喜，肾志恐，肺志悲，肝志怒、惊，脾志忧、思，而五藏又都统主于心，心藏更集中地包括了脑喜、怒、忧、思、悲、恐、惊等一切情志表现，都是心藏活动的反映。

人的情志，是思想活动方面的东西，是客观世界在人体内的反映，是客观外界事物作用于人体，作用于人体内部的心藏，或者说是作用于人体内部的五神藏，通过人体正气发生作用而产生的，换句话说："人心之动，物使之然也"。情志是大脑对于客观外界事物的反映。客观外界的不同事物作用于大脑产生出不同的情志。当然，对于不同立场的人来说，客观外界的不同事物作用于大脑，可以产生出同一的情志；客观外界的同一事物作用于大脑，又可以产生不同的情志，然而不管怎样，在不同情志的产生过程中，人体的正气总是有不同情况的改变，所以《黄帝内经》里说："怒则气上，喜则气缓，悲则气消，恐则气下……惊则气乱……思则气结。"

古人说过："喜怒哀乐……发而皆中节，谓之和。"所谓"和"，言其于人无害，是谓"正气"。本来，在一般情况下，人体七情的产生，不足以引起人体发生疾病的变化，是无害于人体的，而且还有助于人体对客观外界事物变化的适应，对人体是有益的；在某种情况下，它还可以有助于人体战胜疾病，成为治愈疾病的条件。只有七情变化的急剧发生和持久存在，只有"喜怒不节"，七情超过了人体五神藏所能控制的程度，超过了人体适应客观事物变化需要的范围，它才转化为邪气，成为致病因素而导致人体发病。所以《黄帝内经》说："暴怒伤阴，暴喜伤阳"，又说"心怵惕思虑则伤神，神伤则恐惧自失，破䐃脱肉""脾忧愁而不解则伤意，意伤则悗乱，四肢不举""肝悲哀动中则伤魂，魂伤则狂妄不精，不精则不正当人，阴缩而挛筋，两胁骨不举""肺喜乐无极则伤魄，魄伤则狂，狂者意不存，其人皮革焦""肾盛怒而不止则伤志，志伤则喜忘其前言，腰脊不可以俯仰屈伸""恐惧而不解则伤精，精伤则骨酸痿厥，精时自下"。

这里还必须指出：七情中的任何一种情志，都只有在一定条件下，才可能转化为邪气而致人于病；同时，七情中的任何一种情志，也都可以在一定条件下转化为邪气而致人于病，不过七情中的各个情志为病是不等同的，有的情志为病于人的机会较多，有的情志为病于人的机会较少罢了，但总起来七情的任何一种情志都是可以为病于人的。至于说七情活动到什么程度叫做过节，这是不能以升斗尺寸斤两来计量的，而是根据每个人的具体情况决定的。

客观外界的不同事物作用于人体内部的不同神藏，使正气发生不同的改变产生出不同的情志。因而，七情中的每一情志都和一定的神藏有着密切的联系，换句话说，五神藏的每一藏器都主司着一定的情志。当七情过节转化为邪气伤人的时候，它多"反伤本藏"，使人发病而出现该藏的病证。心主喜，暴喜过度则伤心；肝主怒、惊，大怒不止、暴惊不已则伤肝；脾主忧思，忧思过度则伤脾；肺生悲，悲哀太甚则伤肺；肾主恐，恐惧不解则伤肾。然而，病邪伤人的规律总是"虚者受邪"，因而亦有本藏不虚，而七情的邪气不伤本藏而伤及他藏的。另外，还有两种或两种以上的情志交互伤人，导致人体发病；而七情的邪气又可以与其他邪气一起狼狈为奸共同致人于病的。

在七情的邪气通过人体正气发生作用，导致人体发生疾病以后，人体可以出现神志方面的病证，如癫狂、善怒、骂詈、喜笑不休、喜怒无常、多疑善畏、悲伤欲哭、言语不清、惊悸、健忘、失眠、多梦、呓语、夜游、太息、欠伸、颤栗、昏厥、眩晕、烦躁、不安以及百合病等；也可以出现非神志方面的病证，如头痛、耳聋、目疾、吐血、噎食、喘气、尿频、阳痿、滑精、月经不调、胸胁胀满、脘腹疼痛、食欲减退、肌肉消瘦、少气懒言、大便溏泄、腰痛胫酸、头发脱落、皮毛枯槁、疝瘕、白淫以及奔豚病等，而这两方面的病证又可以交互并见。

在中医学里，七情为病，可以概括为三个方面：①七情过节导致人体的发病；②发病后七情促进人体的疾病恶化；③在疾病发展过程中，气血失常，产生七情而表现为疾病的临床证候。

这三个方面，有病因、有病证，古人是把它既区别又不区别地当做同一的东西看待的，这是因为：①病因的七情和病证的七情在性质上是一样的："怒则气上，喜则气缓，悲则气消，恐则气下……惊则气乱……思则气结"；②在疾病发生过程中，病因的七情和病证的七情又常是相互联系、相互影响、不可绝然分开的。

再说具体一点，就是前二者病因的七情在导致人体疾病发生发展后常可产生出七情证候，后者证候的七情又可转过来成为病邪促进人体疾病的发展。

中医学在治疗七情疾病的时候，首先就利用七情的作用，把七情作为治疗疾病方法，用其治疗病人七情所致的疾病。由于七情为病，是七情的邪气通过人体正气发生作用引起藏府功能活动发生紊乱的结果，所以在运用七情治疗的同时，采用必要的其他治疗方法如药物、针灸等以调整藏府的功能活动，就有助于消除七情的邪气，治愈人体的疾病。所以杨上善注《太素》说："喜怒忧思伤神为病者，先须以理清神明性，去喜怒忧思，然后以针药裨而助之。"当然，在具体临床医疗工作中，有的病人要以情志疗法为主，有的病人则要以药物、针灸等其他疗法为主。

中医学认为，七情中的各个情志的性质不同，作用于人体后引起人体气血的变化不同，因而导致人体发生的疾病也不同，治疗时必须根据不同的情志为病采取不同的治疗方法。在药物、针灸等疗法方面，必须是"盛者写（同泻）之，虚者补之""寒者热之，热者寒之""高者抑之，下者举之""坚者削之，客者除之，劳者温之，结者散之，留者攻之，燥者濡之，急者缓之，散者收之，损者温之，逸者行之，惊者平之"，千篇一律地笼而统之的治疗方法，是不能很好治疗七情伤人的各种疾病的。

中医学的七情学说，把人和社会联结成一个统一的整体，在阐述七情为病的时候，又对具体的情况作具体的分析。这种在长期的医疗实践中产生，后又在几千年的医疗实践中证明了行之有效的辩证法思想，在中医学领域里，有力地排斥着形而上学的错误观点，表现出中医学的特色。

"我们承认总的历史发展中是物质的东西决定精神的东西，是社会的存在决定社会的意识；但是，同时又承认而且必须承认精神的东西的反作用，社会意识对于社会存在的反作用……"。七情是在客观物质的基础上产生的，它又可以转过来作用于客观物质，引起客观物质发生变化，它在一定条件下可以造成人体发生病变，在另外的一定条件下又可以成为治疗方法，帮助人体战胜疾病，恢复健康。这就是中医学七情说的全部内容。

藏府升降与临床病证

毛泽东主席在《矛盾论》一文中指出："辩证法的宇宙观，不论在中国，在欧洲，在古代就产生了。"毛主席又说："中国古人讲，'一阴一阳之谓道'。不能只有阴没有阳，或者只有阳没有阴。这是古代的两点论"（见《毛泽东选集》第五卷第 320 页）。阴阳学说，是我国古代朴素的辩证法思想。《素问·阴阳应象大论》说："阴阳者，天地之道也，万物之纲纪，变化之父母，生杀之本始，神明之府也。"阴阳普遍存在于一切事物中，并贯穿于一切事物发展过程的始终。它概括了一切事物的对立的两个方面，如天地，上下、浮沉、升降、消长、出入、进退、前后、左右、迟速、去来、明暗、寒热、虚实、动静、刚柔、生死等等。

《素问·五运行大论》中，载有"阴阳之升降"，说明了"升降"是阴阳学说的一个内容，是阴阳学说中的一个组成部分，是阴阳学说在一个方面的具体应用。

升，谓"上升"；降，谓"下降"。《素问·六微旨大论》说："气之升降，天地之更用也……升已而降，降者谓天；降已而升，升者谓地。天气下降，气流于地；地气上升，气腾于天。故高下相召，升降相因，而变作矣。"阴阳的升降运动，推动着事物的不断变化和发展。

升降，存在于一切有生命的物体中，"升降出入，无器不有"，任何有生命物体之气，都是"无不出入，无不升降"的。它们在生命过程中，"非出入则无以生长壮老已，非升降则无以生长化收藏"（均引自《素问·六微旨大论》），没有阴阳的升降运动，就没有生命物体的发展，也就没有生命。

升降，也存在于人体十二藏府中，保证着人体藏府的一定功能活动的正常，维持着人体的健康和生命。

《灵枢·逆顺肥瘦》说："手之三阴，从藏走手；手之三阳，从手走头；足之三阳，从头走足；足之三阴，从足走腹。"这就是《灵枢·经脉》所载十二经脉循行规律的总结。这里所谓十二经脉循行的规律，实际是营气运行的规律，观《灵枢·营气》所载之文，就可清楚地看到这一点。

那么，营气的运行规律为什么是如此而不是相反呢？有人以"举起双手而经脉循行成为阴升阳降"为释，这是想当然而不恰当的。因为：第一，它不合乎《灵枢》所载手阴阳经脉循行所用的上、下字眼；第二，双手常举，不合乎自然；第三，阴升阳降，不合乎阴阳学说的基本规律。所以这种解释，是完全站不住脚的。事实上，所谓十二经脉的循行规律，即营气运行规律，是古人长期临床实践经验的总结，是针刺手法迎随补泻的理论基础，是十二藏府升降机能的正常表现。

根据上述所谓十二经脉循行的规律，表明了十二藏府的升降规律是：凡藏气是上升的，它所相表里的府气就是下降的，如足三阴经所属的藏气上升，它所相表里的足三阳所属的府气就下降；凡藏气是下降的，它所相表里的府气就上升，如手三阴经所属的藏气下降，它所相表里的手三阳经所属的府气就上升；反之，凡府气是上升的，它所相表里的藏气就是下降的，如手三阳所属的府气上升，它所相表里的手三阴经所属的藏气就下降；凡府气是下降的，它所相表里的藏气就是上升的，如足三阳经所属的府气下降，它所相表里的足三阴经所属的藏气就上升，这是一个方面。另一个方面，凡手经所属藏府之气是上升的，它同名的足经所属藏府之气就是下降的，如手三阳经所属的府气上升，它同名的足三阳经所属的府气就下降；凡手经所属藏府之气是下降的，它同名的足经所属藏府之气就是上升的，如手三阴经所属的藏气下降，它同名的足三阴经所属的藏气就上升；反之，凡足经所属藏府之气是下降的，它同名的手经所属藏府之气就是上升的，如足三阳经所属的府气下降，它同名的手三阳经所属的府气就上升；凡足经所属藏府之气是上升的，它同名的手经所属藏府之气就是下降的，如足三阴经所属的藏气上升，它同名的手三阴经所属的藏气就下降。

十二藏府的升降机能，也是"恶者可见，善者不可得见"的，在正常生理情况下，看不见，摸不着，只有在病变情况下，才能见到它的反常现象。

"手之三阴，从藏走手"。手三阴经所属藏气均下降，如手太阴肺气不降而上逆则为喘咳，手少阴心气不降而上逆则为口糜舌烂或心烦，手厥阴心包络气不降而上逆则与心病同证。

"手之三阳，从手走头"。手三阳经所属府气均上升，如手阳明大肠气不升而下陷则为脱肛，手太阳小肠气不升而下陷则为疝气，手少阳三焦气不升而下陷则为遗尿。

"足之三阳，从头走足"。足三阳经所属府气均下降，如足阳明胃气不降而上逆则为呕吐，足太阳膀胱气不降而上逆则为闭癃，足少阳胆气不降而上逆则为呕苦。

"足之三阴，从足走腹"。足三阴经所属藏气均上升，如足太阴脾气不升而下陷则为大便稀溏，足少阴肾气不升而下陷则为失精，足厥阴肝气不升而下陷则为胁腹急痛。

十二藏府的升降失常则为病，治疗时，必须根据"具体问题具体分析"的原则，针对导致各个藏府失常的不同因素，给以不同的方法解除，从而恢复藏府升降机能的正常。例如，胃气上逆而呕吐，有因热邪犯胃者，有因痰饮停胃者，有因食滞上脘者，有因胃虚气逆者，还有肝气犯胃者等等，必须分别以清热和胃、化饮降逆、吐越积滞、补中和胃以及平肝和胃等法来治疗；又例如，肾气下陷而失精，有因肾虚不固者，有因神虚不摄者，有因肝经湿热者等等，必须分别以补肾固精、补心宁神、清泻肝经湿热等法来治疗。

《素问·六微旨大论》说："出入废则神机化灭，升降息则气立孤危。"人体藏府的升降机能失常，犹可以法调治使其恢复正常，如果升降机能已绝灭，则虽卢扁在世，亦莫如之何也已矣，所以《素问·气交变大论》说："用之升降，不能相无也。"

精、神、气、血、津液等的相互关系

人体的精、神、气、血、津液等都各有自己的功能和特点，但不是各自孤立、互不相干，而是有着内在的联系。在人体的生命活动过程中所消耗的精、气、血、津液等，其补充来源都在于中焦脾胃化生的水谷精微，都是中焦水谷化生的精微物质，通过不同道路，分布到不同部位，而变化为具有不同形态和不同功能的、营养人体组织、维持人体生命活动的基本物质。神，则贯穿于这种变化的各个过程之中。在藏府组织的功能活动和神的主导下，精、气、血、津液之间，互相渗透，互相促进，互相转化。

1. 血与气的相互关系

（1）血对气的关系 《血证论·阴阳水火血气论》曰："守气者即是血。"血为气之府，血盛则气旺，血病亦可导致气病。临床上，血虚常见少气，失血过多则每见气脱。血液瘀滞又易导致气机阻塞，如跌打损伤则每见胸闷便结，故《金匮要略·惊悸吐衄下血胸满瘀血病脉并治第十六》曰："病人胸满，唇痿舌青，口燥，但欲漱水不欲咽，无寒热，脉微大来迟，腹不满，其人言我满，为有瘀血。"

（2）气对血的关系 《血证论·阴阳水火血气论》曰："运血者即是气。"王冰《素问·五藏生成》注："气行则血流。"气生成于血中而固护于血外。气为血之帅，血在脉中流行，实赖于气之率领和推动，故气之正常运动，对保证血液的产生、运行和功能都有着重要的意义。气旺则血充，气虚则血少，气行则血流，气滞则血瘀。临床上，常见气虚不能摄血则血溢而崩漏，不能行血则血不华色而面色㿠白，治用补气以摄血则血止，以运血则色泽；气滞则失去行血之用而腹胀经闭，治用行气以活血通经。

《灵枢·营卫生会》曰："血之与气，异名同类焉。"血与气的关系非常密切，临床上每见血液外失无以守气则气脱，气脱又无以摄血则血更外失，治疗用"血脱者固气"，以大剂"独参汤"补气摄血而气充血止，气充又有助于新血的产生而病愈，故《十药神书》治血证，于甲字十灰散止血、乙字花蕊石散破瘀之后，用丙字独参汤补气以生血。

2. 血与精的相互关系

（1）血对精的关系　《诸病源候论·虚劳病诸候下·虚劳精血出候》曰："精者，血之所成也。"血液流行入肾中，与肾精化合而变为精，《血证论·男女异同论》曰："男子以气为主，故血入丹田亦从水化，而变为水，以其内为血所化，故非清水，而极浓极稠，是谓之肾精。"由于血能化精，故《血证论·男女异同论》谓"男子精薄，则为血虚"，是以治肾虚精少者，每于填精药中兼以养血药。

（2）精对血的关系　《素问·上古天真论》曰："肾者主水，受五藏六府之精而藏之。"冲脉与少阴之大络起于肾下，为十二经脉之海，乃"精血所聚之经"，肾精进入冲脉，与血海之血化合而变为血，毛发为血之余，故《类经·藏象类·藏象》张介宾谓："精足则血足而发盛。"是以肾精衰者，每见毛发枯槁甚至脱落，如《金匮要略·血痹虚劳病脉证并治第十六》曰："夫失精家，少腹弦急，阴头寒，目眩，发落……"。

3. 血与津液的相互关系

（1）血对津液的关系　《灵枢·邪气藏府病形》曰："十二经脉三百六十五络，其血气皆上于面而走空窍……其气之津液皆上熏于面。"血液在经络之中运行而从脉中渗出脉外，与脉外的津液化合以濡润皮肤肌腠为津液。《灵枢·营卫生会》曰："夺血者无汗。"治疗上，"衄家，不可发汗，汗出必额上陷脉急紧，直视不能眴，不得眠""亡血家，不可发汗，汗出则寒栗而振"（《伤寒论·辨太阳病脉证并治》）。血液瘀结不能渗于脉外为津液以养皮肤肌腠，则肌肤干燥粗糙甚至甲错。

（2）津液对血的关系　《灵枢·决气》曰："中焦受气，取汁，变化而赤，是谓血。"中焦水谷化生的津液，从中焦进入肺脉，与经脉中运行的血液化合即通过心藏变化而赤为血；《灵枢·痈疽》曰："肠胃受谷……中焦出气如露，上注溪谷而渗孙脉，津液和调，变化而赤为血。"《灵枢·营卫生会》曰："夺汗者无血。"汗乃津液所化，汗出过多则津少血伤，血伤则无以养心而心慌，故《伤寒论·辨太阳病脉证并治》说："汗家，重发汗，必恍惚心乱……"。临床上亦见吐泻过甚则津液衰少，无以充实血脉而脉微欲绝者，故《伤寒论·辨霍乱病脉证并治》谓："恶寒脉微而复利，利止，亡血也，四逆加人参汤主之"，成无己注说："《金匮玉函经》曰'水竭则无血'，与四逆汤温经助阳，加人参生津液益血。"

4. 血和神的相互关系

（1）血对神的关系　杨上善《太素·营卫气》注："血者，神明之气，而神非血也。"血气在经脉中运行不止，环流周身，滋养五藏六府、四肢百骸、五官九窍，产生神的活动，保证人体组织器官的正常功能，"目受血而能视，足受血而能步，掌受血而能握，指受血而能摄"。血盛则神旺。故血虚则神怯，血尽则神亡。

（2）神对血的关系　《灵枢·经水》曰："经脉者，受血而营之。"王冰《素问·诊要经终论》注："脉者，神之用。"经脉营运血气流行周身，实赖神明之运为，神主导经脉运动和血液流行，故神正则血流和畅，神恐则血气不升而面色㿠白，神怒则血气逆上而面色红赤，甚至血溢络伤而吐血。

临床常见有女子月经不调而神躁易怒，且又悲哭；亦见有女子郁怒久久未解而月经失调，且又头偏痛而眼睛失明。

5. 精和气的相互关系

（1）精对气的关系　《素问·阴阳应象大论》曰："精化为气。"张介宾注："精化为气，谓元气由精而化也。"精藏于肾，为阴，在肾阳的蒸动下，化为元气，通过三焦，升腾于上，布达周身，以养人体的藏府组织，促进藏府组织的功能活动。精盈则气盛，精少则气衰。故失精家每见少气不足以息，而行则气喘，口咽干燥，懒于言语，所谓"元精失则元气不生，元阳不见"，即是此义。

（2）气对精关系　张介宾引张紫阳："精依气生……元气生则精产。"元气充塞于周身，流布不已，入肾中与肾精化合变为白色浓稠的膏状之精，其精在化成之后而不漏泄走失，实又赖元阳之气固护于外。气聚则精盈，气弱则精走。故元气亏损每见失精，"精升则化为气""气降则化为精""精之与气，本自互生，精、气既足，神自旺矣"。

6. 精与津液的相互关系

（1）精对津液的关系　《素问·逆调论》曰："肾者水藏，主津液……"。肾精通过肾阳的蒸动化为元气，别出一支为三焦之运用，以保证三焦通行津液之能。故肾精虚则三焦失职而津液不布，时见尿短黄，咽喉干，皮肤燥，或为水渍皮肤而浮肿；肾精伤耗，肾阳不用，无以化气布津，则口咽干于上而渴欲饮水，水液溜于下而小便常多，如《金匮要略·消渴小便利淋病脉证并治第十三》所谓"男子消渴，小便反多，以饮一斗，小便一斗，肾气丸主之"是其例。

《灵枢·口问》曰："液者，所以灌精濡空窍者也。"液能灌精以濡空窍，是津液之中本自有精，津液的精华部分即是精，此殆即所谓"广义之精"也。《灵枢·平人绝谷》中所谓"水谷之精气"、《灵枢·五味》中所谓"天地之精气"，皆是广义之精。

（2）津液对精的关系　《灵枢·五癃津液别》曰："五谷之津液，和合而为膏者，内渗入于骨空，补益脑髓，而下流于阴股。"水谷在中焦化生的津液，通过三焦元气的作用，输布人体全身，濡养藏府及其所属各组织器官，其滑利关节的津液，一部分渗入骨空，与髓液化合，入于肾中，为肾精的组成部分。故补精药多能生津，如肉苁蓉、菟丝子、枸杞、黄精、熟地、山药等，《素问·阴阳应象大论》所谓"精不足者，补之以味"即是。且时见补肾兼补脾之法，以脾健则化谷，谷化则津液生，津液生则精之化源始充，近人所谓"后天滋先天"者是也。

7. 精和神的相互关系

（1）精对神的关系　《灵枢·本神》曰："肾藏精，精舍志。"肾精进入冲脉而化血，血气随经脉运行于肾中而产生肾志，志者肾之神。志舍于精中而赖精以滋养，精盛则志强。肾精不足，无以养志，则每病善忘之证。《灵枢·本神》所谓"志伤则喜忘其前言"，《类证治裁·健忘》谓"惟因病善忘者，或精血亏损，务培肝肾，六味丸加远志、五味"是其例。肾中之精气，上交于心中，化为心中真液，以养心神，则心神得以守舍而藏于心。精可养神，神赖精养，精盛则神旺，精衰则神扰。故肾精衰少不能上交于心而每见心烦失眠。且肾中之精滋养于髓，髓液充满养于骨而会聚于脑。精髓所聚，于脑为最多，故脑有"髓海"之称。惟其聚精最多，则为心神之所居，是之谓"元神之府"也。精盛脑盈，神安其居，则耳目聪明；精衰脑空，神失其正，则脑转耳鸣，目眩昏冒而无见，故失精家耳目多不精爽，肾精虚少亦可病眩晕之证，即所谓"下虚则高摇"。

《灵枢·本神》："两精相搏谓之神。"杨上善《太素·藏府之一》注："两精相搏，共成一形，一形之中，灵者谓之神者也，即乃身之微也。"此当指精、血、津液等广义之精所生之神。

（2）神对精的关系 张介宾《类经·摄生类·古有真人至人圣人贤人》注："神由精、气而生，然所以统驭精、气而为运用之主者，则又在吾心之神。"心藏脉、脉舍神，人体在心神的主导下，血气循经脉流行，进入肾中，遂化生肾藏之神，是名曰志。肾志统于心神，而居于肾精之中，以为肾精之主宰。神守则志安而精固，神散则志乱而失精。《灵枢·本神》："恐惧而不解，则伤精，精伤则骨酸痿厥，精时自下。"

8. 气和津液的关系

（1）气对津液的关系 《血证论·阴阳水火气血论》曰："水化于气。"津液在人体内升降循环，输布排泄，实赖三焦元气之统帅、推动和蒸化，张介宾《类经·藏象类·十二官》注："元气足则运化有常，水道自利。"故三焦元气失职，则津液停聚转化为水湿之病，内而为水饮，外而为水肿。《杏轩医案续录·答鲍北山翁》："气可化水。"正气流行，触物即还原而为水液。故水热互结于膀胱，气化不行，津液不布，则小便不利而口渴欲饮，治以五苓散助气化以行水散邪，膀胱津液得以化气，升腾于上，敷布于藏府口舌而还原为津液，水生津而渴自止，《伤寒论·辨太阳病脉证并治》："若脉浮，小便不利，微热消渴者，五苓散主之。"即是其义。

（2）津液对气的关系 《杏轩医案续录·答鲍北山翁》曰："水可化气。"《血证论·阴阳水火气血论》曰："气生于水。"水谷化生的津液，通过三焦元阳的作用，并在各藏府功能活动的配合下，使其精专部分从中焦进入肺脉化为营气，慓悍部分从上焦布于皮肤肌腠化为卫气；水液中上升部分从肺藏经由三焦下入膀胱，下降部分在小肠济泌别汁从下焦渗入膀胱，《素问·灵兰秘典论》曰："膀胱者，州都之官，津液藏焉，气化则能出矣。"津液藏于膀胱，通过三焦元阳的蒸动，化而为气，升腾敷布于藏府组织，发挥温养作用，以保证藏府组织的正常功能活动。故《素问·经脉别论》曰："水津四布，五经并行。"临床上，暑病伤耗津液，不仅口渴喜饮，且津液虚少无以化气而见少气懒言，肢体乏力，治以白虎加人参汤之加人参即为生津而益气。

9. 气和神的相互关系

（1）气对神的关系　《脾胃论·省言箴》曰："气乃神之祖……气者，精神之根蒂也。"气帅血液在经脉中运行以濡养藏府组织而生神。气血流行，神即应之而生，气至神亦至，故《灵枢·小针解》谓"神者，正气也"。神寓于气，气以化神，气盛则神旺，气衰则神病，气绝则神亡。故张介宾谓"人之生死由乎气"。临床上，正气不足，常见心慌而神昏，《灵枢·决气》曰："气脱者，目不明。"故治暴盲证，《张氏医通》主以人参、白术。《素问·逆调论》曰："荣气虚则不仁，卫气虚则不用，荣卫俱虚则不仁且不用。"荣卫气少，神不能周，故肢体不知痛痒且不为我所使。《伤寒论·辨阳明病脉证并治》之"虚则郑声"，即《素问·脉要精微论》所谓"言而微，终乃复言者，此夺气也"之义，是气衰则神乱而妄为言语；还有气衰神乱而为狂者。

（2）神对气的关系　杨上善《太素·痈疽》注："神之动也，故出入息动。"神是气之主而御气之动，气之流行为神所主宰，神往气亦往，神安则气正，神惊则气乱，神内守则气流布于周身而不已。观日常生活中，导引家运神以御气，呼吸达于丹田，甚至流通任督；武术家运神以御气，气聚于臂则臂能劈石。神悲则气消，恸哭之后，语声低微；神思则气结，忧思不解，时发太息，故《灵枢·口问》曰："忧思则心系急，心系急则气道约，约则不利，故太息以伸之。"

10. 津液和神的相互关系

（1）津液对神的关系　《灵枢·本神》曰："脾藏营，营舍意。"《素问·六节藏象论》曰："津液相成，神乃自生。"意亦是神，神在脾为意，意乃脾之神。中焦脾胃化生的水谷津液，入脉中以助血气之营运，流行周身，以濡养藏府组织，化生神气。津液充盛则血旺而神全，津液丧失则血少而神乱。临床上，误用汗、吐、下等法过伤津液则每见神乱惊悸或神昏妄语，故《伤寒论·辨少阳病脉证并治》曰："少阳中风，两耳无所闻，目赤，胸中满而烦者，不可吐下，吐下则悸而惊""伤寒，脉弦细，头痛发热者，属少阳。少阳不可发汗，发汗则谵语"；还有泪出过多，失去神明之照而目盲无见，《灵枢·口问》所谓"泣不止则液竭，液竭则精不灌，精不灌则目无所见矣"之文，说明了这一点。

（2）神对津液的关系　《素问·解精微论》曰："宗精之水，所以不出者，是精持之也"（这里所谓之"精"是指"神"，观下文"水之精为志，火之精为神"可证）。津液在体内不妄溢于体外，是赖神的主持。其津液在体内流布不已，也有赖于神的主持。神内守，持之有权，则津液安流于体内，化精、化气、化血，化神，温肌肉，充皮肤，滑利关节，濡润空窍；神失守，无以主液则津液妄溢，如神遇猝恐则可见汗出，尿遗，神悲则泣涕交流，《灵枢·口问》曰："悲哀愁忧则心动（神动），心动则五藏六府皆摇，摇则宗脉感，宗脉感则液道开，液道开，故泣涕出焉。"

总之，饮食水谷在藏府功能活动下化生的津液，流行濡布于全身，一部分进入脉中化为血，一部分进入骨中与髓液化合入肾为精；血聚脉中，随经脉流行，进入肾中与肾精化合变为精，渗于脉外为津液；精藏于肾，进入冲脉化为血，化气触物为津液，津液和血中的精华部分也叫精，故精、血、津液可称为精，殆即所谓"广义之精"是也。精、血、津液在全身输布流行，若雾露之溉一样，叫做气。气充满周身，帅精、血、津液正常运行，以滋养藏府组织器官，使其产生生命活动，是谓之神。神藏于心，随血脉以达于全身各部，反转来主导藏府活动化生精、气、血、津液和主导精、气、血、津液的正常流行以及滋养藏府组织。

阴阳经脉的气血多少

阴阳经脉各有气血多少的理论，是中医学经络学说的重要组成部分之一，是我国古代医学家长期医疗实践的经验总结。阴阳经脉各有气血多少以及其有关的理论散见于《素问》《灵枢》《针灸甲乙经》《黄帝内经太素》等著作中，见下表。

尽管这四书七篇中所载有关阴阳经脉各有气血多少的文字不同，但是，可以清楚地看出：①阴阳经脉所具有的气血不是等量的，而是各有多少的不同；②古人是非常重视阴阳经脉各有气血多少这个学说的。

古人之所以重视阴阳经脉各有气血多少的学说，是在于这个学说有着客观的物质基础，能够指导实践。在这四书七篇的各个不同的记述里，根据各古典医籍所载有关阴阳经脉的刺治情况，和《素问》《灵枢》注家的意见，以及历代医家运用这个学说指导临床活动的治疗经验，当以《素问·血气形志》所载之文为是，其余各篇之文则因脱简错落而有误。

书别	篇别	经		别									
		太阳		少阳		阳明		少阴		厥阴		太阴	
		血					气						
黄帝内经·素问	血气形志	+	−	−	+	+	+	−	+	+	−	−	+
灵枢经	五音五味	+	−	−	+	+	+	+	−	+	+	+	−
	九针论	+	−	−	+	+	+	−	+	+	+	+	−
甲乙经	十二经水	+	+	−	+	+	+	−	+	+	+	+	−
	阴阳二十五人 形性血气不同	+	−	−	+	+	+	+	−	+	−	+	+

续表

书别	篇别	经 别											
		太阳		少阳		阳明		少阴		厥阴		太阴	
		血 气											
黄帝内经太素	任　　脉	+	–	–	+	+	+	+	–	–	+	+	+
	知形志所宜	+	–	–	+	+	+	–	+	+	–	+	+

说明　1. 表中"＋"号代表"多"字，"－"号代表"少"字。
　　　2. 各经下面的第一项为"血"，第二项为"气"。

在《素问·血气形志》里记载了阴阳经脉各有气血多少之后，紧接着即论述阴阳经脉的表里关系，它说："足太阳与少阴为表里，少阳与厥阴为表里，阳明与太阴为表里，是为足之阴阳也；手太阳与少阴为表里，少阳与心主为表里，阳明与太阴为表里，是为手之阴阳也。"这说明十二经脉是一表一里，阴阳相配的六合。《素问·阴阳应象大论》说："阴阳者，血气之男女也。"血为阴、气为阳，在阴阳经脉的六合中，太阳常多血少气，少阳常少血多气，阳明常多气多血，少阴常少血多气，厥阴常多血少气，太阴常多气少血，正是阳有余则阴不足，阴有余则阳不足，阴阳相反，盈虚相对，惟阳明为水谷气血之海而气血皆多耳。

关于各个经脉气血多少的解释，杨上善说："手足少阴、太阳多血少气，以阴多阳少也；手足厥阴、少阳多气少血，以阳多阴少也；手足太阴、阳明多血气，以阴阳俱多谷气故也。此又授人血气多少之常数也。"高士宗说："太阳常多血少气者，阳至于太，阳气已极，阳极阴生，血，阴也，阴生，故常多血；气，阳也，阳极，故常少气。少阳常少血多气者，阳始于少，阳气方生，阴气未盛，故常少血；阳气方生莫可限量，故常多气。阳明常多气多血者，有少阳之多气，有太阳之多血，以徵太少相合而成阳明也……少阴阴未盛，故常少血；少阴为生气之原，故常多气。厥阴肝脉下合冲任，故常多血；厥阴为一阴而生微阳，故常少气。太阴为三阴，阴极则阳生，故常多气；阴极当衰，故常少血。"二人虽然所据经文不同，注释有异，但均以阴阳微盛为说则是一致的，是古人通过长期医疗实践的认识，对人体生理活动、病理变化以及治疗机制所作出的理论概括。

阴阳经脉的气血多少

《灵枢·经水》说:"十二经之多血少气,与其少血多气,与其皆多血气,与其皆少血气,皆有大数,其治以针艾,各调其经气。"阴阳经脉各有气血多少的理论,是辨证施治的重要依据之一,病在不同的经脉,施以不同的治疗方法。因此,我们在治病过程中,认真考虑各经气血多少的特点以决定治法是非常有益的。《素问·血气形志》指出:"刺阳明出血气,刺太阳出血恶气,刺少阳出气恶血,刺太阴出气恶血,刺少阴出气恶血,刺厥阴出血恶气。"《灵枢·经水》也指出:"足阳明,五藏六府之海也,其脉大,血多气盛,热壮,刺此者,不深弗散,不留不写也,足阳明刺深六分,留十呼;足太阳深五分,留七呼;足少阳深四分,留五呼;足太阴深三分,留四呼;足少阴深二分,留三呼;足厥阴深一分,留二呼;手之阴阳,其受气之道近,其气之来疾,其刺深者皆无过二分,其留皆无过一呼。其少长大小肥瘦,以心撩之,命曰法天之常,灸之亦然。灸而过此者,得恶火则骨枯脉涩;刺而过此者,则脱气。"这虽讲的是针刺方法,但已充分说明了在治疗上各条气血多少不同的经脉须用各种不同的治法,而一定的治法只适用于一定的气血的经脉,不能千篇一律。这个学说,在外科治疗上,也有非常重大的指导价值,历代外科医家都以自己的实际经验证实了这个学说的正确性,他们的经验都证明:疮痈生在少气经脉上的难以起发,生在少血经脉上的难以收敛,生在气血两充经脉上的易于起发易于收敛,因此,他们在外科治疗的原则上提出,疮痈生在多气经脉上的,治当用行气法;疮痈生在多血经脉上的,治当用破血法;疮痈生在少气经脉上的,治当用补托法;疮痈生在少血经脉上的,治当用滋养法;疮痈生在气血两多经脉上的,治疗初宜内消法,终则容易收功。他们认为,人之十二经脉有气血多少之分,多则易愈,少则难痊,外科医生懂得这点,临证可以预知痈疽疮疡的始终难易、善恶吉凶,而用药的消、补之法始可得当,不致有犯禁颓败坏逆之失。《外科理例·痈疽当分经络二十六》中说:"一人年三十,左腿外廉红肿,一人年四十,肋下红肿,二人皆不预防本经少阳血少,孟浪用大黄攻里而死;一人年六十,左膊外侧一核,一女髀骨中痛,二人皆不预防本经血少,孟浪用五香十宣散表而死。"由此可以看出,阴阳经脉各有气血多少的这个学说指导临床的重要性了。

补法、泻法的临床运用

在中医学里，古人认为："物得一气之偏，人得天地之全，药物治病，就是利用物之偏"以"矫正人体"因某种原因所造成的疾病的"一气之偏"。古人在长期医疗实践的活动中，创造了各种不同的治疗方法，运用各种不同性质的药物，以治疗各种不同原因的疾病。几千年来，它有力地保障了我国民族的绵延和发展。然而，其各种治疗方法，虽然有多种多样的形式和各种不同的内容，但总起来讲，实不外乎"补"和"泻"的两大方法。这个补和泻的两大方法中，具有着很高价值的内容，即宝贵的辩证法思想。

1. 什么是补、泻

"补"和"泻"，是中医学治疗方法的两个方面，这两个方面是相反的，是互相对立的。它们各自的具体含义是：补法，是对正气用的，有增益的意义，扶植的意义，匡助的意义，是运用补养药物或一定针刺手法，以增强和补益人体气血阴阳，从而达到恢复正气，战胜疾病的目的，用于治疗虚证；泻法，是对邪气用的，有倾泄的意义，消除的意义，削损的意义，是运用攻邪药物或一定针刺手法以排除邪气，从而达到驱逐疾病，维护正气的目的，用于治疗实证。所以《黄帝内经》中说："补则实，写（同泻，下同）则虚"又说："气盛则泻之，虚则补之。"

所谓"正气"，是促进人体生长发育、维护人体生命活动的东西，所谓"邪气"，正气失常就是邪气，是和正气完全相反的东西，而无益于人体，甚至是有害于人体。然而，什么是虚、实呢？《黄帝内经》中说："邪气盛则实，精气夺则虚"，又说："虚者不足，实者有余"，阐明了这个问题。

　　根据中医学发病学的观点，任何疾病的过程，都是正、邪斗争的过程，没有正、邪的任何一方，都不可能构成人体的疾病。因此，治疗疾病，就是扶助正气，消除邪气，恢复人体的健康。为了达到这一目的，在医疗实践的活动中，必须了解和根据正邪虚实的不同情况，采用或补或泻的不同方法对疾病进行治疗。

　　2. 补泻法的运用

　　唯物辩证法认为："无论什么矛盾，矛盾的诸方面，其发展是不平衡的，有时候似乎势均力敌，然而这只是暂时的和相对的情形，基本的形态则是不平衡。矛盾着的两方面中，必有一方面是主要的，其他方面是次要的。其主要的方面，即所谓矛盾起主导作用的方面。事物的性质，主要是由取得支配地位的矛盾的主要方面所规定的。"既然人体的疾病，是一个正邪斗争的过程，在这个过程中，其正邪这对矛盾里面必定只有一方面是主要的，另一方面是次要的。换句话说，在任何疾病发展的任何过程中，疾病的性质不是偏重于正气虚，就是偏重于邪气实。治疗时，偏重于正虚的就用补法扶正以驱邪，即寓泻法于补法之中；偏重于邪实的就用泻法攻邪以安正，即寓补法于泻法之中。由于疾病的性质不同，采取的治疗方法虽然也有不同，但达到治愈疾病、恢复健康这一结果则是相同的。清代陈念祖说："邪去则正自复（指偏于邪盛的病），正复则邪自去（指偏于正虚的病），攻也（指疾病偏于邪盛的治法），补也（指疾病偏于正虚的治法），一而二（指疾病的治疗有补泻两种方法），二而一（指补泻的两种方法，运用于治疗偏于邪盛和偏于正虚的两类疾病，达到消灭疾病、恢复健康的一个目的）也。"是有一定的认识的。

　　3. 补泻法的相互关系

　　根据上面所述，我们可以看出：中医学中治疗方法的补泻两个方面，虽然是互相对立的，但并不是绝对分离互不相关，而是有着一定的联系，互相依赖着、联结着，即泻中有补，补中有泻。张仲景治"心气不足，吐血"，用"泻心汤"泄火止血以益心气不足，是"泻中有补"；治妇人年五十所，病下利，数十日不止，暮即发热，少腹里急，腹满，手掌烦热，唇口干燥……此病属带下……曾经半产，瘀血在少腹不去"，用"温经汤"温经补虚以行少腹之瘀血，是"补中有泻"。所以《神农本草经》对蒲黄"治心腹膀胱寒热，利小便，止血，消瘀血"的作用，不说是泄病邪而说是"益气力"；对人参"补五藏，安精神，定魂魄，止惊悸"的作用，不说是补虚羸而说是"除邪气"；《金匮要略》用"攻血破瘀"的"大黄䗪虫丸"方治疗"五劳虚极羸瘦，腹满不欲饮食……内有干血，肌肤甲错，两目黯黑"的"瘀血"病证，不说是泻而说是"缓中补虚"；用"生津益气"的"麦门冬汤"方治疗"大逆上气，咽喉不利"的"肺痿"病证，不说是补而说是"止逆下气"，都是有道理的。喻昌用"理中汤少加附子"以散袁聚东之"痞块拒按"（以补为泻），陈医用"导痰汤加入硝、黄"以愈己身之"暮热形瘦"，更证明了这种道理。

依据辩证唯物论的观点："一切矛盾着的东西，互相联系着，不但在一定条件之下共处于一个统一体中，而且在一定条件之下互相转化""矛盾着的对立的双方互相斗争的结果，无不在一定的条件下互相转化"。在中医学里，治疗方法中的补泻双方的作用，在一定的条件下，可以互易其位置，即都可以向自己的对立方面转化。补法：本来是补益正气的，但在某种情况下用之不当就会助长邪气损伤正气；泻法，本来是消除邪气的，但在某种情况下用之不当就会耗伤正气产生邪气。它们对于人体正气的损益都是相对的，不是绝对的，所以中医学特别强调：在治疗工作中，只能"补不足，损有余"，而不能"实实虚虚，损不足而益有余"，并且具体指出，治疗疾病要做到"大毒治病，十去其六，常毒治病，十去其七，小毒治病，十去其八，无毒治病，十去其九，谷肉果菜，食尽养之，无使过之，伤其正也"，治疗疾病必须按照"毒药攻邪，五谷为养"的原则进行。这正是根据事物的相对常住性和绝对变动性而提出对临床医疗工作的告诫。

中医学在长期医疗实践的活动中，通过长期观察和反复实践，还认定一切药物（包括食物，下同）的性质，不仅在一定条件下，在补正、助邪或驱邪、耗正的作用方面相互转化，而且在一定条件下，在补、泻方面也相互转化，即某些药物对这一藏器是补，对另一藏器则是泻；某些药物对这一藏器是泻，对另一藏器则是补，所以《黄帝内经》说：

"肝欲散，急食辛以散之，用辛补之，酸写之……；心欲软，急食咸以软之，用咸补之，甘写之……；脾欲缓，急食甘以缓之，用苦写之，甘补之……；肺欲收，急食酸以收之，用酸补之，辛写之……；肾欲坚，急食苦以坚之，用苦补之，咸写之……"。这说明了酸味对肺是补，对肝则是泻；苦味对肾是补，对脾则是泻；甘味对脾是补，对心则是泻；辛味对肝是补，对肺则是泻；咸味对心是补，对肾则是泻。同时，五味对本藏——即酸对肝，苦对心，甘对脾，辛对肺，咸对肾的补泻，也是可以在一定的条件下发生转化的，如上面说"肝欲散，急食辛以散之，用辛补之，酸泻之"，而《金匮要略》则说："夫肝之病，补用酸"，就是一例。从这里可以了解，如孤立地把一切药物绝对地分为补药和泻药，并从而推论出所谓补药只有益于人体而对所谓泻药畏如蛇蝎，是不正确的，是一种形而上学的非科学的观点。它蒙蔽了事物的真正面貌，掩盖了事物的本质，因而它是一种非常错误的观点。应该指出：在绝对的总的宇宙发展过程中，各个具体过程的发展都是相对的，世界上没有绝对不变的东西。

4．怎样认识和对待补药

补药，在中医学里，对人体正气有补益和扶助的作用，用于治疗各种虚惫羸极的病证，可以收到驱除疾病、恢复正气、保障健康的效果。各种不同的补药，可以治疗各种不同的虚损病证，而且各种虚损病证的治疗，非利用各种补药不能为功。因此，补药是中医学宝库中的一个不可分割的重要组成部分，它和中医学其他组成部分一样，曾对我国民族的发展起过很大作用，今后还将为祖国社会主义建设事业发挥更大的作用。但是，补药只是补药，补药只是用于治疗虚损病证，而且一定的补药还只是用于一定的虚损病证。它们任何一种补药都不能包治各种不同的虚损病证，都不是包治百病的万能补药。它们对人体正气的匡辅是有条件的，没有一定的条件，都不可能有益于人体。甚至在另外一些条件下即不适当的情况下，转化为对人体有害的东西。葛稚川说："五味入口，不欲偏多，故酸多伤脾，苦多伤肺，辛多伤肝，咸多则伤心，甘多则伤肾，此五行自然之理也。凡言伤者，亦不便觉也，谓久则损寿耳。"张仲景说："人体平和，惟须好将养，勿妄服药，药势偏有所助，令人藏气不平，易受外患。"孙思邈更叙述他自己亲身遭遇说："余生平数病痈疽，得效者，皆即记之，考其病源，多是药气所作。"由此可见，用药贵在得当，失当则即会发生无穷的病害。所以《黄帝内经》曾经说过："夫五味入胃，各归所喜，故酸先入肝，苦先入心，甘先入脾，辛先入肺，咸先入肾，久而增气，物化之常也，气增而久，夭之由也。"

唯物辩证法揭示："一切过程都有始有终，一切过程都转化为它们的对立物。一切过程的常住性是相对的，但是一种过程转化为他种过程的这种变动性则是绝对的。"因而在中医学里，长期久服对人绝对有益而无弊害的补药是不存在的，没有也不可能有能够使人延年长生、不病不死的万灵药物。在我国古代，曾经有人千方百计地寻觅过"长生不死"的"仙药"，下海求药，入山炼丹，并长期服用所谓"多服久服不伤人"的"轻身益气，不老延年"的"上药"，企图通过这些"上药"的长期服用，求得"身安命延，飞行长生"，但是，客观事物发展的结果，却与他们的主观愿望完全相反，他们的身体不是健壮了而是多病了，他们的寿命不是延长了，而是缩短了。根据魏晋南北朝以及隋唐时代服食养性法的观点，石药（矿物药）的补养作用，是大大超过了草木药（植物药）的补养作用的，他们说："善摄生者……先将服草木以救亏缺，后服金丹以定无穷"，"然金丹之下者，犹自远胜草木之上者也"，"虽呼吸道（同导字）引及服草木之药，可得延年，不免于死也，服神丹令人寿无穷已，与天地相毕"，"人……常须服石，令人手足温暖，骨髓充实，能消生冷，举措便轻，复耐寒暑，不著诸病，是以大须服"。据此，说明他们认为石药是大补之药，既能免病强身，又能却老增年，所以他们总是要"常须服石"。然而，客观的事实，却无情地破灭了他们的幻想，魏道武皇帝拓拔珪，曾因服用寒食散（即五石散）短寿了，只活了39岁；他的儿子魏明元皇帝拓拔嗣，也因服食寒食散送命，只活了32岁；当时很多"朝野仕人"都因"进饵""寒食五石更生散"遭受了毒害而"发背解体"以"颠覆"，皇甫谧的"族弟长互舌缩入喉，东海王良夫痈疽陷背，陇西辛长绪脊肉烂溃，蜀郡赵公烈中表六丧……"等等，还有服食"诸食"蒙受了药害的人尚不知凡几！自宋元以降，有些人们曾由服食诸石转而服食"诸草木"。然而，他们得到的，也是服食诸石的同样的终局，轻则加病，重则殒命。苏州府治东首杨某子、淮安巨商程某母、吴吉长乃室及王氏妇等服用人参或人参、白术而病增，吴郡陆某、蒋奕兰等服用人参、白术或人参、附子而死于非命。陈念祖创立的"久服地黄暴脱证"，更是不知几许之人服食地黄等药致害的强烈反应。这说明了一些过于保养的人们，不当服用补药而服用补药，常使扶助正气的补药变为戕伐正气、产生邪气的东西而危害自己。由此可见，我们在使用补药的时候，是应该审慎从事的。

5．小结

我国古代劳动人民在长期与疾病作斗争的实践中，创造了补、泻的治疗方法。补法对人体有匡正驱邪的作用，泻法对人体有攻邪辅正的作用。但并不是绝对的，在一定的条件下，补法可转化为助邪害正的东西，泻法可转化为伤正生邪的东西。

补药，是祖国伟大医学宝库的重要组成部分，是临床医疗工作中战胜疾病、保持健康不可缺少的东西。但它不能包治百病，也不是绝对有益无害，必须以辨证论治的观点加以运用。

"胆府"理论的临床意义

胆原作"膽",《说文·肉部》说:"膽,连肝之府,从肉,詹声"。胆府居于肝之短叶间,其形如悬瓠,有经脉起于目外眦,绕耳前后,行身之侧而与肝相连,构成肝胆的藏府表里关系,同主疏泄而筋为其应,咽为其使,而成为"化水谷而行津液"(《灵枢·本藏》语)的"六府"之一。

《灵枢·本输》说:"胆者,中精之府。"胆内"盛精汁三合",因其精汁藏于胆府之内,又叫"胆汁",其味至苦,此"地气之所生也,皆藏于阴而象于地,故藏而不泻"(见《素问·五藏别论》),从而使胆有别于"传化物而不藏"的其他五府。正因为如此,所以胆又被称之为奇恒之府。

《素问·金匮真言论》说:"夫精者,身之本也。"《灵枢·经脉》说:"人始生,先成精。"精为有形之本,是构成人体的基本物质,也是促进人体生命活动的物质基础。精之为用大矣哉!

物至精粹必有神,精气充而神自生。五藏是"藏精气而不泻"的,内舍"神""魂""魄""意""志"等"五神",故称为"五神藏"。六府之中,惟胆存精汁,藏而不泻,亦主神志,为中正之官而出决断,胆气顺,则五藏六府之气皆顺,胆气逆,则五藏六府之气皆逆,故《素问·六节藏象论》说:"凡十一藏,皆取决于胆也。"

胆为肝之合,属木而为少阳,生于水而始有火,其气后通于肾而主骨髓,前通于心而司神志,所以《灵枢·经脉》谓胆"主骨所生病"。而《备急千金要方》卷十二把髓脑附于胆府之后,《医学入门·藏府总论》注引《五藏穿凿论》谓"心与胆相通"而强调"胆病战栗颠狂,宜补心为主"(唐宗海《医经精义·藏府通治》同)。

在中医学里，正因为胆府的生理功能如此，所以在临床上胆府有病，除可表现出口苦、呕苦、目眩、咽干、耳聋、胁痛等经、气为病之证外，还常出现神魂不安和情志失常，如失眠、多睡、善恐、易怒、惊悸、太息以及善欠等症，所以《华氏中藏经·论胆虚实寒热生死逆顺脉证之法》说："胆热则多睡，胆冷则无眠。"《素问·宣明五气》说："胆为怒。"《灵枢·邪气藏府病形》说："胆病者，善太息，口苦，呕宿汁，心下澹澹，恐人将捕之。"

中医学里的这个"胆府理论"，长期指导了中医学医疗实践，证明了它是符合于临床医疗实际的。

1. 胆实善怒

患者某，男，20岁，农民，湖北人。数年前曾发癫狂1次，1968年11月其病复发，失眠多梦、狂走妄行、善怒，甚则欲持刀杀人，哭笑无常，时发呆痴，头昏、耳鸣，两鬓有掣动感，心下悸动，两手振颤，四肢发冷，身体渐然畏寒，面部发烧，口渴喜饮，大便秘结，唇红，舌淡，苔白，脉弦细数，至12月来汉就医，治以柴胡加龙骨、牡蛎汤去铅丹，4剂而狂止症退，又以温胆汤加龙骨、牡蛎、炒枣仁、石菖蒲、龟板等数剂而病愈，至今未复发。

2. 胆虚善恐

患者某，女，40岁，职工，住重庆市。原患胃下垂，1976年4月24日突然发病，头顶昏闷而掣痛，且目痛欲脱，失眠，易惊，心慌，心悸，惕惕善恐，性急躁而易悲哭，善太息，小便黄，月经量少而色黑，苔薄，脉弦而重按少力，曾在重庆某医院住院治疗数月而无效，至1977年6月18日在汉就医，治以温胆汤加党参、石菖蒲为主，其他则据证候变化以炒枣仁、龙齿、当归、白术、胆南星、远志、合欢皮、夜交藤、白芍、朱砂、防风等药加减出入，服40余剂而病基本告愈。

3. 胆寒不眠

《备急千金要方·胆府·胆虚实》说："治大病后，虚烦不得眠，此胆寒故也，宜服温胆汤。"《张氏医通·不得卧附多卧》载张石顽曰："一少年因恐虚两月不卧，服安神补心药无算，余用温胆汤倍半夏

（加）柴胡一剂，顿卧两昼夜，竟尔霍然。"临床上，每有用温胆汤加炒枣仁治疗失眠证而收到较好效果者。

4．胆热多睡

《太平圣惠方·治胆热多睡诸方》载有"治胆热，神思不爽，昏闷如睡（醉），多睡少起宜服茯神散方……"。《张氏医通·不得卧附多卧》说："胆实多卧，热也，酸枣仁一两，生为末，茶清调服。"

5．胆寒骨节疼痛

《备急千金要方·胆府·髓虚实》载有"治髓虚，脑痛不安（按：脑痛二字，《医心方·治髓病方》引作恼，是当据改。痟恼，原注云：骨节疼也）胆府中寒，羌活补髓丸方……"。

6．胆寒齿痛

患者某，女，45岁，住武汉市，1975年某月发病，右侧牙齿上连头角下及右颈剧痛不可忍，身体渐然微寒，面黄而无华，苔白，脉弦，以针刺止痛1天而复发，服二乌豆腐方无效，用温胆汤加白术服之痛减而右半身微麻如虫行，遂于原方再加党参、防风服之痛已而病愈，至今未复发。

7．胆郁善欠

患者某，女，50岁，家庭妇女，湖北人。1951年春，大病后形容消瘦，频频呵欠，苔薄而前部偏左方后有一蚕豆大斜方形正红色苔，脉弦细数，乃邪热内蕴，胆气被遏，甲木郁陷于阴分，少阳生气欲升而不能，治以小柴胡汤加黄连，一剂而病已。

据上所述，可看出中医学的"胆府理论"，是我国古代长期医疗实践经验的总结，是中医学理论体系的一个组成部分。中医学和现代医学是两种完全不同的理论体系。中医学的"胆府"，同中医学里的其他藏府一样，是我国古代医学家在长期临床医疗实践中对人体生理功能和病理变化的概括，和现代医学解剖学上的实质藏器的胆囊是不一样的。现在有人把二者等同起来，用现代医学里的"胆汁注入肠中，帮助消化"的理论，来解释和取代中医学里的"胆主疏泄，帮助消化"之义，这是不恰当的。它脱离了中医学里"胆为奇恒之府，内存精汁，藏而不泻，气与心通，出决断，主骨所生病"的理论，从而使中医学临床上的

"胆实善怒""胆虚善恐""胆寒不眠""胆热多睡""胆寒骨节、齿疼痛"以及"胆郁善欠"等失去了理论基础。这对于我们今天继承发扬祖国医学遗产、实行中西医结合是丝毫没有益处的。

瘀血的成因及其辨证施治原则

血液在脉中正常的"环周不休"，以奉生身则为营气，其对人体有益而无害，亦人体不可须臾失也。其血一有留止，失其流行之性，则对人体有害而无益，是则转而为瘀矣。营者，非"瘀"也；而瘀者，亦非营也。然则营与瘀二者皆以血为基础也，特一则流行不已，一则稽留不行为别耳！

《说文·疒部》说："瘀，积血也，从疒，於声。"所谓积血也者，就是指人体内蓄积凝结而不流行之血也。由于这种血停积留止而不环流，故《黄帝内经》中称之为"留血"，《素问·调经论》所谓"孙络水溢则经有留血"者是其例。由于这种血失去了环流之性，而对人有害无益，故《黄帝内经》中又称之为"恶血"。《灵枢·贼风》所谓"若有所堕坠，恶血在内而不去"者是其例也。

1. 瘀血的发生原因

人体中瘀血的发生，常是由于下列几种原因造成。

（1）因寒 《素问·调经论》说："血气者，喜温而恶寒，寒则泣而不流，温则消而去之。"表明了人身血液的运行，实有赖于人身阳气的推动。如果血中的阳气不足，血液失去阳气推动就会滞涩而不流行，所以《素问·离合真邪论》说："寒则血凝泣。"血液凝涩不能濡养人体，则成为瘀血。

《诸病源候论·妇女杂病诸候三·瘀血候》说："（瘀血）此或月经否涩，或产后余秽未尽，因而乘风取凉，为风冷所乘，血得冷则结成瘀也。"

（2）因热 《金匮要略·藏府经络先后病脉证》说："极热伤络。"《金匮要略·肺痿肺痈咳嗽上气病脉证治》说："热伤血脉。"脉为血之府而血循环于脉中，脉能壅遏营血令无所去，而只在经脉之中循环运行。血液在经脉中循环运行过程中，一部分溢入络脉以营养人体全身的各部组织。如热邪损伤血脉，则血脉无以壅遏营血，血液溢于脉外，失去运行之道而留止不行，遂成为瘀血，所以《金匮要略·肺痿肺痈咳嗽上气病脉证治》说："热之所过（至），血为之凝滞"。亦有寒凝血瘀，阳气郁久而化热者，是另外一回事。

（3）跌打闪挫　《灵枢·邪气藏府病形》说："有所堕坠，恶血留内"，《灵枢·百病始生》说："用力过度，则络脉伤"，跌打闪挫，必然损伤络脉，络脉因伤而破裂，则血溢于脉外而留止不行，从而形成为瘀血。

（4）气滞　《格致余论·经水或紫或黑论》说："血为气之配……气凝则凝，气滞则滞。"是气者，血之帅也，气行则血行，气滞则血瘀。《素问·生气通天论》说："大怒则形气绝而血菀于上。"由于情志内伤或其他因素，使气机不利，气行受阻而郁滞，遂导致血液不行而留止为瘀。

（5）出血强止　《灵枢·百病始生》说："阳络伤则血外溢，血外溢则衄血；阴络伤则血内溢，血内溢则后血。"或因六淫，或因七情，或因起居不节，或因饮食过度，或因跌打撞击，或因用力太过，或因其他疾病如久咳等，皆能损伤脉络，导致血液溢于脉外，离经而外出，或为吐衄，或为下血，而成为出血病证。治之者，一般宜行血不宜止血，行血令循经络，不止自止，止之则血凝。如误用收涩止血药强行止血，必使其离经之血既不能尽出于体外，又不能内返于经络，遂停积于脉外而为瘀血。

2．瘀血的主要特征

《金匮要略·惊悸吐衄下血胸满瘀血病脉证治》说："病人胸满，唇痿舌青，口燥，但欲嗽水不欲咽，无寒热，脉微大来迟，腹不满，其人言我满，为有瘀血。"血为有形的液体物质，属阴而色红，循行于经脉中，和气相互为用，运行于全身而濡养人体表里上下的藏府经络、四肢百骸、五官九窍。其血不能流行则凝涩而色即变为青紫以失其濡养之用。故瘀血为病，临床上每呈现出身体某部刺痛或著痛不移，口燥但欲嗽水不欲咽，大便色黑而反易，肌肤甲错，皮肤青黑成片，胸满，腹不满其人言满，舌青或舌有青紫斑，脉涩或结或大而来迟或沉细而隐见等脉证。

3. 瘀血的常见病证

瘀血为病，在临床上是相当广泛的，数十种病证都可以因瘀血存在而发生。如积聚、疟母、石瘕、虚劳、血痹、中风、瘫痪、痿证、痹证、肝著、麻木、喘促、浮肿、胀满、噎膈、呃逆、呕吐、便秘、癃闭、淋证、大小便不通、痢疾、泄泻、伤寒发黄、善忘、发狂、失眠、脱发、发热、汗证、眩晕、经闭、月经不调、白带、胞衣不下、不孕、骨节痛、身痛、头痛、心痛、胃痛、胸满胸痛、胁痛、腹痛、脚痛、心悸、癫疾、失语、出血、疮痛、目疾以及紫白癜风等等，从而表明了瘀血为病确实是相当广泛的，虽然上述数十种病证，在临床上的每一个病人的发病不一定都是瘀血所引起的，但瘀血却是可以导致上述数十种病证中的任何一种病证的发生，这是毫无疑问的。

4. 瘀血病证的治疗原则

瘀血病证的治疗，总以"活血祛瘀"为主，因血赖气行，故在治疗瘀血病证的时候，常于活血祛瘀法中佐以"行气药"。这是治疗瘀血病证的基本原则。然临床上由于瘀血病证伴有其他因素，这就必须在"活血祛瘀法中佐以行气药"这个治疗原则的基础上，对于具体问题进行具体分析而辨证施治。其有寒者，兼以温经散寒；其有热者，兼以凉血清热；其有湿者，兼以行水利湿；其有燥者，兼以滋血润燥；其有风者，兼以祛风和肝；其有痰者，兼以燥湿化痰；其有气滞者，兼以理气；其有坚结者，兼以软坚；其有痞塞者，兼以泻痞；其有脾虚者，兼以建中；其有气虚者，兼以益气；其有血虚者，兼以养血，等等。

另外，还有正气虚弱，不能运血，以致血液瘀滞，而为正虚瘀微之证者，则治又当专补正气，使正复而瘀自化也，《金匮要略·妇人杂病脉证并治》所载"温经汤证"是其例。

中医学的"瘀血"理论，是在长期临床医疗的实践中总结出来的。多年来又一直经受临床实践的检验；并在这个实践检验过程中，得到了不断的丰富和发展。今天，它又为现代医学科学的发展提供了新的研究课题。

在中医学里，基于"瘀血"理论提出的"活血化瘀法"，近些年来，在新的条件下，又显示出了它的生命力。我们必须努力用现代科学的知识和方法，进一步地研究瘀血理论及其活血化瘀法，使其上升到现代科学水平，以使在人类的保健事业上发挥它的更大作用。当然，有些人毫无辨证依据、无原则地夸大活血化瘀法的作用而把它用于治疗各种病证的病人，这也是错误的。

"经方"随谈

所谓经方者，乃经典著作中之药方也，或曰"经，常也"。经方者，谓其乃医家常用之药方也。1700多年来，其方一直为中外医学家所乐用，保障了人民群众的健康，并促进了我国药方的发展。

经方是在临床实践中创造出来的，又在长期临床实践中受到过严格检验，证明了它符合我国人民医疗的实际。经方组方严密，药味少，药物易得，辨证切要而准确，疗效切实可靠。在1700多年的中医药学临床医疗活动中不断地发挥了它的治疗作用和不断地重复了它的治疗效果。现列举数则如下：

抵当汤：本为治疗"太阳蓄血"之"其人发狂，少腹硬满，小便自利"和"阳明蓄血"之"其人喜忘，大便色黑而反易"以及"瘀血内阻"而致"妇人经水不利下"之方。10年前，余用其方加味治愈1例11岁男孩小腹硬满而尿血，被某大医院确诊为所谓"膀胱癌"者；今又用其方加味治疗一农民经2次手术未愈，仍时下黑便，左上腹微痛，窒塞不舒而固定不移者，亦收到较好效果。

小建中汤：主治脾胃不足，寒滞中焦，血脉挛急而成的"腹痛里急"或"腹中急痛"，今之所谓"绞痛"者；古代有效，今仍然有效，每加当归，以增强治疗绞痛之用，而为"当归建中汤"。现代用于治疗所谓"十二指肠球部溃疡"之"饥饿时疼痛发作，稍进饮食则疼痛缓解"而无"胃中烧灼感"者，疗效颇佳。如证兼腹满刺痛、大便色黑，则当加蒲黄、五灵脂、制香附以活瘀行气。如兼有大便泄利之证者，则非本方所宜矣。20世纪50年代早期，一农民肛脱不收，患部干燥，色变黑欲溃、疼痛不已，余治以"当归建中汤"内服，生甘草30克煎水外洗而愈。

柴胡加龙骨牡蛎汤：乃治伤寒误下后"胸满烦惊，小便不利，谵语，身重"之方，除临床确有其效外，在20世纪70年代，余以其方治愈2例壮年农民发狂奔走，不眠，大便秘结，甚至欲持刀杀人者。

上举3例，足以说明经方的临床价值。一方治多病，体现了经方的异病同治。经方可以治古病，也可以治今病。经方至今仍在不断地发挥其治病功能和不断地重复其治病效用，然这种治病功能的发挥和治病效用的重复，都必须在中医药学理论体系指导下，以辨证施治思想方法运用经方，才有可能做到。无视中医药学理论体系和辨证施治思想方法的一些"古方不能治今病论"者，一些"中医疗效不能重复论"者，就是对中医药学缺乏真正地认识，没有真正地了解。执此药方而无中医药学理论根据的以应彼证，自然而然地不见疗效，这何怪"经方"？

《金匮要略》中的浮肿病证

　　浮肿，在临床上是一种常见疾病，在我国古代很早就有记载，《黄帝内经》一书里，就比较详细地记述了它的发病原因，形成机制，临床证候和治疗原则以及治疗其病的具体针刺穴位。它在《黄帝内经》中名称也很多，曰"水"，曰"浮"，曰"胕"，曰"胕肿"，曰"浮肿"，曰"风水"，曰"肾风"，曰"肤胀"，曰"水胀"，曰"鼓胀"，曰"石水"，曰"大腹水肿"，等等。药物治疗浮肿病，虽然在此以前就已发现，并载入了文献，如《山海经》中《中山经》所载"羊桃"之"为皮张"，《西山经》所载"黄藿"之"己胕"等。《素问·汤液醪醴论》所谓"开鬼门""洁净府"之法，可能为"药物""针刺"二者的共有治疗原则，但是《黄帝内经》毕竟是详于"针治"而略于"药治"，故未见其有记述治疗浮肿病的具体药物，而《伤寒杂病论》在这方面则是大大发展了，给治疗浮肿病证提供了可贵经验和比较丰富的资料。

　　张仲景所撰《伤寒杂病论》一书，在长期流传过程中，逐渐地被分成《伤寒论》和《金匮要略》两书。现在流传的《金匮要略》是北宋时期王洙在馆阁日于蠹简中发现的《金匮玉函要略方》三卷，乃《伤寒杂病论》的删节本，又经林亿等整理而成的。

　　《金匮要略》将浮肿分为"肿病"和"肿症"。肿病是一种独立疾病，分为"风水""皮水""正水""石水""黄汗"，概称之为"水气病"，立专篇以论述之；肿症则是多种疾病在发展过程中所出现的一个症状，则于各篇有关疾病中分别记述。

　　《金匮要略·水气病脉证并治》只33条，而篇幅却大于其他诸篇。篇中条文颇有脱简。在语法上，有对文、有变文、有省文、有互文见义，且某些文字保留了古训，又每以脉象阐述病机，比较难读懂，还有些内容散见于其他各篇之中，又必须联系其他各篇有关条文内容阅读之。

水气病的发生，有因汗出逢风，水湿不能外出体表，留滞于肌肤之内而成者，其肿先见于头面而后及于身半以上或至全身；有因小便不利，水流无下出之路，浸渍于肌肤之内而成者，其肿先见于两脚，而后及于身半以下或至全身。是水气病总以水湿之邪浸渍留滞于皮肤肌腠，致身体庞然肿胀，肤色光亮浮泽为特征。

水气病虽是水湿邪气留滞于肌肤为患，但也时有波及内藏者，故或有"心水"的"身重、少气、不得卧、烦燥、阴肿"，或有"肝水"的"腹大，不能自转侧，胁下腹痛，时时津液微生，小便续通"，或有"肺水"的"身肿，小便难，时时鸭溏"，或有"脾水"的"腹大、四肢重，津液不生，少气，小便难"，或有"肾水"的"腹大、脐肿、腰痛、不得溺、阴下湿如牛鼻上汗、足冷、面瘦"等兼症出现。

在治疗上，《金匮要略·水气病脉证并治》本《黄帝内经》"开鬼门""洁净府"之法，明确提出"诸有水者，腰以下肿，当利小便；腰以上肿，当发汗乃愈"的治疗原则，并提出对"大腹水肿"者，"可下之"以峻攻其水，从而改变了《灵枢经·四时气》治疗此病采用"先取环谷下三寸，以铍针针之，已刺而筩之而内之，入而复之，以尽其疢，必坚来（束）缓则烦悗，来（束）急则安静，间日一刺之，疢尽乃止"的"腹部放水"治标不治本的方法，补充了《黄帝内经》对水肿病治疗的一大原则。

由于水气病有夹寒夹热即后世所谓"阴水""阳水"之不同，《金匮要略·水气病脉证并治》又根据《素问·至真要大论》"寒者热之，热者寒之"原则，在发汗利小便时，分别选用药物的"凉"和"温"，对身半以上肿或先身半以上肿而后延及于全身肿者，如风水有热，证见"一身悉肿，骨节疼痛，脉浮大或（数），恶风，自汗出，身微热"者，治以"辛凉发汗"，方用"越婢汤"：麻黄去节18克，石膏24克，生姜10克，大枣5枚，炙甘草6克。以水先煮麻黄，去上沫，纳诸药，再煮，去渣，分温3服；如风水无热，证见"浮肿，骨节疼痛，脉浮，汗出，恶

43

风"者，治以辛温发汗，方用"杏子汤"：麻黄去节 10 克，杏仁 10 克（去皮尖炒），甘草 10 克。以水先煮麻黄，去上沫，纳诸药，再煮去渣，分温 3 服；如风水阴盛，里阳郁阻，证见"浮肿，骨节疼痛，脉沉，汗出，恶风"者，治以"温阳发汗"，方用"麻黄附子汤"：麻黄去节 10 克，炙甘草 6 克，制附片 10 克。以水先煮麻黄，去上沫，纳诸药，再煮，去渣，分温 3 服；如皮水有热，证见"一身面目黄肿，口渴而不恶寒，脉沉，小便不利"者，治以"辛凉发汗，健脾补土"，方用"越婢加术汤"：麻黄去节 18 克，石膏 24 克，生姜 10 克，大枣 5 枚，炙甘草 6 克，白术 12 克。以水先煮麻黄，去上沫，纳诸药，再煮，去渣，分温 3 服。对身半以下肿或先身半以下肿而后延及于全身肿者，篇中论其方证较简，当于其他篇中求之。如皮水有热，血气瘀滞不利，证见"浮肿，口渴，小便不利"或"妇女经水不通"者，治以"化滞活瘀，利窍泄热"，方用"蒲灰散"：蒲灰 7 分，滑石 3 分。上二味，杵为散，饮服方寸匕，日 3 服；如风水水结膀胱，气化不行，证见"浮肿，小便不利，恶寒，发热，汗出而渴，脉浮"者，治以"化气行水"，方用《伤寒论·辨太阳病脉证并治中》中"五苓散"：猪苓去皮 24 克，泽泻 40 克，茯苓 24 克，桂枝去皮 16 克，白术 24 克。上五味为末，以白饮和服方寸匕，日 3 服，多饮热水；如正水阴盛，肾阳郁遏，证见"身肿，肢冷，小腹满，小便不利，脉沉迟"者，治以"温阳化气"，方用《伤寒论·辨少阴病脉证并治》中"真武汤"：茯苓 10 克，白芍 10 克，生姜 10 克，白术 6 克，制附片 10 克，以水煮药，去渣，分温 3 服。其对石水阴邪凝结于内，证见"浮肿，腹大如鼓，小便不利，脉沉绝"者，提出"可下之"以峻攻蓄水，方用《金匮要略·痰饮咳嗽病脉证并治》中"十枣汤"：芫花熬、甘遂、大戟，各等份。上三味捣筛，以水先煮肥大枣 10 枚，去渣，内药末，强人服一钱匕，羸人服半钱，平旦温服之，不下者，明日更加半钱，得快下后，糜粥自养。此方必须平旦服，不得服在傍晚，以免药后得效泻下时影响睡眠和感受风寒。如患者体弱，不耐此汤峻攻者，可改"汤"为"丸"，以"枣肉"和"药末"为丸以服之，或醋调"药末"为糊以敷小腹，更稳。如黄汗阳气阻遏，营卫郁滞，证见"头面四肢浮肿，身体疼重，发热恶寒，小便不利，汗出沾衣，色正黄如黄檗之汁，脉沉迟"

《金匮要略》中的浮肿病证

者，治以"振作阳气，和调营卫，散郁行滞"，方用"芪芍桂酒汤"：黄芪 15 克，白芍 10 克，桂枝去皮 10 克。以水和苦酒煮药，去渣，分温 3 服；或"桂枝加黄芪汤"：桂枝去皮 10 克，白芍 10 克，炙甘草 6 克，生姜 10 克，大枣 4 枚，黄芪 15 克。以水煮药，去渣，分温 3 服，每服须臾，饮热稀粥一碗，以助药力，温服取微汗，若不汗，更服。如气分大气不运，营卫俱微，阴阳不通，证见"浮肿，手足逆冷，腹满肠鸣，心下坚结如旋杯，恶寒身冷，骨疼，痹不仁，寸口、趺阳脉则迟而微、涩"者，治以"运转大气，散邪开结"，方用"桂甘姜枣麻辛附子汤"：桂枝去皮 10 克，生姜 10 克，炙甘草 6 克，大枣 4 枚，麻黄去节 6 克，细辛 6 克，制附子 10 克。以水先煮麻黄，去上沫，纳诸药，再煮，去渣，分温 3 服，当汗出，肌肉微痒如虫行皮中。

篇末枳术汤证，乃因桂甘姜枣麻辛附子汤证的"心下坚，大如盘，边如旋杯"同类而相及者，非枳术汤亦为治浮肿之方。虽然其证发展也有可能出现浮肿，然彼时的治疗则非其方所能胜任矣。

本来，水气病乃水邪留滞于皮肤肌腠，水饮病乃水邪停积于胸腹胃肠，二者均为水邪，故常互为因果，相兼并见。水气病的水邪内浸则发水饮，或浸肺发为肺胀而咳嗽上气，水饮病的水邪外渍则发为水气病而出现浮肿，肺胀亦每"欲作风水"。故支饮病饮邪停于胸胁，支妨肺气，证见"脉浮，咳逆倚息，不得平卧，其形如肿，甚则面目皆肿"者，治以"逐饮降逆，发汗消肿"，方用"小青龙汤"：麻黄去节 10 克，白芍 10 克，桂枝去皮 10 克，细辛 10 克，炙甘草 10 克，干姜 10 克，五味子 8 克，法半夏 8 克。以水先煮麻黄，去上沫，纳诸药，再煮，去渣，分温 3 服；溢饮病饮邪溢于肌皮肠胃之外，流归于四肢，证见"脉浮，四肢浮肿，身体疼重，烦躁"者，治以"发汗除烦"，方用"大青龙汤"：麻黄 18 克去节，桂枝去皮 6 克，炙甘草 6 克，杏仁去皮尖 14 个，生姜 10 克，大枣 4 枚，石膏 20 克，以水先煮麻黄，去上沫，纳诸药，再煮，去渣，分温 3 服，取微似汗，汗多者，温粉粉之，其不"烦躁"而"心下有水气"者，治以"发汗逐饮"，方用"小青龙汤"；水饮壅塞于肺，发为肺胀，证见"胸满胀，一身面目浮肿，咳嗽上气，喘鸣迫塞"者，治以"通闭泻肺"，方用"葶苈大枣泻肺汤"：葶苈 15 克熬令黄色捣丸，大枣 4 枚，以水煮枣，去枣取汁，纳葶苈再煮，去渣，顿服。妊娠胞胎压迫膀胱，水道不利，水气难于下出而浸渍于肌肤，证见"下体浮肿，身重，小便不利，洒淅恶寒，起即头眩"者，治以"滑窍利水"，方用"葵子茯苓散"：葵子 50 克，茯苓 10 克，共杵为散，饮服方寸匕，一日服 3 次。还有暑病夹湿，人体夏月中暑，口渴贪饮，伤于冷水，水行皮中，证见"身热疼重，一身肌肤浮肿，小便不利，脉微弱"者，治以"苦寒泄热，利水消肿"，方用"一物瓜蒂汤"：瓜蒂 20 个，剉断，以水煮之，去渣，顿服。此方乃"一物瓜蒂汤"，非"三物瓜蒂散"之方，二者不容稍混。瓜蒂，又作"瓜蔕"一名"瓜丁"，一名"瓜当"，乃甜瓜之蒂，味极苦，故又称"苦瓜蒂"，作"散"内服则涌吐，作"汤"内服则利小便。给药时剂型不可不分。

　　他如："甘草附子汤证"之风湿病"或身微肿"，"桂枝芍药知母汤证"之历节病"身体魁羸""独足肿大"，"藜芦甘草汤证"之"手指臂肿动"，虽为各种有关疾病发展过程中出现的一个症状，然均与痰浊水湿之邪相关，仍与水气病有相通之处。至若血凝热腐之痈肿，属古代外科疾患，理当另行讨论之。

《金匮要略》中"䕡蓲细叶"

　　《金匮要略·疮痈肠痈浸淫病脉证并治》说："病金疮，王不留行散主之。"王不留行散方："王不留行十分（八月八日采），䕡蓲细叶十分（七月七日采），桑东南根白皮十分（三月三日采），甘草十八分，川椒三分（除目及闭口）去汗，黄芩二分，干姜二分，厚朴二分，芍药二分。上九味，桑根白皮以上三味烧灰存性，勿令灰过，各别杵筛，合治之为散，服方寸匕。小疮即粉之，大疮但服之，产后亦可服。如风寒，桑根勿取之。前三物皆阴干百日。"此方余曾加减改为汤剂使用，是一个治疗金疮或筋骨伤折的较好药方，惜今人已很少使用此方，因方中"䕡蓲细叶"药房无货，全国高等医药院校教材《金匮要略讲义》亦未注明其为何物，故人们无从使用。然而农村草药医生却常用此药。

　　䕡蓲细叶，谓取"䕡蓲"之"小叶"。䕡蓲，又作"䕡薚"，一名"董草"，一名"茇"，俗名"八里麻"，《玉篇》谓其"有五叶"，生于田野及山间，处处有之，春天发芽抽苗，茎间有节，节间生枝，叶大如水芹，花白，子初色青，熟则变红色，高四五尺，极易繁殖，易于成丛。具有续筋骨，行血脉，活瘀，止痛，祛风，除湿等作用。除治刀斧等所伤之金疮外，还可治疗跌打损伤、风湿疼痛或缓弱、脚气胫肿、风眩、瘾疹等。䕡蓲可用以内服，也可作熏蒸、敷裹、洗浴等外治用药。

胶艾汤方治出血

胶艾汤方：

生地 18 克　当归 12 克　川芎 10 克　干艾叶 10 克　炙甘草 10 克　白芍 10 克　阿胶 10 克（烊化）

以水煎服，日 2 次。

此方载于《金匮要略·妇人妊娠病脉证并治》中。其药物用量及煎服法有改动。张仲景用此方以治妇人妊娠期子宫出血，余则用此方以治妇人杂病子宫出血和大便下血以及皮下出血而形成紫斑者，孙思邈《千金翼方》则以之治唾血、吐血。方中用生地、阿胶滋阴补血，且以止血；当归养血，并同川芎、白芍以行血活血；艾叶气味芳香，功善止血，用之一以增强生地、阿胶止血之效，一以防止生地、阿胶之腻滞；甘草调和诸药。其方滋而不腻，行而不伤，补血止血，适用于治疗血虚的各种出血。如血虚导致气衰者，可于方中加入党参、黄芪、白术益气以固血。

二陈汤临床运用

二陈汤，出自《太平惠民和剂局方》，由半夏、陈皮、茯苓、炙甘草四药组成，用时加生姜同煎服，主治湿痰咳嗽、胸膈满闷、恶心呕吐、头眩心悸等，为治痰通剂，故凡因痰而致之病证，皆可以其为基础加味而治之。兹将用之有验者择要加以记述。

（1）治小儿惊风，时发四肢抽搐，两眼上翻，眼珠青蓝色，宜二陈汤加味。方：

法半夏6克　陈皮6克　茯苓6克　炙甘草6克　竹茹6克　炒枳实6克
石菖蒲5克　僵蚕5克

上8味，以水适量煎药，汤成去渣，取汁分温3服，1日服尽。方即为温胆汤加石菖蒲、僵蚕。如有热口渴尿黄者，加天竺黄5克。如惊风日久，正气已衰，抽搐轻微，神识模糊，气息微弱者，则加党参、远志、胆南星为涤痰汤加远志、僵蚕。

（2）治癫痫，或数月一发，或月一发，或日一发，或日数发，发则卒然仆地，叫呼一声，不省人事，口流白沫，四肢抽搐，移时自行苏醒，宜二陈汤加味。方：

法半夏10克　陈皮10克　茯苓10克　炙甘草8克　制南星10克　炒枳实10克　远志10克　石菖蒲10克　僵蚕10克　大贝母10克　当归10克　川芎8克　明矾3克

上13味，以水适量煎药，汤成去渣取汁分温再服，1日服尽。方即导痰汤加僵蚕、远志、石菖蒲、大贝母、当归、川芎、明矾。

（3）治中风有痰，语言謇涩不利，半身不遂，口眼歪斜，脉虚，宜二陈汤加味。方：

法半夏10克　陈皮10克　茯苓10克　炙甘草8克　竹茹10克　炒枳实

10 克　　胆南星 10 克　　党参 10 克　　石菖蒲 10 克　　僵蚕 10 克　　竹沥 12 克　　生姜汁 10 克

上 12 味，以水适量煎前 10 味，汤成去渣取汁加入竹沥、生姜汁分温 2 服，1 日服尽。方即涤痰汤加僵蚕、竹沥、生姜汁。

（4）治精神失常，奔走不已，多语，少眠，喜悲哭，宜二陈汤加味，方：

法半夏 10 克　　陈皮 10 克　　茯苓 10 克　　炙甘草 8 克　　竹茹 10 克　　炒枳实 10 克　　石菖蒲 10 克　　远志 10 克　　党参 10 克

上 9 味，以水适量煎药，汤成去渣取汁分温再服，1 日服尽。方即温胆汤加党参、远志、石菖蒲。

（5）治体胖、头昏闷、寡言语、面有时发微笑而不能自控，舌苔黑黄干燥，脉弦滑，宜二陈汤加味。方：

法半夏 10 克　　陈皮 10 克　　茯苓 10 克　　炙甘草 8 克　　竹茹 15 克　　炒枳实 10 克　　黄连 10 克　　花粉 15 克　　玄参 10 克

上 9 味，以水适量煎药，汤成去渣取汁分温再服，1 日服尽。方即温胆汤加黄连、玄参、花粉。

（6）治头痛，昏闷不爽，口渴，舌苔黄腻，脉弦，宜二陈汤加味。方：

法半夏 10 克　　陈皮 10 克　　茯苓 10 克　　炙甘草 8 克　　竹茹 10 克　　炒枳实 10 克　　黄芩 10 克　　花粉 10 克　　胆南星 10 克

上 9 味，以水适量煎药，汤成去渣取汁分温再服，1 日服尽。方即温胆汤加黄芩、花粉、胆南星。

（7）治或左或右一侧肩臂疼痛，不能牵动，脉细，宜二陈汤加味。方：

法半夏 10 克　　陈皮 10 克　　茯苓 10 克　　炙甘草 8 克　　当归 10 克　　川芎 10 克　　姜黄 8 克　　僵蚕 10 克

上 8 味，以水适量煎药，汤成去渣取汁分温再服，1 日服尽，每日 1 剂。

（8）治两脚浮肿不匀，一脚肿甚，一脚肿轻，皮肤颜色不变，脚有重滞感，小便正常，治宜二陈汤加味。方：

法半夏10克 陈皮10克 茯苓10克 炙甘草8克 制南星10克 炒枳实10克 木瓜15克 苍术10克

上8味，以水适量煎药，汤成去渣取汁分温再服，1日服尽，每日1剂。方即导痰汤加木瓜、苍术。

（9）治气虚浮肿，早起面目肿甚，两脚肿消；下午两脚肿甚，面目肿消，肢体易疲乏，脉虚，苔薄白，宜二陈汤加味。方：

法半夏10克 陈皮12克 茯苓10克 炙甘草8克 党参10克 炒白术10克 生姜6克

上7味，以水适量煎药，汤成去渣取汁分温再服，1日服尽，每日1剂。方即六君子汤。

（10）治失眠，烦躁不易入睡，睡则易惊醒而心悸，或有呕恶，治宜二陈汤加味。方：

法半夏10克 陈皮10克 茯苓10克 炙甘草8克 竹茹10克 炒枳实10克 酸枣仁10克（炒打）

上7味，以水适量煎药，汤成去渣取汁分温再服，1日服尽，每日1剂。方即温胆汤加酸枣仁。

（11）治胃部胀痛，每于饥饿时发作，稍进饮食则痛止，腹软，大便稀溏，小便黄，苔白薄，脉虚，宜二陈汤加味。方：

法半夏10克 陈皮10克 茯苓10克 炙甘草10克 党参10克 炒白术10克 生姜6克 桂枝8克

上8味，以水适量煎药，汤成去渣取汁分温再服，1日服尽，每日1剂。方即六君子汤加桂枝。

（12）治疝气，睾丸肿大疼痛，坠胀，引小腹不舒，小便色黄，宜二陈汤加味。方：

法半夏10克 陈皮10克 茯苓10克 炙甘草8克 青皮10克 小茴10克 荔枝核10克 桔核仁10克 川楝子10克

上9味，以水适量煎药，汤成去渣取汁分温再服，1日服尽，每日1剂。

（13）治积聚，腹满气塞，短气不得息，不下食，宜二陈汤加味。方：

法半夏 10 克　陈皮 10 克　茯苓 10 克　甘草 6 克　槟榔 12 克　生姜 10 克　柴胡 10 克　紫菀 10 克　紫苏 6 克　细辛 3 克　熟附片 8 克　大黄 10 克

上 12 味，以水适量煎药，汤成去渣取汁分温再服，1 日服尽，每日 1 剂。方为槟榔汤。

（14）治妇女体胖月经闭止不来，起居饮食如常，脉沉微，宜二陈汤加味。方：

法半夏 10 克　陈皮 10 克　茯苓 10 克　炒白术 10 克　苍术 10 克　炙甘草 8 克　当归 10 克　川芎 10 克　射干 10 克

上 9 味，以水适量煎药，汤成去渣取汁分温再服，1 日服尽，每日 1 剂。

（15）治妇女妊娠恶阻，呕吐不止，饮食不下，宜二陈汤加味。方：

法半夏 10 克　陈皮 10 克　茯苓 10 克　党参 10 克　炒白术 10 克　炙甘草 8 克　生姜 10 克　黄芩 10 克

上 8 味，以水适量煎药，汤成去渣取汁，频频呷服，1 日服尽。不瘥，更作。方即六君子汤加黄芩。

二陈汤临床运用

验方一束

此所谓"验方"者，乃余在数十年临床医疗中，根据自己体验创制而确有效验者，不包括屡用有效的古方。

（1）甘寒养阴方　主治胃阴虚痛，胃痛每于饥饿时发作，有灼热感，稍进饮食则热痛缓解，小便黄，大便干，口干而渴，脉细数

生地15克　山药10克　石斛10克　玉竹10克　沙参10克　芡实10克
莲子肉10克　薏苡仁10克　麦冬10克　甘草8克

上10味，以水适量煎药，汤成去渣取汁分温2服，1日服1剂。

（2）冬瓜皮汤　主治全身浮肿，肤色鲜泽，小便频数短少，尿黄赤而感灼热，或口渴饮冷，或脉数苔黄。

冬瓜皮20克　芦根20克　茯苓皮10克　薏苡仁15克　白茅根15克
石韦10克　车前仁15克　滑石10克　泽泻10克　灯芯草10克　西瓜翠衣20克

上11味，以水适量煎药，汤成去渣取汁分2服。1日服1剂。

（3）款菀二陈汤　主治咳嗽唾白痰或白色泡沫痰，舌苔白，脉弦或缓。

款冬花10克　紫菀10克　法半夏10克　茯苓10克　陈皮10克　炙甘草10克　干姜10克　细辛6克　五味子8克

上9味，以水适量煎药，汤成去渣取汁分温2服，1日服1剂。

（4）枇杷二冬汤　主治燥咳不已，频频干咳而无痰，喉咙痒，口咽干燥。

炙枇杷叶10克　天冬10克　麦冬10克　款冬花10克　紫菀10克　核桃肉10克　甘草10克炙　桔梗10克　沙参10克　桑叶8克

上10味，以水适量煎药，汤成去渣取汁分温2服，1日服1剂。

（5）加味苇茎汤　主治肺痈，咳唾脓血或浓痰腥臭，引胸胁隐隐痛，口中干燥，脉数实。

芦根30克　冬瓜仁10克　薏苡仁10克　桔梗10克　甘草10克　贝母10克　鱼腥草30克　桃仁（去皮、尖、双仁者）10克

上8味，以水适量煎药，汤成去渣取汁温分2服，1日服1剂。

（6）热痹止汤　主治热痹，肢体关节热痛红肿，或口渴欲饮，或小便热黄，或脉濡数，舌苔黄。天气变化则疼痛加剧。

薏苡仁15克　苍术10克　黄柏10克　川牛膝10克　老鹳草10克　桑枝15克　威灵仙10克　升麻10克　射干10克　木瓜10克　牛角片20克

上11味，以适量水煎药，汤成去渣取汁温分2服。1日服1剂。

（7）加味胶艾汤　主治妇女崩中漏下，或月经过多，小腹坠痛，心慌心悸，少气懒言，肢体无力，苔薄，脉虚小弱。

生地15克　当归10克　川芎10克　白芍10克　艾叶10克　炙甘草10克　党参10克　炒白术10克　炙黄芪10克　阿胶10克（烊化）

上10味，以水适量先煎前9味，待水减半，纳入阿胶烊化，稍煎，汤成去渣取汁温分2服，半日服1剂。

（8）止带汤　主治妇女白带过多。

当归10克　川芎10克　山药12克　芡实10克　炒扁豆10克　炒白术10克　茯苓10克　薏苡仁10克　菝葜20克

上9味，以水适量煎药，汤成去渣取汁，温分2服。1日服1剂。如白带质稠色黄气味臭者，可加栀子10克，黄芩10克；如白带质稀色清气味腥者，可加煅龙骨10克，煅牡蛎10克。

（9）消疹汤　主治全身皮肤突然发生红色小丘疹，如沙粒大，有痒感。

当归10克　赤芍10克　防风10克　荆芥10克　茯苓10克　川芎8克　炒枳实10克　桔梗10克　炙甘草8克

上9味，以水适量煎药，汤成去渣取汁温分2服。1日服1剂。如体弱脉虚，正气不足者，加党参10克。

（10）活瘀止痛汤　主治跌打损伤，疼痛，胸闷，大便干结，口干不欲饮，脉涩。

验方一束

当归 12 克　川芎 10 克　赤芍 10 克　红花 10 克　制香附 10 克　炒枳实 10 克　厚朴 10 克　制乳香 10 克　制没药 10 克　大黄 10 克　炒桃仁（去皮尖）10 克　童便 1 杯（后入）

上 12 味，以水适量先煎前 11 味，待汤成去渣取汁，加入童便，温分 2 服。1 日服 1 剂。

（11）肾囊风外治方　主治肾囊风，阴囊奇痒，痒不可耐，搔之流水，结痂。

紫苏叶 30 克　蝉蜕 5 克

上 2 味，以水适量煎药，汤成去渣取汁，趁热熏洗患部，日洗 2 次。但注意防止烫伤。另用：

紫苏叶 10 克（研末）　蝉蜕 2 克（研末）　梅花冰片 1 克

上三味，研和均匀，以麻油适量调涂患部。日涂数次。

（12）敷毒散　主治带状疱疹，腰胁间密生白色小疱疹，呈带状，可散及胸背颈项，焦痛不安。

黄连末 10 克　黄柏末 10 克　熟石膏 8 克　梅花冰片 3 克

上四味，于钵内共研和均匀，凉开水调涂患部，日涂五六次。亦可另用鱼腥草 30 克，以水煎服，日服 2 次。

（13）加减地骨皮饮　主治口舌糜烂如灯盏窝，约豆大，上布白膜，剥之则出血、疼痛，时轻时重，反复发作，数年不愈。

生地 15 克　当归 10 克　赤芍 10 克　地骨皮 12 克　丹皮 10 克　白薇 10 克　蛤粉 10 克　青黛 8 克　银柴胡 10 克　胡黄连 10 克　蔷薇根 10 克

上 11 味，以水适量煎药，汤成去渣取汁温分 2 服。1 日服 1 剂。外用：

青黛 3 克　黄柏末 3 克　蛤粉 3 克　人中白 3 克（煅）　梅花冰片 0.3 克

上 5 味，于钵内共研和均匀，撒布于糜烂部。

（14）聤耳方　主治耳内流脓，长期不愈。

紫草根 3 克　冰片 0.3 克　石龙骨末 0.3 克　人乳汁适量

上 4 味，共置于一瓷杯内，饭上蒸取汁，用滴患耳中，1 日滴 3～5 次。

（15）治疗疮方　主治疗疮或偏正对口（脑疽）初起。

麝香适量

上 1 味，用竹针将疔疮或对口疮挑破皮，见血不流血，放麝香少许于破皮处，外以普通膏药贴上。

（16）槟榔木香汤　主治小儿蛔虫腹痛有疱块上下移动。

槟榔30克　广木香6克

上 2 味，以水适量煎药，汤成去渣取汁温顿服之。

土瓜根治病功效

　　土瓜，一名"王瓜"，《礼记·月令》说："孟夏之月……王瓜生。"《神农本草经》卷二谓："王瓜，味苦寒……一名土瓜"，鄂北乡下俗呼之为"马泡"，药用其地下根块，称之曰"土瓜根"。生于原野，药极易得，能治疗多种病证，如黄疸、消渴、妇女月经不调及闭经等，实是一味常用药物，兹列举其方。

　　（1）土瓜根汁方　主治黄疸未愈，变成黑疸。

　　土瓜根适量

　　上1味，捣取汁1杯，频频服之，病从小便去。亦治小儿伤寒发黄。

　　（2）大黄丸　主治消渴，小便多，大便秘结。

　　大黄300克　花粉150克　土瓜根150克　杏仁100克（去皮、尖、双仁者，炒）

　　上4味，冷水渍一宿，蒸、暴干，研为末，过筛，炼蜜为丸如梧桐子大，每服5丸，日3服，开水送下。

　　（3）消瘰散　主治寒热瘰疬在颈部，形如杏李。

　　连翘80克　黄连80克　白芍80克　苦参80克　土瓜根80克　龙胆草80克　当归80克

　　上7味，共研细末，过筛，每饭前以温酒送服3克。

　　（4）消瘿方　主治颈部瘿瘤肿大（今之甲状腺肿大）。

　　昆布30克　海藻30克　海蛤60克　法半夏30克　细辛30克　土瓜根30克　松罗30克　木通60克　白蔹60克　龙胆草60克

　　上10味，共研细末，过筛，每服3克，每日服2次，酒送下。注意休息，不得过于作劳。

（5）土瓜根散　主治妇女月经不调，1月再见，小腹满痛。

土瓜根 30 克　白芍 30 克　桂枝 30 克　䗪虫 30 克

上 4 味，共研细末，过筛，每服 3 克，每日服 3 次，酒送下。

（6）通经方　主治妇女月经闭塞不通，小腹满痛，脉涩。

牛膝 50 克　麻子仁 30 克（蒸）　土瓜根 30 克　桃仁 30 克（去皮、尖、双仁者，炒）

上 4 味，以酒适量渍之，夏日 5 天，冬日 10 天，春秋日 7 天，药酒成，每服一小酒杯，能饮酒者酌加之，每日饮 1~2 次。

（7）除热方　主治妇人心胸烦热，眉骨眼皆痒痛，有时生疮，咽喉干燥，四肢痛痒。

花粉 30 克　麦冬 30 克　大黄 20 克　杏仁 20 克（去皮、尖、双仁者、熬）土瓜根 80 克　龙胆草 30 克

上 6 味，共研细末，炼蜜为丸如梧桐子大，每次服 10 丸，开水送下，每日服 3 次。

（8）土瓜根丸　主治积聚烦满，留饮宿食，妇人带下百病，寒热交结，唇口焦黑，身体消瘦，嗜卧，少食，多魇，产乳胞中余疾，股里热，腹中急结，痛引阴中。

土瓜根 50 克　桔梗 50 克　炒大黄 160 克　杏仁 100 克（去皮、尖、双仁者，炒）

上 4 味，共研细末，炼蜜为丸如梧桐子大，每次服 3 丸，空腹服，开水送下，每日服 3 次。不知，加之，以知为度。

（9）气癞方　主治小儿气癞，哭叫则阴囊胀大，痛连小腹。

土瓜根 6 克　白芍 6 克　当归 6 克

上 3 味，以水适量煎药，汤成去渣取汁温服，日 2 次。

（10）外敷方　主治诸漏。

土瓜根 适量

上 1 味，捣烂如泥，外敷漏上，干燥则易之，不限时节。

土瓜根治病功效

白芍治病功效

　　白芍，古作"芍药"。《神农本草经》卷二明谓其"除血痹""破坚结""利小便"。是芍药为通利药，而非补塞药无疑，故《伤寒论》和《金匮要略》中，举凡腹痛，多有加白芍以治之者，以其除痹塞通血脉而止痛也。小青龙汤，本为发汗逐饮之方，服后小便亦利者，乃是白芍之效力。附子汤、真武汤中用白芍，正是取其利小便，使附子发挥治疗作用后，其毒从小便而去，不留体中为患。白芍尚有通利大便之效，故《伤寒论》中麻仁丸用之。《伤寒论·辨太阴病脉证并治》说："本太阳病，医反下之，因而腹满时痛者，属太阴也，桂枝加芍药汤主之；大实痛者，桂枝加大黄汤主之。"是太阳病误下表证未去而邪又内陷于里，结而为痛。其结痛之势，一为"腹满时痛"，一为"大实痛"，乃邪结在里之微甚，故一用"白芍"，一用"大黄"。白芍、大黄均为通利药类，只是力有缓峻之殊耳。上引《伤寒论》同篇中"太阳为病，脉弱，其人续自便利，设当行大黄、芍药者，宜减之，以其人胃气弱，易动故也"之文，可证。唯因白芍有通利动胃之害，故《伤寒论》中凡下利者，每去之。真武汤方，证见下利，则去白芍加干姜，是其例。至于《伤寒论》中下利而未去白芍者，《伤寒论·辨少阴病脉证并治》有四逆散证，以其"泄利下重"，欲利而利又不爽，气滞不通，故用白芍以通利之。而黄芩汤、麻黄升麻汤用白芍以治下利，前者为少阳病方，后者为厥阴病方，二者亦当为"泄利下重"，欲利而不爽，《伤寒论》未言者，省文耳。如《伤寒论·辨厥阴病脉证并治》说："下利，欲饮水者，以有热故也，白头翁汤主之"，"下利，谵语者，有燥屎也，宜小承气汤。"其白头翁汤证，为血热痢疾；小承气汤证，疑为后世所谓之"奇恒痢疾"，二者亦省去"下重"二字。麻黄升麻汤，今人已少用，而黄芩汤一方，今人则正用以治疗下利脓血，里急后重之痢疾。后世治痢疾之芍药汤，以白芍为君，正是取其通利之效。如谓白芍功在敛阴补血，试问《伤寒论》之附子汤、真武汤、大柴胡汤，《金匮要略》之甘遂半夏汤，乌头汤等方何用白芍为？唯其与补药同用，始收补益之效耳，故真人养藏汤治滑泻脱肛用之。

白芍治病功效

瓜蒂给药方式

瓜蒂，一作"瓜蔕"，又叫"瓜丁"，又叫"瓜当"，乃甜瓜之蒂。《神农本草经》卷一谓其"味苦寒，主大水身面四肢浮肿，下水，杀蛊毒，咳逆上气，及食诸果病在胸腹中，皆吐下之"。汉末张仲景治病已每用之。然其给药方式不同，则功效亦异，即：为散内服则催吐，作汤内服则利小便，研末嗜鼻引出黄水则治黄疸，研末点鼻则消落鼻中息肉。兹列举如下。

（1）瓜蒂散　主治痰涎宿食停积在胸膈上脘，胸膈满闷，心中愦愦，欲吐不吐，而以吐出为快者。

瓜蒂 5 克（炒黄研末）　赤小豆 5 克（研末）

二药末和合均匀，取 3 克，用香豉 10 克，以热水煮作稀糜，去渣取汁和散，温顿服之。不吐者，少加之，得快吐止服。

（2）瓜蒂汤　主治夏月伤冷水，全身皮肤浮肿，身热疼重，口渴，尿黄赤，脉微弱。

瓜蒂 20 枚

上 1 味，切，以水适量煎药，汤成，去渣取汁服。

（3）嗜鼻方　主治黄疸，一身面目发黄，小便黄。

瓜蒂 14 枚　赤小豆 14 粒　秫米 14 粒

上 3 味，研为细末，每次用小勺取药末少许纳入鼻孔中，须臾当出黄汁，则愈。

（4）点鼻痔方　主治齇鼻，鼻中息肉窒塞不得呼吸。

瓜蒂 14 枚　矾石 1 克　藜芦 1 克　附子 2 克

上 4 味，各别研末，和合均匀，以小竹管取药末如小豆许，吹入鼻中息肉上，再以绵絮塞鼻。次日再吹，以愈为度。

话"细辛服不过钱"

多少年来，在中医药的课堂上、诊断室里以及药房中，都流传着"细辛服不过钱"（约今之 3 克余）之语，几乎成为中医药界的一个"不成文"的章程，师生相授，师徒相传，人人皆知。如有医生在为人处方时，突破了这一点，将细辛的用量超过了"一钱"以上，立刻就会遭到责难，中药房也将会拒绝发药，甚至个别情况下患者吃到一钱以上用量的细辛而疾苦消失了，仍然有可能受到一些非议。然张仲景《伤寒论》和《金匮要略》两书中各方之用细辛者，粗略统计，包括加减方在内，约有 19 方，一般均超过了这一限量。19 方中，除乌梅丸为"丸剂"细辛用量为"六两"，赤丸为"丸剂"细辛用量为"一两"，侯氏黑散为"散剂"细辛用量为"三分"外，其汤剂 16 方：小青龙汤、小青龙加石膏汤、当归四逆汤、当归四逆加吴茱萸生姜汤、射干麻黄汤、苓甘五味姜辛汤、苓甘五味姜辛夏杏汤、苓甘五味姜辛夏杏大黄汤等 8 方细辛用量均为 3 两；麻黄附子细辛汤、厚朴麻黄汤、大黄附子汤、桂甘姜枣麻辛附子汤、苓甘五味姜辛夏汤等 5 方细辛用量均为 2 两，真武汤加减法细辛用量为 1 两。至于防己黄芪汤加减法和所谓千金三黄汤细辛用量，已为宋人所改动，不便计入。何以知其药量已为宋人所改动？因张仲景各方药物均没有以"分"来计量者。

上述可计汤剂 14 方中，细辛用量，少则为 1 两，还只有一方；多则为 3 两，竟达 8 方之多。汉代斤两，换算为现在用量，根据一般简单折算法，汉代一两折合现在约为一钱，或为 3 克多一点，3 两折合约为 3 钱，或为 10 克。细辛用量，在汤剂中用到 3 钱或者 10 克，是不会发生什么事故的。然而为什么多少年来人们都受着"细辛服不过钱"一语束缚而不能自拔呢？原来宋人陈承说过"细辛非华阴者，不得为真，若单用末，不可过一钱，多则气闷塞不通者死"。之后，一些本草著作对此又时有引用，故其流传甚广，且遗其"末"字而为"细辛服不过钱"之论，以致影响数百年，而至今未已。其实，章次公在他所编《药物学》中就曾说过："细辛不可多服，自是正论，但谓用量1钱，即足以致气闭，则又不尽然。此仅可以论'末'药，而不可以论'汤'药。细辛入汤剂，钱许无妨，编者之经验如此，决非虚语也。"我1970年在鄂西北大山区里调查草药时，也曾亲用民间方一线粗寸长细辛一段，让病人嚼吞，立止胃寒疼痛，而经常在汤剂处方中，细辛用至2钱或者6克，亦未见偾事。这表明了细辛作散剂末服，用量不能至3克，否则，会导致气闭不通而死；细辛作汤剂煎服，则用量可至3克以上，约至10克。否则药少力弱，难以中病。不仅细辛如此，花椒亦有同样性情，末服稍多亦能令人气息闭塞而死，故古人有以花椒研末自随者，遇必要时，则服之以自尽。是故为中医者，在医疗工作中，除应认真辨别病证，选方遣药外，还要研究药物的给服方式，才能充分而正确地发挥药物的治病效能。甘遂为逐水竣药，煎服用至6克其逐水无力，末服只用2克则令人泻水不已，这已为多次经验所证明。朱砂为镇心安神药，末服治心悸、头晕等证有效，入汤煎服则毫无药之效用，故孙思邈提出汤剂中用朱砂者，要将朱砂熟研为极细粉末，临服时浸入汤中，搅令调和而服之。以朱砂为药不宜于汤剂酒剂也。清人有以"朱砂拌茯神""朱砂拌寸冬"而入汤剂煎服者，实耗朱砂于无益之中，既疏于古人经验，又悖近人研究，因近人的研究结果表明朱砂并不溶解于水。《备急千金要方·序例》载"铅丹""雄黄"，药用亦"不宜汤"，然而铅丹在《伤寒论·辨太阳病脉证并治中》之"柴胡加龙骨牡蛎汤"方中，雄黄在《金匮要略·百合狐惑阴阳毒病脉证治》之"升麻鳖甲汤"方中却均为汤剂煎服。这些，当进一步研究之。不知其方后文字是否为有脱简？

以上这些均表明在医疗工作中，给药的不同方式，关系到药物治病效用能否发挥或者药物治病效用发挥的大小及对人体的利与弊。还有某些药物的给药方式或给药途径不同，其治疗疾病和治病机转也不一样，如瓜蒂末服则催吐以治胸膈痰涎宿食，煎服则利小便以治暑病夹湿之肌肤肿满，为末塞鼻则导出水液以治湿阻清阳之头重鼻塞。至于宜汤煎服的药物，煎法亦不尽同，附子久煎则性淳力专，芒硝久煎则药效尽失，大黄稍煎则通便力峻。这些都是临床医疗工作中客观存在的事实。在这方面，和在中药学其他方面一样，我国古代医药学家，通过长期医疗实践，创造了丰富的经验，给我们留下了宝贵的财富。希望中医药工作者，对此加强研究，切实掌握，并把它发扬光大，以提高中医药学治疗疾病的效果，切勿以其琐碎麻烦而忽之！

明矾治病功效

　　明矾，又叫"白矾"，正作"矾石"，又作"羽泽"，又作"羽涅"，又作"涅石"或"石涅"，烧去水分则称"枯矾"。是一种常用中药，既可内服，又可外用，广泛适用于治疗中医内、外、妇、儿及五官各科的有关疾病。战国时代成书的《山海经·西山经》中说："女床之山……其阴多石涅"，郭璞注："即矾石也"。表明我国早在2000多年以前就发现了明矾。《神农本草经》卷一记其药用功效说："涅石，味酸寒，主寒热泄利、白沃、阴蚀、恶创、目痛、坚筋骨齿。"后世医家在医疗实践中并不断地发现明矾新的治病功用，兹择矾石为方简要者列举之。

　　（1）消石矾石散　主治女劳黄疸，一身尽黄，额黑，足热，小腹满，小便不利，大便黑，时溏。

　　消石　明矾（烧枯）

　　上2味等份，共研匀为散，以大麦粥汁和服一匙，日3服。病从大小便去，小便正黄，大便正黑，勿怪。

　　（2）钟乳七星散　主治寒冷咳嗽，上气，胸满，唾脓血。

　　钟乳　明矾　款冬花　桂枝

　　上4味，各等份，共研细末，过筛，取如七大豆许，饭前酒送服，日3服。如未效，可加药量。

　　（3）槐花散　主治有热呕吐。

　　明矾（烧枯）　槐花（炒作黄黑色）　炙甘草　皂角（去皮烧令烟绝）

　　上4味，各等份，共为细末，过筛，每服6克，开水送服。

　　（4）大黄龙丸　主治中暑昏倒不知人；或身热恶寒，头痛，状如伤寒；或往来寒热，口渴饮水，呕吐泄泻。

硫黄 30 克　消石 30 克　明雄黄 15 克　明矾 15 克　滑石 15 克　寒食面 120 克

上 6 味，共研细末，水泛为丸如梧桐子大，每次服 5～7 丸，可渐加至 20 丸，新汲水送下。昏不知人者，则以撬开口井水灌之。中暑昏迷忌冷，此药以冷水送下，乃热因寒用。

（5）丹矾丸　主治各种癫痫病证，无论其阴阳冷热。

黄丹 30 克　明矾 30 克

上药用陶砖凿一窠，可容 60 克许，先安黄丹在下，次安明矾在上，以木炭 2.5 千克，烧炽令炭尽，取出细研，以未经水猪心血和合为丸，如绿豆大，每次服 10～20 克，桔皮煎汤送服。

（6）开关散　主治喉风，喉咙闭塞，气息不通。

明矾 烧枯　白僵蚕

上 2 味，等份，共研细末，过筛，每次服 10 克，生姜蜜水调，细细服之。

（7）黄矾丸　主治各种痈疽疮疡。

明矾 30 克　黄蜡 15 克

上 2 味，明矾研极细末，黄蜡和合为丸，如梧桐大丸，每次服 10 丸，渐加至 50 丸，温酒服。疮如未破，可消；如已破，即合。

（8）栀子丸　主治小儿热痢不止。

栀子 7 枚　明矾 6 克　黄柏 5 克　黄连 7 克　红枣 4 枚（炙令黑）

上 5 味，共研细末，过筛，炼蜜为丸如小豆大，每次服 5 丸，日 3 夜 2 服，如未效，稍加至 10 丸，开水送服。

（9）明矾蜜汤　主治胸膈满闷，痰瘀癖结。

明矾 20 克　蜂蜜 10 克

上 2 味，用水适量煎明矾，待水减半，加蜜稍煎，温顿服之，须臾即吐，如未吐，再饮热水 1 杯，即吐。

（10）明矾牡蛎散　主治遗尿，男、妇不自觉知而尿遗出。

明矾（烧枯）　牡蛎（煅）

上 2 味，等份，共研细末，每次服 1 匙，酒送下，1 日服 3 次。

（11）矾姜散　主治中风卒倒，不省人事，痰涎壅盛。

明矾 6 克（研末）　生姜（自然汁）适量

上 2 味，以生姜自然汁调明矾末，撬开口灌下。

（12）朱矾丸　主治心腹疼痛

明矾 30 克　朱砂 10 克

上 2 味，共研细末，醋糊为丸如梧桐子大，每次服 4 克，醋送服，日服 1 次。

（13）韭子丸　主治虚劳，小便白浊，梦中泄精。

韭子 80 克　菟丝子 80 克　车前仁 80 克　熟附片 60 克　川芎 60 克　当归 30 克　明矾 30 克　桂枝 30 克

上 8 味，共研细末，过筛，炼蜜为丸如梧桐子大，每次服 5 丸，酒送下。1 日服 3 次。

（14）尿血止汤　主治小便尿血。

矾石 10 克　蒲黄 8 克　鹿角胶 8 克　白芍 8 克　炙甘草 8 克　戎盐 5 克　红枣 3 枚（擘）

上 7 味，以水适量煎药，汤成，去渣取汁，温分 3 服。

（15）肠风丸　主治肠风，大便下血，血色鲜红。

明矾 20 克　五倍子 20 克

上 2 味，共研细末，过筛，水泛为丸如梧桐子大，每次服 7 丸，米汤送服。忌饮酒。

（16）白金丸　主治癫狂失心，喜怒无常。

明矾 90 克　郁金 210 克

上 2 味，共研细末，过筛，薄荷煎水泛丸如绿豆大，每次服 20 丸，开水送服。

（17）下胞方　主治妇人产后胞衣不下。

明矾 1 克

上 1 味，研细末，开水送服。

（18）草矾散　主治毒蛇咬伤。

明矾　甘草

上 2 味，等份，共研细末，每服 6 克，冷水调下。

（19）矾石丸　主治妇女白带多。

明矾 3 份（烧枯）　杏仁 1 份（去皮尖）

上 2 味，共研极细末，炼蜜为丸如枣核大，临睡前以 1 丸纳入阴道中，待其自行溶化。

（20）阴肿洗方　主治阴囊肿大，睾丸疼痛。

雄黄 30 克（研末）　明矾 60 克（研末）　甘草 30 克

上 3 味，以水适量煎药，待水减半，去渣取汁，用洗患部。

（21）矾石汤　主治脚气冲心。

明矾 60 克

上 1 味，以浆水适量煎三五沸，用以浸脚。

（22）贴痞方　主治腹中痰血胶裹，结成痞积。

雄黄 30 克　明矾 30 克

上 2 味，共研细末，面糊调作膏，摊布上贴于患部。

（23）眼肿贴方　主治眼睛肿痛。

明矾 适量研末　生姜（自然汁）适量

上 2 味，以生姜自然汁调明矾末，成饼状，贴于眼胞上。

（24）通鼻方　主治鼻中息肉，窒息不通。

明矾　藜芦　瓜蒂　附子

上 4 味，各别研为细末，合和均匀，每以小豆许药末吹入鼻中，再以纱布塞鼻。1 日 2 次，以愈为度。

（25）矾石粉方　主治身体腋下狐臭气。

明矾 适量研细末

上 1 味，绢袋盛贮，时时用之以粉腋下。

（26）二味拔毒散　主治无名肿毒，手足忽然发生局部红肿疼痛。

明矾　雄黄

上 2 味，等份，共研极细末，醋调，涂患部。

此外，还有许许多多明矾治病药方，如治咳方，治重舌方，治悬雍垂肿方，治脚汗方以及治妇人血崩方等等，不胜其举，可见其治疗疾病的广泛性，实是中医药学临床治疗工作中不可或缺的一种药物，药源充足，价格低廉，使用简便，颇符合我国广大患者特别是广大农村患者的需要。然而，遗憾的是，这许多年来，在中医系统内，却难以买到明矾。现在是让明矾回到中医处方上的时候了，药材公司应该经营明矾之药。

失眠与半夏

失眠，古代称作"不寐"，又叫做"不得眠""不得卧""目不瞑"等，乃人体"神不归舍"或"魂不舍藏"所致。治疗上，多用"安神""镇心""养血"类药物，如酸枣仁、茯神、柏子仁、远志、党参、合欢皮、夜交藤、麦门冬、朱砂、龙骨、牡蛎、生地、当归、川芎等等，选方则一般多用"酸枣仁汤""归脾汤""朱砂安神丸""天王补心丹"等等。此等治失眠证之法，虽在临床上常常收到较好效果，然亦有久服这等方药竟然无效而有取于"半夏"者。半夏用于治疗失眠之证，在我国已有数千年历史，早在战国时期，《黄帝内经》中就记载了运用"半夏"治疗失眠证，且已具有了很好的经验。《灵枢·邪客》说："卫气者……昼日行于阳，夜行于阴……今厥气客于五藏六府，则卫气独卫其外，行于阳，不得入于阴，行于阳则阳气盛，阳气盛则阳跷陷（满），不得入于阴（则）阴虚，故目不瞑。黄帝曰：善，治之奈何？伯高曰：补其不足，写其有余，调其虚实，以通其道而去其邪，饮以'半夏汤'一剂，阴阳已通，其卧立至。黄帝曰：善，此所谓决渎壅塞，经络大通，阴阳和得者也。愿闻其方？伯高曰：其汤方以流水千里以外者八升，扬之万遍，取其清五升煮之；炊以苇薪火，沸，置秫米一升，治半夏五合，徐炊，令竭为一升半，去其滓，饮汁一小杯，日三，稍益，以知为度。故其病新发者，覆杯则卧，汗出则已矣；久者，三饮而已也。"表明了半夏治疗失眠证的悠久历史及效果。之后，历代医家也每主以半夏治疗失眠证，现例举数方如下。

（1）瓜蒌薤白半夏汤 《金匮要略·胸痹心痛短气病脉证治》曰："胸痹不得卧，心痛彻背者，瓜蒌薤白半夏汤主之。瓜蒌薤白半夏汤方：瓜蒌实一枚，薤白二两，半夏半升（洗），白酒一斗。右四味，同煮，取四升，温服一升，日三服。"

（2）半夏茯苓汤 《肘后备急方·治时气病起诸劳复方》曰："大病差后……虚烦不得眠，眼中痛疼，懊恼……又方，千里流水一石，扬之万度，（取）二斗半，半夏二两洗之，秫米一斗（升），茯苓四两，合煮五升，分五服。"

（3）温胆汤 《备急千金要方·胆府·胆虚实》曰："治大病后虚烦不得眠，此胆寒故也，宜服温胆汤方：半夏、竹茹、枳实各二两，橘皮三两，生姜四两，甘草一两。右六味，㕮咀，以水八升，煮取二升，分三服。"

（4）《小品》流水汤 《外台秘要·虚劳虚烦不得眠方》曰："《小品》流水汤，主虚不得眠，方：半夏二两洗十遍，粳米一升，茯苓四两。右三味切，以东流水二斗，扬之三千遍令劳，煮药取五升，分服一升，日三夜再，忌羊肉饧醋物。"

（5）半夏汤 《圣济总录·虚劳门·虚劳不得眠》曰："治虚劳发烦不得眠，半夏汤方，半夏汤洗去滑七遍，炒干二两，白茯苓去黑皮四两，糯米炒黄一合，右三味，粗捣筛，每服五钱匕，以东流水一盏半、生姜半分拍碎，煎至一盏，去渣，空腹温服，日二。"

以上诸方，虽均为复方而不是半夏单味，但诸方中的共同药物是"半夏"，而所主治的病证则是"失眠证"或兼有"失眠"之证，瓜蒌薤白半夏汤，正是在瓜蒌薤白白酒汤主治胸痹主症的基础上而多"不得卧"一证，才于方中加入"半夏"一药以成为其方的。是半夏之能治失眠无疑。半夏生当夏季之半，阳极之时，感一阴之气而生，有化痰蠲饮、去邪降逆之功用，故能导盛阳之气以交于阴分，邪去经通，阴阳和得，而失眠之证愈也。余每以半夏为主组方以治疗因痰因饮而病失眠者。1968年，患者某男，约50岁，湖北省某区供销社职工，严重失眠，每夜赖服"安眠药"维持睡眠，已数年，一晚不吞安眠药就彻夜不能入睡，伴有心悸、胸闷、短气、胁痛、咳嗽、唾白色泡沫，形容消瘦，脉至有间歇而呈"结"象，为之拟方：法半夏9克，茯苓9克，陈皮9克，桂枝9克，白术9克，炙甘草6克，牡蛎12克，以水煎服。并嘱服上药后即停服安眠药。患者服此药的当天夜晚安然入睡。服完3剂后，又于原方去炙甘草加甘遂末五分，以其药汤冲服。其每服药 1 次，即泻水 1 次。服至 10 余剂，患者除脉结一证外，诸症皆消失，精神好转，饮食增加。停服此药。

茶叶随谈

"高山雾处是我家，春月伊始尽抽芽，天钟灵气益人体，鸿渐笔下才生花"。茶，字本作"荼"，据说唐代茶圣陆羽写《茶经》时，才去其"荼"字中间一画而成"茶"字的。然我国对茶的认识却最迟在汉代已有了记载，《尔雅·释木》说："槚，苦荼"，郭璞注："树小似栀子，冬生叶，可煮作羹饮，今呼早采者为荼，晚取者为茗"。则"茶"在古代叫"槚"，叫"荼"或"苦荼"，又叫作"茗"，其"叶"则可用水煎煮以为"羹"，饮其汤，且食其叶，所以《神农本草经》卷一称其曰："苦菜"，并列之于"菜部"。至唐代以后，始以饮代羹，不再煎煮，只以煮沸开水浸泡，饮其汤而不食其叶。今鄂西土家族尚有吃"油茶汤"的习俗，或即古代"煮作羹饮"的遗意。

茶叶，现今多是作为"饮料"用。饮用得当，对人体保健确实很有益处。它能去肥消腻，维护正常食欲，解酒食烧炙之毒，除暑热，止烦渴，通利大小便，清神醒脑，聪耳明目，《神农本草经》谓其"久服，安心益气，聪察少卧，轻身耐老"。这实是古人从实践中得来的经验之谈。随着我国经济、文化的发展，和人们饮食结构的变化，现在根据茶叶性能，人们又开发出了"保健药茶""减肥药茶"和"解酒药茶"，推动着茶业的发展，尔后茶叶在我国保健事业上将发挥更大的效用。

我国在长期饮用茶叶的实践过程中，还发现了茶叶的药治作用，能治疗多种疾病，并创造了许多以茶叶为主的或含有茶叶的治病药方，兹选几则简便方治例举如下：

①茶叶适量，以水浓煎取汁，恣意服用，治痰厥头痛。

②细茶叶，明矾，等份，研为细末，炼蜜为丸，开水送服，1日服

2 次，治癫痫病。

③腊茶适量，研末，以葱涎调和为丸，用茶汤送服，治妇女产后大便秘塞。

④陈茶叶 3 克，广三七 3 克，以水煎服，治吐血。

⑤细茶叶 250 克，研细末，百药煎 5 个烧存性，研末，和合均匀，每服 6 克，米汤送服，治大便下血。

⑥茶清 1 瓶，入紫沙糖少许，露 1 宿服，治月经不通。

⑦细茶叶 60 克，焙，研末，以水浓煎取汁服，治热毒赤白痢疾。

另外，现在研究发现，茶叶还具有抗癌作用。但形体瘦弱而中气虚寒的人似乎不宜久服。

临床证治

内科病证

一、感冒

感冒，又称"伤风"。感冒与伤寒是完全不同的两类疾病，一般来说，伤寒多发于冬季，而感冒一年四季均可发生；感冒不传变，而伤寒则多有传变；感冒轻而伤寒重。感冒之为病，外邪伤于人体不同部位，则出现不同的病理变化，如《灵枢·邪气藏府病形》说："中于面则下阳明，中于项则下太阳，中于颊则下少阳。"除伤于三阳经外，还可直中三阴经。

1. 风寒感冒

风寒袭表，症见恶寒，发热，无汗，鼻塞，流清涕，喷嚏；或兼见头痛，咳嗽，吐白色清痰，苔白，脉浮等。

风寒束表，肌腠致密，故见恶寒，无汗；阳气被郁而不伸，故见发热；肺开窍于鼻，外合皮毛，今寒伤皮毛，内入于肺，肺气失和，则肺窍不利，故见鼻塞，流清涕；风寒束肺，肺气上逆，故见苔白，咳嗽，吐白色清痰，喷嚏；邪伤太阳，足太阳膀胱经行于头，故见头痛；病邪伤表，故脉浮。此乃风寒束表所致；法当辛温解表；治宜香苏散方加味：

紫苏 10 克　陈皮 8 克　炙甘草 6 克　荆芥 10 克　防风 10 克　制香附 10 克　川芎 10 克　生姜 6 克　大枣 2 枚

上 9 味，以适量水煎药，汤成去渣取汁温服，日 2 次。

方中取紫苏、荆芥、防风、生姜辛温发表；取川芎辛温发散以治头痛；取香附、陈皮辛香行气，以助发表之力；取大枣、甘草和中且以调和诸药。

2. 风寒湿感冒

风寒湿邪侵袭肌表，症见恶寒发热，无汗，头痛，项强，肢体酸楚疼痛等。

风寒湿邪伤及肌肤腠理，肌腠收引致密，故见恶寒、无汗；阳气内郁而不伸，故见发热；足太阳膀胱经行于头项部，太阳主表，故见头痛，项强；风寒湿邪阻滞肢体经络，营卫气血运行不利，故见肢体酸楚疼痛。此乃风寒湿邪外束肌表而然；法当解表祛湿；治宜九味羌活汤方：

羌活 10 克　防风 10 克　苍术 10 克　细辛 5 克　川芎 10 克　白芷 8 克　生地 8 克　黄芩 8 克　甘草 8 克

上 9 味，以水适量水煎药，汤成去渣，取汁温服，日 2 次。

方中取羌活、防风、苍术、白芷发汗解表，祛风胜湿；取川芎、细辛祛风散寒；取生地、黄芩之寒凉，以防温燥太过而伤血；取甘草调和诸药。

3. 风热感冒

（1）桑菊饮证　症见咳嗽，身微热，口微渴等。

肺外合皮毛，风热袭表，内舍于肺，肺失肃降，故见咳嗽；病为风热轻证，故见身微热，口微渴。此即吴鞠通所说："咳，热伤肺络也；身不甚热，病不甚也；渴而微，热不甚也。"此乃风热袭表而然；法当疏风清热，宣肺止咳；治宜桑菊饮方：

桑叶 10 克　菊花 10 克　连翘 8 克　薄荷 6 克　桔梗 10 克　甘草 6 克　芦根 15 克　杏仁 10 克（去皮尖炒打）

上 8 味，以适量水煎药，汤成去渣取汁温服，日 2 次。

方中取桑叶、菊花、薄荷疏风透表，轻宣风热；取杏仁、桔梗开提肺气；取连翘清热解毒；取芦根甘寒清热生津止渴；取甘草调和诸药。病属上焦，"治上焦如羽，非轻不举"，本方味少量轻，取轻可去实之意。

（2）银翘散证　症见发热，恶寒，无汗或有汗但汗出而不畅，头痛，口渴，咳嗽，咽喉疼痛，舌苔薄黄，脉浮数等。

风热袭表，故见发热，微恶风寒，头痛，脉浮数；邪滞肌表，营卫不畅，故见无汗或汗出而不畅；风热伤及肺胃，故见口渴，咽喉疼痛。此为外感风热所致；法当辛凉解表；治宜银翘散方：

连翘 10 克　银花 10 克　生甘草 8 克　桔梗 10 克　薄荷 8 克　荆芥穗 10 克　竹叶 10 克　芦根 20 克　淡豆豉 10 克　炒牛蒡子 10 克

上 10 味，以适量水煎药，汤成去渣取汁，病轻日 2 服，夜 1 服；病重日 3 服，夜 1 服。若口干渴过甚，加麦门冬 10 克，沙参 10 克；若兼见头晕耳鸣，加灵磁石 30 克。

方中取薄荷、荆芥、淡豆豉辛凉轻散解表；取连翘、银花、竹叶清热解毒；取桔梗、甘草、牛蒡子宣肺利咽喉；取芦根甘寒清热生津；若口干渴过甚，表明津液大伤，故加沙参、麦门冬甘寒养阴；若兼见头晕耳鸣，为浮阳上扰，故加灵磁石重镇潜阳。

4. 气虚感冒

素体气虚，复患感冒，症见恶寒，微热，头痛，鼻塞，咳嗽，喷嚏，流清涕，无汗，少气，肢软无力，脉虚等。

风寒束表，肌肤腠理致密，寒邪独留于外，故见恶寒，无汗；阳气虚弱不足以抗邪，故见微热；肺外合皮毛，开窍于鼻，故见鼻塞，流清涕，喷嚏；肺失肃降，浊气上冲，故见咳嗽，头痛；气虚不足以息，故见少气；失其矫健之性，则见肢软无力。此乃气虚之人，外感风寒邪气；法当益气解表；治宜参苏饮方：

党参 10 克　苏叶 10 克　法半夏 10 克　葛根 10 克　前胡 10 克　炒枳壳 10 克　茯苓 10 克　陈皮 10 克　炙甘草 8 克　桔梗 10 克　广木香 3 克

上 11 味，以适量水煎药，汤成去渣取汁温服，日 2 次。

方中取苏叶、葛根外散风寒；取桔梗、枳壳疏利气机；少佐木香行气破滞，以助解表之力；取半夏、茯苓、前胡、陈皮降逆化痰止咳；取党参大补元气，甘草益气且调和诸药。

5. 血虚感冒

素体血虚，复患感冒，症见恶寒，发热，头痛，鼻塞，流清涕，无汗，口唇淡，舌质淡，脉细弱等。

风寒束表，肌肤腠理致密，寒邪独留于外，故见恶寒，无汗，肺外合皮毛，开窍于鼻，故见鼻塞，流清涕；足太阳膀胱经起于目内眦，上

内科病证

额交巅下项，经气不利，故见头痛；血虚不能上荣于口舌，故见口唇淡，舌质淡。《素问·脉要精微论》说："夫脉者血之府也"，今血虚不能充盈其府，故脉见细弱。此乃血虚之人，外感风寒邪气；法当养血解表；治宜香苏散加味：

紫苏 10 克　陈皮 10 克　制香附 10 克　荆芥 10 克　防风 10 克　炙甘草 8 克　川芎 10 克　当归 10 克

上 8 味，以适量水煎药，汤成去渣取汁温服，日 2 次。

方中取紫苏、荆芥、防风辛温发表；散外在之风寒；取陈皮、香附行气，以助散表之力；取当归、川芎养血；取甘草调和诸药。

6. 邪伤阳明

外邪直伤阳明，症见头痛，发热，腹泻，或目赤鼻干等。

阳明经多气多血，外邪进入阳明，邪气多从阳化热，里热外达，故见发热；热邪上扰，故见头痛，目赤，鼻干；热留大肠，津液受伤，传导失职，故见腹泻。此乃外邪伤及阳明，化热所致；法当轻宣升提，透邪出表；治宜升麻葛根汤方：

升麻 10 克　葛根 10 克　白芍 10 克　甘草 8 克

上 4 味，以适量水煎药，汤成去渣取汁温服，日 2 次。

《神农本草经》说："升麻，味甘辛。"《素问·阴阳应象大论》说："辛甘发散为阳。"辛可达表，轻可去实，故方中取升麻、葛根味辛气轻之品透阳明之邪由表而除；热必伤阴，故取白芍、甘草酸甘敛阴和血；且甘草又可调和诸药。

7. 邪伤少阳

外邪直伤少阳，症见寒热往来，胸胁苦满等。

少阳居半表半里，邪伤少阳，邪正相争，故见寒热往来；《灵枢·经脉》说："胆足少阳之脉……其直者，从缺盆下腋，循胸，过季胁"，是足少阳胆经循胸胁，少阳经气不利，故见胸胁苦满。此乃外邪直伤少阳而然；法当和解少阳；治宜小柴胡汤方：

柴胡 15 克　黄芩 10 克　法半夏 10 克　党参 10 克　生姜 10 克　炙甘草 8 克　大枣 2 枚（擘）

上 7 味以适量水煎药，汤成去渣取汁温服，日 2 次。如兼见口渴，去法半夏加瓜蒌根 10 克。

少阳为枢，位居半表半里，方中重用柴胡透达半表半里之邪以转枢机；取苦寒之黄芩清半表半里之热，半夏生于阴阳相交时，即夏之半，兼得阴阳二气，故取半夏以和阴阳；取党参、炙甘草、生姜、大枣培土扶正，达邪外出。如兼见口渴，为邪热伤津，故去半夏之燥，加甘寒之瓜蒌根清热生津。

二、伤寒

伤寒是指冬季感受自然界寒邪所形成的一类外感疾病。伤寒重于感冒，一般来说，伤寒首先伤及太阳经，形成太阳表证，然后向里传变，从而形成六经病证。伤寒在不同的经脉，其病理变化不一样，临床表现也不一样，因而其治疗原则和治疗方法也就各异。

[太阳病]

1. 太阳经证

（1）麻黄汤证　症见恶寒发热，无汗而喘，头痛身疼，脉浮而紧等。

寒邪外束，阳气不能畅达于外，故见恶寒；寒主收引，腠理致密，故见无汗；阳气被郁，与邪亢争，故见发热；太阳主一身之表，其经上额交巅下项夹脊抵腰，寒束太阳，营卫气血运行不利，故见头痛身疼；皮毛内合于肺，邪气内壅，肺气不降而反上逆，故见气喘；脉浮主表，紧脉为寒，寒邪袭表，故见脉浮紧。此寒伤太阳而然；法当辛温发表；治宜麻黄汤加味：

麻黄 10 克　桂枝 10 克　炙甘草 8 克　苏叶 10 克　防风 10 克　杏仁 10 克（去皮尖炒打）

以适量水煎药，汤成去渣取汁温服，日 2 次。

方中取麻黄、桂枝、苏叶、防风辛温发表，散外表之风寒；取杏仁配麻黄宣肺平喘；取炙甘草调和诸药。外寒解，则诸症悉退。

（2）桂枝汤证　症见恶风，发热，头痛，干呕，自汗出，脉浮缓等。

风邪外袭，卫阳被郁而不伸，故见发热，风性疏泄，肌腠疏松，故见自汗出，恶风；足太阳膀胱经行于头部，风袭太阳，太阳经气不利，故见头痛；风气内通于肝，木动土虚，胃气不和，逆而上冲，故见干呕；脉浮缓者，亦为风邪伤表之征。此为风邪袭表，营卫失和而然；法当调和营卫；治宜桂枝汤加味：

桂枝 10 克　白芍 10 克　炙甘草 8 克　当归 10 克　生姜 10 克　大枣 2 枚（擘）

上 6 味，以适量水煎药，汤成去渣取汁温服，日 2 次。

方中取桂枝辛温散寒，发表解肌；取白芍酸收而敛阴液；桂枝配白芍调和营卫；取当归养营血；取生姜、大枣降逆和胃；取甘草调和诸药。

（3）大青龙汤证　症见恶寒发热，头痛身疼，无汗，烦躁不安，脉浮紧等。

寒邪束表，阳气不能伸达于外，故见恶寒；寒性收引，肌腠致密，故见无汗；阳气被郁，与邪亢争，故见发热；太阳主一身之表，其经上额交巅下项夹脊抵腰，寒袭太阳，故见头痛身疼；阳气被郁而化热，热邪内扰心神，故见烦躁不安；脉浮紧，亦为寒邪束表之征，此乃外伤寒邪，内兼郁热；法当辛温散寒，清热除烦；治宜大青龙汤：

麻黄 10 克　桂枝 10 克　炙甘草 8 克　生姜 10 克　大枣 2 枚（擘）　生石膏 15 克　杏仁 10 克（去皮尖妙打）

上 7 味，以适量水煎药，汤成去渣取汁温服，日 2 次。

本方即麻黄汤加石膏、生姜、大枣而成，方中取麻黄汤辛温发表，散在表之寒邪，取生姜、大枣温胃和中，以资汗源，取生石膏清热除烦。

（4）小青龙汤证　症见恶寒发热，无汗，咳喘，干呕等。

寒邪外束，阳气不能伸达于外，故见恶寒；寒性收引，肌腠致密，故见无汗；阳气被郁，与邪抗争，故见发热；饮停肺胃，升降失常，肺气上逆，则见咳喘，胃气上逆，则见干呕。此为寒邪束表，饮停肺胃而然；法当外散表寒，内化寒饮；治宜小青龙汤：

麻黄 10 克　白芍 10 克　炙甘草 8 克　细辛 6 克　干姜 10 克　五味子 8 克　桂枝 10 克　法半夏 10 克

上8味，以适量水煎药，汤成去渣取汁温服，日2次。

方中取麻黄、桂枝辛温发表，散在表之寒邪；取法半夏降逆止呕；取干姜、细辛、五味子温化寒饮，散寒以治咳喘；取白芍利小便，导饮邪下出；甘草和调诸药。

2. 太阳府证

（1）蓄水证　太阳表证未罢，病邪随经内传膀胱，症见发热，恶风，小便不利，口渴，脉浮等。

太阳表证未罢，故见恶风，发热，脉浮；《素问·灵兰秘典论》说："膀胱者，州都之官，津液藏焉，气化则能出矣"，邪传膀胱，气化不利，水邪内停，故见小便不利；水不化气，津液不能上承于口，故见口渴。此乃表邪未解，水蓄膀胱所致；法当化气行水，兼解表邪；治宜五苓散，改散为汤：

猪苓10克　茯苓10克　炒白术10克　泽泻10克　桂枝10克

上5味，以适量水煎药，汤成去渣取汁温服，日2次。

方中取桂枝辛温通阳化气，兼解表邪；取白术健脾燥湿；取猪苓、茯苓、泽泻通利小便，导水下行。

（2）蓄血证

①桃核承气汤证　症见小腹胀满，神志恍惚，小便自利，脉沉等。

外邪随经下陷膀胱血分，瘀于胞室，故见小腹部胀满，脉沉；《素问·五藏生成》说："诸血者皆属于心"，心藏神，病入血分，故见神志恍惚；膀胱气化未受影响，故见小便自利。此为太阳蓄血轻证；法当活血祛瘀；治宜桃核承气汤：

大黄12克　桂枝10克　炙甘草8克　芒硝10克　桃仁10克（去皮尖炒打）

上5味，以适量水先煎3味，汤将成加大黄微煎，去渣取汁，纳芒硝于药汁中烊化，搅匀温服，日2次。

方中取桃仁活血祛瘀；取桂枝辛甘通阳，温通经络；取大黄、芒硝通泄大便，使瘀热由大便排除；取炙甘草，甘温培中，以防过下伤损胃气。

②抵挡汤证　症见小腹硬满，神志恍惚，小便自利，脉沉结等。

外邪随经下陷膀胱血分，热与血结，瘀于胞室，故见小腹部硬满，

内科病证

脉沉结，结者，脉无定时一止而复来，以瘀血阻塞，血脉流行不能相续也，病入血分，心主血藏神，热扰心神，神明失常，故见神志恍惚；膀胱气化未受影响，故见小便自利。此为太阳蓄血重证法当破血逐瘀；治宜抵挡汤：

炒水蛭 10 克　炒虻虫 10 克（去翅足）　大黄 10 克　桃仁 10 克（去皮尖炒打）

上 4 味，以适量水煎药，汤成去渣取汁温服，日 2 次。

方中取水蛭、虻虫、桃仁破血逐瘀；取大黄苦寒通下，导瘀血从大便而除。四味相协，合奏峻逐下焦瘀血之功。

[阳明病]

1. 阳明经证

邪传阳明，症见身大热，汗出，心烦，口渴索饮，脉洪大等。

《素问·至真要大论》说："帝曰：阳明何谓也？歧伯曰：两阳合明也。"《素问·血气形志》说："阳明常多气多血。"阳气旺盛，邪入阳明多从阳化热。阳热亢盛，故见身大热；里热逼迫津液外泄，故见汗出；热邪内扰心神，心神不宁，故心烦；热盛耗损津液，津液不能上承于口，故见口渴，且欲索饮以自救；热邪盛实，故见脉象洪大。此乃阳明气分邪热鸱张所使然；法当清解里热；治宜白虎汤：

知母 10 克　生石膏 20 克　炙甘草 6 克　炒粳米 10 克

上 4 味，以适量水煎药，煮米熟汤成，去渣取汁温服，日 2 次。若兼见背部恶寒，加人参 10 克，名为白虎加人参汤。

方中重用生石膏辛寒清解里热，取知母苦润清胃热，生津液；取粳米、甘草养胃气，生津液。若兼见背部恶寒，为热盛伤气，故加人参甘温益气。

2. 阳明府证

（1）调胃承气汤证　症见发热，腹部胀满，不大便，心烦，甚则谵语等。

邪气初传阳明府，热邪与大肠燥屎相结不甚，胃气不和，肠中干燥，故见腹部胀满，不大便；里热外达，则见发热；热扰心神，心神不宁，故见心烦，甚则谵语。此为阳明燥热，府实未甚；法当通下，调和胃气；治宜调胃承气汤，此所谓"通因通用"：

炙甘草 10 克　大黄 10 克　芒硝 15 克

上 3 味，以适量水煎炙甘草，汤将成加大黄微煎，去渣取汁，内芒硝于药汁中烊化，温服，日 2 次。

方中重用芒硝咸寒润燥软坚，泻热导滞；取大黄泻下实热；取甘草调和胃气，以防过泻伤正。

（2）小承气汤证　症见腹部胀满坚硬疼痛，不大便，或大便硬，心烦，潮热，谵语，舌苔黄垢，脉滑实。

邪热结滞大肠，气行不畅，故见腹部胀满；府气不通，故见不大便，或大便坚硬，舌苔黄垢；热扰心神，心神不宁，故见心烦，谵语；阳明经气旺于申、酉之时，里热亢盛，故见潮热，脉滑实。此为邪热阻滞大肠，气机不畅所致；法当通泄邪热；治宜小承气汤：

大黄 12 克　厚朴 10 克　炒炽实 12 克

上 3 味，以适量水煎厚朴、枳实，汤将成加大黄微煎，去渣取汁温服，日 2 次。

方中取大黄攻逐肠胃实热，取枳实、厚朴宣畅气机，气行则肠胃积滞可去。

（3）大承气汤证　症见大便秘结，腹部胀满坚硬，疼痛拒按，矢气频频，潮热，烦躁，谵语，舌苔老黄，脉沉实。或见泻下黄色水样便，秽臭难闻。

邪热与燥屎相结，阻遏肠道，府气不通，故见大便秘结，腹部胀满坚硬，疼痛拒按，矢气频频，舌苔老黄，脉沉实；阳明经气旺于申、酉之时，阳明热甚，故见潮热；热邪内扰心神，心神不宁，故见烦躁，谵语。或燥屎结于肠道，水从燥屎之旁而下，燥屎仍然内结而不动，此谓之热结旁流。古人云：热结旁流者，若水投石，水去而石自若也。热郁则腐败，故泻下秽臭难闻。此为阳明邪热与燥屎相结，府气不通而使然；法当峻下热结；治宜大承气汤：

大黄 12 克　厚朴 15 克　炒枳实 15 克　芒硝 10 克

上 4 味，以水先煎 2 味，汤将成加大黄微煎，去渣取汁，纳芒硝于药汁中烊化，搅匀温服，日 2 次。

方中取大黄泻下肠胃实热；取芒硝咸寒润燥软坚；取枳实、厚朴行气导滞，以助泻下之力。四味相合，泻热攻积，荡涤肠胃，为泻下中之峻剂。

[少阳病]

1. 少阳经病

邪入少阳，症见口苦，咽干，目眩，往来寒热，胸胁苦满，嘿嘿不欲饮食，心烦喜呕等。

少阳位居半表半里。《灵枢·根结》说："少阳为枢。"邪入少阳，热邪熏蒸，胆气上溢，则见口苦；热伤津液，津液不能上承于口，故见口干；肝开窍于目，与胆为表里，少阳经气不利。故见胸胁苦满而目眩；邪正相争，枢机不利，故见寒热往来；胆气犯胃，故见不欲食而喜呕；热扰心神，心神不宁，故见心烦。此乃邪入少阳，枢机不利而使然；法当和解少阳；治宜小柴胡汤：

柴胡20克　黄芩10克　法半夏10克　党参10克　生姜10克　炙甘草10克　大枣2枚（擘）

上7味，以适量水煎药，汤成去渣取汁温服，日2次。

方中取柴胡、黄芩和解半表半里之邪热；取生姜、半夏降逆止呕；取党参、甘草、大枣培土健中，助正驱邪。

2. 少阳太阳同病

太阳表证未罢，病邪内陷少阳，症见发热恶寒，肢节烦痛，心下支撑胀满，微呕等。

太阳表邪未尽除，故见发热恶寒，肢节烦痛；邪入少阳，少阳经气不利，故见心下支撑胀满；胆气犯胃，胃失和降，故见微呕。此为少阳、太阳两经同病；法当外解太阳，内和少阳；治宜柴胡桂枝汤：

柴胡15克　黄芩10克　法半夏10克　党参10克　白芍10克　炙甘草8克　桂枝10克　生姜8克　大枣3枚（擘）

上9味，以适量水煎药，汤成去渣取汁温服，日2次。

本方即为小柴胡汤与桂枝汤的合方，为解表和里之剂。方取小柴胡汤调和少阳；取桂枝汤外解太阳未尽之余邪。

3. 少阳阳明同病

少阳邪气未罢，内传阳明，症见往来寒热，胸胁苦满，呕吐，大便不通，心烦，舌苔干黄等。

少阳邪气未尽，阳明结滞已成。邪留少阳，故见往来寒热，胸胁苦满，呕吐；阳明结滞，府气不通，故大便秘结，舌苔于黄；热邪内扰心神，心神不宁，故见心烦。此为少阳、阳明同病所致；法当和解少阳，通便泻结；治宜大柴胡汤：

柴胡 20 克　　生姜 10 克　　炒枳实 10 克　　黄芩 10 克　　白芍 10 克　　法半夏 10 克　　大黄 10 克　　大枣 3 枚（擘）

上 8 味，以适量水先煎 7 味，汤将成加大黄微煎，去渣取汁温服，日 2 次。

本方为小柴胡汤加减而成。方取小柴胡汤去人参、甘草甘缓留邪之味，以和解少阳之邪，加大黄、枳实、白芍以通泻阳明之结热。

4. 表邪内陷少阳

表邪未解，内陷少阳，症见胸胁疼痛，咳嗽，或呼吸时疼痛加重，口苦咽干，咳嗽吐黄稠痰。

叶香岩《外感温热篇》说："肺主气属卫。"卫为表，肺居胸中，肺卫表邪不解，内陷少阳。少阳气机郁滞，故见胸胁疼痛；肺热气郁，故见咳嗽或呼吸时疼痛加重；肺热灼津炼痰，故见咳吐黄稠痰；少阳属胆，咽为胆之外候，胆热则胆气外泄，故见口苦咽干。此乃表邪内陷少阳所使然；法当和解少阳，兼化痰热；治宜小柴胡汤与小陷胸汤合方：

柴胡 10 克　　黄芩 10 克　　法半夏 10 克　　黄连 10 克　　党参 10 克　　瓜蒌仁 10 克　　大枣 3 枚（擘）　　生姜 10 克　　炙甘草 8 克

上 9 味，以适量水煎药，汤成去渣取汁温服，日 2 次。

方中取柴胡、黄芩和解少阳，疏利枢机；取黄连苦寒清热；取半夏、瓜蒌仁、生姜化痰降逆；取党参、甘草、大枣健脾益气，扶正逐邪。

［太阴病］

邪传太阴，症见腹胀，腹痛，腹泻，四肢不温，口不渴等。

病邪内传太阴，从阴化寒，寒邪阻滞于内，气机不利，故见腹胀、腹痛；脾运失常，水湿下趋肠道，故见腹泻；脾主四肢，阳气不能外达于四末，故见四肢不温；阴盛于内，故口不渴。此为寒滞太阴，脾运失常使然；法当温中健脾；治宜理中汤：

党参10克　干姜10克　炒白术10克　炙甘草10克

上4味，以适量水煎药，汤成去渣取汁温服，日2次。

方中取干姜温中散寒；取党参、白术、炙甘草甘温健脾益气。

［少阴病］

1．少阴寒化证

（1）四逆汤证　症见四肢厥冷，恶寒，蜷卧，下利清谷，呕不能食，或食入即呕，脉沉细而微等。

寒为阴邪，易伤阳气，且寒主收引，阴寒内盛，故见恶寒，蜷卧；寒邪盛于内，阳气衰弱，脉行不利，故见四肢厥冷，脉沉细而微；火衰则不能生土，胃失和降，而反上逆，故呕不能食，或食入即吐；阴盛阳衰，无阳热之化，脾之运化失常，水谷不分，直趋肠道，故见下利清谷，此乃阴寒内盛，阳气衰微而然；法当回阳救逆；治宜四逆汤：

生附片10克　干姜10克　炙甘草10克

上3味，以适量水煎药，汤成去渣取汁温服，日2次。

《素问·至真要大论》说："寒淫于内，治以甘热。"方中重用大辛大热之生附片，逐寒回阳；取干姜温中散寒，以助附片逐寒之力；取甘平之甘草益气安中。

（2）通脉四逆汤证　症见四肢厥冷，下利清谷，身有微热，其面少赤，脉微欲绝等。

阴寒之邪盛于内，不能与阳气相顺接，故见四肢逆冷；脾肾阳微，不能消磨水谷，且运化无能，故见下利清谷，阴盛于内，格阳于外，故见身微热，面少赤；阳气衰弱，气血运行无力，故见脉微欲绝。此为阴盛于内，格阳于外所致；法当通阳救逆；治宜通脉四逆汤加味：

生附片15克　干姜12克　炙甘草8克　葱白寸长9根

上4味，以适量水煎药，汤成去渣取汁温服，日2次。

本方即前四逆汤在加重附片、干姜用量基础上再加葱白而成。方中重用生附子大辛大热之味，急逐在里之阴寒，以回外浮之阳气；倍加干姜助附子温中散寒；取葱白之温通，以助附子、干姜回阳；取炙甘草益气调中，调和诸药。

（3）附子汤证　症见脊背恶寒，手足寒冷，口中和，身体痛，骨节痛，脉沉等。

督脉行于脊背，总督诸阳，少阴寒盛，阳气衰微，故见脊背恶寒；阳气不能达于四末，故见手足寒冷；内无邪热，故见口中和；阴盛阳弱，故脉沉；肾主骨，寒滞少阴，故见身痛，骨节痛。此乃少阴阴寒气盛而然；法当温阳益气以祛阴寒；治宜附子汤：

制附子 10 克　茯苓 10 克　党参 10 克　炒白术 10 克　白芍 10 克

上 5 味，以适量水煎药，汤成去渣取汁温服，日 2 次。

方中取辛热之附子温经散寒，回逆止痛；取党参、白术培土益气，扶正祛邪；取茯苓、白术利小便，导附子之毒由小便而去。

（4）真武汤证　症见四肢逆冷，且感沉重疼痛，腹痛下利，小便不利，或心悸，头眩，身瞤动，振振欲仆地等。

下焦阴寒内盛，阳气不能达于四肢，故见四肢逆冷；寒主收引，气血不通，故见腹痛；少阴阴寒内盛，阳气受阻，欲通而不能通，不通而又欲通，故见身瞤动，振振欲仆地；阳不化气，水道失常，则水不行故道而趋后阴，故见小便不利而大便泄水；水湿内停，故身重；水气凌心，则心下悸；清阳不升，浊阳上扰，故见头眩。此乃阴寒内盛，水气停蓄而然；法当温阳散寒，利尿行水；治宜真武汤：

茯苓 10 克　白芍 10 克　炒白术 10 克　生姜 10 克　制附片 10 克

上 5 味，以适量水煎药，汤成去渣取汁温服，日 2 次。

方中取附片、生姜温阳散寒；取白术健脾燥湿利水；取茯苓、白芍利小便，导附子之毒由小便而出。

【案例】

患者某，女，60 岁，住湖北省枣阳市农村，家庭妇女，1950 年 12 月某日就诊。发病已 5 日，卧床不起，时妄言语，语多重复，语声低微，咳嗽唾白色泡沫，小便黄，手足冷，脉微细而浮。先此 2 月见面颧色红如指头大。乃少阴伤寒，阴盛阳浮，治宜温阳行水，散寒止咳，拟真武汤加减：

制附片 10 克　茯苓 10 克　白芍 10 克　炒白术 10 克　干姜 10 克　细辛 6 克　五味子 8 克　炙甘草 10 克

上 8 味，以适量水煎药，汤成去渣取汁温服，日 2 次。药服 2 剂而愈。

按：《伤寒论·辨少阴病脉证并治》说："少阴之为病，脉微细，但欲寐也。"所谓"但欲寐者"，病者昏睡，呼之则应，旋又昏睡，今谓之"半昏迷"也。邪入少阴，正气大伤，阳浮于上，神明失守，故其卧床不起，时妄言语，语声低微，微细之脉见于浮象之中。阴寒内盛，正阳被遏，则小便黄而手足冷。寒邪化饮，上逆犯肺，故咳嗽而唾白色泡沫。真武汤方，用附片为君，以复其少阴真阳之功能而消阴寒之邪气；白术健脾培土以制水气；干姜、细辛、五味子止咳，且干姜、细辛气味辛温，可助附片散寒去饮；茯苓、白芍利小便，使附片温阳祛寒后，其毒从小便去之，不留于人体内为害；甘草调和诸药。全方共奏温阳行水，散寒止咳之效。其病此方治之可愈。惟其"两颧色红如指大"之象已见 2 月，殆非佳兆。《灵枢·五色》说："赤色出两颧，大如母指者，病虽小愈，必卒死"，先父说："年老人无故而两颧发红如指大，为命门相火动摇，活不过一年。"故意其病此方治之虽可愈，而其寿命终不过一年之期也。后果然。

2. 少阴热化证

（1）黄连阿胶汤证　症见身微热，口干，口渴，心烦不眠，甚至谵语，舌尖红赤，苔黑，脉细数等。

邪入少阴，从阳化热，里热外达，故见身热；火极似水，故见苔黑；热伤津液，津液不能上承于口，故见口干，口渴；热邪内扰心神，心神不宁，心火偏盛，故见舌尖红赤，脉细数。此乃阴虚阳盛而然，法当滋阴清热；治宜黄连阿胶汤：

黄连 10 克　黄芩 10 克　鸡子黄 2 枚　白芍 10 克　阿胶 10 克（烊化）

上 5 味，以适量水先煎黄连、黄芩、白芍，汤成去渣取汁，纳阿胶于药汁中烊化，稍微待冷，再加鸡子黄搅匀温服，日 2 次。

方中取黄连清心火；取黄芩助黄连清热；取阿胶滋补肾阴；取白芍收敛营阴，以助阿胶补阴之力；取鸡子黄交通上下，使心肾相交。

【案例】

患者某，女，50 岁，住湖北省枣阳市某乡镇，家庭妇女，1950 年

12 月某日就诊。发病已数日，卧床不起，但欲眠睡，而又烦躁不得安卧，神昏，呼之则应，妄言胡语而作郑声，口舌干燥，小便黄，舌苔黑色而少津，脉微细数。乃热入少阴，水火未济，治宜滋水泻火，交通心肾，拟黄连阿胶汤：

　　黄连 12 克　黄芩 10 克　鸡子黄 2 枚　白芍 10 克　阿胶 10 克（烊化）

　　上 5 味，以适量水先煎 3 味，汤成去渣取汁，纳阿胶于药汁中烊化，待温加入鸡子黄烊化，搅匀温服，日二次。另用犀角（用水牛角代替）磨水取汁一小杯顿服。

　　按：《素问·天元纪大论》说："少阴之上，热气主之"，邪入少阴，病势已深，故其卧床不起，神昏但欲寐，且妄为言语，然呼之则应。少阴热化，真阴受灼，水火不相济，故心中烦，不得卧而小便色黄。少阴水亏，无以上布，则口舌干燥；少阴热盛，火极似水，则脉微细数，舌苔色黑而少津。《伤寒论·辨少阴病脉证并治》说："少阴病得之二、三日以上，心中烦，不得卧，黄连阿胶汤主之。"黄连阿胶汤方，用黄连泻心火，使之下交肾水，以黄芩清热助之；用阿胶补肾水，使之上交心火，以白芍和阴佐之；鸡子黄入中宫，运转上下，以达心肾相交、坎离交媾、水火既济而成"泰"。另用犀角（用水牛角代替）磨水服者，以其入心解热毒，凉血清神也。药服一剂而邪退神清，遂专事调理而病渐愈。

　　（2）猪苓汤证　症见身微热，口干渴，尿黄，心烦不眠，甚则谵语，小便不利，苔黄等。

　　邪入少阴，从阳化热，里热外达，故见身微热，苔黄；热邪内扰心神，心神不宁，神明失守，故见心烦不眠，甚则谵语；热伤阴液，故见口干渴，尿黄；水热互结，气化不行，故见小便不利。此乃水热互结，邪热伤阴所致；法当滋阴利水；治宜猪苓汤：

　　猪苓 10 克　茯苓 10 克　泽泻 10 克　滑石 10 克　阿胶 10 克（烊化）

　　上 5 味，以适量水先煎前 4 味，汤成去渣取汁，纳阿胶于药汁中烊化，搅匀温服，日 2 次。

　　方中取滑石甘寒清热；取阿胶滋养肾阴；取猪苓、茯苓、泽泻淡渗利水。合奏清热、育阴、利水之效。

【案例】

患者某，女，3岁，住湖北省咸宁县农村。1967年8月某日就诊。发病5天，发热，昏睡，偶尔太息，心烦，时见右腿抬起，而欲小便，尿短少色黄，口渴欲饮水，舌苔黄。乃病邪入里，化热伤阴，治宜养育真阴，利水泄热；拟猪苓汤加味：

猪苓6克　茯苓6克　大贝母5克　泽泻6克　滑石6克　麦门冬6克　阿胶6克（烊化）

上7味，以适量水先煎前6味，去渣取汁，纳阿胶于药汁中烊化，搅匀温服，日2次。

按：《素问·天元纪大论》说："少阴之上，热气主之。"邪气入里，从少阴之热化，则见发热，口渴，心烦，舌苔黄。热盛伤阴，肾水不济，心神失聪，则小便短少，色黄，昏睡，此"昏睡"者，正是《伤寒论》中所述"少阴病"之"但欲寐"也。其正气郁结，故偶尔见一太息。猪苓汤方加味，用猪苓、茯苓、泽泻、滑石利小便以泄热邪，阿胶者养肾之真阴，加麦门冬生津清热除烦，从高源以滋肾水，促真阴之早复，大贝母解郁开结，有助于正气流行。服药1剂，邪热去则真阴复，神气清，病即告愈。

［厥阴病］

1. 厥热胜复

病入厥阴，症见四肢厥冷与发热交替出现，心烦，口渴等。

《素问·阴阳应象大论》说："阳胜则热，阴胜则寒。"病入厥阴，阴盛阳微，故见四肢厥冷，阳进阴退，故见发热；热扰心神，心神不宁，故见心烦；热伤津液，津液不能上承，故见口渴欲饮。此乃厥热胜复，寒热错杂所使然；法当寒热并投；治宜乌梅丸，改丸为汤：

乌梅10克　细辛5克　制附片10克　干姜10克　黄连10克　当归10克　蜀椒8克　桂枝8克　黄柏10克　党参10克

上10味，以适量水煎药，汤成去渣取汁温服，日2次。

厥阴属肝，酸入肝，故方中取乌梅酸以补肝；肝藏血，故取当归养肝血；取附片、干姜、蜀椒、桂枝、细辛以散阴寒之邪；取黄连、黄柏苦寒清热；取党参助正以祛邪。

【案例】

患者某，女，38 岁，住湖北省枣阳市农村，农民。1950 年 10 月某日就诊。发病 10 余日。开始恶寒发热，旋即恶寒已而发热 3 天，则转为手足厥冷 3 天，今又转为发热已 4 天，心中烦闷不舒，舌苔白，脉数。乃病入厥阴，厥热胜复，治宜寒热互投，拟乌梅丸方，改丸为汤服：

乌梅 12 克　黄连 10 克　制附片 8 克　黄柏 10 克　干姜 8 克　桂枝 8 克　细辛 6 克　党参 10 克　蜀椒 8 克　当归 10 克

上 10 味，以适量水煎药，汤成去渣取汁温服，日 2 次。

按：病入厥阴，则随其厥阴之化，《素问·至真要大论》说："帝曰：厥阴何也？歧伯曰：两阴交尽也。"两阴交尽谓之厥阴。厥阴为阴气将尽，阳气初生。然阴气将尽而未尽，阳气初生而未壮，居于阴阳进退之界，进则阳胜，退则阴胜。故厥阴为病，进则阳胜而发热，退则阴胜而手足厥冷，阴阳进退，则证见厥热胜复。《素问·六微旨大论》说："厥阴之上，风气治之，中见少阳。"厥阴本风而标阴，中见少阳相火，今厥阴风火循手厥阴心包络经脉上扰心神，故心中烦闷不舒。寒热错杂，故舌苔白而脉数。乌梅丸方，寒热互投，以治其阴阳错杂。《灵枢·经脉》说："酸生肝"，故用乌梅之酸以补肝体为君；当归养血以和肝；《素问·藏气法时论》说："肝苦急，急食甘以缓之"，用党参、甘草之甘以缓肝经之急迫；黄连、黄柏以泄阳热之邪；桂枝、蜀椒、干姜、附片、细辛以祛阴寒之邪。寒以泄热，温以祛寒，各自为功，两不相妨。改丸为汤者，丸缓而汤速也。药服 1 剂而病愈。

2. 血虚肢厥

病入厥阴，伤及肝血，症见四肢厥冷，脉微欲绝等。

厥阴属肝，《素问·调经论》说："肝藏血。"邪入厥阴，肝血受损，致使阴血不能与阳气相顺接，故见四肢厥冷；《素问·举痛论》说："寒气入经则稽迟，泣而不行"，肝血不足，不能充盈经脉，故见脉细；寒气入经脉，阳气受阻，气血运行不畅，故见脉微欲绝。此乃肝血不足，阳气不通所致；法当养血通阳，温经散寒；治宜当归四逆汤：

当归 10 克　白芍 10 克　炙甘草 10 克　木通 10 克　细辛 6 克　大枣 3 枚

（擘）　桂枝 10 克

上 7 味，以适量水煎药，汤成去渣取汁温服，日 2 次。

方中取当归、白芍、大枣养血活血；取桂枝通血分之阳气；取细辛温经散寒；取木通通经脉之滞；取炙甘草益气补中，助气血生化之源。七味相协，从而达到补阴血、通阳气、散寒邪、温经脉之效。

3. 热深厥深

邪入厥阴，厥热胜复，阳复太过，症见四肢厥冷，身热，口舌干燥，烦渴欲饮，脉滑。

四肢为诸阳之本，阳气内盛，热深厥深，其阳不能与阴相顺接，故见四肢厥冷，热邪内盛，灼伤津液，津液不能上承于口舌，口舌失濡，欲饮水以自救，故见身热，口舌干燥，口渴欲饮；热邪内壅，故见脉滑。此乃邪热内郁，热深厥深；法当清热回厥；治宜白虎汤：

生石膏 15 克　　知母 10 克　　炙甘草 8 克　　炒粳米 10 克

上 4 味，以适量水煎药，汤成去渣取汁温服，日 2 次。

方中重用生石膏甘寒清热除烦；取知母清热止渴；取甘草、粳米资汗和胃，以资津液生化之源，热清则厥回。四味相合，共奏清热回厥之功效。

三、伤湿

伤湿，是指外界的寒湿邪气伤及肌肤腠理所形成的一种病证。以全身骨节烦痛，或一身尽痛、发热、小便不利等为其主要临床特点。本病的病位是在肌肤腠理，《素问·阴阳应象大论》说："其在皮者汗而发之。"所以发汗法是治疗此类疾病的一个基本原则。然而，发汗又不可令其如水淋沥，只使其微微似欲汗出者为佳。

1. 寒湿伤表

寒湿伤于肌表，症见恶寒发热，周身骨节疼痛不安，头痛身疼、无汗，苔薄白，脉浮紧等。

寒邪束表，卫阳不伸，故见恶寒发热，无汗；湿伤肌肤腠理，营卫气血运行不畅，故见头痛、身疼；湿流关节，关节不利，故见周身骨节疼痛不安；苔白，脉浮紧，亦为寒湿伤表之象。此乃寒湿之邪伤于肌肤腠理所致；法当辛温解表，散寒祛湿；治宜麻黄加术汤方：

麻黄 10 克　桂枝 10 克　炙甘草 8 克　炒白术 10 克　杏仁 10 克（去皮尖炒打）

上 5 味，以适量水煎药，汤成去渣取汁温服，日 2 次。

方中取麻黄、桂枝辛温发汗以散表邪；肺外合皮毛，故取杏仁宣利肺气，以助麻黄、桂枝发汗之力；取炙甘草益气和中兼以调和诸药，是谓麻黄汤。方加白术健脾燥湿，一以祛湿散邪；一以防止麻黄汤之发汗太过，从而达到微微似欲汗出之目的。

2. 风湿袭表

风湿伤于肌表，症见一身尽痛，发热，傍晚时加重等。

风湿伤表，营卫气血不利，所以一身尽痛；傍晚时分为阳明所主，发热在阳明所主之时增剧，表明风湿之邪将有从阳明之气化热、化燥的倾向。此乃风湿伤表所致；法当宣化表湿；治宜麻黄杏仁薏苡甘草汤方加味：

麻黄 10 克　甘草 10 克　薏苡仁 10 克　防风 10 克　杏仁 10 克（去皮尖炒打）

上 5 味，以适量水煎药，汤成去渣取汁温服，日 2 次。

方中取麻黄发汗解表；取杏仁宣通肺气，以助麻黄发汗之力；取薏苡仁除湿；取炙甘草健脾和中；加防风以增强散风祛湿之效。

3. 气虚伤湿

气虚之人，复感湿邪，症见肢体沉重，汗出，恶风，脉浮等。

湿性重浊，湿邪浸渍肌体，故见肢体沉重；气虚失固，肌腠疏松，故见汗出恶风；脉浮为病邪在表之征。此乃表虚伤湿；法当固表祛湿；治宜防己黄芪汤：

防己 10 克　甘草 8 克　炒白术 10 克　生姜 10 克　大枣 3 枚（擘）　生黄芪 15 克

上 6 味，以适量水煎药，汤成去渣取汁温服，日 2 次。

防己黄芪汤方用防己以祛湿；用黄芪固表实卫；用白术、甘草健脾燥湿；用生姜、大枣散寒和胃。

4. 阳虚伤湿

阳虚之人，复感风湿，症见肢体烦痛，不能左右转侧，小便不利，畏冷，脉浮虚而涩。

风湿伤人肌膜，阻遏气血运行，故见身体烦痛；风湿伤筋，疼痛较剧；故见身体不能左右转侧；阳虚失于温煦，故畏冷；阳虚不能化气，则小便不利；病邪在表，故脉浮；阳气不足，故脉虚；风湿阻滞，经气不利，故脉涩。此乃阳虚感受风湿；法当助阳祛风；治宜桂枝附子汤：

桂枝 10 克　甘草 8 克　制附片 10 克　生姜 10 克　大枣 3 枚（擘）

上 5 味，以适量水煎药，汤成去渣取汁温服，日 2 次。如大便坚，小便自利者，去桂枝加炒白术 10 克。

桂枝附子汤，用桂枝辛温解表祛风，兼以化气利尿；用附片辛热温阳止痛；生姜、甘草、大枣辛甘温而散寒和胃，共收助表祛风湿之效。如证见大便坚，小便自利，为脾转输津液的功能失常，故去化气之桂枝，加健脾燥湿之白术以复脾之转输功能。

四、伤暑

伤暑又称"中暑"，是夏季感受暑热邪气所发生的一种外感热性病。感受病邪的轻重不同，其病理变化也不完全一样。前人认为，暑病多发生于长夏，而长夏又为湿土当令，因而"暑必夹湿"，余以为不然，夹湿与否，当视其临床表现而定。

1. 伤暑轻证

轻微伤暑，症见身热，口渴，心烦，尿赤，脉数等。

暑为阳邪，故见身热，尿赤；暑性疾速，故见脉数；暑伤津液，津液不能上承于口，故见口渴；暑邪内扰，心神不宁，故见心烦。此为外感暑邪而然；法当清解暑邪；治宜六一散方：

滑石 18 克　甘草 3 克

上 2 味，共研为极细末，加蜂蜜少许，拌合均匀，以冷开水调服，日 2 次。若兼见心慌，加朱砂 1 克。

方中取滑石甘寒清热；取甘草清热和中兼缓滑石之寒滑。若兼见心慌，为暑伤心气，故加朱砂重镇安神。

2. 伤暑重证

重度伤暑，症见身热，口渴，汗出，心慌，少气乏力，或微恶寒，脉大而虚。

暑为阳邪，迫液外泄，故见身热汗出；暑伤津液，津液不能上承于口，故见口渴；暑热伤气，故脉大而虚则症见少气乏力，或微恶寒；心神失养，故见心慌。此乃暑热过甚，损伤元气所致；法当退热清暑兼以益气，治宜白虎加人参汤方：

知母 10 克　生石膏 30 克　炙甘草 10 克　党参 10 克　炒粳米 10 克

上 5 味，以适量水煎药，煮米熟汤成去渣取汁温服，日 2 次。

方中取生石膏、知母清解暑热邪气，甘草、粳米补中养液，是谓白虎汤方。方名"白虎"者，白虎为西方宿，应于秋令，取其秋金当令则炎暑自除之意；方加党参者，以其补元气而生津止渴。

3. 暑热夹湿

（1）香薷饮证　症见身热畏寒，身重头痛，无汗，腹痛，腹泻等。

夏日炎热，汗出，复乘凉饮冷，汗不外泄，留于肌腠，化为湿邪，故见身重头痛，无汗；暑邪留内，故见身热；暑热伤气，故见畏寒；湿邪内合于脾，脾运失常，故见腹痛，腹泻。此乃湿邪困阻肌肤腠理，暑邪内留而然；法当解表祛湿；治宜香薷饮方：

香薷 15 克　厚朴 10 克　炒白扁豆 10 克

上 3 味，加白酒 1 盅，以适量水煎药，汤成去渣取汁，不拘时服。若兼见口渴，尿黄赤，脉数，加黄连 10 克，为黄连香薷饮；若兼见身重，小便不利，则不用黄连而加茯苓 10 克、甘草 8 克，名五物香薷饮；若兼见少气无力，出汗多，五物香薷饮加党参 10 克，黄芪 10 克，炒白术 10 克，陈皮 10 克，木瓜 10 克，名十味香薷饮。

方中取香薷解表发汗，使湿从表去；取白扁豆健脾利小便，使湿热由小便而出；厚朴化湿导滞，三味相协，合奏解表祛湿之功，使湿去则热无所恋。若兼见口渴，尿黄赤，脉数，为热重，故加黄连苦寒清热；若兼见身重，小便不利，为里湿重，故不用黄连，而加茯苓淡渗利湿，通利小便；加甘草配茯苓调理中焦而助脾运；若兼见少气无力，出汗多，为暑热伤气，故于五物香薷饮中，加党参、黄芪、白术益气健脾，加木瓜和胃化湿，加陈皮辛香行气，以防补而致滞。

（2）一物瓜蒂汤证　症见身热，口渴，肢体疼痛困重，小便不利，

内科病证

一身浮肿，脉象濡数而微弱。

病由暑热之邪引起，故见身热口渴；热伤气，故脉见微弱，热渴不已，则饮冷不止，饮冷太过，则阳气郁而不伸，失其正常主持水道之用，致水液不能流行于正常水道而浸渍于肌肤之中，故见皮肤浮肿而小便不利；水在皮中，营卫失常，故身体疼痛而困重；暑伤元气，故脉微弱，且其有热则脉数，湿则脉濡。是乃夏月伤冷水，水行皮中所致，为暑中夹湿；治宜祛湿泄热，用一物瓜蒂汤方：

甜瓜蒂 10 个

上 1 味，以适量水煎药，汤成去渣取汁顿服。如无甜瓜蒂，可用丝瓜蒂代之。

方中瓜蒂一物，《神农本草经》谓其"味若寒，主大水身面四肢浮肿"，故用之一以主利小便以逐皮中之水，一以其苦寒以泄热。

瓜蒂一药，研末为散服则涌吐，以水煎汁服则利小便，逐皮中之水。给药方式不同，功效亦异，当注意之。

五、中风

中风，古人有外风、内风之说，有真中、类中之辨。然要以卒然昏倒，不省人事，舌强不语，半身不遂，口眼㖞斜为其主要临床特征，即《黄帝内经》中之所谓"击仆偏枯"之病，与《伤寒论》中颈项强痛、发热、汗出、恶风、脉浮缓之桂枝汤证"中风"是不同的疾病。

1. 外风卒中

卒然昏倒，语言不利，或左或右手足不遂，口目僻戾，恶寒发热，脉浮或微。人体血气不和，外风卒中，或左或右客于身半之血脉，身半肢体失养，则其手足不遂。风伤面颊经脉，故口目㖞僻而向一侧歪斜。《灵枢·经脉》篇说："手少阴之别，名曰通里，去腕一寸半（'半'字为衍），别而上行，循经入手心中，系舌本……虚则不能言。"风伤手少阴心之别络，风邪盛而络脉阻塞，则心气不能上通于舌，舌失所养，故其语言謇涩而不利。病由外风所中，故见恶寒发热。《金匮要略·藏府经络先后病脉证》说："风令脉浮"，同书《肺痿肺痈咳嗽上气病脉证治》说："微则为风"，风性向上故脉浮，或风入营分则脉微也。治宜助正和营，外散风邪，方用小续命汤：

麻黄 8 克　桂枝 8 克　炙甘草 8 克　防风 10 克　黄芩 8 克　制附片 8 克　防己 8 克　党参 8 克　生姜 10 克　杏仁 8 克（去皮尖炒打）　川芎 8 克　白芍 8 克

上 12 味，以适量水煎药，汤成去渣取汁温服，1 日 2 次。如神志恍惚，加茯神 8 克、远志 8 克；如骨节烦疼有热，去附片加白芍 1 倍。

方中用麻黄、桂枝、杏仁、防风、生姜等表散风寒，附片助正阳以鼓之；虑其温散升火，故用黄芩之苦寒以制之。古语云："治风先治血，血行风自灭。"故用川芎、白芍以行血和营，防己有升清循环之能，用之以通大经小络。风动则易于耗液伤正，故用党参补气生液以护正。甘草调和诸药。共奏散邪固正之效果。如神志恍惚，为心气衰弱，神明失聪，故加远志、茯神以补心安神。如骨节烦疼有热，为血气痹塞而生郁热，故去火热之附片，而加苦平之白芍 1 倍，除血痹烦疼也。

2. 风痰阻窍

卒然昏倒，不省人事，喉中痰鸣如曳锯，目闭、口噤，一侧肢体缓弱，口眼歪斜，脉绝。

人体气血不和，风痰内生，阻遏窍道，阳气闭塞不通，神识昏蒙，故卒然昏倒，不省人事，喉中痰鸣如曳锯。痰浊偏客于身半，致血气运行不周，身半失养，故一侧肢体缓弱。一侧面颊受邪而筋肉缓弱，另一侧面颊未受邪则其筋肉即急引口眼而为之歪邪。痰实阻窍，故口噤、目闭而脉绝。此乃所谓"痰中"之"闭证"，治宜祛痰通窍，急以稀涎散微吐痰涎，先开其闭塞：

明矾 30 克　牙皂 4 枚（去皮弦炙）

上 2 味共研细末，过筛，瓷瓶盛贮，封口备用。用时每次 3 克，加生姜汁少许，撬开口齿，以温开水灌之。药入得吐，咽喉疏通，能进汤药则停服此药，再以他药缓缓图治。

《素问·标本病传论》说："病发而不足，标而本之，先治其标，后治其本。"方中明矾酸涩而寒，燥湿化痰，能涌吐，以吐出顽痰黏涎，故以之为君；皂角辛能开窍，咸能软化顽痰，故以之助明矾涌吐痰涎，疏通咽喉，以祛危急之势，然后用他药缓缓图治，绝其病之根本。

3. 气虚痰阻

痰中醒后，半身不遂有重著感，口眼歪斜，语言不利，头昏，肢体乏力，唾痰，脉虚。

中气虚弱，气不能周，身体偏有所虚，风痰乘之，偏客于身半，经络阻塞，无以为养，故半身不遂有重著感，而口眼歪斜。《灵枢·经脉》说："手少阴之别，名曰通里，去腕一寸半（'半'字衍），别而上行，循经入于心中，系舌本。"痰浊阻络，心气不得上通于舌，故语言不利。气虚不能充养形体，故脉虚、头昏、肢体乏力。气虚运行不畅，郁而生痰，故见唾痰。乃气虚不运，风痰内阻，治宜开窍化痰，健脾益气；方用涤痰汤加味：

竹茹 12 克　制南星 10 克　制半夏 10 克　陈皮 10 克　炒枳实 10 克　白僵蚕 10 克　甘草 8 克　石菖蒲 10 克　远志 8 克　茯苓 10 克　党参 10 克

上 11 味，以适量水煎药，汤成去渣取汁温服，日 2 次。

方中用南星、半夏、陈皮燥湿化痰；竹茹、僵蚕通经络，祛风痰；菖蒲、远志开窍利痰；枳实行气，以助诸药之祛痰；茯苓渗湿，以除生痰之源；党参补脾益气，甘草调和诸药，共奏益气祛痰，开窍通经之效。

4. 血瘀卒中

卒然昏倒，不省人事，半身手足缓弱，口角微斜，口唇乌红，脉涩。

肝藏血，而为风木之藏。肝血瘀滞，则肝风内动，偶遇外风则引动内风暴发，上扰心神，神明失守，则卒然昏倒，不省人事。风邪偏客于身半，半身经脉失养，故其一侧手足缓弱。风初入面颊之络，故口角略向一侧歪斜。瘀血内阻，血行不畅，故唇色乌红而脉象见涩。乃血瘀生风，上扰心神，神明失守，发为卒倒；宜活血祛痰，通经熄风；借用桃红四物汤加减：

当归 12 克　川芎 10 克　白芍 10 克　红花 10 克　香附 10 克　血竭 3 克（冲服）　竹沥 20 克　生姜汁 15 克　白僵蚕 10 克　桃仁 10 克（去皮尖炒打）　羚羊角 3 克（镑末）

上 11 味，以适量水先煎 10 味，汤成去渣取汁，入血竭于药汁中冲服，半日服完 1 剂。

古人云："治风先治血，血行风自灭。"方中用当归、川芎、白芍、红花、桃仁、血竭等行血活血，除血痹、逐积瘀；气为血之帅，气行则血行，用香附行血分之气，以为消除瘀血之助；竹沥、生姜汁、白僵蚕疏通经络；羚羊角熄风，共奏逐瘀通经熄风之效。

5. 卒中阳脱

卒然昏倒，不省人事，四肢厥冷，手撒，目不合，口开，鼻息鼾，遗尿，汗出如油，脉绝。

人体气血不足，风邪内动，偶有外风，则引动内风暴发，上扰心神，神明失守，故卒然昏倒，不省人事。风邪戕害藏气，其阳将竭，不达于四肢，则四肢厥冷。藏气被戕，行将消亡绝竭，心气将绝则脉绝、口开；脾气将绝则手撒，肺气将绝则鼻鼾，肝气将绝则目合；肾气将绝则遗尿；元气将绝则汗出如油，立刻即将气脱身死。是所谓"中风"之"脱证"，急宜回阳救脱，大补元气，借用四逆加人参汤方加味：

熟附片 30 克　干姜 15 克　炙甘草 12 克　高丽参 10 克

上 4 味，以适量水煎药，汤成去渣取汁温服，半日服 3 剂。

方中附片、干姜、炙甘草为四逆汤回阳固脱；高丽参大补元气，以补益五藏。旨在固脱救死，故于半日内连服 3 剂，以期欲绝之藏气来复，稍缓则气已脱而救之不及矣。

6. 肝风内动

中风舌强不语，半身手足不遂，脉浮缓，或见恶寒，头痛等症。

《素问·阴阳应象大论》说："东方生风，风生木，木生酸，酸生肝。"又说："风气通于肝。"肝为风木之藏。人体血气不和，肝风内动，招致外风侵袭，外内合邪，风气偏盛，风盛而未上扰心神，故不见卒倒、昏迷诸证。风盛则肝木失和而乘凌脾土，土受木侮，则脾气缓纵，《灵枢·经脉》说："脾足太阴之脉……连舌本，散舌下。"脾缓则其不能上至于舌部，舌失其养，故舌强不语；脾缓则转输津液不周，半身气血虚少，风邪乘虚偏客于身半，则半身肢体失养，故半身手足不遂。脾缓则脉缓，风袭则脉浮，故其脉见浮缓，风邪侵袭，卫气失职，故或见恶寒、头痛。病乃风木偏胜，脾土受侮；治宜祛风和肝，以护脾气；用资寿解语汤：

防风8克　熟附片8克　天麻8克　肉桂6克　羌活6克　甘草5克　羚羊角3克（镑末）　酸枣仁8克（炒打）　竹茹20克　生姜5克

上10味，以适量水先煎8味，汤成去渣取汁，加入竹沥、生姜汁，服。

《灵枢·阴阳系日月》说："肝者，足厥阴也。"《素问·六微旨大论》说："厥阴之上，风气治之，中见少阳。"肝脉为足厥阴经，其气则本风而标阴，中见少阳相火，病则寒热错杂，退则为阴寒，进则为阳热。方中用防风、羌活表散外来之风；肝属木，为肾水之子，喜春温之气，故用附片、肉桂之大热，以温肾暖肝而遂其肝阳之欲散；酸枣仁酸敛肝阴；天麻柔润以熄肝风，妙在羚羊角清肝热，宁肝风，以防厥阴中见少阳相火之太过；竹沥、生姜汁疏通经络；甘草调和诸药。共奏祛风、和肝、救脾之效。外风去，肝风熄，脾气复，气血周，则舌强不语、半身不遂等症自愈。

六、风痱

风痱是一种贼风伤人为病。其临床证候以身无疼痛，肢体不收，智乱不甚为主要特征。轻者语言尚可知，重者则不能言语。

1. 贼风袭表

症见卒然发病，背痛，身体不能自收持，口不能言，冒闷，恶风寒，或拘急不得转侧。

贼风伤人，每夹寒邪而首犯体表，致阳气阻遏，不能温养于肢体，故其外恶风寒，背痛，身体不能自收持，或又拘急不得转侧。风寒外束，阳气内郁而化热，风热上扰心神，故见冒闷；心气不能上通于舌，舌失其养，故其不能言语。乃贼邪外袭，阳郁化热，心神被扰；治宜散风寒，清郁热，养血益气；方用《古今录验》续命汤加减：

麻黄10克　桂枝10克　石膏10克　当归10克　川芎6克　甘草10克党参10克　生姜10克　白芍10克　杏仁10克（去皮尖炒打）

上10味，以适量水煎药，汤成去渣取汁温服，日2次。

方中用麻黄、桂枝、杏仁、甘草为麻黄汤表散风寒；石膏清郁热；

党参补气生津液，以鼓邪气之外出；当归、川芎、白芍养血活血，除痹通经，以流畅气血。贼风去，郁热清，气血行，经脉通，肢体得养，则风痹可愈。

2．风热伤心

症见突然发病，四肢缓纵不收，心神恍惚，不知人，不能言语，脉数等。

热风侵袭，发为风痹。热性弛缓，风淫末疾，故四肢缓纵不收。《素问·宣明五气》说："心恶热""藏神"，风热之邪犯扰心神，神明失聪，故心神恍惚而不知人。心被热困，其气不能上于舌，故不能言语而脉见数象。治宜通经清热，以制热毒，方用竹沥汤加味：

竹沥20克　生葛汁15克　生姜汁20克　羚羊角3克（镑）

上4味，以适量水先煎羚羊角，汤成去渣取汁，稍凉，兑入竹沥、生葛汁、生姜汁，搅匀分3服，日2夜1服。

方中用竹沥、生姜汁通行经络，生葛汁、羚羊角清热祛风以解热毒。

3．心肾不交

症见神志微昏，舌喑不能言，足废不能行。

《灵枢·经脉》说："肾足少阴之脉，起于（足）小指之下，邪走足心，出于然谷之下，循内踝之后，别入跟中，以上腨内，出腘内廉，上股内后廉，贯脊属肾络膀胱；其直者，从肾上贯肝膈，入肺中，循喉咙，夹舌本。"是足少阴肾脉，下循行于脚部，而上循行于喉咙，夹于舌本，故风邪入肾，肾精内夺，少阴脉气亏虚，上不能至于舌，则舌失其养而舌喑不能言。下不能至于足，则足失其养而足废不能行。肾精不能上济于心，水火不交，则心神失其常聪，故神志微昏。《素问·脉解》所谓"内夺而厥，则为喑俳，此肾虚也，少阴不至者，厥也"，即是其病。乃风邪入肾，精脱而厥，心肾不交，发为喑俳，治宜补肾益心，交通心肾，方用地黄饮子：

巴戟天6克　熟地6克　枣皮6克　肉苁蓉6克　茯苓6克　石斛6克　熟附片6克　肉桂6克　远志6克　五味子6克　菖蒲6克　麦冬6克　薄荷叶少许

上13味，以适量水煎药，汤成去渣取汁温服，日2次。

方中用熟地、石斛、肉苁蓉、五味子补肾精；巴戟天、肉桂、附片温肾阳；枣皮益肝精，使子不盗母气，亦即《千金方》卷十九第三所谓"肝王则感于肾"之义；麦冬清肺，以益水之上源，远志、茯苓、石菖蒲补心安神利窍。肾气复则上交于心，心气旺则下交于肾。心肾相交，水火既济而成"泰"，少阴气达于舌与足，正复则邪不能容，又佐少许轻清之薄荷以疏风祛邪。

七、口眼㖞斜

口眼㖞斜，又称口眼歪斜，面瘫，指口眼歪向一侧，不能闭合的病证，同时多伴有患侧额头皱纹消失，鼻唇沟偏斜，舌歪，口角流涎，不能做吹气、鼓腮等动作。

中医学认为，本证由气血不足，脉络空虚，风邪乘虚而入，血气阻痹不通而致。治疗以养血祛风为大法，用加味牵正散：

全蝎6克　僵蚕10克　白附子10克　当归10克　川芎10克　荆芥10克防风10克

上7味，加水适量，煎汤，取汁，去渣，温服。日1剂。

方以荆芥、防风疏解外风；僵蚕化痰，祛络中之风；白附子辛散，善治头面之风；全蝎镇痉，为定风止掣之要药；当归养血，川芎行血中之气。诸药合用可养血和血，祛除内外经络血分痰浊之风。

临床多配合针刺，效果更佳。常取患侧（歪斜之对侧）局部穴位：地仓、颊车、迎香、四白、太阳等。

【案例】

患者某，男，10岁，学生。1965年4月某日就诊。发病已5天，口眼向右侧歪斜，以口角为甚。左侧面部麻木，偶有口涎流出，而自己无觉，饮食稍有不便。舌苔白，脉浮。乃风邪中络，口眼㖞斜。治宜养血祛风，拟牵正散加味：

白附子8克　全蝎6克　僵蚕8克　当归8克　川芎8克　桂枝6克　防风8克　荆芥8克

上8味，加水适量，煎汤，取汁，去渣，温服。日1剂，分2

次服。

针刺：左地仓穴透左颊车穴，留针 5 分钟；左颧髎穴刺入 3 分，留针 5 分钟。

结果药服 3 剂，针刺 1 次，病即愈。

按：《金匮要略·中风历节病脉证并治》说："寒虚相搏，邪在皮肤，浮者血虚，络脉空虚，贼邪不泻，或左或右，邪气即急，正气引邪，喎僻不遂，邪在于络，肌肤不仁……"。今贼风中人左侧面颊之脉络，血脉损伤，致血气运行受阻，无以濡布肌肤，肌肤失养而缓纵不收，故左侧面颊麻木不仁，口眼向右喎斜。口部歪斜不正，则饮食有不便，且因其收摄津液之用失常，故偶有口涎流出，而自己不觉。病无热象，故苔白。其为风邪伤络而络脉血虚，是以脉浮。用牵正散加味以白附子、全蝎、僵蚕、荆芥、防风祛风通络，桂枝温通血脉，当归、川芎养血活血，流畅气血，血行而风去。针刺左侧地仓透颊车，并刺左侧颧髎，以疏通患部经络，流畅患部气血，加强上方养血祛风之效。

八、偏枯

偏枯，即通常所说的"半身不遂"，以半侧肢体废而不用为其主要临床特点。临床中所见之偏枯，就其形成可分为两大类，一为中风的后遗症；一为风湿所致。如杨慎注："《尸子》曰：禹之劳，十年不窥其家，手不爪，胫不生毛，偏枯之病步不相过，人曰禹步"，即指此类。中风后遗症的偏枯，在其病程中有卒中昏倒的病史；而风湿所致的偏枯，则往往可追问到风湿病史。在偏枯治疗的过程中，如果肢体麻木的感觉消除，而复又出现疼痛的感受，表明药已中病，是病情渐次好转之象。

1. 中风偏枯

（1）血瘀　中风卒倒醒后，症见肢体半身不遂，麻木，甚至瘦削，神志清楚，舌质黯或有瘀斑，脉涩，或语言謇涩不利等。

风邪所中，风邪与血气相搏结，阻塞经脉，肢体失养，故见半身不遂，麻木，甚至瘦削；血气瘀滞，故见舌质紫暗，或有瘀斑；气血运行不畅则脉涩；瘀阻络脉，心气不能上通于舌，故语言謇涩不利。此乃气血瘀滞不和所使然；法当活血祛瘀；治宜血府逐瘀汤：

当归 10 克　生地 10 克　炒枳壳 8 克　红花 10 克　赤芍 10 克　柴胡 4 克 桔梗 5 克　川芎 5 克　牛膝 10 克　桃仁 12 克（去皮尖炒打）　炙甘草 8 克

上 11 味，以适量水煎药，汤成去渣取汁温服，日 2 次。

方中生地、当归、川芎、赤芍是谓四物汤，以之养血活血；取桃仁、红花、牛膝活血祛瘀；气为血帅，气行则血流，故取枳壳、桔梗开结行气；取柴胡宣畅气血，推陈致新；甘草调和诸药。

（2）风痰　卒倒醒后，症见肢体半身不遂，麻木，神志清楚，语言不利，或虚烦不眠，舌滑或腻等。

风痰阻塞经络，气血运行不畅，肢体筋脉失养，故见肢体半身不遂，麻木；风痰阻于心络，心气不能上于舌，故见语言不利；风痰内扰心神，故见虚烦不眠。此乃风痰阻塞所致；法当豁痰祛风开窍，治宜温胆汤加味：

法半夏 10 克　陈皮 10 克　茯苓 10 克　炒枳实 10 克　竹茹 10 克　远志 10 克　炙甘草 10 克　菖蒲 10 克　僵蚕 10 克

上 9 味，以适量水煎药，汤成去渣取汁温服，日 2 次。

方中取半夏、竹茹化痰；取陈皮、枳实行气，以助化痰之力；取白僵蚕祛风痰；取菖蒲、远志豁痰开窍；取茯苓、甘草培土健脾，以制生痰之源。

【案例】

患者某，女，55 岁，住武汉市武昌区，某商店售货员。1977 年 10 月某日就诊。数月前突然中风卒倒，昏不知人，移时苏醒后，即见右半身活动失灵，不能运动，口部向左歪斜，言语不清晰，苔白腻，脉沉弦。乃风痰壅阻于身，气血不养，为"偏枯"之病，治宜利窍祛壅，化解风痰，拟导痰汤加味：

胆南星 10 克　防风 10 克　茯苓 10 克　法半夏 10 克　炙甘草 10 克　陈皮 10 克　炒枳实 10 克　石菖蒲 10 克　白附子 10 克　白僵蚕 10 克　远志 8 克（去骨）

上 11 味，以适量水煎药，汤成去渣取汁温服，日 2 次。

按：《素问·调经论》说："血之与气，并走于上，则为大厥。厥则暴死，气复反则生，不反则死。"风痰阻窍，气血逆乱，神识昏蒙，不能自持，则见突然中风昏倒，不省人事，是乃古之所谓"痰中"也。移时藏府气复，故苏醒。其神志虽已清醒有知，然风痰仍阻塞于身之右半，经脉不通，失其血气之濡养，故患者右侧半身不遂，右颊邪伤而皮肉筋脉缓纵，左颊无邪则皮肉筋脉相引而见急，故口颊㖞戾而向左侧歪斜。《素问·阴阳应象大论》说："心主舌"，又说："心在窍为舌"，且心手少阴之别络系于舌本，风痰壅窍，心脉受阻，则语言为之不利。风痰内郁为病，故苔见白腻而脉见沉弦，导痰汤方加味，用南星、半夏、白附子、僵蚕、防风化痰祛风，菖蒲、远志开窍祛痰，甘草、茯苓健脾渗湿，以净生痰之源，枳实、陈皮行气，以佐南星、半夏等药之化痰，断断续续服药数十剂，时经半年多而病愈。

（3）气虚夹痰　卒倒醒后，症见肢体半身不遂，麻木，神志清楚，语言不利，食欲不振，肢体无力，少气脉虚等。

脾主运化，脾气转输无力，聚湿生痰，痰浊阻滞经脉，气血不畅，筋脉失养，故见肢体半身不遂，麻木；痰阻心络，心气不能上至于舌，故见语言不利；脾胃虚弱，运化失常，故见食欲不振；气虚不充于周身，故肢体无力，少气而脉虚。此乃脾胃虚弱，痰浊阻滞而使然；法当补脾益气，化痰开窍；治宜六君子汤加味：

党参10克　茯苓10克　炒白术10克　陈皮10克　菖蒲10克　法半夏10克　远志10克　僵蚕10克　炙甘草8克

上9味，以适量水煎药，汤成去渣取汁温服，日2次。

方中党参、茯苓、白术、甘草是谓四君子汤，以之补脾益气；取半夏、僵蚕、菖蒲、远志化痰开窍；取陈皮利气，以助化痰之力。

【案例】

患者某，男，48岁，住武汉市武昌县农村，干部。1966年9月某日就诊。5月份发病，突然昏倒，不省人事，苏醒后即出现右侧半身麻木，活动障碍，经数月治疗，稍有好转，但仍右侧手足失灵，不能随意运动，食欲不振，苔薄脉虚。乃气虚夹痰，阻塞身半之脉络，形成"偏枯"之病；治宜益气化痰，拟六君子汤加味：

党参10克　茯苓10克　炒白术10克　炙甘草10克　法半夏10克　陈

内科病证

皮 10 克　石菖蒲 10 克　远志肉 10 克　僵蚕 8 克

上 9 味，以适量水煎药，汤成去渣取汁，温服，日 2 次。

按：风痰阻窍，气血逆乱，正气不运，神识失职而不守，则卒然发生中风昏倒不知人，是乃古之所谓"虚中"也，故苏醒后即见半身不遂，食欲不振而脉象为虚。六君子汤方加味，用党参、白术、茯苓、甘草健脾益气渗湿，以消除其生痰之源；陈皮、半夏、僵蚕行气而祛风痰之邪；菖蒲、远志开窍通塞，以利其痰浊之化除。共奏益气化痰、利窍开结之功。药服 20 剂左右而病渐愈。

2. 风湿偏枯

风湿所引起的偏枯，症见肢体半身不遂，麻木，神志清楚，身体痛重等。

《灵枢·热病》说："偏枯，身偏不用而痛，言不变，志不乱。"风湿阻滞于身半，气血不通，筋脉失养，故见肢体半身不遂而感麻木；湿性重浊，阻遏阳气不通，故见身体痛重；病不及神明，故神志清楚。此乃血脉偏虚，风湿阻滞所致；法当祛风燥湿，活血通络；治以白术附子汤之变方加味：

苍术 10 克　制乌头 10 克　炙甘草 8 克　生姜 6 克　威灵仙 10 克　大枣 3 枚（擘）　干姜 10 克　细辛 6 克　当归 10 克　川芎 10 克　红花 10 克　桃仁 10 克（去皮尖炒打）

上 12 味，以适量水煎药，汤成去渣取汁温服，日 2 次。

方中取苍术苦温燥湿；取乌头、干姜、细辛温经散寒；取威灵仙祛风湿，通经络；取当归、川芎、桃仁、红花养血活血；取生姜、甘草、大枣调和脾胃，助中焦之转运。

九、肢体麻木

肢体麻木，指四肢或身体某部分肌肤知觉消失，不知痛痒，亦称麻木不仁。"麻"乃非痛非痒。皮肉之内如有虫行，按之不止，搔之更甚，一般是由气虚或风邪造成。"木"则不痛不痒，自己肌肉如他人之肌肉，按之掐之不觉，如同木头，多因有痰湿与死血。麻与木常同时存在，故二者多相并提。

1. 气虚麻木

肢体麻木，如虫行皮肉之中，有时伴抬举无力，四肢不温，多发生在过于疲劳，或大病之后。

因大病伤气，气虚运血无力，脉络空虚，肢体无养，故麻木无力。气虚甚则伤及阳，阳虚则四肢不温。治宜益气温阳，用理中汤：

党参 10 克　炒白术 10 克　干姜 10 克　　炙甘草 10 克

上 4 味，加水适量，煎汤，去渣，取汁，温服，日 1 剂，服 2 次。

方中用党参、炙甘草益气；白术健脾，补气血生化之源；干姜温中；诸药合用益气温阳，可治气虚之麻木。

2. 血虚麻木

肢体麻木，面色萎黄，伴皮肤干燥，头晕失眠，健忘等症。

因营血亏损，脉络空虚，肢体无所禀养，故麻木不仁，皮肤干燥。血虚心无所养，神不守舍，故失眠健忘。血不能上荣头面，故头晕，面色萎黄。治宜补血养心，方用四物汤加味：

熟地 15 克　当归 10 克　白芍 10 克　川芎 8 克　炒枣仁 10 克（打）　柏子仁 10 克　龙眼肉 10 克

上 7 味，加水适量，煎汤，去渣，取汁温服，日 1 剂，服 2 次。

方中用熟地、当归、白芍养血补血；川芎行血中之气，以使补而不滞。柏子仁养心；炒枣仁、龙眼肉安神。合而共奏补血养心之功，适于血虚麻木者。

3. 血瘀气滞麻木

肢体麻木，行走则疼痛，重按之则痛减，舌质黯，脉涩。

血瘀则气行不畅，经络阻塞，营血不养于肢体，故肢体麻木，行走则痛。按摩时可使气血暂时流通，故按之则痛减。舌质黯、脉涩为血瘀气滞之征象。治宜活血通络，佐以行气，用血府逐瘀汤：

生地 10 克　当归 10 克　赤芍 6 克　　川芎 5 克　桃仁 12 克（去皮尖炒打）柴胡 3 克　枳壳 6 克　桔梗 5 克　牛膝 10 克　红花 10 克　甘草 3 克

上 11 味，加水适量，煎汤，去渣，取汁，温服，日 1 剂，服 2 次。

方以四物汤养血和血，桃仁、红花、牛膝活血祛瘀，柴胡、桔梗、枳壳行气，甘草调和。诸药合用，可活血化瘀，养血通络，治疗血瘀气

内科病证

滞之肢体麻木。

4. 风痰阻络麻木

肢体麻木，或震颤不已，时感呕恶，肩背沉重，舌苔腻，脉沉弦。

因痰饮久伏，风邪引动，风痰搏于经络而麻木震颤。痰邪阻中则时发呕恶，流于肩背则肩背沉重。治宜祛风化痰，方用导痰汤加味：

制半夏10克　陈皮10克　茯苓10克　甘草8克　制南星10克　枳壳10克　僵蚕10克　菖蒲10克　防风10克

上9味，加水适量，煎汤，去渣，取汁，温服，日1剂，服2次。

方以半夏、陈皮、南星化痰；僵蚕、防风祛风；枳壳行气，以助祛痰；菖蒲豁痰开窍；茯苓渗湿以净生痰之源；甘草调和诸药。风痰去，经络通，麻木可解。

5. 蛔虫麻木

肢体麻木，有吐蛔病史，腹痛，手足厥逆。

因蛔虫扰动，经络壅塞，气血不达，故发麻木，并手足厥逆。治宜驱蛔降逆，用吴茱萸加黄连汤：

吴茱萸10克　党参10克　生姜10克　黄连10克　红枣4枚（擘）

上5味，加水适量，煎汤，去渣，取汁，温服，日1剂，服2次。

方用吴茱萸、生姜降逆祛浊，且生姜配合红枣可调和肠胃，党参培土补正，加黄连合吴茱萸可理肝解郁杀虫。

【案例】

患者某，女，36岁，农民，1951年正月初一就诊，1天前吃除夕年饭后发病，全身肌肉发麻不已，难于支持，吐蛔虫1条，舌苔薄白，脉象沉弦。证乃肝郁生风，风木乘土，治宜理肝扶脾，降逆杀蛔，拟吴茱萸汤加味：

吴茱萸10克　党参10克　生姜10克　红枣4枚（擘）　黄连10克

以水煎服，日2次。

药服2剂，病愈。

按：《素问·阴阳应象大论》说："东方生风，风生木，木生酸，酸生肝。"肝为风木之藏，肝郁则生风，木郁则乘土。风动虫生，虫随木气之乘土而犯胃，胃气逆上，蛔不得安，亦随之上窜于口中而吐出，故病人吐蛔虫 1 条。胃与脾合，主肌肉，风木乘之，"风胜则动"，则脾胃所主之肌肉亦应之而见动象，故其全身肌肉如虫行状而发麻不已。用吴茱萸汤加黄连疏肝解郁，降逆杀虫，药服 2 剂而愈。

6. 乌头中毒发麻

食乌头后，初起舌麻，继则全身皆麻，头目巅眩，天旋地转，视物不清，烦闷。

因乌头有剧毒，服用过量，毒伤血气，神不守持，故见麻木而烦闷巅眩，治宜甘缓解毒，拟方：

甘草 30 克，以水煎汁，待冷后顿服。

白糖 50 克，化水，冷服。

十、痿证

痿证是以筋脉弛纵，肢体痿弱不用为其主要临床特点，而尤以下肢痿弱为多见。《内经》有五藏痿之名。在病因方面，则认为五藏有热，而尤以肺热为主，热邪损伤精、气、血、津、液，致使与五藏相合的筋、骨、皮、肉、脉失去濡养，从而产生痿证。在治疗方面，《内经》虽提出"治痿独取阳明"的原则，然临床所见，并非全然如此，当依据具体病情辨证施治。

1. 肝肾亏虚

症见双下肢痿弱无力，肌肉瘦削，步履艰难，腰膝酸软无力。

《素问·痿论篇》说："肝主身之筋膜""肾主身之骨髓"。肝肾精气不足，虚热内扰，进一步损伤精气血津液，而使筋膜、肌肉、骨骼失养，因而失去维系肢节、主持身体的能力，故见下肢痿弱无力，肌肉瘦削，步履艰难；肾主腰脚，肾虚失养，故见腰膝酸软无力。此乃肝肾亏虚，虚火内扰而使然；法当滋阴降火，强筋壮骨；治宜虎潜丸：

黄柏 24 克（酒炒）　龟板 120 克（酒炙）　陈皮 60 克　炒知母 30 克　白芍 60 克　锁阳 45 克　干姜 15 克　熟地 60 克

上 9 味，研为极细末，以酒糊为丸如绿豆大收贮备用。每用时取 10 克食前淡盐汤送下。

方中重用黄柏清泄相火为君；取龟板、知母滋阴降火；取虎骨、锁阳补肾精而强骨；取熟地、白芍滋阴血以养筋；用干姜、陈皮温中醒脾，师"独取阳明"之义。合收降虚火，补肝肾，壮筋骨之效。

2. 脾虚湿困，虚火内扰

症见肢体痿弱不用，倦怠乏力，脘腹痞满，口渴，尿黄等。

脾司运化而主四肢，脾虚不运，四肢失养，故见肢体痿弱不用；脾气虚弱，失于充养，故见倦怠乏力；湿邪阻滞，气机不畅，故见脘腹痞满；虚热内扰，津液受灼，故见口渴，尿黄。此乃中气虚弱，湿邪困阻，虚火内扰而使然；法当健脾渗湿，滋阴降火；治宜五痿汤：

党参10克　茯苓10克　炒白术10克　薏米30克　当归15克　麦门冬20克　黄柏8克　知母8克　炙甘草8克

上9味，以适量水煎药，汤成去渣取汁温服，日3服。若见双脚不能站立，加黄连6克、丹参10克、生地10克；若见口苦，筋脉拘急，加黄芩10克、丹皮10克、怀牛膝10克；若见腰脊不举，加生地15克、怀牛膝15克、石斛15克；若见肌肤不仁，加连翘10克、生地15克；若见皮毛干枯加天门冬10克、百合10克。

方中党参、白术、茯苓、甘草是为四君子汤，以之健脾益气；脾恶湿而喜燥，故取苡米淡渗利湿；用知母、黄柏取知柏地黄丸意以泄相火；取当归、麦冬滋阴而养血。若见双脚不能站立，乃心气热，故加黄连泻心火，丹参、生地养心血；若见口苦、筋脉拘急，乃肝气热，故加黄芩、丹皮清泻肝火，怀牛膝补肝肾；若见肌肤不仁，乃脾气热，故加连翘、生地，清脾热，养阴血，若见腰脊不举，乃肾气热，故加生地、石斛滋肾阴，降虚火，怀牛膝补肝肾；若见皮毛干枯，乃肺气热，故加天冬、百合养肺阴而降火。

3. 风湿壅遏

风湿邪气侵袭，症见肢体沉重痿弱不用，肌肉不仁，苔白，脉缓。

《素问·痿论》说："有渐于湿，以水为事，若有所留，居处相湿，肌肉濡渍，痹而不仁，发为肉痿，故《下经》曰：肉痿者，得之湿地也。"风湿渍于肌肤，著而不去，阻遏气血，肢体失养，故见其痿弱不用；湿性重浊，故见肌体沉重；脾主肌肉而恶湿，风湿侵袭于肌肉，肌肉失其气血之濡养，故见肌肉不仁；苔白、脉濡亦乃湿之象。此乃风湿痹塞，肌肉失养所使然；法当祛风除湿，温阳通痹；拟方：

独活 10 克　防风 10 克　炒白术 10 克　木瓜 15 克　干姜 10 克　制附片 10 克　防己 10 克　桂枝 10 克　薏苡仁 12 克　巴戟天 10 克　炙甘草 8 克

上 11 味，以适量水煎药，汤成去渣取汁温服，日 2 次。

方中取独活、防风祛风；取白术、木瓜、薏苡仁、干姜、防己除湿；取附片、巴戟天、桂枝温阳通痹；取甘草调和诸药。

十一、痹证

痹证是人体遭受外邪侵袭后，邪气客于肌表经络，使气血流行不畅，引起肢体、关节等处疼痛、酸楚、重着、麻木等症的一种疾病。其发病与气候变化及居处环境有密切关系。

人体与自然环境息息相关，《灵枢·岁露》说："人与天地相参也，与日月相应也。"若受外界风、寒、湿、热等邪气的侵犯，人体正气又不足与之抗争时即会发病。当风、寒、热、邪与湿邪相结合时，最易稽留于关节，阻塞经络，致气血郁滞。引起肢体关节的疼痛、酸楚、重着、麻木等。故《素问·痹论》说："风寒湿三气杂至，合而为痹也。"《圣济总录·诸痹门》说："皆因体虚腠理空疏，受风寒湿气而成痹也。"

由于感受邪气的性质不同，人的体质又各有差异，所以痹证的表现亦各不相同，一般可分为风寒湿痹与热痹两种类型。其治法在祛湿的基础上各有侧重。

1. 风寒湿痹

肢体关节酸痛，关节屈伸不利，尤以气候变化时加重，反复发作，病程缠绵。有风邪偏盛者，见关节疼痛游走不定，称为行痹；有湿邪偏盛者，见关节酸痛沉重，称为着痹；有寒邪偏盛者，见关节疼痛剧烈，遇热则减，称为痛痹，治法各有不同。

（1）行痹　肢体关节烦痛，且游走不定，时而在上肢，时而在下肢，舌苔薄，脉浮虚而涩。

风湿之邪搏结于体表，风重于湿，而正阳虚弱。风湿留于关节，阻塞经络，气血流通不畅，故关节疼痛。风性善行数变，故疼痛游走不定。治宜散风祛湿止痛，用桂枝附子汤加味：

桂枝 12 克　制附子 10 克　生姜 10 克　甘草 8 克　防风 10 克　羌活 10 克
威灵仙 10 克　大枣 4 枚（擘）

上 8 味，加水适量，煎汤，取汁，去渣，温服。日 1 剂，分 2 次
煎服。

方中用桂枝解表散风，附子温阳止痛，生姜、甘草、大枣健脾和
胃，运化水湿。加防风、羌活、威灵仙增强散风除湿之力，尤其威灵仙
可祛除十二经之风邪。全方功能助阳祛风，适用于风盛之行痹。

（2）着痹　关节酸痛沉重，屈伸不利，舌苔白，脉濡缓。

湿邪侵犯体表，留于关节，阻塞经络，气血流行不畅，故关节疼
痛。湿性重着，故关节酸楚沉重，屈伸不利。舌苔白脉濡缓，均为湿邪
留滞之象。治宜祛湿疏风止痛，用白术附子汤加减：

苍术 10 克　制乌头 10 克（先煎）　木瓜 15 克　羌活 10 克　炙甘草 10 克
生姜 8 克　大枣 4 枚（擘）

上 7 味，加水适量，先煎乌头，待水减去 1/3 时，加入其他药再
煎，汤成去渣，温服。日 1 剂，分 2 次煎服。

方中用苍术代替原方中的白术，乌头代替原方中的附子，以增强燥
湿止痛的力量，木瓜、羌活均可胜湿，羌活还能散风，甘草、生姜、大
枣健脾，使脾能更好地转输水湿。

（3）痛痹　关节剧烈疼痛，痛有定处，得热则减。舌苔白，脉
弦紧。

寒湿侵犯体表，留于关节，阻塞经络，使气血流行不畅，故关节疼
痛。血遇寒则凝，故疼痛剧烈，且痛有定处，寒为阴邪，故得热则减。
治宜温经散寒止痛，用乌头汤加味：

制乌头 10 克（蜜炒先煎）　麻黄 10 克　白芍 10 克　黄芪 10 克　炙甘草 10
克　细辛 6 克　海桐皮 10 克

上 7 味，先煎乌头，待水减少 1/3 后，加入其他药，再煎，汤成去
渣，取汁，温服。日 1 剂，分 2 次煎服。

方以乌头逐寒止痛。麻黄、细辛祛表里之寒湿，通阳行痹。黄芪实
卫固表，益气蠲痹。白芍、甘草和阴缓急利关节。海桐皮祛寒湿，止

痹痛。

如果痹痛日久，出现麻木不仁，手足困重等病，是气血瘀阻，宜于上方中加活血祛瘀药如：当归 10 克，赤芍 10 克，桃仁 10 克，红花 10 克，以通络化瘀。除痛痹外，行痹、着痹亦然。

（4）久痹　肢体关节疼痛，反复发作，缠绵不愈，肌肉消瘦，身体乏力。

痹证日久不愈，气血不足，邪客经络，气血流通不畅，故肢体疼痛，正气不足，偶感外邪，即引动内邪发病，故反复发作，缠绵难愈。痹痛日久，气血虚弱，肢体关节缺乏气血濡养则肌肉消瘦，身体乏力。治宜补益气血，祛风除湿止痛，用独活寄生汤：

独活 10 克　桑寄生 10 克　秦艽 10 克　防风 10 克　细辛 6 克　当归 10 克　白芍 10 克　川芎 10 克　生地 10 克　杜仲 10 克　牛膝 10 克　党参 10 克　茯苓 10 克　桂枝 10 克　甘草 8 克

上 15 味，加水适量，煎汤，取汁，去渣，温服。日 1 剂，分 2 次煎服。

方中用当归、白芍、川芎、生地养血和营；党参、茯苓、甘草益气扶脾；寄生、杜仲、牛膝补肝肾，强筋骨；独活、秦艽、防风散风祛湿；桂枝、细辛祛寒通经止痛。全方扶正祛邪，表里兼治，适用于痹病日久，气血不足，肌肉消瘦者。

若痹证日久不愈，出现四肢关节疼痛，软弱无力，或四肢拘急挛缩，手指屈曲，肌肉萎缩不用，麻木不仁等，是风寒湿邪客留日久，经络受阻，气血流通不畅，关节肌肉失却营养，故从疼痛发展为软弱无力，拘急挛缩，手指屈曲，萎缩不用，麻木不仁。治宜散风祛寒除湿，舒筋活络，可服秦艽酒：

秦艽 30 克　牛膝 30 克　炮附子 30 克　桂枝 30 克　五加皮 30 克　天门冬 30 克　巴戟 20 克　炒杜仲 20 克　石楠叶 20 克　细辛 20 克　独活 30 克　薏苡仁 20 克

上 12 味，共捣粗末，用酒适量（以浸没药末为度）浸渍。夏季泡 3 天，冬季泡 10 天，春秋两季泡 7 天。得气味后，每日饮 1 小酒盅。病证严重或平素酒量大者可酌量增加。

内科病证

方中用秦艽、独活、五加皮、石楠叶祛风除湿；附子、细辛温阳祛寒；苡仁利湿；桂枝通经；秦艽、五加皮还可舒筋活络；五加皮、石楠叶、巴戟、杜仲、牛膝补肝肾，强筋骨；天门冬《千金方》谓可治"偏枯不随，风湿不仁，冷痹"。

2. 热痹

关节疼痛，局部红肿灼热，痛不可近，或兼有口渴，小便黄，舌苔黄，脉濡数等症。

《金匮要略·藏府经络先后病脉证》说："湿流关节"。湿热搏结，阻于经络，气血流通不畅，故关节疼痛。热为阳邪，故疼痛之关节又见红肿灼热，热灼津液，故口渴，小便黄。舌苔黄、脉濡数为湿热侵犯人体之征。治宜清热利湿，佐以疏风解毒；借用三妙散加味：

苍术10克　黄柏10克　川牛膝10克　薏苡仁15克　桑枝15克　老鹳草10克　升麻10克　射干10克　木瓜15克　威灵仙10克

上10味，加水适量，煎汤，取汁，去渣，日1剂，分2次，温服。

方中以苍术、木瓜、苡仁燥湿除湿；黄柏、牛膝、桑枝清热祛风；升麻、射干解毒；威灵仙、老鹳草通经络祛风湿。且桑枝引药行上肢，牛膝、木瓜引药行下肢，威灵仙疏通十二经，搜尽四肢病邪，更利于治疗湿热之痹。

【案例】

患者某，女，23岁，湖北武昌某工厂工人。1977年9月某日就诊。发病1年余，肢体大小关节疼痛肿大，每于天气变化时发作，小便色黄而有灼热感，口渴，脉濡数。病为热痹，治宜燥湿清热，祛风解毒；借用三妙散加味：

苍术10克　黄柏10克　川牛膝10克　薏苡仁15克　老鹳草10克　桑枝15克　木瓜15克　升麻10克　射干10克　威灵仙10克

以水煎服，日2次。

药服20余剂，病愈。

按：《金匮要略·藏府经络先后病脉证》说："湿流关节。"风寒湿邪杂至，随湿流于关节，阻塞经络，气血郁滞，则肢体关节出现疼痛肿大。人体与自然环境息息相关，天气变化，则人体关节疼痛即应之而发作。素禀阳藏，经络阻塞不通，阳气郁遏，风寒化热，证见口渴，而小便黄，且感灼热。脉濡为湿，数为热，病乃今之"热痹"，唐以前之所谓"风毒"也。借用三妙散加味治之，祛风除湿，清热解毒，通络止痛。药服 20 余剂病愈。

十二、历节痛

历节痛指周身大小关节剧烈疼痛，与气候变化有关，并多伴有关节屈伸不利，或肿大变形。因其疼痛较甚，也称白虎历节风，或痛风。

本病多由肝肾先虚，又感受外邪而成，故治疗以扶正祛邪为大法。

1. 寒湿凝滞历节痛

肢体关节寒冷，疼痛剧烈，痛有定处，得热则减，身体困重，关节不可屈伸，舌苔薄白，脉弦细。

病因肝肾阳气虚弱，气血不足，又感受寒湿之邪，使经脉阻塞，气血不通，故关节寒冷疼痛，不可屈伸。寒湿为阴邪，故身体困重，疼痛得热则减。治宜祛逐寒湿，通阳止痛；用乌头汤加味：

炮川乌 10 克（先煎）　炙麻黄 10 克　白芍 10 克　炙黄芪 10 克　党参 10 克　白术 10 克　炙甘草 10 克

上 7 味，加水适量，先煎乌头，待水减去 1/3，加入余药再煎，汤成去渣，温服。日 1 剂。

本方中乌头大热，长于逐寒止痛；麻黄辛温，可表散寒湿，通阳行痹；党参、白术、黄芪益气扶正，健脾化湿；白芍除血痹，利小便，助乌头通阳散寒行痹，并可使其毒从小便而去；甘草调和诸药，共奏温阳逐寒，益气固表，行痹止痛之功。

2. 湿热郁结历节痛

关节红肿发热，痛如锥刺，常涉及肢体大小关节，或伴有口渴、小便灼热等症，舌苔薄，脉数。

感受风湿等外邪，阳郁于内，郁而化热，侵犯关节，故关节红肿发热疼痛，并出现口渴，小便灼热，脉数等症。治宜清热解毒，祛湿止痛；借用三妙散加味：

苍术 10 克　黄柏 10 克　川牛膝 10 克　桑枝 15 克　老鹳草 10 克　木瓜 15

克　薏苡仁 15 克　升麻 10 克　射干 10 克　威灵仙 10 克　水牛角 30 克

上 11 味，加水适量，先煎水牛角 1 小时，然后加入前 10 味药再煎，汤成去渣，温服，日 1 剂，分 2 服。

方以苍术、黄柏、牛膝三妙散清热燥湿祛邪；加木瓜、薏苡仁除湿；桑枝清热祛风；威灵仙、老鹳草通经络，祛风湿，止疼痛；升麻、射干解毒。尤其加水牛角一药，更增强清热解毒之力。全方有桑枝引药上行，牛膝、木瓜引药下行，威灵仙通行十二经，故全身上下各处肢体疼痛均可治。

十三、鹤膝风

鹤膝风，一名鼓捶风，又名游膝风。症见一侧或双侧膝关节肿大疼痛，初肿如绵，外表皮肤颜色不改变，上下股胫枯细等。此由足三阴经先虚，复又感受风寒湿邪，而尤以湿邪为胜所致。即《金匮要略·藏府经络先后病脉证》所说的"湿流关节"。

风寒湿邪阻滞于膝部，气机壅遏，故见膝关节肿大疼痛；阴邪居于关节深处而不在外，故外表皮肤颜色不变；阴邪阻滞，气血运行不畅，股胫失于濡养，故尔变为枯细。此乃痰湿阻滞膝部，经脉不通，气血失养而然，法当燥湿化痰，温经养血，治宜内服五积散，外以白芥子捣泥敷患部。

五积散方：

苍术 10 克　陈皮 10 克　炒枳壳 10 克　川芎 10 克　当归 10 克　法半夏 10 克　麻黄 10 克　白芍 10 克　生甘草 10 克　桂心 8 克　干姜 10 克　茯苓 10 克　厚朴 10 克　白芷 8 克

上 14 味，以适量水煎药，汤成去渣取汁温服，日 2 次。

脾恶湿，方中苍术、厚朴、陈皮、甘草为平胃散，取其燥湿健脾；半夏、茯苓、陈皮、甘草为二陈汤，取其燥湿化痰，理气和中；取麻黄、白芷辛温散寒于表；取干姜、肉桂辛热散寒于里；取当归、川芎、白芍养血活血，疏通经脉；取桔梗、枳壳疏利气机，以增强祛湿化痰之力。

外敷方：

白芥子适量

上1味，捣研如泥，加酒调匀，敷于患处，外用纱布包裹。

方取白芥子辛散温通，祛痰散结，拨毒外出。

十四、疟疾

疟疾是以先恶寒，继而发热，头痛如破，随之汗出而解，如此一日一发，或间日一发，或间二三日一发，发有定时为其主要临床特点。古人认为一年四季均可以发生疟疾，而尤以秋季为多见，如《素问·疟论》说："夏伤于暑，秋必病疟。"其病因多与风邪为患有关；《内经》虽认为十二经均可以发生疟疾，然疟疾多不离少阳。临床上，余常依据《金匮要略》的有关内容，将其分为寒疟、温疟两大类。疟疾的治疗原则，初期以和解祛邪为主，中后期则常以扶正祛邪为治。

1. 寒疟

（1）柴胡桂枝汤证　症见先恶寒，后发热，或只恶寒不发热，寒多热少，发有定时，骨节烦痛，心烦微呕，心下胀闷等。

太阳经受邪，故见骨节烦痛；阳气功能失常，故见寒多热少，或只恶寒不发热；邪中少阳，故见寒热往来，心烦微呕，心下胀闷等。此为疟邪停留于太阳、少阳两经，阳气功能失常所致，法当外解太阳，内和少阳；治宜柴胡桂枝汤：

桂枝10克　黄芩10克　炙甘草8克　党参10克　白芍10克　法半夏10克　柴胡10克　生姜8克　大枣2枚（擘）

上9味，以适量水煎药，汤成去渣取汁温服，日2次。

本方即小柴胡汤与桂枝汤合方，方中桂枝、白芍、甘草、生姜、大枣是谓桂枝汤，以之外散太阳经之风邪；柴胡、黄芩、半夏、党参、甘草、生姜、大枣是谓小柴胡汤，以之和解少阳之邪。

（2）柴胡桂枝干姜汤证　症见先恶寒后发热，或只恶寒不发热，寒多热少，发作有时，胸胁胀满，小便不利，口渴而不呕，头上汗出，心烦等。

邪停太阳经，故见恶寒；邪入太阳府，膀胱气化不行，故见小便不利。邪留阳明，故见口渴，头上汗出。足少阳胆经入胸中，布胁里，胆气通于心，邪留少阳，故见寒热往来，发有定时，胸胁胀满，心烦；阳气功能受阻，故见寒多热少，或但寒不热。此为疟邪滞留三阳，阳气功能受阻所致；法当调理三阳；治宜柴胡桂枝干姜汤：

柴胡 10 克　桂枝 10 克　瓜蒌根 10 克　干姜 8 克　黄芩 10 克　炙甘草 10 克　炒牡蛎 10 克

上 7 味，以适量水煎药，汤成去渣取汁温服，日 3 服。初服微烦，复服汗出则愈。

方中取桂枝、牡蛎和解太阳之表；取干姜、瓜蒌根和解阳明之里；取柴胡、黄芩和解少阳表里；取甘草调和诸药。

【案例】

患者某，男，49 岁，住武汉市武昌区，某高等学校教师。1975 年 9 月某日就诊。发病已 6 日，每日下午发生欠伸，寒栗，体痛，继之则寒去身热口渴而头痛，然后汗出热解有如常人，惟渐肢体乏力。乃秋伤风凉，邪居风府，卫气应而病作，是则名曰"疟疾"，治宜散其风寒，调其阴阳；拟方柴胡桂枝干姜汤加味：

柴胡 15 克　黄芩 10 克　干姜 10 克　桂枝 10 克　牡蛎 10 克　花粉 10 克　炙甘草 10 克　常山 10 克　乌梅 10 克

上 9 味，以适量水煎药，汤成去渣取汁温服，日 2 次。

按：《素问·疟论》说："夫痎疟皆生于风……疟之始发也，先起于毫毛，欠伸乃作，寒栗鼓颔，腰脊俱痛，寒去则外内皆热，头痛如破，渴欲冷饮。帝曰：何气使然？原闻其道。歧伯曰：阴阳上下交争，虚实更作，阴阳相移也。"邪居风府，卫气应之则病作，故疟病蓄作有时，其气上下并居，并于阴则阴盛而阳虚，阴盛则内寒，阳虚则外寒，内外皆寒，故欠伸，寒栗，体痛；并于阳则阳盛而阴虚，阳盛则外热，阴虚则内热，外内皆热，故身热、口渴、头痛。《素问·疟论》说："疟气者，必更胜更虚，当气之所在也。病在阳，则热而脉躁；在阴，则寒而脉静。极则阴阳衰，卫气相离，故病得休。"物极必反，其邪正相搏至极，则阴阳俱衰，卫气相离，故汗出热解有如常人，邪久不去正气日伤，故渐肢体乏力。柴胡桂枝干姜汤方加味，用柴胡、桂枝、干姜祛风散寒以和阳；黄芩、花粉清热以和阴；常山、乌梅劫疟；甘草和中；牡蛎入肝软坚散结，以防气血之著肝坚结而成肝积。共奏散风寒，和阴阳，愈疟病，防坚结之效。药服 2 剂而疟解。

2. 温疟

温疟，症见只发热，不恶寒，骨节烦痛，时时呕吐，朝发暮解，暮发朝解，脉平或弦数。

伏邪化热外出，故见只发热不恶寒，邪热犯胃，胃气不和，故见时时呕吐；疟邪藏于骨髓，至春而外发，故骨节烦痛；温疟为里邪外出，而非新感，故脉平；若热邪过甚，故脉见弦数；里邪外出，故朝发暮解，暮发朝解。此为伏藏于骨髓之疟邪，至春夏外出而发，疟邪欲外出之势；法当解表清里；治宜白虎加桂枝汤：

石膏 15 克　知母 10 克　炒粳米 10 克　桂枝 10 克　炙甘草 8 克

上 5 味，以适量水煎药，煮米熟汤成，去渣取汁温服，日 2 次。

本方即白虎汤加桂枝而成，方中石膏、知母、甘草、粳米是谓白虎汤，以之清热生津；加桂枝辛温解肌，因势利导以散外发之疟邪。

单方：鬼哭丹

砒石 3 克（研）　朱砂 3 克（研）　小麦面 30 克（研）

上 3 味，合研为均匀细末，以水调和，作成饼状，置火上烤焦香。再研为极细末，磁瓶收贮备用。每用时取药末 1 克，于疟疾发作前 1 小时冲服。本方虽多为剧毒药，但每次用量较少，但用无妨，一般很少出现中毒现象。

3. 妊娠患疟

妇人怀孕患疟，症见寒热往来，发有定时，每日或间日一发。

少阳位居半表半里，疟邪进于少阳，内并于阴，则阴胜而阳虚，故见恶寒；外并于阳，则阳胜而阴虚，故见发热；阴阳交替相并，故见寒热往来，发有定时，此为疟邪进于少阳所致；法当和解少阳；治宜小柴胡汤加味：

柴胡 20 克　党参 10 克　法半夏 10 克　黄芩 10 克　甘草 8 克　生姜 8 克
青皮 10 克　大枣 3 枚（擘）

上 8 味，以适量水煎药，汤成去渣取汁温服，日 2 次。

本方即小柴胡汤加青皮而成，方取小柴胡汤和解少阳以治疟病；加青皮和厥阴以防少阳疟邪内传。

4．久疟

症见先恶寒，后发热，休作有时，寒热亦弱，倦怠乏力等。

患疟日久，正气已伤，病邪由少阳内入厥阴。《素问·至真要大论》说："帝曰：厥阴何谓？歧伯曰：两阴交尽也。"厥阴，阴气将尽而未尽，阳气已生而尚少。是退则为阴而恶寒；进则为阳而发热，故休作有时，惟正气已伤，无力与邪抗争，故见证寒热不剧；正气不能充养其体，故见倦怠乏力。此乃邪入厥阴，正气已虚，寒热错杂而然。法当寒热并投，兼以扶正，治宜乌梅丸，改丸为汤。

乌梅 12 克　细辛 6 克　制附片 10 克　黄连 10 克　黄柏 10 克　桂枝 10 克　党参 10 克　干姜 10 克　川椒 10 克　当归 10 克

上 10 味，以适量水煎药，汤成去渣取汁温服，日 2 次。

厥阴属肝，酸入肝，故方中用酸味之乌梅补肝之体；取细辛、附片、桂枝、干姜、川椒以散寒；取黄连、黄柏苦寒清热；取党参以扶正气；取当归养血活血。

单方：

炒白术适量

上 1 味，以白酒浸泡 1 周后，每日饮 1 小盅。

方以白术益气健脾，补正祛邪，正复邪自去；且借酒之辛散以行药力。

5．牡疟

牡疟，症见恶寒，发热，寒多热少，休作有时。

疟邪伏藏于心间，心为牡藏，故称其为牡疟。疟伏于心，心阳被阻不能外达，故见其恶寒多；疟伤心阳，心阳不足，故见发热少，且休作有时。此乃疟邪伏藏心间，心阳受损所致；法当助阳截疟；治宜蜀漆散加味：

蜀漆 10 克（洗去腥）　云母 10 克（烧 2 昼夜）　龙骨 10 克　制半夏 10 克　陈皮 10 克　党参 10 克　甘草 8 克

上 7 味，研为细末收贮备用。每用时取药末 10 克，于疟疾发作前

1~2 小时，以开水送下。

方中蜀漆为常山之苗，取其截疟；因其阳虚多寒，故取云母、龙骨助阳扶正，且云母能升清阳之气，使阳气达于外。蜀漆具有涌吐之性，故取龙骨、半夏、陈皮降逆和胃；取党参、甘草培土益气，以防蜀漆伤伐胃气。

6．劳疟

症见恶寒发热，稍劳即发，或兼见口咽干燥，尿黄等。

疟疾日久，邪未尽除，故见恶寒，发热；《素问·举痛论》说："劳则气耗。"疟久伤正，劳则正气愈益受伤，故每遇劳则发作；病久伤阴，故或见口咽干燥。此为疟邪未尽，阴液受损所致；法当截疟扶正；治以《千金方》蜀漆丸：

蜀漆 10 克　知母 10 克　麦门冬 10 克　白薇 10 克　升麻 8 克　地骨皮 10 克　鳖甲 15 克　常山 10 克　炙甘草 8 克　玉竹 10 克　石膏 10 克　淡豆豉 8 克　乌梅 10 克

上 13 味，研末，炼蜜为丸如梧桐子大，每服 10 丸，温水送下，日 2 次。

方中取常山、蜀漆截疟邪；取鳖甲、麦冬滋阴补液；取乌梅配甘草酸甘化阴；取知母、石膏、白薇、地骨皮以清热；取玉竹配甘草味甘以扶佐正气；少佐升麻、淡豆豉以升散其清阳之气。

7．疟母

症见疟疾未愈，胁下结有痞块，腹胀，食欲不振等。

疟病日久，正气已伤，疟邪未尽，疟邪与痰、食、血等有形之物，搏结不散，日积月累，形成痞块，痞块内阻，气机不畅，故见腹胀；胁下属肝，肝木伤伐脾土，脾运失常，故见食欲不振。此为疟邪与痰、食、血相结于胁下所使然；法当活血祛瘀，软坚散结，兼以扶正；治宜鳖甲煎丸：

炙鳖甲 12 分　烧射干 3 分　黄芩 3 分　柴胡 6 分　炒鼠妇 3 分　干姜 3 分　大黄 3 分　白芍 5 分　桂枝 3 分　炒葶苈 1 分　石韦 3 分（去毛）　厚朴 3 分　赤硝 12 分　瞿麦 2 分　紫葳 3 分　制半夏 1 分　党参 1 分　䗪虫 5 分　阿胶 3 分炙　炙蜂窝 4 分　炒䗪螂 6 分　桃仁 2 分　丹皮 5 分（去心）

上 23 味，按上述比例配剂，除鳖甲外，余药研为细末备用。取煅灶下灰适量，置一容器中，加酒浸泡，待酒减半时，加鳖甲于其中，煮烂如胶时，绞取汁与前药末混合为丸如梧桐子大，6～7 丸空腹服下，日 3 服。

方中鳖甲咸平，软坚散结，尤其经煅灶灰酒浸煅制后，更能入肝藏消瘀血而破癥瘕，配合鼠妇、䗪虫、蜣螂、蜂窝、桃仁、丹皮、大黄、白芍、赤硝、紫葳以破血消瘀，推陈致新；取厚朴、半夏、葶苈、射干、瞿麦、石韦理气化痰利小便；取人参、干姜佐以柴胡、半夏为小柴胡汤之法和解少阳；取阿胶、白芍、桂枝疏达肝气而润风燥；大黄、赤硝以攻下积滞。

如疟疾已愈，惟左胁下结有痞块而不消者，可用党参、山药、白术、芡实、莲子、沙参、玉竹、茯苓、陈皮、炙甘草等份，共研细末，过筛，与同等量炒糯米粉拌合均匀，稍加白糖，每服一汤匙，早晚各 1 服，开水送下。

十五、痢疾

痢疾，是以腹痛，里急后重，下痢脓血为其主要临床特点的一种肠道疾病，初期多为湿热之邪壅滞肠道。肝欲疏泄而不能，肺欲收敛而不得，致使气机不畅，传导失常，进而湿热灼伤肠道络脉，气血郁滞，腐败气血。

1. 痢疾初起

痢疾初起的前 3 天，如果没有明显的热象，病人仅表现为腹部疼痛，里急后重，下痢赤白脓血等。

湿热郁积，气机阻滞不通，故见腹痛，里急后重；湿热积滞，腐败气血，故见下痢脓血。此乃湿热郁结，气机阻滞；法当清利湿热，行气活血；治宜芍药汤方：

白芍 10 克　黄芩 10 克　甘草 8 克　黄连 10 克　大黄 10 克　槟榔 10 克　当归 10 克　肉桂 3 克　广木香 8 克　干姜 10 克

上 10 味，以适量水煎药，汤成去渣取汁温服，日 2 次。如果里急后重太甚，可加枳壳 10 克，桔梗 10 克。

《素问·至真要大论》说："湿淫于内……以苦燥之。"方中取黄芩、黄连、大黄苦寒清热、燥湿，通利肠胃积滞；取当归、白芍走血分养血活血；取广木香、槟榔行气导滞；少佐肉桂、干姜辛以散之，以助行气之力，合《素问·藏器法时论》"肝欲散，急食辛以散之"旨意；以甘草甘缓和中，以缓急迫。如果里急后重太甚，则加枳壳、桔梗疏利气机，以加强行气之力。此所谓"行血则便脓自愈，调气则后重自除"。

2. 热痢

痢疾以热为主，热重于湿，症见腹部疼痛剧烈，下痢脓血，里急后重，身热，烦躁，口渴，尿黄赤而热，舌质红绛，舌苔黄燥，脉滑数等。

湿热郁滞，薰蒸肠胃，腐败气血，下趋肠道，故见下痢脓血；气机阻滞，故见腹部疼痛剧烈，里急后重；里有郁热，故身热，脉滑数；热扰心神，故烦躁；热邪灼伤津液，故口渴，尿黄赤而热，舌质红绛，舌苔黄燥。此乃湿热蕴结肠胃，热重于湿；法当清热燥湿，养血活血；治宜白头翁汤方加味：

黄柏10克　黄连8克　白头翁15克　秦皮10克　当归10克　赤芍10克

上6味，以适量水煎药，汤成去渣取汁温服，日2次。若里急后重较甚，加枳壳10克、桔梗10克。

方中重用白头翁苦寒清热，凉血止痢；取秦皮、黄连、黄柏清热燥湿，是谓白头翁汤，清热燥湿止痢；加当归、赤芍入血分养血活血。若里急后重较甚，表明气滞尤重，故加枳壳、桔梗以疏利气机。

3. 冷痢

症见下痢白色冻子，里急后重，腹痛，肠鸣，四肢不温，小便清长，苔白，脉沉紧。

寒湿内停，脾阳被困，运化失职，故见下痢白色冻子；寒湿阻遏，气机郁滞，阳气不通，故见里急后重，腹痛，四肢不温，小便清长；气行击水，故肠鸣；苔白，脉沉紧亦为寒湿内滞所致。此为寒湿内积所使然；法当温中散寒，涩肠止痢；治宜大桃花汤：

赤石脂10克　干姜10克　当归10克　炒白术10克　龙骨10克　牡蛎10

克　制附片 10 克　甘草 8 克　白芍 10 克

上 9 味，以适量水煎药，汤成去渣取汁温服，日 2 次。

方中取干姜、附片温中祛寒，散郁行滞；取白术、甘草燥湿健脾；取赤石脂、龙骨、牡蛎收涩止痢；取当归、白芍养血活血以和肝。共奏温中补虚，散寒止痢之功。

4. 虚极下痢

素体虚弱之人，复感湿热之邪，而成下痢。症见下痢脓血，里急后重，小腹疼痛，身热；或兼见口渴，精神疲惫，头晕眼花，苔白，脉虚弱而数等。

湿热郁滞，熏蒸肠胃，腐败气血，故见下痢脓血；湿热郁滞，气机不畅，故见里急后重，小腹疼痛；热郁于里，故见身热；热伤津液，故口渴；血虚清窍失养，故头晕眼花；气血不足，故见精神疲惫，苔白，脉虚弱而数。此乃气血虚弱，湿热内郁使然；法当清热燥湿，益气补血；治宜白头翁汤加甘草阿胶汤方：

白头翁 12 克　黄连 10 克　黄柏 10 克　秦皮 10 克　甘草 10 克　阿胶 10 克（烊化）

上 6 味，以水适量先煎前 5 物，去渣取汁，纳阿胶于药汁中烊化，温服，日 2 次。

《金匮要略·妇人产后病脉证治》说："产后下痢虚极，白头翁加甘草阿胶汤主之。"这里借用其治疗血虚下痢颇为对证。方中重用白头翁苦寒清热，凉血止痢；取黄连、黄柏、秦皮苦寒清热燥湿；取阿胶滋养阴血；取甘草缓中补虚，调和诸药，取"热淫于内……佐以甘苦"之义。

【案例】

患者某，女，35 岁。1969 年 8 月 9 日就诊。1969 年 8 月 5 日发病，发热，下痢红白黏冻，且时伴以鲜血，1 日达二、三十次，里急后重，痛苦不堪，口渴欲饮水，恶心欲吐，食欲不振。经他医治疗未效而于 8 月 9 日就诊于余。诊见形体消瘦，精神困惫，舌苔黄，脉细数。此乃湿热郁遏肠道，气血郁滞，拟白头翁汤加味：

白头翁 12 克　黄连 10 克　黄柏 10 克　广木香 6 克　秦皮 10 克　当归 12

克 炒枳壳 10 克 桔梗 10 克

上 8 味，以适量水煎药，汤成去渣取汁温服，日 2 次。服 2 剂未效，此乃气滞不重，而热甚血伤尤深，故于上方中去疏利气机之桔梗、枳壳；加槐花 12 克、地榆 15 克凉血止血：

白头翁 12 克 黄连 10 克 黄柏 10 克 广木香 6 克 秦皮 10 克 当归 10 克 槐花 12 克 地榆 15 克

上 8 味，以适量水煎药，汤成去渣取汁温服，日 2 次。服药 1 剂，发热，口渴，恶心等症消失，食欲好转，表明热邪稍退，胃气渐顺。然仍下痢红白黏冻，1 日夜二、三十次，里急后重，困惫异常。仍以原方加减：

白头翁 12 克 黄连 10 克 黄柏 10 克 广木香 6 克 秦皮 10 克 当归 12 克 炙甘草 10 克 地榆 30 克 阿胶 12 克（烊化）

上 9 味，以适量水先煎前 8 物，去渣取汁，纳阿胶于药汁中烊化，温服。药服 1 剂，大便转为正常，红白黏冻全无，里急后重消失，痢疾已愈。再以其方 1 剂巩固疗效。

按：湿热郁遏，熏蒸于肠胃，腐败气血，奔迫于后阴，而为下痢红白黏冻，且时伴以鲜血。血气瘀滞，气机不畅，故里急后重，下痢 1 日夜达数十次。胃气失降，故恶心欲呕，且食欲不振。热盛于身则发热，口渴欲饮水，舌苔黄，脉细数，其病为湿热痢而热重于湿，治本《伤寒论·辨厥阴病脉证并治》"热痢下重者，白头翁汤主之""下痢欲饮水者，以有热故也，白头翁汤主之"之法，以白头翁汤泄热燥湿，凉血解毒为主，加当归行血以愈便脓，加广木香调气，枳壳、桔梗疏利气机以除后重。服药 2 剂未见稍效，遂以其邪热过甚而减去疏利气机之桔梗、枳壳，加入槐花、地榆以增强凉血泄热之力。服药后，发热、口渴、恶心等症消失，食欲亦好转；但下痢红白黏冻伴鲜血之症不减轻，1 日夜仍为数十次，里急后重，困惫不堪；舌苔黄，脉细数。此乃劳累体弱之故，遂本《金匮要略·妇人产后病脉证治》"产后下痢虚极白头翁加甘草阿胶汤主之"之法，于上方减凉血之槐花，加入阿胶以养阴止血，炙甘草资汁补中，助正气以除湿热。患者虽非产后，但其痢前身体衰弱，与"下痢虚极"实为相似，故服药 1 剂，即正复邪退大便转为正常，红白黏冻全无，里急后重消失，痢疾告愈。

5. 阳虚久痢

阳气虚弱，下痢日久，症见下痢脓血，轻微里急后重，或无里急后重；同时兼见神疲气弱，腹痛喜温，按之痛止，舌淡白，脉迟弱或细微等。

脾阳虚弱，温煦无力，故见神疲气弱，腹痛喜温，按之痛止，舌淡白，脉迟弱或细微；脾失统御，故见下痢日久，泻下脓血；气滞未甚，故见里急后重轻微，或无里急后重。此乃脾阳虚弱，固摄无力，法当温中涩肠，治宜桃花汤方：

干姜 8 克　炒粳米 10 克　赤石脂 20 克（一半研为细末另包）

上 3 味，除一半赤石脂研末外，其余各药以适量水煎，汤成去渣取汁，内赤石脂末于药汁中搅匀温服，日 2 次。如果兼见泻下脓血黑便，加当归 10 克、川芎 10 克、红花 10 克、蒲黄 10 克；如果兼见少气无力，可于方中加党参 10 克、炒白术 10 克。

方中取干姜温中散寒；取粳米健脾益气，以助固摄之力；取赤石脂涩肠而止泻痢。3 味相合，从而达到温中散寒，涩肠止痢之目的。如果出现脓血黑便，表明瘀血阻滞，所以加当归、川芎、红花、蒲黄养血活血；如果见少气无力，表明脾气虚弱，故加白术、党参健脾益气。

【案例】

患者某，女，48 岁，1954 年 8 月患痢疾，时缓时剧，绵延 20 年。经武汉、北京等地医院治疗未效，后剖腹探查诊断为结肠溃疡。1974 年 6 月就诊于余。诊见患者形体消瘦。食欲不振，面色少华，常畏寒；大便时下脓血，便色乌黑，下血前常有多汗、小腹急痛，但无后重感，大便无血时则稀溏而色如果酱，或带白色黏液。近来发生上腹部满胀，每于饥饿时刺痛，得食则减，遇寒则剧，口泛酸水。月经时断时潮；经前小腹刺痛，经色乌黑，脉沉迟细弱，治以桃花汤加味：

赤石脂 30 克　干姜 6 克　党参 12 克　炒粳米 15 克　当归 24 克　川芎 9 克　炒白术 12 克　炙甘草 9 克　白芍 15 克　延胡索 12 克　红花 9 克　桂枝 6 克　蒲黄炭 9 克

上 13 味，以适量水煎药，汤成去渣取汁温服，日 2 次。服药 5 剂，大便基本成形，下血停止，便色转正常，汗出之症消失，畏寒减轻，精神、食欲、面色均好转，惟稍劳则小便遗出。仍拟原方去红花加炙黄芪12克。服6剂，诸症悉退，仅大便稍稀，仍以原方去桂枝、蒲黄炭，加山药12克、广木香4克以善其后。

又服药11剂，大便完全恢复正常，食欲转佳，体重增加，形体渐盛，诸症减退，其病告愈。

按：患者脾肾虚寒，肠滑不固，故久久下痢以至20余年不愈，虽病痢而无后重感。气虚阳弱，则精神疲乏，食欲不振，面色少华，畏寒，痢前多汗或大便带白色黏液以及腹部饥饿则痛，遇寒则剧，口泛酸水，脉沉迟细弱。络伤血瘀，则大便色黑或如果酱，上腹部刺痛。月经前小腹刺痛，经色乌黑，亦为血瘀之征。病久则经血亏损，故形容消瘦。遂本《金匮要略·呕吐哕下利病脉证治》"下利便脓血者，桃花汤主之"之法，以桃花汤涩肠固滑以止下痢，加党参、白术、炙甘草补脾益气，加当归、川芎、白芍、红花、延胡索、蒲黄炭养血活血、止痛止血，加桂枝通阳温经，以助血行。服后精神、食欲、畏寒、大便均好转，下血及汗出亦止，惟劳则小便遗出，故于方中减破血之红花，加炙黄芪益气补虚以固摄，继之再去温通止血之桂枝、蒲黄炭，加山药以益脾固涩，广木香利气以防补药之壅。

6. 下痢脾陷

下痢日久，症见泻痢滑脱不禁，脱肛，腹痛食少，苔白，脉迟细。

脾气下陷，失于固摄，故见下痢滑脱不禁、脱肛；脾气虚弱，温煦无力，失于健运，故见腹痛，苔白，脉迟细，食少。此乃久痢脾虚下陷，同摄无权，法当温补脾肾，升阳举陷，治宜真人养藏汤方：

党参10克　炒白术10克　炙甘草10克　肉桂10克　广木香6克　当归10克　白芍10克　肉豆蔻10克（面裹煨）　炙罂粟壳10克　诃子皮10克（面裹煨）

上10味，以适量水煎药，汤成去渣取汁温服，日2次。

方中取党参、白术、炙甘草健脾益气，升阳举陷；取肉桂、肉豆蔻温阳止泻；取炙罂粟壳、诃子皮固肠止滑；取当归、白芍养血活血止痛；取广木香疏利气机。10味相合，共收益气举陷、固肠止痢之效。

7. 久痢

下痢日久，时轻时重，痢下赤白脓血，腹痛，里急后重。

下痢日久，正气受伤，热邪末尽，故见下痢赤白脓血，腹痛，里急后重。此乃病入厥阴，其经寒热错杂所使然，法当寒热并投，治宜乌梅丸加味，改丸为汤：

乌梅 10 克　干姜 10 克　黄连 10 克　当归 10 克　蜀椒 10 克　细辛 6 克　制附片 10 克　桂枝 10 克　黄柏 10 克　广木香 6 克　党参 10 克

上 11 味，以适量水煎药，汤成去渣取汁温服，日 2 次。

方中取乌梅酸收止痢；取干姜、附片、蜀椒、桂枝、细辛温里通阳；取黄连、黄柏苦寒清热，以厚肠胃；取当归养血活血；取党参益气补虚；取广木香行气通滞。

8. 噤口痢

下痢赤白脓血，腹痛，里急后重，恶心呕吐，不能食，精神疲乏，舌苔黄腻等。

湿热疫毒蕴结肠胃，腐败气血，故见下痢脓血；湿热阻滞，气机不利，故见腹痛，里急后重；胃失和降，故见不能食，恶心呕吐；湿热上泛于口，故见舌苔黄腻；下痢伤损脾胃，故见精神疲乏。此乃湿热疫毒熏灼肠胃，正气受伤所致，法当败毒祛湿，疏利气机，培中固本，治宜食廪散：

党参 10 克　茯苓 10 克　甘草 8 克　前胡 10 克　川芎 10 克　羌活 10 克　独活 10 克　桔梗 10 克　柴胡 10 克　炒枳壳 10 克　陈仓米 20 克

上 11 味，研为细末备用。每用时取药末 20 克，以生姜 10 克、薄荷 10 克煎水送服。

方中取羌活、独活燥湿；取党参、茯苓、甘草、陈仓米、生姜健脾和胃降逆；取柴胡、前胡一升一降通达上下；取桔梗、枳壳疏利气机；取川芎行血中之气；取薄荷以升清阳。

十六、腹泻

腹泻，又称"泄泻"。以排便次数增多，大便稀薄，甚至泻出如水为其主要临床特点。《素问·至真要大论》说："诸厥固泄，皆属于下。"文中"泄",即今之所谓"腹泻",表明腹泻与脾、胃、大肠、小肠、肾等藏府关系比较密切。就其性质而言,有属寒、属热、属虚、属实之不同,临床当依其具体症状辨证而治。

1. 湿热下注腹泻

湿热下迫肠道,症见腹痛,腹泻,泻下急迫,势如水注,色黄而臭,肛门灼热,心烦,口渴,小便黄赤,舌苔黄腻,脉濡数。

湿热滞于肠胃,气机阻滞,故见腹痛;湿热下趋肠道,燥化不行,故见腹泻,肛门灼热;热性急迫,故见泻下急迫,势如水注;热邪郁遏,故见大便泻水,色黄而臭;热伤津液,津液不能上承于口,故见口渴,小便黄赤;热邪内扰,心神不宁,故见心烦;舌苔黄腻,脉濡数,亦为湿热之征,此乃湿热郁滞,下迫肠道所致,法当清热燥湿,治宜葛根芩连汤:

葛根 10 克 黄连 10 克 炙甘草 10 克 黄芩 10 克

上 4 味,以适量水煎药,汤成去渣取汁温服,日 2 次。

方中取大苦大寒之黄连、黄芩寒以清热,苦以燥湿,且借其苦味以厚肠胃;取葛根生津止渴;取甘草益气培土,以防苦寒太过伤伐胃气,且可调和诸药。

2. 气化不利腹泻

膀胱气化不利,症见腹泻,呕吐,烦渴欲饮,小便不利,苔白脉浮;或见寒热等。

膀胱不能化气行水,故见小便不利;水液内停,下趋肠道,故见腹泻;水邪犯胃,胃气上逆,故见呕吐;气化不行,津液不能上承于口,故见烦渴欲饮;膀胱外应皮毛,故或见寒热。此乃膀胱气化失职,水湿下趋肠道而然,法当化气行水,淡渗利湿,治宜五苓散:

猪苓 10 克 茯苓 10 克 炒白术 10 克 泽泻 10 克 桂枝 10 克

上 5 味以适量水煎药,汤成去渣取汁温服,日 2 次。多饮温水。

方中取桂枝辛温化膀胱之气,"气化则能出焉";取茯苓、猪苓、泽泻淡渗利尿,使水湿之气由小便而去,此所谓利小便而实大便;取白术培土以燥湿;若兼见寒热,则膀胱之邪外应皮毛,五苓散化气利水,多饮温水以助汗出,膀胱邪去则寒热自退。

内科病证

3. 水热互结腹泻

水与热结，症见腹泻，小便不利，口渴欲饮，心烦不眠，苔黄脉数。

水热互结，水不化气，故见小便不利；津液不能上承于口，故见口渴欲饮；水湿内停，直趋肠道，故见腹泻；热邪伤阴，心神失养，故见心烦不眠；热邪内结，故见苔黄脉数。此乃热与水结，阴液受伤所致，法当滋阴利水，治宜猪苓汤：

猪苓10克　茯苓10克　泽泻10克　滑石10克　阿胶10克（烊化）

上5味，以适量水先煎前4物，待水减半，去渣取汁，纳阿胶于药汁中烊化，搅令均匀温服，日2次。

方中取阿胶养血滋阴；取滑石清热利水；取猪苓、茯苓、泽泻淡渗利尿，使水得归故道则泻痢自止，此即利小便则实大便。

4. 肝气乘脾腹泻

肝木克脾，症见腹痛，痛则欲泻，泻而不爽，且有下坠感，泻后痛止；兼见嗳气食少，苔薄，脉弦等。

肝主疏泄，脾主运化；肝气不调，脾失健运，水湿内停，阻遏气机，故见腹痛；水湿下趋肠道，故见腹泻；肝木乘脾而疏泄失权，故见腹痛欲泻，泻而不爽；脾气郁滞，故见嗳气食少；内无食滞，故苔薄；弦为肝脉。此乃肝脾不和，肝气横逆乘脾，法当扶脾抑肝，治宜痛泻要方：

炒白术10克　炒白芍10克　防风10克　炒陈皮10克

上4味，以适量水煎药，汤成去渣取汁，温服，日2次。

方中取白芍、防风以抑肝散邪；取白术、陈皮健脾行气，合奏抑肝扶脾之功效。

5. 水停气滞腹泻

水停气滞，症见腹泻，小便短少，脘腹胀满，舌苔白腻等。

脾失健运，水湿内停，下趋肠道，故见腹泻；水湿阻遏，膀胱气化失常，故见小便短少；湿邪壅遏，气机阻滞，故见脘腹胀满，舌苔白腻。此乃脾胃不和，水湿内停，气机阻滞所致，法当宽中行气，健脾利尿，治宜胃苓汤：

桂枝 10 克　茯苓 10 克　炒白术 10 克　泽泻 10 克　猪苓 10 克　苍术 10 克　厚朴 10 克　陈皮 10 克　甘草 6 克

上 9 味，以适量水煎药，汤成去渣取汁温服，日 2 次，泻久肢冷者，加附片 8 克，干姜 10 克。

方中取厚朴、陈皮宽中行气；取白术、苍术、甘草健脾燥湿；取桂枝通阳化气；取茯苓、猪苓、泽泻淡渗利湿；使水湿之气由小便而去，水湿去则腹泻自止。泻久肢冷，为阳衰寒盛，加附片干姜以温阳祛寒。

6. 脾胃虚寒腹泻

脾胃虚寒，症见腹泻，肠鸣，泻下清稀，四肢不温，食欲不振，食后脘腹胀满，面色萎黄，精神倦怠，舌淡苔白，脉缓弱等。

《金匮要略·痰饮咳嗽病脉证并治》说："水走肠间，沥沥有声。"脾虚失运，水湿内停，气行击水，故见肠鸣；水湿下趋肠道，故见腹泻；脾阳不足，温煦无力，故见泻下清稀，四肢不温；胃纳失常，脾亦失其运化之能，故食欲不振，食后脘腹胀满；脾胃虚弱，故见面色萎黄，精神倦怠，舌淡苔白，脉缓弱。此乃脾胃虚寒而然，法当温补脾胃，治宜理中汤：

党参 10 克　干姜 10 克　炒白术 10 克　炙甘草 10 克

上 4 味，以适量水煎药，汤成去渣取汁温服，日 2 次。寒甚而四肢厥冷者，可加熟附子 10 克，为附子理中汤。

方中取党参、白术、甘草健脾益气；取干姜温中散寒，4 味相合，共奏温补脾胃之效。如见寒邪盛而四肢厥冷者，加熟附片以温阳散寒。

7. 肾阳衰弱腹泻

肾阳虚弱，症见天明之前，脐周即痛，肠鸣即泻，泻后痛减，腹部畏寒，形寒肢冷，舌淡白，脉沉细等。此即所谓"五更泄"。

《灵枢·顺气一日分为四时》说："以一日分为四时，朝则为春，日中为夏，日入为秋，夜半为冬。"《金匮要略·藏府经络先后病脉证》说："冬至之后，甲子夜半少阳起，少阳之时，阳始生，天得温和。"肾阳虚弱，阳气不振，夜半之后，阳气始生，人身阳气得自然界阳气之助，故见天明之前，脐周即痛，腹痛即泻，泻后邪除，故见泻后痛减；阳失于温煦，故见腹部畏寒，形寒肢冷，舌淡苔白，脉沉细。此乃肾阳衰虚，阳气不振所致，法当温脾补肾，治宜四神丸加味，改丸为汤：

补骨脂10克　肉豆蔻10克（面裹煨）　吴茱萸10克　五味子8克　生姜5克　大枣2枚（擘）

上6味，以适量水煎药，汤成去渣取汁温服，日2次。

方中取补骨脂温补肾阳，取吴茱萸燥湿散寒；取五味子、肉豆蔻涩肠止泻；取生姜和胃，大枣培土。

8. 沉寒痼冷腹泻

（1）温脾汤证　症见腹泻日久，泻下稀水，腹胀，腹痛，手足厥冷，苔白，脉沉紧等。

阴寒内积，脾阳被遏，运化失职，水湿停蓄，下趋肠道，故见腹泻，泻下稀水；阴寒内盛，阳气不通，气机阻滞，故见腹胀，腹痛；《灵枢·终始》说："阳受气于四末。"脾主四肢，脾阳受阻，阳气不能达于四末，故见手足厥冷；苔白，脉沉紧则为阴寒痼结之象。此乃阴寒内盛，阻遏脾阳所致，法当温中散寒，攻逐冷积，治宜温脾汤：

党参10克　干姜10克　制附片10克　大黄8克　炙甘草8克

上5味，以适量水煎药，汤成去渣取汁温服，日2次。

方中取干姜温中散寒，以复脾阳；取大辛大热之附片攻逐陈寒痼冷；取党参、甘草益气健脾；陈寒内结，非大黄不能去其结，故取大黄以荡涤之，其性味虽苦寒，然与附子、干姜之品同用，则附片、干姜逐寒，大黄去结，各收其功，共奏攻逐阴寒痼结之效。

（2）三物备急丸证　寒实积滞，症见腹泻，每年按时而发，腹部胀痛，四肢不温，脉沉结等。

陈寒内积，下之未尽，阻遏阳气，脾不转运水湿，水湿下趋肠道，故见腹泻；脾属土主信，故其泄泻至其年月日时复发；阳气受阻，不能达于四末，故见四肢不温；气机阻滞不通，故见腹部胀痛；寒积于内，脉道不利，故见脉沉结。此乃陈寒积滞于内所使然，法当峻下寒积，治可借用三物备急丸：

大黄30克　巴豆30克（去皮心炒，研如脂）　干姜30克

上3味，先将大黄、干姜共捣研细，加入巴豆研匀，炼蜜为丸如黄豆大，密贮备用。每用时取3~4丸，温开水送下，须臾当泻。若不泻

吃热粥 1 碗，若泻而不止，吃冷粥 1 碗。若证无四肢不温，脉沉结；而兼见口渴、尿黄，此为热邪积滞未尽，当用大承气汤峻下热积。此皆为"通因通用"法也。

方中取干姜温中散寒，振奋脾阳；取辛热之巴豆，峻逐寒积；取大黄伍干姜、巴豆攻逐冷积。

十七、呕恶

呕吐与恶心同类，均是胃气上逆的一种表现形式。很多原因都可以引起恶心或呕吐，临床上可根据呕吐的情势，呕吐物，以及呕吐的兼夹症，进行辨证施治。

1. 宿食停积

（1）食积上脘　症见病人泛泛欲吐，而以吐出为快，如若吐之不出，则见脘腹胀满，厌食，恶闻食臭等。

食停胃脘、胃失和降，故见泛泛欲吐；气机阻滞，故见脘腹胀满，吐之不出，且以吐出为快；饮食停滞，受纳失职，故见厌食，恶闻食臭，此乃宿食停积于上脘所致；《素问·阴阳应象大论》说："其高者，因而越之。"法当因势利导，涌吐宿食；《金匮要略·腹满寒疝宿食病脉证治》说："宿食在上脘，当吐之，宜瓜蒂散。"所以治宜瓜蒂散：

瓜蒂炒黄、赤小豆等份

上 2 味，共研为极细末收贮备用，每用时取药末 5 克，用香豆豉煮汁调和，温服；不吐再稍加药末，以快吐为度。本方催吐力较强，若非体壮者不可用。若药未备，缓不济急，可以手指或盐汤探吐。

方中瓜蒂味苦，赤小豆味酸，经云："酸苦涌泻为阴。"本方酸苦相合，健胃助消化，故以之煎汁，和散温服，以得快吐而止。

（2）食积中脘　症见微有恶心，嗳腐泛酸，腹部胀满，不思饮食。

饮食停积，胃失和降，故见恶心；食滞化腐，故见嗳腐泛酸；饮食停积，气机不行，故见腹部胀满，不思饮食。此为饮食内停，脾胃不和所致，法当健脾、消食、导滞，治宜平胃散加味：

苍术 10 克　陈皮 10 克　炒枳实 10 克　厚朴 10 克　神曲 10 克　炒麦芽 10 克　生姜 8 克　焦山楂 10 克　莱菔子 10 克　炙甘草 6 克

上 10 味，以适量水煎药，汤成去渣取汁温服，日 2 次。胀甚者，加大黄 8 克。

方中取苍术、甘草、生姜健脾和胃降逆；取陈皮、厚朴、枳实行气宽中；取神曲、麦芽、山楂、莱菔子消食导滞。腹部胀甚，则积滞亦甚，故加大黄以攻下之。

2. 脾胃虚寒

（1）大半夏汤证　症见胃反呕吐，朝食暮吐，暮食朝吐，宿谷不化，神倦乏力，大便燥结等。

胃气不降，而反上逆，故见胃反呕吐；胃失腐熟之力，脾失消磨之用，故见朝食暮吐，暮食朝吐，而吐出物为宿谷不化；脾气虚弱，运化无力，精气不足，故见神倦乏力，大便燥结。此乃脾胃虚弱，失其受纳和运化之职，法当安中补虚，降逆润燥，治宜大半夏汤：

法半夏 10 克　党参 10 克　蜂蜜 30 克

上 3 味，以适量水煎药，汤成去渣取汁温服，日 2 次。

方中取半夏降逆止呕；取党参、蜂蜜补虚益气，安中和胃。

（2）吴茱萸汤证　症见食则欲呕，或呕吐而胸部痞满，或干呕头痛吐涎沫等。

脾胃虚弱，胃纳失权，故食则欲呕；升降失调，浊气上逆，塞于胸中，故呕吐而胸中痞满；胃中虚冷，湿浊随肝气上逆，故见干呕头痛，吐清稀涎沫。此乃脾胃虚寒，升降失职所致，法当温中散寒，益气降逆，治宜吴茱萸汤：

吴茱萸 10 克　党参 10 克　生姜 8 克　大枣 4 枚（擘）

上 4 味，以适量水煎药，汤成去渣取汁温服，日 2 次。

方中取吴茱萸、生姜温胃散寒，降逆止呕；取党参、大枣补虚益气。

（3）理中汤证　症见呕吐，腹痛，不渴，大便稀溏，尿清长，或肢冷等。

胃气不降，而反上逆，故见呕吐；脾虚不运，水湿内留，故不渴；水湿下趋肠道，故便溏；脾胃虚寒，阳气失司，故见腹痛，肢冷，尿清长。此乃脾胃虚寒，升降失常而然；法当温中散寒，健脾益气；治宜理中汤：

党参 10克　干姜 10克　炒白术 10克　炙甘草 8克

上 4 味，以适量水煎药，汤成去渣取汁温服，日 2 次。如大便带白色黏液时，干姜可加至 12克；如大便带黄色黏液，加黄连 8克；如筋脉拘急，加制附片 10克，是谓附子理中汤。

方中取干姜温中散寒；取党参、白术、甘草健脾益气。如大便带白色黏液，表明寒重，故加重干姜以温中散寒；大便带黄色黏液，表明中有热邪，故加黄连以清热；如见筋脉拘急，表明寒邪尤甚，经脉不通，故加附片逐寒。

3. 胃热呕吐

胃中有热，症见食下即吐出，口渴，大便燥结等。

《素问·至真要大论》说："诸逆冲上，皆属于火。"胃中实火，逆而上冲，故见食下即吐；热邪内结，灼伤津液，故上见口渴，下见大便燥结。此乃胃中实热所致；法当清热泻火，治宜大黄甘草汤：

大黄 12克　甘草 5克

上 2 味，以适量水微煎，去渣取汁温服，日 2 次。

方中重用大黄苦寒泻热通便，导肠胃之热下行；少佐甘草和中。

4. 肝木犯胃呕吐

（1）小柴胡汤证　症见喜呕，心烦，发热，或寒热往来，口苦，咽干，目眩等。

热郁肝胆，逆而上冲，故见口苦；《灵枢·经脉》说："足厥阴之脉……上贯膈，布胁肋，循喉咙之后，上人颃颡，连目系……"肝胆郁热，循经上冲，故见咽干，目眩；胆气通于心，故见心烦；肝木横逆，脾土受伐，胃气上逆，故见喜呕；肝属木，故脉弦；热郁则发热，肝胆为表里，少阳属胆，位居半表半里，故或见寒热往来。此乃肝胆郁热，迫胃上逆所致，法当清利肝胆，益气和胃，治宜小柴胡汤：

柴胡 20克　黄芩 10克　党参 10克　生姜 10克　法半夏 10克　甘草 8克
大枣 3枚（擘）

上 7 味，以适量水煎药，汤成去渣取汁温服，日 2 次。

方中取柴胡、黄芩清利肝胆；取半夏、生姜和胃降逆；取党参、甘

内科病证

草、大枣益气扶正。

（2）左金丸证　症见恶心呕吐酸水，胁肋疼痛，胃脘痞满，嗳气泛酸，口苦舌红，脉弦数等。

《素问·至真要大论》说："诸逆冲上，皆属于火，诸呕吐酸，皆属于热。"火热一气，肝郁化火，故见胁肋疼痛，嗳气，口苦，舌红，脉弦数；肝在味为酸，肝木横逆犯胃，胃气上逆，则呕吐酸水；气滞中焦，故见胃脘痞满。此乃肝郁化火，火犯脾胃所致；法当清泻肝火，佐金平木；治宜左金丸加味：

黄连180克（姜汁炒）　吴茱萸30克（盐水泡）　煅瓦楞子50克

上3味，共研为极细末，水泛为丸，每丸约重3克，每用时取1丸，温开水送下。

肝在五行属木，为心火之子，方中重用黄连苦寒以泻心火助肺金而抑肝邪，祛酸止呕，取"实则泻其子"之意，少佐吴茱萸入肝，下气降逆；加瓦楞子以增强制酸之力。

5．阴盛阳微呕吐

阴盛阳少，症见呕吐，口不渴，恶寒倦卧，四肢厥冷，腹痛，下利清谷，尿清等。

脾肾阳虚，火不生土，阴寒上犯，致胃气上逆，故见呕吐；阴寒内盛，寒主收引，阴阳气不相顺接，故恶寒倦卧，四肢厥冷；脾阳虚弱，阳气不通，运化无力，故见腹痛，下利清谷，尿清。此乃脾肾阳虚，阴寒内盛所致；《素问·至真要大论》说："寒淫于内，治以甘热"，法当温阳散寒，治宜四逆汤：

生附子10克　干姜10克　炙甘草8克

上3味，以适量水煎药，汤成去渣取汁温服，日2次。

方中取大辛大热之附子以逐阴寒；取干姜助附子温中散寒；取甘草益气安中，且以缓附子之毒。

6．寒热错杂呕吐

寒热错杂，症见干呕或呕吐，心下痞满，肠鸣等。

中焦虚寒，邪热干犯，中焦失于斡旋之机，胃气逆升于上，则发呕吐；寒湿冲激于中，则发肠鸣；脾胃升降失常，邪热乘虚客于心下，痞满不通，故见心下痞满。此乃脾胃虚弱，寒热错杂所致，法当和胃降逆，开结除痞；治宜半夏泻心汤：

　　黄连 10 克　黄芩 10 克　法半夏 10 克　干姜 10 克　党参 10 克　炙甘草 8 克　大枣 3 枚（擘）

　　上 7 味，以适量水煎药，汤成去渣取汁温服，日 2 次。

　　方中取黄连、黄芩清热泻痞；取党参、甘草，大枣培土补中；取干姜温中散寒，半夏降逆止呕。

7. 肠燥津枯呕吐

　　肠中津液枯竭，症见呕吐，甚至吐出粪便，腹胀，甚至腹部出现包块，大便不通等。

　　大肠主燥化，燥化太过，肠燥津枯，传导不行，燥屎内停，气机不通，故见大便秘闭，腹胀，腹痛，甚至腹部出现包块；下窍闭塞，气不得下行，反而上逆，故见呕吐，甚至吐出粪便。此乃肠燥津枯，传导不行，法当润肠通便佐以行气，拟方：

　　当归 30 克　郁李仁 20 克　火麻仁 30 克　谷茴 20 克　淡大云 20 克　大茴香 20 克　杏仁 20 克（去皮尖炒打）　生地 30 克　白芍 20 克

　　上 9 味，以水、麻油各半煎药，汤成去渣取汁温服，日 2 次。

　　上方用当归、生地、郁李仁、火麻仁、杏仁、淡大云之体润多脂及麻油润肠通便；取白芍通利祛塞；取大茴香、谷茴行气以助诸药通便之力。

8. 痰饮呕吐

　　（1）小半夏汤证　症见呕吐，心悸，饮食不能下等。

　　饮渍胃中，胃气上逆，故见呕吐清水；水气凌心，心神不宁，故见心悸；饮邪隔拒，故食不能下。此乃饮停心下所致；法当散结蠲饮；治宜小半夏加茯苓汤：

　　法半夏 10 克　茯苓 10 克　生姜 10 克

　　上 3 味，以适量水煎药，汤成去渣取汁温服，日 2 次。

　　方中取半夏、生姜辛散蠲饮，降逆，止呕；茯苓淡渗利水，以祛水饮之邪。

　　（2）苓桂术甘汤证　症见呕吐，心悸，心下逆满，口不渴，起则头眩等。

饮停心下，胃气上逆，故见呕吐；饮邪凌心，故见心悸；饮邪内停，气机阻滞，故见心下逆满；水邪停蓄，故口不渴；清阳不升，浊邪上犯清窍，故起则头眩。此为饮邪停于心下而然，法当温阳化饮，健脾和中，治宜茯苓桂枝白术甘草汤：

茯苓12克　桂枝10克　炒白术10克　炙甘草8克

上4味，以适量水煎药，汤成去渣取汁温服，日2次。

方中取桂枝温阳化饮；取茯苓淡渗利水；取白术、甘草健脾培土，以制水邪。

（3）二陈汤证　症见恶心，呕吐痰涎，心悸，胸膈胀满，头目眩晕，苔腻，脉滑等。

痰浊内阻，胃失和降，故见恶心、呕吐痰涎；痰饮凌心，心神失宁，故见心悸；痰浊阻滞，气机不畅，故胸膈胀满；清阳不升，则浊阴上犯清窍，故见头目眩晕；痰浊内结，故见苔腻脉滑。此乃痰湿阻滞所致；法当燥湿化痰，和中理气；治宜二陈汤：

法半夏10克　陈皮10克　茯苓10克　炙甘草8克

上4味，以适量水煎药，汤成去渣取汁温服，日2次。

方中取半夏降逆化痰；取茯苓健脾渗湿；取陈皮理气和胃，以助化痰，祛湿之力；取甘草益气健脾。

（4）五苓散证　症见呕吐涎沫，口渴，小便不利，头目眩晕，脐下悸动等。

《素问·灵兰秘典论》说："膀胱者，州都之官，津液藏焉，气化则能出矣。"气化不行，故见小便不利；水饮上逆，故见呕吐涎沫；津液不能上承于口，故见口渴；浊阴不降，清阳不能上升于头目，故见头晕目眩；饮邪动于下焦，故见脐下悸动。此乃气化不利，水饮内停所致；法当化气利水，治宜五苓散，改为汤服：

茯苓10克　猪苓10克　炒白术10克　泽泻10克　桂枝10克

上5味，以适量水煎药，汤成去渣取汁温服，日2次。

方中取桂枝通阳化气；取猪苓、茯苓、泽泻淡渗利湿；取白术健脾祛湿。

（5）温胆汤证　症见呕吐苦水，或呕吐涎沫，虚烦不眠，惊悸，口苦等。

痰热上扰，胃失和降，故见呕吐苦水或吐涎沫；痰浊内扰，心神不宁，故见虚烦不眠、惊悸；热邪上犯，故口苦。此乃胆热痰浊上扰所致；法当清化痰热；治宜温胆汤加味：

法半夏 10 克　陈皮 10 克　茯苓 10 克　炒枳实 10 克　竹茹 15 克　黄连 10 克　生甘草 8 克

上 7 味，以适量水煎药，汤成去渣取汁温服，日 2 次。

方中取半夏、竹茹化痰降逆；取陈皮、枳实宽中行气，以助化痰之力；取茯苓、甘草健脾祛湿；取黄连苦寒清热。

十八、噎膈

噎，是指吞咽时梗噎不顺；膈，是指食物膈阻不通。噎常可发展成膈，因而临床上常噎膈并称。噎膈以饮食梗阻，吞咽难下，食入而反出为其主要临床特点。噎膈的形成，多由情怀不遂，忧郁气结所致；或因酒色过度伤及藏府而成。因而有寒热虚实之别，临证之时不可不辨。

1. 胃寒气逆

症见呕吐，朝食暮吐，暮食朝吐，宿谷不化，神倦乏力等。

胃虚液竭，腐熟失职，故见宿谷不化，朝食暮吐，暮食朝吐；脾胃气弱，无以充养形体，故见倦怠乏力。此乃胃虚液竭，气逆反胃所致；法当益气滋液，降逆和胃；治宜大半夏汤：

制半夏 10 克　党参 10 克　白蜜 5 克

上 3 味，以适量水煎药，汤成去渣取汁温服，日 2 次。

方中取半夏降逆止呕；取党参补气生津液；白蜜润枯和胃。

2. 肺胃阴虚

症见食谷噎塞难下，咽喉干燥不利，常作半声咳。

胃阴不足，受纳失权，气虚逆上，故见食谷噎塞难下，窒于胸隔；咽喉乃肺胃之门户，肺胃阴虚，失于濡养，故见咽喉干燥不利，并常作半声咳。此乃肺胃阴虚所致；法当补肺益胃，止逆下气；治宜麦门冬汤：

　　麦门冬 20 克　　制半夏 10 克　　党参 10 克　　炒粳米 10 克　　大枣 3 枚（擘）
甘草 8 克

　　上 6 味，以适量水煎药，汤成去渣取汁温服，日 2 次。

　　方中重用麦门冬为君。滋肺胃之阴而降逆；取半夏止逆下气；取党
参、粳米、甘草，大枣补益肺胃。

3. 脾肾阳虚

　　症见食谷不下，食则心下胀痛欲吐，吐出即快，心下胀满，甚至手
足逆冷，气逆咳喘等。

　　《张氏医通·诸呕吐门·噎膈》说："然有命门火衰不能生土，脾
胃虚寒，多致食晬时乃出者……"肾火不足，火不生土，脾胃虚寒，胃
失受纳，故见食谷不下；食阻胃脘，气机不畅，故见心下胀满疼痛；胃
气上逆，故食则欲吐，吐出即快；脾主四肢，脾阳不能达于四末，故见
于手足逆冷；肺脉起于中焦，胃气逆导致肺气亦逆，故见气逆咳喘。此
乃脾肾阳虚所致；法当温补脾肾；治宜《千金方》五膈丸：

　　麦门冬 20 克　　甘草 8 克　　蜀椒 10 克　　制附片 10 克　　桂心 10 克　　细辛 6
克　　远志肉 10 克　　党参 10 克　　干姜 10 克

　　上 9 味，研为细末，过筛，炼蜜为丸如弹丸大，收贮备用。于饭后
取 1 粒含于口中，细细嚼咽，喉中胸中当有热感，当药力将尽时再含 1
丸。日 3 夜 2。

　　方中重用麦门冬润燥降逆为君；《千金翼方》卷二说："远志……
除心下膈气。"故方中用之以除膈；桂心、附片、细辛助命门真火；党
参、甘草培土益气；蜀椒、干姜温中散寒。共收助火补中，降逆除膈
之功。

4. 胃寒气滞

　　症见噎塞不通，谷食不下，不能食，食则吐，嗳气等。

　　胃失受纳失职，故见谷食不下，不能食；胃气上逆，故见食则吐；
气机阻滞，故见噎塞不通，嗳气。此乃胃寒气滞所使然，法当温中散
寒，行气通噎；治宜《千金方》羚羊角汤：

　　羚羊角 10 克（镑）　　通草 10 克　　陈皮 10 克　　吴茱萸 10 克　　厚朴 10 克
干姜 10 克　　制乌头 8 克

上 7 味，以适量水先煎羚羊角，然后再下其余各药，汤成去渣取汁温服，日 3 服。

《千金翼方》卷三说："羚羊角…（疗）食噎不通。"故方中用之治噎塞不通；干姜、吴茱萸温胃散寒降逆；通草即木通，取之以通经祛寒；取陈皮、厚朴宽中行气；取乌头益火以助脾土。合奏温中行气，治噎通塞之效。

十九、呃逆

呃逆指气逆上冲，喉间呃呃连声，声音短促，频频发作，不能自制的病证。

呃逆的发生，或因饮食不节，过食寒冷或辛炙食物；或因情志不畅，气郁痰滞；或因劳累太过，久病体弱致胃失和降，气逆于上。其辨治当分寒热虚实。

1. 实证呃逆

（1）胃寒　呃逆，胃脘不舒，得热则减，舌苔白润，脉弦。

胃素有寒，偶食生冷，新故寒气相乱，胃受损伤，升降失常，故发为呃逆。胃为寒邪所困，故胃脘不舒，得热稍减。胃寒则舌苔白润，脉缓。治宜温中祛寒，用丁香柿蒂散：

丁香 10 克　柿蒂 10 克　高良姜 10 克　炙甘草 8 克

上 4 药，用水适量，煎汤，去渣，取汁，日 1 剂，分 2 次，温服。

方以丁香温脾胃，祛寒行滞；柿蒂苦温降气，涩以止呃；高良姜温中散寒；炙甘草缓中并调和诸药。合而用以散寒行气，降逆止呃。

（2）胃府积热　呃逆频作，腹部胀满，大便干结，舌苔黄，脉数。

或因过食辛辣，或因气郁化火，或因宿食积滞，以致胃肠蕴热，大便干结，其气不能下行，郁于中则腹部胀满，上逆则发为呃逆。治宜通便泄热，用三一承气汤：

大黄 10 克　芒硝 10 克　枳壳 10 克　厚朴 10 克　甘草 10 克

上 5 药，加水适量煎汤，汤成去渣，取汁，入芒硝，更上微火煮一二沸，分 2 次温服。

方中用大黄、芒硝通便泄热，枳实、厚朴下气以助通便而消胀除满，甘草扶正，以防泻下太过伤正气，并调和诸药。府热除，腹满消，呃逆自止。

（3）膀胱热结　呃逆频作，小腹满，口渴，小便不利，舌苔白，脉数。

膀胱水热互结，气化失职，故小便不利；水不下出而滞于中，故小腹为之满；水下化气布津，则口渴；气机郁滞，气不下通则逆冲于上，故呃逆频作。病由水热互结，故舌苔白而脉数。治宜化气行水，方用五苓散改散为汤：

白术10克　桂枝10克　茯苓12克　猪苓10克　泽泻10克

上5药，以水适量，煎汤，去渣，取汁，日1剂，分2次，温服。

方中白术健脾祛湿，桂枝通阳化气，茯苓、猪苓、泽泻淡渗利小便。水去则热无所恋，气化复常，小便通利，气下通，则腹满、呃逆之症自去。

2. 虚证呃逆

（1）脾虚　呃逆频作，心下痞满，按之不痛，食少乏力。

中焦脾胃虚弱，升降机能失常，气逆于中，则心下痞满，气冲于上，则见呃逆频作。脾虚则见食少乏力等症。治宜健脾益气，和胃降逆，用旋复代赭汤：

旋覆花10克（包煎）　党参10克　生姜10克　代赭石10克　炙甘草10克　制半夏10克　大枣4枚（擘）

上7药，以水适量，煎汤，去渣，取汁，日1剂，分2次，温服。

方以旋覆花、代赭石降气镇逆，生姜、半夏和胃下气，党参、炙甘草、大枣健脾益气。合用共奏健脾和中，降逆止呃之效。

（2）胃虚有热　呃逆频作，口舌干燥，脉虚数。

胃虚有热，失其和降之性，逆而上冲，故见呃逆频作；津液不足，无以上濡于口舌，故口舌干燥；虚热为病，故脉象虚数。治宜补中清热，降逆止呃；方用桔皮竹茹汤加味：

桔皮10克　竹茹10克　党参10克　炙甘草10克　生姜10克　大枣4枚（擘）　麦冬10克　枇杷叶10克（去毛炙）

上8药，以水适量，煎汤，去渣，取汁，日1剂，分2次，温服。

方中桔皮、竹茹、麦冬、枇杷叶理气降逆，清热；党参、甘草、大枣、生姜补虚和胃。合奏清虚热，止呃逆之效。

二十、浮肿

浮肿病既是一个常见病多发病，也是一个大病难病。以病人肌肤浮肿，按之没指为其主要临床特点。《内经》将其发病原因和临床证候叙述颇为清楚，并提出了"平治于权衡"的治疗原则，及"开鬼门，洁净府""针刺""放血"等具体治疗方法。后汉张仲景在其所著的《伤寒杂病论》中，对本病作了进一步阐述，将其分为风水、皮水、正水、石水等类型，并结合所在的藏府进行辨证，且提出了很多有效的治疗方法，从而使《内经》的理论更加具体化。后世又将其分阴水、阳水两大类。然余在临床工作中，治疗浮肿之病，根据前人的经验，结合自己的临床体会，每采用下列数种治疗方法。

1. 发汗消肿法

发汗消肿法，即《内经》所谓之"开鬼门"法。《素问·阴阳应象大论》说："其在皮者。汗而发之。"《金匮要略·水气病脉证并治》说："腰以上肿，当发汗乃愈。"所以，这种治疗方法主要用于病邪偏表、偏上的水肿病。在临床上，又当根据不同病人的具体情况，选用恰当的发汗方法。

（1）辛凉发汗　宜于症见肢体浮肿，按之没指，微热，恶风，身痛，自汗出，口渴欲饮，小便黄赤，脉浮大或数等。

风邪外伤皮毛，水邪阻滞肌肤腠理，故见肢体浮肿；风热郁于表，故见微热，身痛，脉浮等表证；风性疏泄，故见自汗出；汗出则腠理疏松，故恶风；风为阳邪，郁滞化热，热灼津液，故见口渴欲饮，小便黄赤而脉亦见数象。此乃风伤肌腠，郁滞化热所致；法当辛凉解表，兼清郁热；治宜越婢加术汤：

麻黄10克　石膏20克　炒白术10克　生姜10克　甘草10克　大枣3枚（擘）

上6味，以适量水煎药，汤成去渣取汁温服，日2次。

方中取麻黄辛散，疏通肌表郁滞之邪；取石膏甘寒，清除郁热；麻黄与石膏相伍，麻黄之辛味留而温性去，故成辛凉疏风清热消散水肿之剂；取生姜、甘草、大枣补中益气，调和营卫；取白术培土以制水。

【案例】

患者某，女，57岁，1971年12月初就诊。发病10余日，面部浮肿，目下微肿如卧蚕，小便黄赤，微恶风寒，发热，头痛，腰疼，鼻塞，流清涕，口渴欲饮冷，心下硬满，按之不舒，然不碍饮食，心悸，微咳，脉浮。拟越婢加半夏汤主之：

麻黄10克　炙甘草10克　生姜10克　石膏20克　法半夏10克　大枣3枚（擘）

上6味，以适量水煎药，汤成去渣取汁温服，日2次。

服药2剂后，恶寒、鼻塞、流清涕及咳嗽等症均消失，浮肿、小便黄赤亦好转，惟昨天出现大便带黄色黏液。守原方加减继进：

麻黄10克　石膏20克　炙甘草10克　生姜10克　黄芩10克　炒白术6克　大枣3枚（擘）　炒枳实10克

上8味，以适量水煎药，汤成去渣取汁温服，日2次。

服上药3剂后，诸症悉退，其病即愈。

按：风寒侵袭于肌肤，则证见微恶风寒，发热，头痛，腰疼，鼻塞，流清涕，脉呈浮象。风邪扰动内水而上泛于头面，故面目浮肿。水邪滞结心下且上犯于心、肺，故心下痞硬而按之不舒，并伴见心悸、微咳等症。阳气受阻，内郁化热，则小便黄赤而口渴欲饮冷。其病外有表邪，内有郁热，属风水为患。《金匮要略·水气病脉证并治》说："腰以上肿，当发汗乃愈。"用发汗清热之越婢加半夏汤，麻黄发汗散邪，生姜、红枣、甘草和胃补中以助之，石膏清里热，加半夏蠲饮降逆。服药2剂后，恶寒、鼻塞、清涕、咳嗽等症悉退，口渴、尿赤亦减轻，然面目浮肿未去而大便忽带黄色黏液，是内结之湿热欲去而不能。遂于原方中去半夏而合枳术汤为方，发汗清热，燥湿磨痞，服药后肿消而病愈。

（2）辛温发汗

①香苏饮证　症见肢体浮肿，按之没指，恶寒，无汗，脉浮等。

肺外合皮毛，风寒束表，肺失宣发，水液停滞于肌肤，故见肢体浮肿；风寒束表，肌腠闭密，阳气不通，寒留于外，故见恶寒无汗；脉浮，为病邪在表。此乃风寒束表，风水相激，郁于肌腠所致，法当辛温发表，治宜香苏散加味：

制香附 10 克　紫苏 10 克　陈皮 10 克　甘草 6 克　葱白 6 克　生姜 6 克　杏仁 10 克（去皮尖炒打）　防风 10 克

上 8 味，以适量水煎药，汤成去渣取汁，不拘时服。

方中取紫苏、防风、杏仁、葱白、生姜辛温发表，宣肺消肿；取香附、陈皮行气，以助发表之力；取石膏清郁热以除烦躁；取甘草调和诸药。

【案例】

患者某，男，35 岁，武汉地区某大学教工。1976 年 5 月就诊。3 日前右下肢髀部生一小疖，前天忽然发生恶寒，头面四肢微浮肿，小便黄，舌苔白，脉浮。某医院检查尿中有蛋白，诊断为"急性肾炎"。乃风寒侵袭，风激水上；治宜辛温散邪；拟香苏饮加减：

紫苏叶 10 克　防风 10 克　荆芥 10 克　陈皮 10 克　桔梗 10 克　生姜 8 克　葱白 2 茎　杏仁 10 克（去皮尖炒打）

上 8 味，以适量水煎药，汤成去渣取汁温服，日 2 次。

按：下肢生一小疖，乃血气郁滞所致。血气不和，易为外邪侵袭。风寒侵袭于表，故恶寒而苔白脉浮。风激水上，壅逆于头面四肢及皮肤，故头面四肢微肿。《灵枢·本藏》说："三焦膀胱者，腠理毫毛其应。"邪在腠理毫毛之皮肤，内应于三焦膀胱，三焦主水道，膀胱为水府，故其小便为之黄。香苏饮方加减，用紫苏叶、防风、荆芥、生姜、葱白等通阳发表以散风寒，杏仁宣肺，桔梗开提，陈皮行气利气机，以助紫苏叶、防风、荆芥等药之表散。风邪去，水无所激，则自不逆壅于上，而复其下行之性矣。药服 3 剂，肿消寒已而尿中蛋白亦失。

②大青龙汤证　症见四肢浮肿，按之没指，发热，恶寒，周身疼痛，无汗，烦躁，脉浮等。

肺外合皮毛，风寒袭表，肺失宣发，水液内停，故见四肢浮肿；风寒束表，肌腠闭密，阳气不通，故见恶寒、发汗、周身疼痛；阳气内郁化热，故见发热，烦躁；脉浮表明病邪在表。此乃风寒束表，内生郁热所致；法当外散风寒，内清郁热；治宜大青龙汤：

麻黄 10 克　桂枝 6 克　炙甘草 6 克　生姜 10 克　石膏 20 克　大枣 3 枚 (擘)　杏仁 10 克（去皮尖炒打）

上 7 味，以适量水煎药，汤成去渣取汁温服，日 2 次。

本方即辛温发表的麻黄汤加味而成。方中取麻黄、桂枝、杏仁、生姜辛温发表，宣肺消肿；取甘草、大枣培土以制水。

③助阳发汗　适宜于症见肢体浮肿，按之没指，骨节疼痛。出恶风，脉沉等。

风寒外束，津液运行失常，水邪内停，故见肢体浮肿；风寒束表，阳气不通，故见骨节疼痛；正阳不足，故见汗出、恶风、脉沉。此乃正气不足，风寒外束所致；法当温阳发表；治宜麻黄附子汤：

麻黄 10 克　制附片 10 克　炙甘草 8 克

上 3 味，以适量水煎药，汤成去渣取汁温服，日 2 次。

方中取麻黄、附子辛温以温经助阳，发散表寒而消水肿；取甘草益气健中，培土制水。

2. 利尿消肿法

利尿消肿法，即《内经》所谓之"洁净府"。《金匮要略·水气病脉证并治》说："腰以下肿，当利其小便。"所以，这种治疗方法主要用于水肿偏重于身体下半部而后肿及全身的水肿病。在临床上，又当根据不同病人的具体情况，采用适当的利尿方法。

（1）化气利尿　适用于症见肢体浮肿，按之没指，小便不利，汗出而渴，或恶寒发热，脉浮等。

《素问·灵兰秘典论》说："膀胱者，州都之官，津液藏焉，气化则能出矣。"膀胱藏津液而主气化，表邪循经内传膀胱府，膀胱气化失职，故见小便不利而水无下出之路，遂向外浸渍肌肤，于是出现肢体浮肿；津液不能上布于口舌，故见口渴；表邪未尽，故见恶寒发热，汗出，脉浮等表证。此乃表邪未尽，膀胱气化不利所致；法当化气利水，兼散表邪；治宜五苓散：

桂枝 10 克　茯苓 10 克　炒白术 10 克　泽泻 10 克　猪苓 10 克

上 5 味，以适量水煎药，汤成去渣取汁温服，日 2 次。

方中取桂枝辛温化气，兼散未尽之表邪；取茯苓、猪苓、泽泻淡渗利水，以消水肿；取白术健脾祛湿。

【案例】

患者某，男，63 岁，住湖北省荆州城某工地，工人。1972 年 1 月 15 日就诊。发病月余，全身浮肿，以下肢为甚，阴囊亦肿，微咳，腹部胀满，饭后加重，拒按，肠鸣，小便短少色黄，苔白，脉弦。乃气滞水停，阳郁不化；治宜宽中利气，通阳行水；拟五苓散加味：

桂枝 10 克　茯苓 12 克　炒白术 10 克　猪苓 12 克　陈皮 12 克　苍术 6 克（漂）　槟榔 12 克　干姜 6 克　厚朴 12 克　泽泻 12 克

上 10 味，以适量水煎药，汤成去渣取汁温服，日 2 次。

26 日复诊：上方服 11 剂，浮肿消失，诸症亦退，惟感下肢酸软无力，微咳有痰，食欲甚差，改用六君子汤健脾益气化痰为治：

党参 10 克　茯苓 10 克　炒白术 10 克　陈皮 12 克　生姜 9 克　制半夏 10 克　炙甘草 9 克

上 7 味，以适量水煎药，汤成去渣取汁温服，日 2 次。

28 日三诊：服药 3 剂，复发胀满。下肢浮肿，小便不利等证，仍拟五苓散加味：

桂枝 10 克　茯苓 10 克　炒白术 10 克　猪苓 12 克　泽泻 12 克　苍术 6 克（漂）　厚朴 12 克　陈皮 12 克　制半夏 10 克　槟榔 12 克　干姜 6 克　莱菔子 12 克

上 12 味，以适量水煎药，汤成去渣取汁温服，日 2 次。

按：水为阴，赖阳气以运化，故气滞则水停。气滞于中，则腹部胀满而按之不舒，且饭后加重。气机壅遏，膀胱气化不行，故小便不利，量少而色黄。水湿无下出之路而停滞于中，则为肠鸣，逆射于上，则为咳嗽，浸渍于外，则为全身浮肿。水性就下，无风以激上，故其浮肿以下肢为甚。阴囊皆属肾，肾主水，水湿犯肾，故阴囊亦见肿。水为阴邪，其病无热，故舌苔白而脉弦。五苓散方加味，用厚朴、陈皮、槟榔宽中行气，白术、苍术健脾燥湿，茯苓、猪苓、泽泻利水祛湿，桂枝通阳化气，以复膀胱之气化而行水。服后胀消肿退，正气一时未复而腿软食少，因用六君子汤党参、甘草误补，气机壅滞，以至浮肿、腹胀等症复起，再用上加味五苓散方宽中消胀，利气行水，并加莱菔子增强导滞消胀之效，法半夏降逆蠲饮以止咳嗽。药又服 6 剂，肿消症退而病渐愈。

（2）温阳利尿　适用于症见肢体浮肿，按之没指，四肢厥冷，小便不利，小腹胀满，脉沉等。

《素问·水热穴论》说："肾者，胃之关也，关门不利，故聚水而从其类也。上下溢于皮肤，故为胕肿，胕肿者，聚水而生病也。"肾阳郁阻，关门不利，水液内停，故见肢体浮肿；肾开窍于前后二阴，肾阳郁阻，故见小便不利；阳气郁而不伸，故见四肢厥冷，脉沉；水邪内聚，气机不利，故见小腹胀满。此乃阳气失常，关门不利所致；法当温阳利尿；治宜真武汤：

制附片10克　茯苓10克　生姜10克　炒白术10克　白芍10克

上 5 味，以适量水煎药，汤成去渣取汁温服，日 2 次。

方中取大辛大热之附片温通阳气，阳气通则水液化；取茯苓、白术、生姜健脾祛湿和胃；取白芍利小便，使附片发挥药效后其毒性由小便排出。

【案例】

患者某，女，7 岁，1970 年 11 月 10 日初诊。发病 1 月余，近日加剧。诊见全身浮肿，腹满按之软，大便时溏，小便短少色黄；手足冷，不渴，偶欲热饮，食欲差。舌苔白润，脉沉小迟，昨晚微咳，流清涕。拟以真武汤加减：

制附片6克　茯苓8克　生姜6克　炒白术8克　炙甘草6克

上 5 味，以适量水煎药，汤成去渣取汁温服，日 2 服。

服药 2 剂后，病好转；服药 4 剂，病即痊愈。

按：患儿水湿内阻，阳气抑遏而不得伸。水湿浸于外而全身浮肿，水湿渍于内而大便时溏。阳气郁遏而不化膀胱之气，则小便短少色黄；不能达于四肢，则手足为之冷；不能正常运行血气，则脉沉小迟；不能温暖于脾胃，则食欲较差。舌苔白润，亦为湿盛阳郁之象。其湿邪内盛于中焦，故症见腹部膨满；然腹满究为湿邪内滞所致，终非燥热实邪，故腹部虽满而按之仍软。阳气被抑，失其主外之能，稍遇风寒即感而加病；后增微咳且流清涕者，乃微感外寒使然。治用真武汤以温阳化气，利水祛湿。因其病中虚便溏，故去动胃之芍药而加补中之甘草。服后水利湿去，阳通正复，而肿病旋愈，其外感之微寒亦自散。

（3）甘寒利尿　适用于症见肢体浮肿，按之没指，小便不利，或滴沥涩痛，口干渴，脉数等。

水热壅结，气化不行，故见小便不利，或滴沥涩痛；水液停蓄，溢于肌肤，故见肢体浮肿；内有郁热，故见脉数；热伤津液，津液不能上承于口，故见口干渴。此乃水热结滞，壅遏膀胱，尿道阻滞所致；法当甘寒利尿；拟方：

芦根15克　茅根15克　冬瓜皮20克　石韦10克　苡仁15克　西瓜翠衣10克　滑石15克　灯心草10克（若无可以通草代）　杏仁10克（去皮尖炒打）

上9味，以适量水煎药，汤成去渣取汁温服，日2次。

方中取冬瓜皮、芦根、茅根、滑石、西瓜翠衣甘寒清热利尿；取灯心草、苡米甘淡寒清热利尿渗湿；取石韦甘苦寒清热燥湿利小便；取苦温之杏仁利肺气，以清水之上源。

【案例】

患者某，男，19岁，住湖北省枣阳市农村，农民。1972年10月某日就诊。发病10余天。全身浮肿，以下肢为甚，小便短少色黄，有灼热感，口渴，苔薄黄，脉细数。乃阳热内郁，不能化气行水，水窜皮肤，发为浮肿。治宜清热利水。拟方：

冬瓜皮20克　茯苓皮10克　芦根20克　白茅根15克　薏苡仁15克　石韦10克　车前仁10克　灯心草10克　滑石10克　泽泻10克　西瓜翠衣20克

上11味，以适量水煎药，汤成去渣取汁温服，日2次。

按：《素问·灵兰秘典论》说："三焦者，决渎之官，水道出焉；膀胱者，州都之官，津液藏焉，气化则能出矣。"三焦阳气郁结，失其决渎之职，则膀胱气化不利，而小便为之不利，证见尿少色黄。小便不行，水无下出之路，则必横溢于皮肤之中，发为浮肿之病。阳郁则生热，热生于上则口渴苔黄，热生于下则尿黄而感灼热。水邪阻滞则脉细，阳热内郁则脉数。自拟清热利水汤，用冬瓜皮、茯苓皮、西瓜翠衣行皮肤之水以消浮肿，芦根、滑石、灯心草利水以清上焦，石韦、泽泻、车前仁利水以清下热，白茅根凉血利水而清血分之热，薏苡仁祛水湿而顾脾胃。药服 7 剂而热除肿消，其病遂愈。

3．逐水消肿法

水邪内结，症见肢体浮肿，按之没指，腹部肿大如鼓，小便不利，脉沉实等。

《素问·灵兰秘典论》说："三焦者，决渎之官，水道出焉。"三焦不通，水道受阻，水液内停，故见肢体浮肿，按之没指，腹部肿大如鼓；膀胱气化受阻，故小便不利；《伤寒论·平脉法》说："沉潜水蓄。"水邪壅盛，脉道被阻，故见脉沉。此乃水邪壅盛，凝聚于内，三焦不通，气化受阻所致；法当峻下逐水；治宜十枣汤：

芫花（炒）、甘遂、大戟各等份　肥大枣适量

上 4 味，除大枣外，其余 3 味共研为极细末，收贮备用。每用时取肥大枣 10 枚，擘开，煎水去渣取汁，加药末 2 克调服。本药只宜早晨服，不宜晚上服。服药后一时许当利，若利不止，可饮冷米汤 1 碗；若不利，可饮热米汤 1 碗；仍不利，待第 2 天早晨再如法服用。本方药味峻猛，非病实体壮者，不可服用。若为安全起见，可将药末同枣肉捣和为丸服用；或将药末用食醋调成糊状，敷于小腹部，则为更妥当。

方中取芫花、甘遂、大戟峻下逐水；取肥大枣健脾益气，培土固中，以防峻下过伤正气。

4．泻肺消肿法

邪壅于肺，症见肢体浮肿，按之没指，小便不利，胸部胀满，咳嗽，喘息等。

肺外合皮毛，为水之上源，主肃降而通调水道，上源受阻，肃降失职，水道不通，水液随其所合而渗溢于皮肤，故见肢体浮肿，按之没指；上源塞则下窍不通，故见小便不利；肺气壅塞，气机阻滞，故见胸部胀满；气壅滞于肺，肃降失常，肺气上逆，故见咳嗽，喘息等。此乃肺气壅塞，肃降失职所致；法当泻肺行水；治宜葶苈大枣泻肺汤：

葶苈子 15 克（炒捣碎）　肥大枣 4 枚（擘）

上 2 味，以适量水先煎大枣，汤成去渣加葶苈子煎，去渣取汁顿服。

方中取葶苈子启水之上源，泻肺行水；取大枣健脾益气，培土固中。

5. 散结消肿

大气不转，症见水肿，腹胀，心下坚，大如盘，边如旋杯，手足厥冷，肠鸣；或兼见身冷，恶寒，骨痛，麻痹不仁等。

阴气内盛，阳气虚弱，气化不行，水湿内停，浸于肌肤，故见水肿；下焦阴寒之气上逆填于心下，浊气痞塞，饮邪凝结，故见心下坚，大如盘，边如旋杯；升降失常，气机阻塞不通，故见腹胀；水走肠间，气行击水，故见肠鸣；阴寒内盛，阳气不能达于四末，故见手足逆冷；阳气虚于外，故身冷恶寒；阴邪盛于内，故见骨痛，麻痹不仁。此乃阳虚阴盛，升降失常所致；法当通达阴阳，转运大气；治宜桂枝去芍药加麻黄细辛附子汤：

桂枝 10 克　生姜 10 克　制附片 10 克　麻黄 8 克　细辛 6 克　大枣 3 枚（擘）　炙甘草 8 克

上 7 味，以适量水煎药，汤成去渣取汁温服，日 2 次。

方中取麻黄、桂枝、生姜攻其上以祛其邪；取附子、细辛温其下以助其阳；取甘草、大枣补其中以运其气。上下之气交通，中焦之气运转，其病即愈。此即所谓大气一转，其气乃散。

6. 健脾消肿

脾虚而肿，症见浮肿，早起两眼胞肿，两腿肿消；而下午则双下肢肿，面目肿消，或兼见大便稀薄，倦怠乏力。

脾虚气滞，失其正常运行之能。夜间平卧，则气滞于眼泡，故早起见两眼泡浮肿而下肢肿消；白天行走坐立，两腿下竖，则气滞于胫足，故下午见两足浮肿而两眼肿消。脾虚气少，阳气失职，故或兼见大便稀溏；气虚无以充养于肢体，故其倦怠乏力。此乃脾虚气滞，阳化不及所致；法当健脾益气；治宜六君子汤：

党参 10 克　茯苓 10 克　炒白术 10 克　陈皮 10 克　制半夏 10 克　炙甘草 10 克

上 6 味，以适量水煎药，汤成去渣取汁温服，日 2 次。

方中取党参、甘草补中益气；取白术、半夏健脾燥湿；取茯苓淡渗利湿；取陈皮行气和中，使脾气复而肿自消。

7. 补肾消肿

肾虚而肿，症见浮肿，按之没指，腰膝酸软无力，小便黄而不利。

肾为胃之关，主管水液代谢，肾虚失其主水之职，水液内停，渍于肌肤，故见浮肿，按之没指；肾阴亏虚，虚火内扰，故尿黄；肾开窍于前后二阴，肾虚失用，故见小便不利；腰为肾府，肾主腰膝，肾虚失其充养，故见腰膝酸软无力。此乃肾阴亏虚，失其主水之职所致；法当滋阴补肾；治宜六味地黄汤：

熟地24克　山药12克　山茱萸12克　茯苓10克　泽泻10克　丹皮10克

上6味，以适量水煎药，汤成去渣取汁温服，日2次。

方中取熟地、山药、山茱萸滋补肾阴；取茯苓、泽泻淡渗利水；取丹皮以清虚热。

【案例】

患者某，男，22岁，住湖北省枣阳市某乡镇，农民。1950年10月某日就诊。久疟后发生两脚浮肿，腰酸脚软，小便黄少，大便干燥，口干不欲饮，面色无华，脉细而无力。乃疟后伤肾，阴虚热郁，治宜滋补肾阴，利水渗湿，拟方六味地黄汤加味：

熟地20克　山药12克　山茱萸12克　茯苓10克　丹皮10克　肉苁蓉10克　泽泻10克

上7味，以适量水煎药，汤成去渣取汁温服，日2次。

按：《素问·逆调论》说："肾者水藏，主津液。"疟后伤肾，肾伤不能主宰水液正常流行，则两脚浮肿。《诸病源候论·腰背病诸候·腰痛候》说："肾主腰脚。"肾病则阴精不足，无以濡养腰脚，故腰酸脚软。肾开窍于二阴，肾阴不足，虚热郁结，则小便黄少而大便干燥。肾足少阴之脉，入肺中，循喉咙，夹舌本，阴液不能循经上布于口舌，故口舌干燥。病无实热，故虽口舌干燥而仍不欲饮水。阴精亏少，无以华色充脉，故其面色无华，脉细而无力。六味地黄汤方加味，用熟地、山药、山茱萸、肉苁蓉填补肾之阴精，丹皮清解虚热，茯苓、泽泻利水渗湿。共奏滋补肾阴，主宰水液之效。药服3剂，尿利肿消，逐渐康复。

8．化痰消肿

痰肿，多见于身体某一局部浮肿，如腿肿，且两腿肿势大小不一，外表皮肤颜色不变等。

痰浊阻滞于下肢，阻塞经络，水湿运行不畅，停留于局部，故见浮肿；肿势随阻滞轻重而表现为程度不一；病不及皮肤，故皮肤颜色不变。此乃痰浊阻滞所致，法当温化痰湿，治宜导痰汤：

制半夏 10 克　茯苓 10 克　陈皮 10 克　炒枳实 10 克　胆南星 10 克　甘草 8 克

上 6 味，以适量水煎药，汤成去渣取汁温服，日 2 次。

方中取半夏、南星化痰；取茯苓淡渗利湿；取陈皮、枳实行气，以助其化痰祛湿之力；取甘草调和诸药：

单方

（1）陈葫芦壳 不拘多少

上 1 味，放于白酒中浸泡，越久越好，每用时取葫芦壳 10 克，以水酒各半煎药，汤成去渣取汁顿服。

（2）巴豆 10 枚

上 1 味，以适量水煎药，汤成去渣取汁，以旧布蘸药汁拭肿上，注意不得近目及阴部。

二十一、风肿

风肿，是指感受外界风邪所引起的一种肿病。《素问·生气通天论》说："因于气为肿。"缓者为气，急者为风，风、气相同，只是急、缓之别。所以"因于气"即是指"因于风"。风肿与水肿的病因、病机、症状特点、治疗原则以及治疗方法是完全不同的，因此临证之时，应当认真地加以区别。

感受风邪致肿，症见肌肤浮肿，其肿势多数先从头面部开始肿起，尔后蔓延及全身，皮肤颜色一般不改变，并兼见皮肤瘙痒，或见恶寒发热，脉浮等。

风邪袭表，滞于皮里，阻于肌肤，致使营卫之气运行不畅，故见肌肤浮肿；"高巅之上唯风可到"，因而其肿势总是先从头面部开始，尔后延及周身；风为无形之邪，与水气不同，故其为病皮肤颜色不变；《伤寒论·平脉法》说："风强则……身体为痒。"且风性善动，故见皮肤瘙痒；风伤肌表，故见恶寒发热，脉浮等。此乃风伤肌腠所致；法当疏风解表；治宜荆防败毒散：

荆芥 10克　防风 10克　羌活 10克　独活 10克　柴胡 10克　前胡 10克
炒枳壳 10克　茯苓 10克　桔梗 10克　川芎 10克　生姜 6克　炙甘草 8克

上 12 味，以适量水煎药，汤成去渣取汁温服，日 2 次。

方中取荆芥、防风、羌活、独活、川芎祛风；《素问·阴阳应象大论》说："风气通于肝。"故取柴胡、前胡入肝胆药，一升一降，以疏散全身上下之风邪；取枳壳、桔梗疏利气机，以助诸药宣散风邪之功；取茯苓、生姜、甘草健脾和中，且甘草调和诸药，使之发挥整体综合之效用，散其全身壅遏肌肤之风邪而又不伤损中气。

【案例】

患者某，男，42 岁，湖北省来凤县农民，1967 年夏月某日就诊。发病已二天，初起头面部浮肿，延及四肢，继而全身肿胀，皮肤颜色无异常，肿胀之处皆发痒，搔之则皮肤现红痕，苔薄，脉浮。乃风邪壅遏于肌肤使然；治以疏风散邪；拟荆防败毒散方：

荆芥 10克　防风 10克　茯苓 10克　川芎 8克　羌活 10克　独活 10克
柴胡 10克　前胡 10克　炒枳壳 10克　桔梗 10克　炙甘草 8克

上 11 味，以适量水煎药，汤成去渣取汁温服，日 2 次。

按：《素问·平人气象论》说："面肿曰风。"风邪壅于肌肤，肌肤气机不利，故身体为之肿胀。《伤寒论·平脉法》说："风强则……身体为痒。"故其肌肤肿胀而瘙痒。治用荆防败毒散方，以荆芥、防风、羌活、独活、川芎祛风，取柴胡、前胡入肝胆，一升一降以散周身之邪，枳壳、桔梗疏利气机，以助宣散风邪，茯苓、甘草健脾和中，且甘草调和诸药。患者服药 1 剂，其病告愈。

二十二、臌胀

臌胀，是以腹部胀大如臌，颜色苍黄，甚至青筋暴露为其主要临床特点。古代有气臌、水臌、血臌、虫臌之分。虽然如此，但气臌、水臌、血臌，有时也相互为病，惟有先后主次之别。

1. 水臌初起

水臌初起，症见双眼微肿，人迎脉搏动明显，咳嗽；逐渐出现足胫肿，全身浮肿，腹部肿大如臌，小便不利等。

水湿内渍，停于眼睑、足胫等处，故见双眼微肿，足胫肿；《灵枢·经脉》说："肺手太阴之脉，起于中焦，下络大肠，还循胃口……"又说："胃足阳明之脉……其支者，从大迎前下人逆。"水射肺胃，故见人迎脉搏动明显，咳嗽；《素问·至真要大论》说："诸湿肿满，皆属于脾。"脾恶湿，湿困脾阳，运化无力，故见全身浮肿，腹部胀大如鼓；肾主气化，气化不行，则小便不利。此乃水邪浸渍，阻遏肺、脾、肾三藏阳气，致肺气不降，脾气不运，肾气不化而然；法当峻下逐水；治宜内服十枣汤，或外敷控涎丹。

十枣汤方：

肥大枣 10 枚 （擘）　炒甘遂、炒芫花、炒大戟 各等份

上 4 味，先将甘遂，大戟、芫花共研为极细末收贮备用。每用时取药末 3 克，以肥大枣 10 枚煮汤于清晨空腹送服，得快利，米粥自养。若未下，次晨再服。如虑药力过峻，可将药末与枣肉同捣研均匀为丸服用，取"丸者，缓也"之意。

控涎丹方：

甘遂、大戟、芫花、白芥子 各等份

上 4 味，共研为极细末收贮备用。每用时取适量药末，以醋调和，均匀地敷于脐周，外以纱布覆盖，24 小时换药 1 次。若敷后皮肤上出现轻度溃破，无虑，取紫药水擦几次即可。

《神农本草经》卷三说："甘遂味苦寒，主大腹疝瘕，腹满，面目浮肿""大戟味苦寒，主蛊毒，十二水肿满""芫花味辛温，主蛊毒"。故方中取甘遂、大戟、芫花峻下逐水；取大枣甘缓补中，且可缓和峻下药之毒性。外用方中，去大枣之甘缓，加白芥子搜剔皮里膜外之水气。

2. 气臌

气臌症见腹部胀大如臌，嗳气频作，食欲不振，且食不能暮食，小便不利等。

内科病证

气机阻滞于内，故见嗳气频作；中焦脾胃气滞，运化失常，故见腹部胀大，食欲不振，且食不能暮食；气行则水行，气滞则水停，气化不行，故见小便不利。此乃气机阻滞，脾不转运所致；法当燥湿行气，化气利水；治宜胃苓汤与鸡屎醴联合运用：

（1）胃苓汤方：

苍术 10 克　茯苓 10 克　炒白术 10 克　猪苓 10 克　泽泻 10 克　川厚朴 10 克　桂枝 10 克　甘草 5 克　广陈皮 10 克

上 9 味，以适量水煎药，汤成去渣取汁温服，日 2 次。

方中取苍术苦温燥湿；取白术、茯苓健脾祛湿；取猪苓、泽泻淡渗利湿；取厚朴、陈皮宽中利气；桂枝通阳化气；取甘草调和诸药。

（2）鸡屎醴

鸡屎醴 1000 毫升

上 1 味，每次取 50 毫升饮服，日 3 次。

鸡屎醴，能通利大小便，治心腹臌胀。

【案例】

患者某，女，28 岁，住湖北省枣阳市农村，农民。1952 年 4 月某日就诊。发病 1 月余，腹部膨胀如鼓，按之不舒有痛感，噫气，食欲差，稍食之则感腹胀难受，小便不利，尿色黄，脉缓，苔白腻。乃腹内气机滞塞，气化失职，发为"臌胀"，治宜宽中行气，化气渗湿，拟胃苓汤加减，另服鸡屎醴方：

厚朴 10 克　陈皮 10 克　苍术 10 克（漂）　茯苓 10 克　槟榔 10 克　炒白术 10 克　桂枝 10 克　猪苓 10 克　广木香 6 克　泽泻 10 克　炒枳实 10 克

上 11 味，以适量水煎药，汤成去渣取汁温服，日 2 次。

鸡屎醴：

雄鸡屎 6 克（炒黄）　米酒汁 1 小碗

上 2 味，将雄鸡屎盛于一干净小布袋内，同米酒汁一起，放入罐或小锅内于火上煮汁，去渣，顿服之。二三日 1 服。取雄鸡屎法：大雄鸡 1 只，关于大鸟笼内，或选室内一角，将地扫干净，圈定其鸡。不使外行，每日饲之以米、水，不得杂食污饮，将每日鸡屎收起，贮于清洁容器内，加盖，备用。

按：腹内之气机郁滞阻塞，壅逆不行，则腹部膨胀如鼓，按之痛而脉见缓象。气不下行而上逆，故噫气。气机不利，壅遏中焦脾胃、则不欲饮食，强食之则感腹胀难受。气不行则水不能流，气水相结，则证见小便不利而尿色变黄。胃苓汤方加减，用厚朴、陈皮、枳实、槟榔、广木香破气除满；苍术气味辛烈，善开解气之郁结，用之以助破气除满之效；桂枝通阳化气，白术、茯苓、猪苓、泽泻健脾渗湿利水。《素问·腹中论》说："黄帝问曰：有病心腹满，旦食则不能暮食，此为何病？岐伯对曰：名为膨胀。帝曰：治之奈何？岐伯曰：治之以鸡屎醴，一剂知，二剂已。"鸡屎醴方，用雄鸡屎通利大小便，下气消积，米酒行药势且以养体。

3. 血臌

血臌症见腹部胀大如鼓，腹壁青筋暴露，颜色苍黄，食欲不振，小便不利等。

臌证久治未愈而致气滞血瘀，经脉运行不利，水液停滞，故见腹部胀大如臌；气血瘀阻于腹部，故见腹部青筋暴露，腹部颜色苍黄；湿邪困脾，脾运失常，故见食欲不振，小便不利。此乃水血互结，气滞血瘀所致；法当活血祛瘀；拟方：

当归15克　赤芍15克　莪术6克　三棱6克　虻虫3克　苏木12克　红花9克　炒枳壳5克　广木香5克　甘草6克　竹叶5克　炒白术8克

上12味，以适量水煎药，汤成去渣取汁温服，日2次。

方中取当归、赤芍、三棱、莪术、虻虫、苏木、红花活血化瘀；取枳壳、木香行气，以助活血之力；取白术、甘草益气培中，以防活血之药伤伐太过。

4. 虫臌

虫膨症见腹部胀大如鼓，面色萎黄，多食消瘦等。

虫寄生于体内，损伤脾胃，转运失常，气机阻滞，故见腹部胀大如鼓；虫消谷食精微，故见面色萎黄，多食消瘦。此为虫寄生于体内，阻滞气机所致；法当杀虫兼以行气；拟方：

槟榔30克　广木香8克　吴茱萸10克　鹤虱10克　使君子10克　榧子10克　雷丸10克　芜荑10克　萹蓄10克　当归10克

上 10 味，以适量水煎药，汤成去渣取汁温服，日 2 次。

方中重用槟榔配广木香杀虫行气，通畅大便；取使君子、鹤虱、榧子、雷丸、芜荑、萹蓄等杀虫；取吴茱萸入肝杀虫；取当归和肝养血。

二十三、黄疸

黄疸，亦称"黄瘅"，以身黄、目黄、小便黄为其主要临床特点。依其形成，前人分为谷疸、酒疸、女劳疸等类，但总称其为"黄疸"，后世又有二十八候、九疸、三十六黄之说，虽过于繁杂，但表明古人对此病的认识已相当深入。

1. 湿热黄疸

（1）湿重于热　症见周身皮肤黄染，两眼发黄，小便不利，腹胀满，口渴，微热等。

《素问·金匮真言论》说："中央黄色，入通于脾。"《灵枢·五色》说："脾为黄。"《素问·宣明五气》说："脾恶湿。"湿热郁滞于脾胃，致脾色外露，故见周身皮肤黄染；脾为湿热所困，津液运化失常，津液不能上承于口，故见口渴；津液不能下行，故见小便不利；湿热壅遏中宫，气机不利，故见腹胀满；里热外达，故见发热。此乃脾胃湿热，湿重于热；法当利湿清热；治宜茵陈五苓散：

茵陈蒿 15 克　猪苓 10 克　茯苓 10 克　炒白术 10 克　泽泻 10 克　桂枝 10 克

上 6 味，以适量水煎药，汤成去渣取汁温服，日 3 服。若热势重，加黄柏 10 克，栀子 10 克。

方中重用茵陈蒿苦寒清热，利湿祛黄；取猪苓、茯苓、泽泻淡渗利湿，使湿从小便而去；取桂枝辛温通阳化气，以利小便；取白术健脾，以助中焦转运之力；若热势较重，加黄柏、栀子苦寒泻热。共收利湿清热，消除黄疸之功。

【案例】

患者某，男，18 岁，住湖北省新州县农村，农民。1975 年 6 月某日就诊。发病 3 天，两白眼珠及全身皮肤皆发黄如染，腹满，小便不利，口渴，脉缓。病属"黄疸"，治宜利湿退黄；拟茵陈五苓散合栀子柏皮汤：

茵陈蒿 15 克　桂枝 10 克　茯苓 12 克　炒白术 10 克　猪苓 10 克　泽泻 10 克　栀子 10 克　黄柏 10 克

上 8 味，以适量水煎药，汤成去渣取汁温服，日 2 次。

按：《素问·金匮真言论》说："中央黄色，入通于脾。"脾恶湿，湿热郁滞，脾色外现，故见两目发黄，全身皮肤皆发黄。脾失运化津液之用，津液不能上布则口渴，不能下行则小便不利，郁滞于中则腹满。湿遏阳气，血气流行不畅，故脉象见缓。茵陈五苓散合栀子柏皮汤，以白术、茯苓、猪苓、泽泻健脾渗湿，桂枝温化以助水湿之下去，茵陈蒿善退黄疸，用之为君，以祛周身上下之黄，栀子、黄柏苦寒清热。共收利湿清热，消除黄疸之效。药服 6 剂而黄尽，诸症退。

（2）热重于湿：症见一身俱黄，面黄、目黄、黄色鲜明，小便黄，大便不爽，腹部微满，口渴，舌苔黄腻，脉沉实等。

湿热郁蒸，脾色外露，故见身黄，面黄，小便黄，黄色鲜明；湿与热滞，气机不利，传导失职，故见腹部胀满，大便不爽，舌苔黄腻，脉沉实；津液不能上承，故口渴。此乃脾胃湿热，热重于湿；法当清热利湿；治宜茵陈蒿汤：

茵陈蒿 20 克　栀子 10 克　大黄 10 克

上 3 味，以适量水煎药，汤成去渣取汁温服，日 2 次。如果热势较重，除可加大栀子的用量外，还可加用黄柏；如果热毒重，加连翘。

方中重用茵陈蒿清利湿热；配栀子通利三焦，佐大黄通泄瘀热。3 味药均苦寒下降，使湿热之邪从下而除。热势重加大栀子的用量，复增黄柏苦寒清热；热毒过重者，加连翘清热解毒。

【案例】

患者某，女，4 岁，住武汉市武昌区阅马场。1963 年某日就诊。黄疸发病已 2 日，一身尽黄，色鲜明如橘子之色，两目珠色黄，腹满，大便干燥，小便黄而少，舌黄。乃湿热郁结，热重于湿，发为黄疸；治宜利湿泄热退黄，拟方茵陈蒿汤加味：

茵陈蒿 12 克　大黄 6 克　黄柏 6 克　栀子仁 6 克　黄芩 4 克　茯苓 5 克

上 6 味，以适量水先煎茵陈蒿，待水减去 1/3 时，下余药再煎，取汁温服，日 2 次。

《素问·藏气法时论》说："脾色黄。"湿热内郁，熏蒸于脾，脾色外现，则一身面目尽黄，且舌亦为之变黄。脾失转输之职，故腹满。湿热熏蒸而热甚于湿，故大便干燥，小便短少而色黄。茵陈蒿汤加味，用茵陈蒿、黄柏退黄疸，大黄通便调中，且大黄、黄柏与栀子、黄芩皆为大苦大寒之品，用之以泄热燥湿，茯苓利小便，以助其黄从小便而出。药服2剂，黄疸退而腹满消，其病渐愈。

2. 寒湿黄疸

寒湿伤脾，症见面目发黄，且黄色晦暗，腹胀纳少，大便稀薄，四肢欠温，苔白，脉沉等。

寒湿困脾，脾色外现，故见面目发黄，寒湿均为阴邪，故黄色晦暗；寒湿阻滞，脾胃运化失常，气滞不行，故见腹胀；胃失受纳，故见纳少；脾失运化，水湿下趋肠道，故见大便稀薄；脾主四肢，寒湿中阻，阳气不能外达，故见四肢欠温；寒湿壅遏，脉道不利，故见脉沉，苔白亦为寒象。此乃寒湿困阻脾阳；法当温中散寒，健脾祛湿；治宜茵陈理中汤：

茵陈蒿 15 克　炒白术 10 克　干姜 10 克　炙甘草 8 克　党参 10 克

上 5 味，以适量水煎药，汤成去渣取汁温服，日 2 次。

方中重用茵陈蒿祛湿退黄；取辛温之干姜温中散寒；取党参、白术、甘草健脾益气，培土以制湿。五味相合，从而达到温中散寒，健脾祛湿之目的。

3. 中毒性黄疸

服药中毒，症见身黄、目黄、小便黄、腹胀纳少等。

药毒伤肝，肝郁乘脾，脾色外露，故见身黄、目黄；湿热下注，故见小便黄；脾胃受损，运化失常，故见腹胀纳少。此乃药毒伤损肝脾，运化失常，聚湿化热所致，法当清热、利湿、解毒，治宜茵陈蒿汤合栀子柏皮汤加味。

茵陈蒿 15 克　栀子 10 克　黄柏 10 克　生甘草 10 克　大黄 10 克　水牛角片 30 克

上 6 味，先将水牛角切为薄片，以适量水先煎 1 小时，下茵陈、栀子、黄柏、甘草继续煎，汤将成下大黄微煎，去渣取汁温服，日 2 次。

方中取茵陈蒿利湿退黄；取栀子、黄柏苦寒清热；佐大黄通泄郁热；《素问·藏气法时论》说："肝苦急，急食甘以缓之。"故取甘草以缓急迫；牛角入肝以解毒。六味相合而成清热利湿解毒之功。

4．女劳疸

症见身黄，额上黑，足下热，傍晚恶寒，小便不利，小腹满急，微汗出，大便稀薄而色黑，尺脉浮。

肾居下焦，主司前后二阴。房劳伤肾，瘀血坚结，阳气不化，蓄为湿热。《素问·宣明五气》说："脾恶湿。"湿热困脾，脾色外现，故一身皮色发黄，额为心之部，《素问·五藏生成》说："诸血者皆属于心，肾伤血瘀，则肾之黑色随心血而外见于心部之额上，故见额上黑。"肾足少阴之脉，起于足心之涌泉穴，湿热循经下注于足，故其足下热。阳气郁滞，不能化气，则小便不利；惟其小便不利，水湿无下出之路，停滞于内，故膀胱窘急不舒而小腹为之胀满。内有瘀血，浸渍肠中，故见大便稀溏而色黑。阳滞于阴分，下午为阴，故其傍晚则恶寒。阳郁于内，失去外固之用，故微汗出。尺脉属肾，肾伤则其精血不足而其气外浮，故其尺脉浮而重按当有涩象。乃房劳伤肾，瘀血坚结导致湿热困脾之女劳疸；治宜消坚祛瘀，清热燥湿；方用硝石矾石散加味：

硝石、枯矾、滑石各等份

上3味，共研为细末备用；再取适量大麦煮粥，调服药末，日2次，若兼见腹大为难治。

方中硝石即火硝，味苦咸，入血分而消坚结，祛瘀热；枯矾入血分而燥湿化浊；滑石清热利湿；大麦粥甘平益气养脾。若腹胀大，为脾肾俱虚，故难治。

5．酒黄疸

饮酒成疸，症见周身皮肤发黄，小便不利，足下热，心烦，不眠，腹满，不能食，口鼻干燥，舌红苔黄。

酒有湿热之性，其气慓悍滑疾。嗜酒过度，聚湿生热，湿热内郁，脾色外现，故见周身皮肤发黄；湿热郁滞，气化不行，故见小便不利；热邪内扰心神，心神不宁，故见心烦不眠，湿热下注，故见足下热；热邪上犯，故见舌红、苔黄；湿热壅遏于中，气机不畅，故见腹满，不能食；津液不化，故见口鼻干燥。此乃温热蕴结所致；法当清热攻积；治宜栀子大黄汤：

栀子 10 克　大黄 10 克　炒枳实 10 克　淡豆豉 10 克

上 4 味，以适量水煎药，汤成去渣取汁温服，日 2 次。

方中取苦寒之栀子清泄三焦之热；取淡豆豉开宣上焦，发越卫气；取枳实行气于中，以畅中焦之郁；取大黄以导下焦之结。上中下三焦分消走泻，使热去而湿无所恋，其病自愈。

二十四、痰饮

痰饮有广义、狭义之分，广义的痰饮是指体内水液不得正常输化，停聚于某一部位，出现咳嗽、喘满、心悸、头眩、气短、胁痛等一类的病证。狭义的痰饮，则是四饮之一。

由于痰饮所停聚的部位不同，其临床表现亦不相同，故又分为痰饮、悬饮、溢饮、支饮四种。《金匮要略·痰饮咳嗽病脉证并治》说："其人素盛今瘦，水走肠间，沥沥有声，谓之痰饮；饮后水流在胁下，咳唾引痛，谓之悬饮；饮水流行，归于四肢，当汗出而不汗出，身体疼重，谓之溢饮；咳逆倚息，短气不得卧，其形如肿，谓之支饮。"

痰饮病的发生，《金匮要略·痰饮咳嗽病脉证并治》说："夫病人饮水多，必暴喘满。凡食少饮多，水停心下，甚者则悸，微者短气。"故痰饮之病，一由饮水过多，超过脾之运化功能，水湿停聚而为水饮，此痰饮病之骤得者；一由食物常少，脾气渐弱，而饮水常多，脾失运化，水湿内聚，形成水饮，此痰饮病之渐得者。痰饮与水肿俱是水邪为患，不过痰饮是水邪停滞于内腔，水肿是水邪浸渍于肌肤，二者常互为因果。水邪停于腔内过甚则外渍肌肤，发为水肿；水肿病水邪内犯藏府，亦可成为饮病。痰饮病也包括水饮犯肺引起的咳嗽上气，故痰饮、水肿、咳嗽上气三种病证常常相兼而见。

治疗痰饮病当首先辨明痰饮邪气所在的部位，才能因其所在而治之。若心下有饮，其人后背寒冷如掌大；胁下有饮，痛引缺盆，咳嗽则转甚；胸中有饮，其人短气而渴，四肢历节痛；膈上有饮，满喘咳吐，发则寒热，背痛腰疼。饮邪犯心则心下坚筑，短气、恶水不欲饮；饮邪犯肺则吐涎沫，欲饮水；饮邪犯脾则少气身重；饮邪犯肝则胁下支满，嚏而痛；饮邪犯肾则脐下悸，甚则冲逆于上，心下悸动。

痰饮病治疗原则为"温阳化饮"，包括发汗、利小便、逐水饮等方法，故《金匮要略》提出："病痰饮者，当以温药和之。"其有表证或流溢四肢者，治以温而发汗；无表证而水饮停聚于里者，则温化或温利小便；水饮内结，沉痼难化，发汗、利小便力量不足者，宜温而攻逐。具体辨治如下：

1. 痰饮

痰饮指体内水谷运化失常，以致使水饮留于胃肠，出现胸膈痞满，呕吐清涎，口渴不饮，背部觉寒，头目眩晕，心悸气短，或水走肠间，下利腹满等症，宜分别上下虚实，辨证治之。

（1）苓桂术甘汤证　心下有痰饮，症见心下逆满，气短，起则头晕目眩，小便不利。

水湿不能运化，阻遏脾阳，饮邪停于心下，气机阻塞，故觉心下逆满、气短。痰饮阻遏清阳，不得上升于空窍，起则头晕目眩；阳不化气，故小便不利。治宜健脾温阳，以祛饮邪，用苓桂术甘汤：

茯苓 12克　桂枝 10克　白术 10克　甘草 6克

上4味，加水适量，煎汤去渣，取汁温服，日1剂，煎服2次。

方中用茯苓甘淡渗湿以利水饮，桂枝辛温宣导以行阳气，白术祛湿健脾，甘草和中。用后脾阳得伸，水湿得化，痰饮祛除，诸症可愈。

（2）小半夏加茯苓汤证　水饮停于胸膈，症见心下痞满，呕吐，心悸，目眩。

水饮停于胸膈，阻塞气机，故心下痞满。水饮上逆则呕吐，水气凌心则心悸。升降之机阻滞，清阳不升，故目眩。治宜利水祛饮，降逆止呕，用小半夏加茯苓汤：

制半夏 10克　生姜 10克　茯苓 12克

上3味，加水适量，煎汤去渣，取汁温服，日1剂，煎服2次。

方以半夏、生姜蠲饮降逆止呕，茯苓利水祛饮宁心。痰饮一去，呕吐、悸眩等症自除。

（3）肾气丸证　水饮内停，症见短气，小便不利，腰酸，小腹拘急。

肾主水，肾虚不能化气行水，水湿内停，聚为水饮，阻塞气机，故见短气，小便不利，小腹拘急。腰为肾府，肾虚故腰酸。治宜温肾化气，用肾气丸：

生地 18 克　山茱萸 12 克　山药 12 克　泽泻 10 克　茯苓 10 克　丹皮 10 克　制附片 3 克　肉桂 3 克

上 8 味，加水适量，煎汤去渣，取汁温服。日 1 剂，煎服 2 次。

方中用生地、山茱萸、山药滋补肾阴；附片、肉桂温助肾阳；泽泻、茯苓渗利水湿；丹皮活血，走而不守，以防地黄之过滋。用后肾气充足，复其主水之职，消除水饮。

（4）己椒苈黄丸证　水饮停于肠间，症见腹满，水走肠间，沥沥有声，口干舌燥，二便不畅。

证因水饮停于肠间，三焦水道不通，气机窒塞，故腹满，二便不畅。水不得化气上承，则口舌干燥。治宜祛除水湿，消满泄闭，用己椒苈黄丸：

防己 10 克　椒目 10 克　葶苈子 10 克　大黄 10 克

上 4 味，加水适量，煎汤去渣，取汁温服。日 1 剂，煎服 2 次。

口渴者加芒硝 5 克。

方中以防己利小便，除下焦湿热，椒目利小便消腹水胀满，二药辛苦相济，善能导水下行，通前阴利小便；葶苈子泻水、破坚，通利水道，大黄荡涤肠胃，二者相合泄可去闭，逐肠胃间积滞水气。四药共用，通行二便，使水饮尽去，诸症自除。若渴甚，是水饮不化，燥邪坚结，致津液不布。芒硝咸寒，可润燥软坚泻下，故加之。

2. 支饮

支饮即水饮停留于胸中，见胸中支满，咳逆喘息不得卧，面目似肿等症。

（1）小青龙汤证　寒热，咳嗽，唾白色泡沫，喘息不得平卧，胸部满闷，面目似肿。

胸中素积痰饮，又感受风寒，外邪引动内饮，壅阻于肺，肺气不降，故寒热、咳嗽、唾白色泡沫，喘不得卧，胸部满闷。饮邪阻滞，气逆于上，故面目似肿。治宜发表祛饮，降逆止咳，用小青龙汤：

麻黄10克　桂枝10克　白芍10克　炙甘草10克　干姜10克　细辛5克　制半夏10克　五味子10克

上8味，加水适量，煎汤去渣，取汁温服。日1剂，煎服2次。

方用麻黄、桂枝开肺解表，止咳平喘；半夏降逆逐饮；干姜、细辛、五味子散寒止咳。诸药合用，外散寒邪，内降水饮，为临床常用止咳平喘名方。

（2）葶苈大枣泻肺汤证　无寒热，但见咳嗽，吐白色泡沫，呼吸不利，胸满。

因饮邪留结，气塞胸中，肺气壅遏，故呼吸不利而胸满；饮邪阻滞，肺气上逆，故咳嗽唾白色泡沫。治宜泻肺祛饮，用葶苈大枣泻肺汤：

葶苈子10克（炒令黄）　大枣4枚（擘）

上2味，加水适量，煎汤去渣，取汁温服。日1剂，煎服2次。

方中葶苈子苦寒，专入肺经，泻肺逐水饮；佐大枣甘温补正，以防葶苈峻泻过猛，损伤肺气，二药合用，可泻肺逐水而不伤正气。

3. 悬饮

悬饮指水饮流于胁下，见胁下胀痛，呼吸则胁痛而引缺盆亦痛，咳唾尤甚，转侧不便，短气。

《金匮要略·痰饮咳嗽病脉证并治》说："水在肝，胁下支满。"肝脉布于胁肋，水饮流于胁间，经络被阻，升降失常，故胁下胀痛，转侧咳唾则加甚。气机阻滞故短气。水饮上迫于肺，故咳嗽。此悬饮之邪在肝部，治宜攻逐水饮；用十枣汤：

芫花3克　甘遂3克　大戟3克　大枣10枚

前3味，研成细末，清晨空腹服3克，用大枣煎汤调下，当泻下水，以快下为度；如未尽，第2天清晨空腹再服1.5克。不可1日再服。

芫花、甘遂、大戟均为攻逐水饮峻下之品，用大枣煎汤调下，是取其扶正补脾，能缓和诸峻药之毒，减少药后反应。使下不伤正。

4. 溢饮

溢饮指水饮流于四肢，见身体疼痛沉重，浮肿，无汗恶寒，咳喘，痰多。

（1）大青龙汤证　发热恶寒，身体疼痛，四肢浮肿，无汗，烦躁，脉浮紧。

水饮流溢于四肢肌肉，故身体疼痛，四肢浮肿，寒束肌腠，卫气不通，故发热恶寒，无汗，脉浮紧。寒邪外束，阳郁化热，内扰心神，故烦躁。治宜散寒祛饮，清热除烦，用大青龙汤：

麻黄 10 克　桂枝 10 克　杏仁 10 克　甘草 8 克　石膏 15 克　生姜 10 克　大枣 4 枚（擘）

上 7 味，加水适量，煎汤去渣，取汁温服，日 1 剂，煎服 2 次。

《素问·阴阳应象大论》说："其在皮者，汗而发之。"寒邪留于肌肤为患，故方中用麻黄、桂枝发汗散邪，杏仁宣肺以助之，此所谓"汗而发之"也。石膏清热除烦，甘草、生姜、大枣和中。本方适用于溢饮而兼有里热者。

（2）小青龙汤证　身体疼痛，四肢浮肿，恶寒发热，心下有水气，咳嗽。

《素问·脉要精微论》说："溢饮者，渴暴多饮而易（溢）入肌皮肠胃之外也。"饮邪溢于肢体肌肤，故身体疼重，手足浮肿；邪居肌肤，阻遏阳气运行，营卫不和，故恶寒发热。饮留心下，逆而上犯，故心下有水气而又咳嗽。治宜通阳散邪，降饮止咳，方用小青龙汤：

麻黄 10 克　桂枝 10 克　白芍 10 克　甘草 10 克　干姜 10 克　细辛 6 克　制半夏 10 克　五味子 10 克

上 8 味，加水适量，煎汤去渣，取汁温服。日 1 剂，煎服 2 次。

方用麻黄、桂枝发汗散邪；半夏降逆蠲饮；白芍利小便；干姜、细辛、五味子散寒止咳，以祛心下之水气。

二十五、咳嗽

咳嗽是肺部最常见的疾患，其发生原因，乃各种邪气犯肺，导致肺失肃降之职，肺气上逆所引起，古人有将其分为咳和嗽者，现在多不分开而统称为咳嗽。

咳嗽可由外感风、寒、热、暑、湿、燥等邪气引起，也可由藏府功能失调引起，见于多种疾病之中。本节所论是以咳嗽为主症的病患，他病兼见咳嗽者不在讨论之列。此外，外感咳嗽在感冒中已论及，此处不再重复。

咳嗽乃肺之本病，由各种原因引起的肺气不得肃降，其气上逆而得。虽然"五藏六府皆能令人咳"，但必须累及肺藏才能发生本证。

1. 痰湿咳嗽

（1）痰湿停肺咳嗽　症见咳嗽，痰多，色白，容易咳出，胸闷，舌苔白，脉弦或缓。

因痰湿壅盛，停留于肺，使肺气不降，故咳嗽痰多。痰阻于肺，肺居胸中，故胸闷。治宜燥湿化痰止咳，用款菀二陈汤：

法半夏 10 克　陈皮 10 克　茯苓 10 克　炙甘草 10 克　款冬花 10 克　紫菀 10 克

上 6 味，加水适量，煎汤，取汁，去渣，日 1 剂，分 2 次，温服。

方中用半夏、陈皮燥湿化痰，茯苓渗湿，款冬花、紫菀降逆止咳，甘草补脾健运兼调和诸药，用于痰湿停肺咳嗽颇为适合。

（2）寒痰咳嗽　症见怕受寒凉，感则即发咳嗽，痰多呈白色泡沫状，形寒肢冷，食欲不振，舌苔白，脉缓。

寒凉之邪，内犯于肺，肺气逆上，则发为咳嗽。肺失肃降，水道不通，水湿运化不利，遂成饮成痰，故痰多呈白色泡沫状。寒痰内伏，则形寒肢冷；中阳被遏，则食欲不振。寒邪属阴，痰性为湿，犯则舌苔白，脉缓。治宜温寒散饮，敛肺止咳，用款菀二陈汤加干姜、细辛、五味子：

法半夏 10 克（打）　陈皮 10 克　茯苓 10 克　炙甘草 10 克　款冬花 10 克　紫菀 10 克　干姜 10 克　细辛 6 克　五味子 8 克

上 9 味，加水适量，煎汤，取汁，去渣，日 1 剂，分 2 次，温服。

方中用二陈汤化痰祛饮，款冬花、紫菀降逆止咳，加干姜、细辛温寒散饮，五味子敛肺止咳，适用于咳吐白色泡沫，形寒肢冷，感寒即发的寒痰咳嗽。

（3）咳嗽兼喘　症见咳嗽，喘气，不能平卧，吐白色泡沫痰，甚则面目浮肿，食欲不振。

痰饮内停于肺，肺气不降，上逆而咳，呼吸不利，发为喘气。痰饮多则咳吐白色泡沫；水饮不化，阻遏阳气运化，故面目浮肿，食欲不振。治宜祛痰降肺止咳喘，用款菀二陈汤加厚朴、杏仁：

法半夏10克　陈皮10克　茯苓10克　炙甘草10克　款冬花10克　紫菀10克　厚朴10克　杏仁10克（去皮尖炒打）

上8味，加水适量，煎汤，取汁，去渣，日1剂，分2次，温服。

方中用款菀二陈汤化痰止咳，加厚朴、杏仁降肺下气平喘，适用于痰湿咳嗽兼喘气上逆者。

【案例】

患者某，男，45岁，武汉市江岸区某单位职工。1990年3月某日就诊。数日前因受凉发生咳嗽，至今不已，唾白色泡沫痰，微有喘气，舌苔白，脉缓。乃寒邪犯肺，气逆咳喘。治宜散寒逐饮，降逆利气，拟款菀二陈汤加味：

款冬花10克　紫菀10克　陈皮10克　法半夏10克　炙甘草10克　茯苓10克　五味子8克　细辛6克　干姜10克　厚朴10克　杏仁10克（去皮尖炒打）

以水煎服，日1剂，分2次，温服。

结果药服3剂而病愈。

按：《素问·五藏生成》说："肺之合皮也，其荣毛也。"《素问·阴阳应象大论》说："肺生皮毛……在变动为咳。"此案因数日前感受寒凉之邪，寒凉从其所合而内入犯肺，肺气逆上，则发为咳嗽，且见微喘之象。无形之寒气入肺，遂化为有形之泡沫，故咳唾白色泡沫痰，其病乃寒邪犯肺所致，故舌苔白而脉缓。

方用款冬花、紫菀下降逆气，以复肺之肃降之用；半夏、陈皮燥湿祛饮，且陈皮理气，气顺则痰饮自消；茯苓渗湿，消除痰饮之本源；加干姜、细辛、五味子温寒散饮，敛肺止咳；加厚朴、杏仁利气平喘；炙甘草健脾以转输津液，使水饮自化。

诸药合用，共奏散寒逐饮，止咳平喘之效。

（4）咳嗽夹燥　症见咳嗽，痰黏稠，咽喉作痒，痒即咳，咳而汗出，口微渴，大便干燥难解。

寒邪入肺，肺气郁结，日久不愈，痰湿从稀薄转为黏稠，故见咳嗽痰稠。肺气失降，阳气郁遏，久而生热化燥，损伤津液，故咽喉发痒，口渴，大便干燥。肺气不利，不能布于皮毛，皮毛不固，故咳而汗出。治宜清热润燥，降肺止咳，用款菀二陈汤加天冬、黄芩：

法半夏 10 克　陈皮 10 克　茯苓 10 克　炙甘草 10 克　款冬花 10 克　紫菀 10 克　天门冬 10 克　黄芩 10 克

上 8 味，加水适量，煎汤，取汁，去渣日 1 剂，分 2 次，温服。

方中用二陈汤化痰，款冬花、紫菀降逆止咳，黄芩清热，天门冬润燥，用于咳嗽夹燥者。

【案例】

患者某，男，65 岁，大学教授。1994 年 1 月 6 日就诊。

1 月前发生感冒，经某医院治疗，寒热症状虽退，但咳嗽至今不已，且唾白色稠痰；咽喉痒，汗出，微渴，大便干，舌苔薄白，脉沉。证乃痰结肺逆，郁而化热。治宜化痰止咳，润燥清热，拟款菀二陈汤加味：

款冬花 10 克　紫菀 10 克　陈皮 10 克　法半夏 10 克　炙甘草 10 克　茯苓 10 克　天门冬 10 克　黄芩 10 克　桔梗 10 克　大贝母 10 克　枇杷叶 10 克（去毛炙）

以水煎服，日 2 次。

药服 5 剂痊愈。

按：肺合皮毛，在变动为咳。风寒侵袭于皮毛，从其所合而内入肺，则皮毛之寒热等症虽退，而肺气上逆之咳嗽不已。其无形之寒气入肺，致肺气郁结，遂化生有形之稠痰随咳而出，故其咳唾白色稠痰。肺气逆于上，不能布于皮毛，皮毛不固，则咳而汗出。肺失清肃之用，阳气郁而不行，遂化生燥热，以致见咽喉发痒，微渴，大便干。病邪入里，故脉见沉象。款菀二陈汤加味，用半夏、陈皮、大贝母、桔梗化痰止咳；茯苓渗湿健脾，以除生痰之源；紫菀、款冬花、枇杷叶三药，下降肺逆，以复肺气之肃降，而增半夏、陈皮等止咳之效；天门冬、黄芩润燥清热；炙甘草调和诸药；合用则化其痰，降其逆，清其热，润其燥，故使迁延 1 月之咳嗽药服 5 剂即愈。

（5）气虚夹痰咳嗽　症见咳嗽，有痰，咳即汗出，少气乏力，舌苔白，脉虚。

素体气虚体弱，又兼痰湿停肺，故咳嗽有痰。气虚肺卫不固，故咳即汗出，少气乏力。治宜燥湿化痰，扶正止咳，用款菀二陈汤加党参、白术：

法半夏 10 克　陈皮 10 克　茯苓 10 克　炙甘草 10 克　款冬花 10 克　紫菀 10 克　党参 10 克　炒白术 10 克

上 8 味，加水适量，煎汤，取汁，去渣，日 1 剂，分 2 次，温服。

方中用二陈汤化痰祛饮，款冬花、紫菀降逆止咳，加党参、白术益气扶正，适用于年老体弱气虚之人又兼痰湿咳嗽者。

2. 肺热咳嗽

症见咳嗽声重，咳痰黄稠，发热口渴，小便黄，舌苔黄，脉浮滑兼数。

因肺有郁热，致肺气不利，故咳嗽声重，咳痰黄稠，并发热；肺气上逆不能敷布津液，故见口渴欲饮；下不能通调水道，故小便黄，治宜清热宣肺，降逆止咳，用越婢加半夏汤：

炙麻黄 10 克　石膏 20 克　炙甘草 8 克　法半夏 10 克　生姜 6 克　红枣 4 枚（擘）

加水适量，先煮麻黄，去上沫，纳诸药煎汤，取汁，去渣，日 1 剂，分 2 次，温服。

方中用麻黄宣肺止咳，石膏清解肺热，半夏降逆化痰，生姜、红枣调和营卫，甘草和中，合而清热宣肺止咳。

【案例】

患者某，女，2 岁，1973 年 3 月 30 日就诊。

其母代诉：患儿于 2 周前开始鼻流清涕，喷嚏，咳嗽。数日后清涕、喷嚏症退，但咳嗽加剧，频频咳嗽而痰少，咳有回声，眼胞浮肿，且发热汗出，鼻干，口渴欲饮，食欲减退，舌红少苔，指纹稍紫。乃肺郁化热，气逆咳嗽；治宜宣肺清热，降逆止咳，佐以和胃；用越婢加半夏汤：

炙麻黄 5 克　炙甘草 5 克　石膏 9 克　法半夏 6 克　生姜 3 克　红枣 2 枚（擘）

以水煎服，日 2 次。

4 月 1 日复诊，服上方 1 剂，热退咳止，肿消食进，唯仍口渴，鼻干，仍拟上方，以花粉易半夏，续服：

炙麻黄 5 克　炙甘草 5 克　石膏 9 克　花粉 6 克　生姜 3 克　红枣 2 枚（擘）

以水煎服，日 2 次。

又服 1 剂而病愈。

按：《素问·宣明五气》说："肺恶寒"，又说："肺为涕"，且肺开窍于鼻，在变动为咳。风寒袭肺，肺气上逆，失去收摄津液之用，故证见咳嗽而鼻流清涕。风寒束肺，阳气内郁而欲外奋，其气发于肺之外窍而喷鼻外出，故其频频喷嚏。数日后，寒邪化热，则清涕、喷嚏等症自去而咳嗽加重。肺气不利，其咳有回声。肺不敷布，则水液上壅于眼睑，故眼泡浮肿。肺有郁热，则身热、鼻干、舌红、口渴欲饮水，并指纹见紫色。肺热不能外主皮毛，皮毛不固则汗出；不能通调水道，下输膀胱则小便黄，所谓源浊则流不清也。肺气不降，则脾胃机能失调，故食欲减退。越婢加半夏汤用麻黄、石膏宣肺气而清郁热，半夏降逆以止咳，生姜、红枣、甘草和中以理脾胃。药服 1 剂，热退咳止，肿消食进，唯口渴鼻干未已，遂于方中去半夏之燥，而加花粉生津止渴，且助方中清热之效，故又服 1 剂则病愈。

3. 肺燥咳嗽

（1）津亏燥咳　咳嗽频频，少痰或无痰，咽喉干燥而痒，口干欲饮。

肺为娇藏，宜常润。若津液亏损，肺失滋养，则清降失常，咳嗽频频而无痰，气道干燥则咽喉干痒。肺燥不能敷布津液，故口干欲饮，治宜润燥降逆，用自拟款菀枇杷汤：

枇杷叶 10 克（去毛炙）　桔梗 10 克　款冬花 10 克　紫菀 10 克　沙参 10 克
天门冬 10 克　麦门冬 10 克　霜桑叶 10 克　核桃肉 10 克　炙甘草 10 克

上 10 味，加水适量，煎汤，取汁，去渣，日 1 剂，分 2 次，温服。

方中枇杷叶、款冬花、紫菀润燥止咳，天门冬、麦门冬、沙参、核桃肉滋养肺阴润燥，桑叶清肺润燥，桔梗、甘草利咽止咳。合而共奏养阴润燥止咳之效。

（2）凉燥咳嗽　咳嗽少痰，遇凉则燥加重，咽痒，小便频数，舌苔白，脉浮。

素体肺燥，感受凉燥之气则引动内燥发作，使肺气失于肃降，上逆而咳。治宜宣肺降逆止咳，用麻杏二陈汤：

炙麻黄 10 克　杏仁 10 克　法半夏 10 克　陈皮 10 克　茯苓 10 克　炙甘草 10 克

上 6 味，加水适量，煎汤，取汁，去渣，日 1 剂，分 2 次，温服。

方中用麻黄、杏仁宣肺散邪止咳；陈皮、半夏下降逆气；茯苓淡渗利湿，导肺气下行；甘草和中补土。合而共奏宣肺散邪，降气止咳之效。

【案例】

患者某，女，55 岁，干部。1991 年 4 月 11 日就诊。

咳嗽已 2 年，每天睡眠入被时即咳嗽频频不休，喉咙痒，干咳少痰，小便频数、短少、色黄，舌苔薄白，脉浮。病乃凉燥犯肺，肃降失职，治宜宣肺利水，下逆止咳，拟麻杏二陈汤加味：

炙麻黄 10 克　京半夏 10 克　茯苓 10 克　炙甘草 10 克　款冬花 10 克　紫菀 10 克　陈皮 10 克　车前仁 15 克　泽泻 10 克　杏仁 10 克

以水煎服，日 2 次。

药服 5 剂后告愈。

按：《素问·阴阳应象大论》说："西方生燥，燥生金，金生辛，辛生肺，肺生皮毛。"肺为燥金之藏，而外合皮毛，故燥邪每易伤肺。然燥与热合则为温燥，与寒合则为凉燥。凉燥留肺，肺气不和，故睡眠入被时，被褥寒凉之所侵于皮毛而内合于肺，引动肺中凉燥发作，致肺清肃之令不行，而其气上逆不已，故其喉咙发痒而干咳频频不休，待被褥睡暖则咳已。肺为凉燥所伤，不能通调水道，故小便不利，而见小便频数短少色黄。病在肺，肺合皮毛，故脉浮。加味麻杏二陈汤用麻黄、杏仁宣肺散邪；用陈皮、半夏之辛散以佐麻黄、杏仁宣散之力，且取二者之下气；配紫菀、款冬花降逆止咳；茯苓、泽泻、车前仁利小便，以导肺气之下行；甘草和中补土，资中焦之汁以润燥，故药服 5 剂而愈。

4. 瘀血咳嗽

症见咳逆倚息，不能平卧，咳吐痰涎时带乌红色血，胸胁满闷或刺痛，舌青或有紫斑，脉涩。

因瘀血不能归经，停留于肺，阻塞呼吸之道，瘀血随痰而咳出，故咳逆倚息，不能平卧，痰中带血，胸胁刺痛。治宜活血祛瘀，用代抵当汤加味：

大黄 8 克（酒炒）　莪术 6 克（酒炒）　当归 10 克　丹皮 10 克　穿山甲 8 克　红花 8 克　茯苓 10 克　制半夏 10 克（打）　夜明砂 10 克　牛膝 6 克　桃仁 10 克（去皮尖）

上 11 味，加水适量，煎汤，取汁，去渣，日 1 剂，分 2 次，温服。

方中用当归、丹皮活血；大黄、红花、桃仁祛瘀；莪术、穿山甲攻坚散瘀；夜明砂祛死血；茯苓、半夏祛痰饮；牛膝引药下行。此方与抵当汤相仿，但药力较平和，副作用小。

若瘀血停留一侧胁内，则时有咳嗽，睡眠只能侧卧一侧，翻身则咳嗽频频而不休，有咳血病史。

《灵枢·经脉》说："肝足厥阴之脉……属肝络胆，上贯膈，布胁肋……其支者，复从肝别上膈，注肺中。"或左或右一侧胁内为瘀血停留，肝脉郁滞不畅，压之则其气逆壅于肺，致肺气上逆而频频咳嗽，故其睡眠只能侧卧于无瘀血之一侧，如翻身则瘀血停留之一侧受压而发为咳嗽频频不休。治宜活瘀疏肝，方用血府逐瘀汤：

红花 10 克　赤芍 10 克　川芎 5 克　柴胡 6 克　枳壳 6 克　牛膝 10 克　桔梗 5 克　甘草 5 克

上 11 味，加水适量，煎汤，取汁，去渣，日 1 剂，分 2 次，温服。

方中用桃红四物汤及牛膝活血祛瘀；柴胡、枳壳、桔梗舒理胁肋之气；甘草调和诸药。合而共奏活血化瘀，疏利气机之效。

单方：

生莲藕，不拘多少，经常吃，日食二三次。

内科病证

二十六、喘证

喘证，也称喘息、气喘，即呼吸急促，严重时张口抬肩，鼻翼煽动，不能平卧。常见于多种急慢性疾病的过程之中。

喘息之证，与肺、肾、心三藏有关。肺主气，司呼吸，外合皮毛，为五藏之华盖。如感受内外邪气，失于肃降，则上逆发为喘促。同时，肾为气之根，与肺同司气体之出纳。若肾虚下元不固，摄纳无权，则肺气无所主，上逆而为喘。另外，心主血脉，与肺同居上焦胸中，也是助肺呼吸的重要藏府。因为肺之吸入清气，呼出浊气的吐故纳新过程，必须通过心所主的血脉布散全身才能完成。如心脉不运，清气与浊气不能及时更替，亦会发为喘促，治疗宜分别情况，辨证论治。

1. 肺气失降喘息

（1）肺热　见发热，喘逆上气，汗出，口渴烦闷，甚至身热不退，气急鼻煽。

因肺中热邪壅盛，肺气不降，故身热喘息；热则腠理大开，故汗出；热伤津液，故烦渴。治宜泄热平喘，用麻杏石甘汤：

炙麻黄 10 克　杏仁 10 克　石膏 20 克（先煎）　炙甘草 6 克

以上 4 药，用水适量先煎石膏，后入余药，煎汤，取汁，去渣，日 1 剂，分 2 次，温服。

方以石膏清泄肺热，麻黄、杏仁平喘，甘草调和诸药。方虽简单，却能堪大任。

（2）痰浊　咳嗽喘气，痰多黏腻，胸中满闷，呕恶便秘，舌苔白，脉浮弦。

因痰浊壅肺，肺气失利，难以下降，故咳喘痰多，痰浊上逆，肺气愤郁，故胸满呕恶。治宜祛痰降肺平喘，用苏子降气汤加减：

苏子 10 克　制半夏 10 克　陈皮 10 克　前胡 10 克　厚朴 10 克　沉香 3 克
当归 6 克　炙甘草 8 克

以上 8 味，加水适量，煎汤，取汁，去渣，日 1 剂，分 2 次温服。

方以苏子降气平喘，半夏、前胡、陈皮化痰降逆，厚朴宽中下气，沉香降气暖肾纳气，当归养血温润，又可防诸药之燥，甘草调中。全方降气化痰平喘，用治痰涎壅盛之喘咳。

如患者体质较差，动则气喘，胸闷，痰咳出后喘则减轻，苔白腻，脉滑者，宜用三子养亲加皂角汤：

苏子 10 克　白芥子 10 克　莱菔子 10 克　皂荚 3 克

以上 4 味，以水煎汤，取汁，去渣，日 1 剂，分 2 次，温服。

方中苏子降气化痰，白芥子利气豁痰，莱菔子顺气开郁、降气祛痰，皂荚通肺祛痰导滞，合用可治痰喘。

（3）肺燥　见喘息，胸闷，口燥咽干，舌上少津，脉细无力。

证因素体肺阴不足，又为燥热所伤，肺失其清肃润降之常，气逆于上，故见喘息胸闷，口干舌燥。治宜滋肺养阴，清热润燥，用清燥救肺汤：

冬桑叶 10 克　生石膏 10 克　党参 10 克　甘草 8 克　胡麻仁 10 克　阿胶 10 克（烊化）　麦门冬 10 克　杏仁 8 克（去皮尖炒打）　炙枇杷叶 10 克（去毛）

以上 9 味，以水适量煎汤，取汁，去渣，日 1 剂，分 2 次，温服。

方以党参、麦冬、阿胶、胡麻仁补肺养阴，杏仁、桑叶、枇杷叶润燥解郁降逆，石膏清燥以除烦，炙甘草补中培土以生肺金，且调和诸药，共奏清金保肺之功。

【案例】

患者某，男，60 岁，湖北枣阳某乡镇，经商。1950 年 9 月某日就诊。素有咳血病史，今日突发喘气，呼吸痰促，胸闷不舒，烦躁，口咽干燥，苔薄少津，脉浮细无力。乃肺阴不足，燥热内郁，治宜滋养肺阴，润燥清热；拟方清燥救肺汤：

麦门冬 12 克　巨胜子 10 克　党参 10 克　冬桑叶 10 克　炙甘草 10 克　石膏 10 克　枇杷叶 10 克（去毛炙）　杏仁 10 克（去皮尖炒打）　阿胶 10 克（烊化）

以上 9 味，以水先煎 8 味，待其水减半，取汁，去渣，入阿胶烊化，日 1 剂，分 2 次，温服。

药服 1 剂而喘减，2 剂而喘平。

按：《素问·阴阳应象大论》说："西方生燥，燥生金，金生辛，辛生肺。"是肺之为藏，在五行属金，在六气则主燥。患者有咳血史，肺阴素亏，少遇燥热，则失其清肃之性，肺气逆上，故呼吸疾促而喘气。肺气不降，逆浮于上，故胸闷不舒。肺阴亏虚，燥热内郁，无以布津，故烦躁而口干燥，苔薄少津。其病在肺，肺位居高，则脉应之而浮；阴液亏少，无以充养血脉，则脉见细而无力，清燥救肺汤方，用党参、麦门冬、巨胜子、阿胶补肺养阴，杏仁、桑叶、枇杷叶润燥解郁降逆，石膏清热以除烦，炙甘草补中培土以生肺金，且调和诸药，使热得以清，燥得以润，肺阴得以滋养，故服 1 剂而喘减，2 剂而喘平病愈。

2. 肾不纳气喘息

（1）肾气虚，下元疲惫　见喘促日久，呼多吸少，动则喘甚，腰膝酸软，四肢不温，脉虚弱。肺为气之主，肾为气之根。肾气不足，摄纳失司，致气不归元，呼多吸少，见喘促不已，动则益甚。肾气虚故腰膝酸软，四肢不温，脉虚。治宜补益肾气，纳气归根，用肾气丸：

干地黄 25 克　山药 12 克　山萸肉 12 克　泽泻 10 克　丹皮 10 克　茯苓 10 克　肉桂 3 克　附子 3 克

以上 8 味，以水适量，煎汤，取汁，去渣，日 1 剂，分 2 次，温服。

方以六味地黄丸补益肾阴，加附子、肉桂温肾中之阳，使阳归于阴，通过阴阳并补，水火协调，肾气得固，职司纳气，喘息可平。

（2）阳虚水泛，上凌心肺　见咳喘，心悸，吐白色泡沫，四肢不温，小便不利，甚则肢体浮肿，舌质淡胖，脉象沉细。

因肾阳虚衰，不能温化水饮，因而水泛为患，为痰为饮，饮邪内盛循经逆于胸中，上凌心肺，故见咳喘心悸，吐白色泡沫。因肾阳不足，不能温养于手足，且气化失职，故四肢不温，小便不利，甚至肢体浮肿。治宜温阳祛饮止喘，用真武汤加减：

炮附片 10 克　茯苓 10 克　白术 10 克　干姜 10 克　细辛 6 克　五味子 8 克　白芍 10 克

以上 7 味，以水适量，煎汤，取汁，去渣，日 1 剂，分 2 次，温服。

方中附子辛热，温肾阳，祛寒邪；白术健脾制水；茯苓、白芍利小便，使附子发挥温阳逐饮作用后，其毒从小便而去；干姜、细辛、五味子散寒止咳。阳复饮去，则喘自平。

（3）阴虚，阴不敛阳　见喘促日久，呼多吸少，动则喘甚，喘则面红，口燥咽干，腰酸，尿黄，脉细弱。

因肾阴亏损，阴不敛阳，气不摄纳，故呼多吸少，动则喘甚。阴不敛阳，则阳气浮越，故喘则面红，口燥咽干。肾阴亏虚，肾居腰中，故腰酸，尿黄。治宜滋肾纳气，用都气丸：

干地黄 25 克　山药 12 克　山茱萸肉 12 克　泽泻 10 克　丹皮 10 克　茯苓 10 克　五味子 10 克

以上 7 味，以水适量，煎汤，取汁，去渣，日 1 剂，分 2 次，温服。

方用六味地黄汤滋阴补肾，壮水以配阳，以复其肾气之用，加五味子收敛肺气而滋肾水，共起滋阴纳气之效。

3. 心阳不振喘息

（1）心阳不足　见头晕心悸，胸闷气短，甚则喘息，面色㿠白，肢冷形寒，脉细弱。

《灵枢·邪客》说："宗气积于胸中，出于喉咙，以贯心脉，而行呼吸焉。"因此心亦主呼吸。如阴寒过盛，心阳不足，鼓动无力，则胸闷喘息，阳气不达，则头晕心悸，面白肢冷。治宜益气通阳，借用茯苓四逆汤加味：

茯苓 10 克　党参 10 克　炮附片 10 克　干姜 10 克　炙甘草 8 克　桂枝 10 克

上 6 味，加水适量，煎汤，取汁，去渣，日 1 剂，分 2 次温服。

方以茯苓、党参、炙甘草补气；附子、干姜益阳祛寒；桂枝温经通阳。诸药合用，可温经祛寒，益气通阳，心阳充盛，鼓动有力，则呼吸正常。

（2）瘀血内阻　心悸怔忡，胸闷不舒，甚则心痛喘息，舌质紫黯，脉涩。

因瘀血内阻，气滞不通，故心悸怔忡，胸闷不舒。心阳阻痹，心络挛急，故心痛、喘息。血行不畅，则舌黯脉涩。治宜活血化瘀通阳，用失笑散加味：

当归 10 克　川芎 10 克　赤芍 10 克　蒲黄 10 克　五灵脂 10 克　桂枝 10 克

桃仁 10 克　红花 10 克

上 8 味，加水适量，煎汤，取汁，去渣，温服。日 1 剂，分 2 次服。

方以当归、川芎、赤芍活血；蒲黄、五灵脂、桃仁、红花化瘀；桂枝通阳。瘀血去，心阳通，喘息、胸闷、心痛等症可止。

4. 阴虚阳脱喘息

呼吸气急，呼多吸少，烦躁不安，肢冷，出冷汗，脉浮大无根。

证属危急，不但肺肾俱衰，心阳也欲竭，乃孤阳欲脱之候。急宜扶元救脱，镇摄肾气，用黑锡丹：

金铃子 30 克（蒸去皮核）　胡芦巴 30 克（酒浸炒）　附子 30 克（炮去皮脐）肉豆蔻 30 克（面裹煨）　补骨脂 30 克（酒浸炒）　阳起石 30 克（酒煮 1 日，焙干，研）　茴香 30 克（舶上者，炒）　沉香 30 克　木香 30 克　肉桂 15 克　硫黄 60 克（透明者）　黑锡 60 克（去渣）

上 12 味，先用黑盏或新铁铫内，如常法结黑锡、硫黄砂子，放地上去火毒，研令极细末。余药亦研为细末，过筛。将两末一处和匀，入研，自朝至暮，以黑光色为度，酒糊丸如梧桐子大，阴干，入布袋内令光莹，每服 6 克，温开水送下。

方以黑锡甘寒镇水，硫黄大热扶阳，两味为主药。更以附子、肉桂温补命门，引火归元；补骨脂、胡芦巴、茴香、阳起石补肾壮阳，协同硫黄温肾扶阳；佐木香、豆蔻温中调气，兼以固下；金铃子利气为反佐；沉香降逆平喘，纳气入肾。本方为急救之方，待阳气归根后再行治本之法。

二十七、哮证

哮喘是一种常见病证，哮指呼吸困难，喉嗌窘迫，噎不得息，喘息间有痰鸣哮吼之声，古称"上气"。喘指呼吸急促，甚至张口抬肩。由于哮必兼喘，故称为哮喘。

哮喘是一种经常性发作的疾病，其发病机制主要在于内有痰饮，每遇诱因而触发。发作时痰随气升，气因痰阻，相互搏结，阻于气道，肺气升降不利，致呼吸困难急促。因气道狭窄，气体出入时又触及痰饮，故产生哮鸣之声。因此，痰阻气闭即为哮喘的基本病机。治疗以祛痰利气，疏邪宣肺为大法。

由于患哮喘的病因不同，病人体质、患病久暂、临床证候亦不相同，治疗时必须区别对待，具体问题具体分析。

1. 风寒束肺、气郁化热哮喘

见咳喘上气，唾白色泡沫，口渴欲饮，目如脱状，烦躁，脉浮大。

因风寒外束，肺失宣散，水津不布，郁壅于肺，肺气逆上，故见咳喘上气，唾白色泡沫。肺气郁久而化热，故见烦躁、口渴、脉浮大。治宜外散寒邪，内清郁热。用越婢加半夏汤：

麻黄 12 克　石膏 24 克　生姜 10 克　法半夏 10 克　炙甘草 8 克　红枣 5 枚（擘）

上方以水适量，先煎麻黄去上沫，纳诸药再煎，汤成去渣，温服。日 1 剂。

本方中麻黄辛温，可表散风寒，同时又是止咳平喘要药；石膏甘寒，清解郁热；半夏祛痰饮降逆气；甘草佐诸药解表止咳；姜枣为使，调和营卫，培补正气。

2. 外寒激动内饮，上逆犯肺哮喘

（1）射干麻黄汤证　见肺胀，喘而上气，唾白色泡沫，喉中有哮鸣声，脉浮。

因素有痰饮，又感受外寒，寒邪激动痰饮，上逆犯肺，息道狭窄，致呼吸不利，故出现上症。治宜外散寒邪，内降水饮，用射干麻黄汤：

射干 10 克　麻黄 12 克　生姜 10 克　细辛 6 克　紫菀 10 克　款冬花 10 克 法半夏 10 克（打）　五味子 8 克　红枣 3 枚（擘）

上方以水适量，先煮麻黄两沸，去上沫，纳诸药再煮，汤成去渣，温服。日 1 剂。

方中麻黄散风寒，止咳喘；射干利咽喉；半夏、紫菀、款冬花、细辛、五味子降逆祛饮止咳；姜枣和中。适用于肺胀病，咳而上气，喉中水鸡声，并有发热恶寒，胸满喘息等症。

（2）小青龙汤证　表邪较甚，恶寒发热较重，又有喘息上气，唾白色泡沫，喉中有哮鸣声者，是心下有水气。治以小青龙汤：

麻黄 10 克　桂枝 10 克　白芍 10 克　细辛 6 克　干姜 10 克　五味子 6 克

法半夏 10 克（打）　炙甘草 10 克

上方以水适量，先煮麻黄去上沫，纳诸药再煮，汤成去渣，温服，日 1 剂。

如烦躁者，是内有郁热，于小青龙汤中加石膏 10 克，以清热除烦。

方中以麻黄、桂枝发表散寒；半夏逐饮；白芍利小便，导水饮下出；干姜、细辛、五味子止咳，且干姜、细辛温里散寒，助半夏逐饮；甘草调和诸药。是为外散寒邪内降水饮之名方。

【案例】

患者某，女，23 岁，某学校教工家属。1958 年 8 月某日就诊。患者自幼病哮喘，每冬夏两季发作。今怀孕 3 月，2 天前哮喘复发，胸中满闷，呼吸气塞，倚物布息，不能平卧，喉中喘鸣，咳唾白色泡沫，烦躁，心下有水浸泡感，心窝部时贮少许汗水，苔白，脉浮。治宜外散表寒，内降水饮，佐以清热除烦，拟小青龙加石膏汤：

麻黄 10 克　桂枝 10 克　白芍 10 克　五味子 8 克　细辛 6 克　干姜 10 克
制半夏 10 克　甘草 10 克　石膏 15 克

上 9 味，以水煎服，日 2 次。

3 日后复诊，服上方 3 剂，哮喘减轻，改拟厚朴麻黄汤：

厚朴 12 克　麻黄 10 克　干姜 10 克　五味子 8 克　细辛 6 克　石膏 15 克
半夏 10 克　杏仁 10 克（去皮尖炒打）　小麦 20 克

上 9 味，以水煎服，日 2 次。

又服 3 剂而诸症尽退，至春节后顺利分娩。惟产后偶感寒邪，哮喘又复发。仍以小青龙汤外散寒邪，内降水饮，加当归 10 克、川芎 10 克，以养血活血为治。药服 10 余剂病愈，至今未复发。

按：《素问·调经论》说："气有余则咳嗽上气。"肺居胸中，主气，司呼吸，外合皮毛。水饮之邪蓄积在胸，遇外寒则牵动水饮上逆犯肺，阻塞气道，肺气壅遏而肺叶不布，故胸闷，呼吸气塞而倚物布息，不能平卧。息道狭窄，则呼吸不利而喉中喘鸣。《素问·阴阳应象大论》说："肺……在变动为咳。"外寒、内饮交相犯肺，致肺气不降，故咳嗽而唾白色泡沫。水饮阻于心胸，阳气郁结不伸，则心下有水气浸泡感，且见烦躁。心在液为汗，心液外泄，则见心窝部时贮有汗水。病由外寒引动内饮而发，故脉见浮象。《金匮要略·肺痿肺痈咳嗽上气病脉证治》说："肺胀，咳而上气，烦躁而喘，脉浮者，心下有水（气），小青龙加石膏汤主之。"小青龙加石膏汤方，用麻黄、桂枝发表散寒，半夏逐饮，白芍《神农本草经》卷二谓其"利小便"，用之以导水饮之下出，干姜、细辛、五味子止嗽，且干姜、细辛温里散寒以助半夏之逐饮，甘草调和诸药，共成小青龙汤，为"外散寒邪，内降水饮"之名方。加石膏者，以其清热除烦躁也。有谓半夏落胎，然有病则病当之，无碍于胎也。药服3剂，病情好转，改拟厚朴麻黄汤方，用麻黄、杏仁、厚朴发散外邪和利气止喘，半夏逐饮，干姜、细辛、五味子止咳，且干姜、细辛温里散寒以助半夏之逐饮，小麦、石膏宁心清热而除烦躁。又服3剂而诸症尽退，至春节后则顺利分娩。惟在产后偶感寒邪哮喘又复发，遂以小青龙汤外散寒邪，内降水饮，加当归10克，川芎10克以养血活血为治。药服10多剂病愈，至今未复发。

3. 痰浊阻遏肺窍，息道闭塞哮喘

（1）葶苈大枣泻肺汤证　咳逆上气，喘鸣迫塞，咳吐白色泡沫，不得平卧，胸部满胀，一身面目浮肿，小便不利。

因痰饮壅肺，肺气壅闭，气道阻塞，故咳逆上气迫塞，不得平卧；饮邪壅盛，故咳吐白色泡沫，胸部胀满。肺气壅闭，水道不通，故小便不利，一身面目浮肿。治宜决壅泻闭，用葶苈大枣泻肺汤：

葶苈子12克（炒令黄色搗丸）　红枣4枚（擘）

先用水适量煮枣取汁，去枣纳葶苈再煮，汤成去渣，温服。

葶苈子泻肺逐水，佐大枣甘温补正，使不伤正气。

（2）皂荚丸证　见咳逆上气，时时吐浊涕浓痰，但倚物而坐不得眠卧。

本证为积痰阻肺，肺金失于肃降，故见咳逆上气，因痰浊顽稠，随气上出，故时时唾浊。然痰虽出而病不减，积痰在肺，肺气壅塞，故但能倚物而坐不得平卧。治宜涤痰通窍，用皂荚丸：

皂荚250克

研为细末，过筛，炼蜜为丸，如梧桐子大，以枣膏和汤服3丸，日服3次，夜服1次。

本方皂角涤痰祛垢，佐以蜜丸枣膏，兼顾脾胃，使痰除气顺而不伤正气。此外，本方亦可只用皂荚，与三子养亲汤配合作汤剂使用。

二十八、胸痹

胸痹，是以喘息咳唾，胸背疼痛，或胸部胀满，短气等为其主要临床特征。痹者，闭也，即闭塞不通之谓。所以，胸痹是上焦阳气失去正常功能活动；或上焦阳气亏虚，至使中、下焦浊阴之气逆而上潜阳位；或瘀血内停，阻塞上焦气机，肺失肃降所致。临床所见有虚实两类，在治疗上，实者当以通阳化痰，或活血祛瘀等法为治；虚者则当助阳理中。值得注意的是胸痹证，当与热性病过程中的痰火结胸证相鉴别，彼则有热，此无寒热，以此为辨。

1. 痰阻胸痹

（1）瓜蒌薤白白酒汤证　症见胸背疼痛，咳嗽，呼吸气短，喘息，唾涎，寸脉沉迟，关脉小紧等。

《素问·脉要精微论》说："背者胸中之府。"痰浊阻于胸中，气机不畅，故见胸背疼痛；肺气上逆，故见咳嗽，喘息，唾涎；痰浊阻肺，呼吸不相连续，故见呼吸气短。上焦阳气不振，故见寸脉沉迟；中下焦痰饮结聚，故关脉小紧。此乃上焦阳气不振，结聚于中下焦的痰饮之邪逆而上冲，阻塞上焦气机，肺失肃降所致；法当通阳散结，豁痰下气；治宜瓜蒌薤白白酒汤加味：

薤白10克　厚朴10克　瓜蒌实1枚　陈皮10克　桂枝10克　白酒10克

上6味，以适量水煎药，汤成去渣取汁温服，日2次。若兼见失眠，加法半夏10克。

方中取薤白、桂枝辛温通阳，且薤白又有豁痰下气之功；取瓜蒌实开胸中痰结；取白酒轻扬宣通，以行药势；取陈皮、厚朴增强下气之力。若兼见失眠，为痰浊内阻，阳气难以入于阴分，阴阳不能相合，故尔失眠，取半夏化痰以祛浊；《礼记·月令》说："仲夏之月……半夏生。"半夏感夏至一阴之气而生，性又主降，故半夏能将阳气引入阴分，使阴阳相得而入睡。因而，在《灵枢·邪客》中记载有用半夏秫米汤治疗失眠者。方中用半夏者，其义即在于此。

（2）瓜蒌薤白白酒汤与茯苓杏仁甘草汤合方证　症见胸中痹塞疼痛，咳嗽，呼吸喘促，气短，心悸，寸脉沉迟，关脉小紧。

痰饮停蓄胸中，气机运行不畅，故见胸中痹塞疼痛；痰饮停滞，肺失肃降，故见咳嗽，呼吸喘促；呼吸不相连续，故见气短；痰气凌心，故心悸；上焦阳气不振，故见寸脉沉迟，中下焦痰饮结聚，故见关脉小紧。此乃上焦阳气不振，中下焦痰饮之邪逆而上冲所致；法当宣通阳气，化痰蠲饮；治宜瓜蒌薤白白酒汤与茯苓杏仁甘草汤合方：

薤白 10 克　白酒 10 克　瓜蒌实 1 枚　茯苓 10 克　甘草 8 克　杏仁 10 克（去皮尖炒打）

上 6 味，以适量水煎药，汤成去渣取汁温服，日 2 次。

方中取薤白宣通阳气，豁痰下气；取瓜蒌实开胸中痰结；取白酒轻扬宣通，以行药势；取杏仁宣利肺气；取茯苓化饮宁心；取甘草和胃补中。

2. 血瘀胸痹

瘀血阻滞，症见胸部烦闷胀满，且有腹满感，口燥不渴，口唇色萎不泽等。

血为气之府，血瘀则气滞。肺主气，居胸中，今血瘀气滞，故见胸部烦闷胀满；血瘀于内，故病人自觉腹满，而外无胀形；津液不能为气所化，口不能为津液所润，故见口中干燥，然内无邪热，所以口中不渴；脾主口唇，血瘀于脾，口唇失养，故见口唇色萎不泽；舌属心，心血瘀滞，故见舌青。此乃血瘀所致，法当活血祛瘀，治宜下瘀血汤加味：

大黄 10 克　桃仁 10 克　制香附 10 克　䗪虫 10 克（炒去足）

上 4 味，以适量水煎药，汤成去渣取汁温服，日 2 次。

方中取桃仁、䗪虫破血逐瘀；取大黄推陈致新，导瘀血下行；取香附行气，以助活血之力。

3. 阳虚胸痹

阳气不足胸痹，症见胸背疼痛胀满，气短，咳嗽气喘，手足不温，大便稀溏，舌淡苔白，脉象迟缓等。

《灵枢·邪客》说："五谷入于胃也，其糟粕、津液、宗气分为三隧。故宗气积于胸中，出于喉咙，以贯心脉，而行呼吸焉。"中气亏虚，宗气不转，浊阴上逆胸中，气机阻滞，故见胸背疼痛胀满，气短；肺不肃降，其气上逆，故见咳嗽气喘；脾主四肢，脾阳亏虚，阳气不能达于四末，故见手足不温；脾运失常，水湿下趋，故见大便稀溏；脾胃阳虚，不能正常运血流行，故见舌淡苔白，脉象迟缓。此乃中焦阳虚，气机呆滞所致；法当温中益气，助阳扶正；治宜理中汤加味。

党参 10 克　干姜 10 克　炒白术 10 克　桂枝 10 克　炙甘草 10 克

上 5 味，以适量水煎药，汤成去渣取汁温服，日 2 次。

方中取党参、炙甘草补中益气；取白术、干姜健脾温中；加桂枝以宣通心胸之阳气。

二十九、心痛

心痛，或称"心口痛"，以心窝部或胸部疼痛为其主要临床表现，其或绵绵而痛，或剧烈疼痛，然与真心痛又有程度轻重之不同。古书虽有虫心痛、注心痛、风心痛、悸心痛、食心痛、饮心痛、冷心痛、热心痛以及去来心痛等九种心痛之名，然后世多不宗其说。兹就瘀血阻滞与阴寒痼结所致之心痛论述之。

1. 瘀血阻滞

症见胸口刺痛，甚至痛连胸胁，按之不舒，舌质紫斑，脉涩等。

心包络为臣使之官，既能代行君令，又能代心受邪。此所谓心痛者，乃心包络之病也。《灵枢·经脉》说："心主手厥阴心包络之脉，起于胸中，出属心包络……是主脉所生病者，烦心，心痛。"瘀血阻滞心包络，气血运行不畅，故见心口刺痛，甚至痛连胸胁，按之不舒；气血运行受阻，瘀于舌，则见舌质紫斑；瘀于脉，则见脉涩。此乃心血瘀阻所使然，法当活血祛瘀，治宜失笑散加味：

五灵脂 10 克　丹参 10 克　川芎 8 克　生蒲黄 10 克　红花 10 克　桂枝 8 克

上 6 味，以适量水煎药，汤成去渣取汁温服，日 2 次。

方中取五灵脂甘温入厥阴经行气和血；取生蒲黄辛平入厥阴经活血祛瘀；取丹参、红花养血活血；取川芎行血中之气；桂枝通阳以助活血之力。

2. 阴寒痼结

症见心痛彻背，背痛彻心，畏寒喜温，四肢厥冷，面青汗出，脉沉紧。

阴寒之邪上凌于心胸阳位，心脉不通，故心痛；心居胸中则其俞在背，胸背相连，故胸痛彻背，背痛彻心；阴寒内盛，阳气受阻，失其所用，故四肢厥冷，畏寒喜温；"青黑为痛"，故面青；阳失其用，卫外无能，故汗出；阴寒之邪阻遏，脉道不利，故脉见沉紧。此乃阴寒之邪凝聚于内，阳气失其所用而然；法当逐寒散结，温阳止痛；治宜乌头赤石脂丸：

蜀椒30克　干姜30克　制乌头5克　制附片15克　赤石脂30克

上5味，研为细末，炼蜜为丸如梧桐子大，收贮备用。每用时取1丸，以温开水送下，日3服。

方中取乌头、附子、干姜、蜀椒辛温大热以力挽微弱之阳，逐寒散结，温经止痛；取赤石脂固涩护心，旋于温散四药之中，乃急中有缓之意，邪去正复，其病自愈。制为丸剂，使诸药急中有缓而效尤长，且约束辛热不致伤气耗血。

三十、心悸

心悸，是以病人自觉心中悸动不宁为其主要临床特点的一种病证。其形成有因惊而发者，称为惊悸，其悸时作时止；也有不因惊而发者，其悸持续不已。临床所见有属心气虚者，有属心血虚者，有属痰饮内停者，有属瘀血阻滞者等等。

1. 心气虚

心气不足，症见心悸不宁，少气懒言，倦怠乏力，脉虚弱等。

心气亏乏，心神失养，神不安宁，故见心中悸动不宁；气虚则无以维持呼吸和言语，故见少气懒言；气不足以充养人体，使人体失其矫健之性，故见倦怠乏力；气不足以正常运行血脉，故见脉象虚弱。此乃心气不足而然；法当益气养心安神；治宜五味异功散合茯神丸为汤：

党参10克　茯苓10克　炙甘草10克　茯神10克　远志10克　炒白术10

克 陈皮 10 克 菖蒲 10 克

上 8 味，以适量水煎药，汤成去渣取汁温服，日 2 服。

方中党参、白术、茯苓、甘草是谓四君子汤，以之甘温补气；取茯神、菖蒲、远志养心安神；佐陈皮辛香行气，使补而不滞。八味相合，共收益气养心安神之功。

2. 心营虚

（1）人参养营汤证 心悸，烦躁，呼吸气短，咽干唇燥，口渴等。

阴血亏虚，血不养心，心神不宁，故见心悸，烦躁；血可化生为津液，阴血不足，血不化津，津液虚少，故见咽干，唇燥，口渴；心血亏虚，虚火刑金，肺气受伐，故见呼吸气短。此乃心营亏虚所致；法当补益气血；治宜人参养营汤：

党参 10 克 茯苓 10 克 炒白术 10 克 熟地 10 克 肉桂 6 克 炙黄芪 10 克 当归 10 克 白芍 10 克 五味子 10 克 远志 10 克 陈皮 10 克 炙甘草 10 克 生姜 5 克 大枣 3 枚 （擘）

上 14 味，以适量水煎药，汤成去渣取汁温服，日 2 次。

方中取熟地、当归、白芍补养心血；取远志养心安神；取党参、茯苓、白术、甘草是谓四君子汤，以之甘温补气，加黄芪以增强补气之力，气充则血亦旺；取生姜、大枣调和脾胃，以助气血生化之源；少佐肉桂鼓舞气血生长；《素问·藏气法时论》说："心苦缓，急食酸以收之。"故取味酸气温之五味子收敛涣散之心气以安心神。取陈皮辛香行气，使补而不滞。

（2）天王补心丹证 症见心悸，心烦，失眠，健忘，精神倦怠，大便干燥，舌红少苔，脉细数等。

《素问·痹论》说："阴气者，静则神藏，躁则消亡"，心血亏虚，血不养心，心神失养，故见心悸，失眠，健忘，精神倦怠；心血亏虚，虚火内扰，故见心烦，大便干燥，舌红少苔，脉细数。此乃心血不足，虚火内扰所致；法当滋阴血，清虚热，补心安神；治宜天王补心丹：

党参 10 克 五味子 15 克 天门冬 15 克 玄参 10 克 麦门冬 15 克 柏子仁 15 克 丹参 10 克 炒酸枣仁 15 克 生地 20 克 茯苓 10 克 远志肉 10 克 桔梗 10 克 当归 15 克

上 13 味，共研为极细末，炼蜜为丸，外以辰砂为衣，每丸约重 10克，收贮备用。每用时取 1 丸，温开水送下，日 2 次。

方中取生地、玄参、天门冬、麦门冬甘润滋阴补液，以制浮越之虚火；取当归、丹参补养心血；取党参、茯苓、五味子以益心气；取远志、柏子仁、酸枣仁以养心安神；以辰砂为衣者，取其入心，重镇安神；取桔梗为使，载诸药上行。

3. 心脾两虚

思虑过度，劳伤心脾，症见心悸，失眠，健忘，发热，盗汗，肢体倦怠，食少等。

心主血而藏神，劳心过度，心血暗耗，心神失养，神不安宁，故见心悸，失眠，健忘，血为阴，《素问·评热病论》说："阴虚者阳必凑之。"今心血不足，故见发热、盗汗；脾居中央而灌四旁，主运化，脾虚运化失职，肢体失养，故见食少，体倦。此乃心脾两虚所致；法当健脾养心，补益气血；治宜归脾汤：

党参 10 克　龙眼肉 10 克　炒白术 10 克　黄芪 10 克　炒酸枣仁 10 克
炙甘草 8 克　茯神 10 克　广木香 5 克　远志肉 10 克　当归 10 克　大枣 2 枚
(擘)　生姜 5 克

上 12 味，以适量水煎药，汤成去渣取汁温服，日 2 次。

方中取当归、龙眼肉补养心血；取茯神、远志、酸枣仁养心安神。《灵枢·营卫生会》说："中焦亦并胃中，出上焦之后，此所受气者，泌糟粕，蒸津液，化其精微，上注于肺脉，乃化而为血，以奉生身，莫贵于此，故独得行于经隧，命曰营气。"中焦脾胃为后天之本，营血生化之源，故方中取党参、黄芪、白术、甘草健脾益气，助其化源；取广木香辛香醒脾行气，使补而不滞；取生姜、大枣调和脾胃。

4. 血瘀心悸

（1）心血瘀阻　症见心悸，气短，胸闷，口干舌燥，舌质黯或有青紫色瘀斑，脉涩等。

心血瘀阻，心失所养，心神不宁，故见心悸；肺居胸中，主气，司呼吸，血为气之府，血瘀则气滞，故见胸闷，气短；瘀血凝滞，故见舌质紫黯或见青紫色瘀斑；心主身之血脉，血瘀则气血流通不畅，故见脉涩。此为气血瘀滞所致；法当活血化瘀；治宜桃红四物汤与失笑散合方加味：

生地 10 克　当归 10 克　五灵脂 10 克　赤芍 10 克　川芎 10 克　制香附 10 克　桃仁 10 克（去皮尖打）　红花 10 克　大黄 10 克　蒲黄 10 克　琥珀 2 克（研末冲服）

上 11 味，除琥珀末外，余药以适量水煎，汤成去渣取汁，冲琥珀末服，日 2 次。

方中取生地、当归、赤芍、川芎四物汤养血活血；取桃仁、红花、蒲黄、五灵脂活血祛瘀；取大黄攻瘀通下，导瘀血下行；取香附辛香行血中之气，以助活血化瘀之力；取琥珀活瘀而安神。合奏活血化瘀安神之功。

（2）血瘀络脉　症见心悸，胸闷，妇女或见痛经，脉代等。

《素问·痿论》说："心主身之血脉"，瘀血阻于络脉，气血运行不畅，故见胸闷，脉代，妇女可见痛经；瘀血阻滞，心失所养，心神不宁，则见心悸。此乃瘀血阻滞络脉所致；法当活血祛瘀；治宜桃红四物汤加味：

生地 10 克　当归 10 克　制香附 10 克　川芎 10 克　赤芍 10 克　红花 10 克　桃仁 10 克（去皮尖打）

上 7 味，以适量水煎药，汤成去渣取汁温服，日 2 次。

方中生地、当归、川芎、赤芍是谓四物汤，以之养血活血；取桃仁、红花活血化瘀；取香附辛香以行血中之气，从而增强活血化瘀之力。

【案例】

患者某，女，35 岁，住武汉市武昌区，大学教师，已婚，1971 年 5 月就诊。13 岁月经初潮，每次潮前小腹疼痛，近 3 年来常发生心悸，胸满，午间乍甚，时发时已，发则心悸如持，胸中满闷难受，脉则 3 至而停跳歇止 1 次，呈所谓"三联率"脉象，面色如常，病为络脉血瘀，心神不安，治宜活血破瘀，拟以桃红四物汤加减。

当归 12 克　川芎 10 克　制乳香 10 克　赤芍 10 克　红花 10 克　制没药 10 克　茯苓 10 克　丹参 10 克　五灵脂 10 克　桃仁 10 克（去皮尖打）　制香附

10 克

上 11 味，以适量水煎药，汤成去渣取汁温服，日 2 次。

按：宿患痛经，且为月经潮前腹痛，乃血瘀胞中而然。《素问·评热病论》说："胞脉者，属心而络于胞中。"是胞脉上通于心也。心藏神，其手少阴脉之别络起腕后入于心中，胞中瘀血波及心经别络，络血瘀积，心神不宁，则心为之悸；血为气之府，血瘀则气滞，气机不利，则胸中满闷。络脉有邪，而经脉涩滞，故见脉至而有定数歇止，是之为"代脉"也。桃红四物汤加减，以当归、川芎、赤芍、丹参养血活血，红花、桃仁、乳香、没药、五灵脂通络破瘀。气为血之帅，用香附行血中之气，以利气机而助血行，用茯苓以宁神。药服 10 余剂而病愈。

5. 痰饮内停

（1）苓桂术甘汤证　症见心悸，气短，心下逆满，头目眩晕，口不渴，小便不利等。

饮停心下，阻碍气机，气滞不行，故见心下逆满，气短；水饮凌心，心神不安，故见心悸；饮邪内停，阳气失用，故口不渴而小便不利；清阳不升，清窍失养，故见头目眩晕。此乃脾运失常，痰饮内停所致，《金匮要略·痰饮咳嗽病脉证并治》说："病痰饮者，当以温药和之。"法当温阳化饮，健脾和中；治宜苓桂术甘汤加味：

桂枝 10 克　茯苓 10 克　炒白术 10 克　甘草 8 克　生姜 10 克

上 5 味，以适量水煎药，汤成去渣取汁温服，日 2 次。

方中取桂枝辛温宣导以行阳气；取茯苓甘淡渗湿以利水饮；《素问·藏气法时论》说："脾苦湿，急食苦以燥之。"饮者湿之类也，故取白术苦温燥湿，以振脾阳而助脾运；取生姜、甘草以和中宫；且桂枝配甘草辛甘以通脾阳。

（2）真武汤证　症见心悸，四肢不温，头目眩晕，小便不利，恶寒，腹痛，脉沉迟，或见下利等。

肾开窍于前后二阴而司气化，肾不化气，则见小便不利；水饮内停，饮邪凌心则心悸；饮阻清阳，清窍失养，故见头目眩晕；肾失温煦，阳气不通，故见恶寒，四肢不温，腹痛，脉沉迟；或水湿下趋肠道，而又见下利。此乃肾阳受阻，气化无力；法当温阳利水；治宜真

内科病证

武汤：

茯苓 10 克　白芍 10 克　炒白术 10 克　生姜 10 克　熟附片 10 克

上 5 味，以适量水煎药，汤成去渣取汁温服，日 2 次。如下利，方中去白芍加干姜 10 克。

方中取熟附片温阳散寒；取白芍利小便导水下行，使附子之毒由小便而除；取茯苓淡渗利湿；取白术苦温健脾燥湿；取生姜辛温以发散水气。如见下利，乃寒阻中焦，故去白芍之泄利，而加干姜温中散寒。

（3）半夏麻黄丸证　症见心悸，无汗，失眠，舌苔白滑或白腻，脉浮紧等。

水停心下，日久化为黏滞之湿痰，痰湿凌心，故见心下悸动不安；内扰心神，心神不宁，故见失眠；水湿内停，故见舌苔白滑或白腻；阳气被郁，不能外达，故见无汗，脉浮紧。此乃阳气郁阻，水停心下所致；法当通阳，蠲饮化痰；治宜半夏麻黄丸方：

法半夏、麻黄各等份

上 2 味，共研为极细末，炼蜜为丸如小豆大。每服三丸，温开水送下，日 2 服。

方中取辛温之麻黄发越阳气，开结散寒；取半夏蠲饮化痰，降逆驱浊；炼蜜为丸，甘缓和中。

（4）五苓散证　症见心悸，小便不利，渴欲饮水，或兼见头目眩晕等。

气化不行，故见小便不利；阳气不化，津液不能上承于口，故见口渴欲饮；水液内停，上凌心神，则心神不宁，故见心悸；《素问·阴阳应象大论》说："清阳出上窍。"清阳不升，上窍失养，故见头目眩晕。此乃气化不利，水饮内停所致；法当化气行水；治宜五苓散方：

猪苓 10 克　茯苓 10 克　炒白术 10 克　泽泻 10 克　桂枝 10 克

上 5 味，以适量水煎药，汤成去渣取汁温服，日 2 次。

方中取桂枝辛温通阳化气；取猪苓、茯苓、泽泻淡渗利湿；取白术苦温燥湿，健脾阳以助中焦之转运。五味相合，共收通阳化气利水之功。

（5）温胆汤证　症见心悸，头目眩晕，口苦，恶心，或呕吐涎沫，虚烦不眠等。

痰饮内停，上凌心神，则心神不宁，故见心悸，虚烦不眠；痰浊阻滞，清阳不升，清窍失养，故见头目眩晕；胃失和降，逆而上冲，故见恶心，或呕吐涎沫；痰热上犯，故见口苦。此乃胆府痰热上扰，胃失和降所致；法当化痰降逆；治宜温胆汤：

法半夏 10克　茯苓 10克　陈皮 10克　炒枳实 10克　炙甘草 8克　竹茹 15克

上6味，以适量水煎药，汤成去渣取汁温服，日2次。

方中取法半夏、竹茹化痰降逆；取枳实、陈皮行气，以助化痰之力；取茯苓以安心神；取甘草调和诸药。

（6）小青龙汤证　症见心悸，恶寒发热，无汗，咳嗽，痰清稀，喘息等。

水饮内停，上凌心神，心神不宁，故见心悸；外感风寒，故见恶寒发热；肺外合皮毛，风寒束表，肺失肃降，故见咳嗽，喘息，吐清稀痰。此乃外寒激动内饮；法当解表化饮，止咳平喘；治宜小青龙汤：

麻黄 10克　白芍 10克　法半夏 10克　细辛 6克　干姜 10克　炙甘草 8克　桂枝 10克　五味子 10克

上8味，以适量水煎药，汤成去渣取汁温服，日2次。

方中取麻黄、桂枝辛温发表，散在表之风寒；取白芍配桂枝调和营卫，以除寒热；取半夏降浊逐饮；取干姜、细辛、五味子散寒止咳；取甘草调和诸药。

6. 妇科手术后心悸

妇女或因子宫肌瘤，或因卵巢囊肿等病，经手术切除后，或可见心悸，心烦，失眠，头面部烘热，咽喉干燥疼痛，口渴喜饮，脉细等。

创伤耗损阴液，心神失养，则心神失宁，故见心悸；虚热内扰心神，故见心烦，失眠；虚热上扰头面，故见头面部烘热；阴液不足，不能上承于口舌，则口舌干燥而欲饮水，故见喜饮；咽喉失濡，故见咽喉干燥疼痛；津液不足以化为血，脉道失充，故见脉细。此乃创伤伤阴，阴虚阳浮而然；法当补阴液，清虚热，潜浮阳；借用三才汤加味：

党参 10克　天门冬 10克　麦门冬 10克　生地 10克　地骨皮 10克　五

味子8克　丹皮10克　陈皮8克　生牡蛎15克　当归10克　竹叶8克　小麦15克

上12味，以适量水先煎生牡蛎，然后下其余各药再煎，去渣取汁温服，日2次。

方中取天门冬、麦门冬径补阴液；取五味子敛阴；小麦宁神；取生地、当归滋养阴血；取地骨皮、丹皮、竹叶清虚热；取党参补五藏、止惊悸；取生牡蛎重镇而潜浮阳；取陈皮行气，使补而不滞。

三十一、失眠

失眠也称不寐，指夜间难以入睡，或睡而易醒，醒后难眠，甚至彻夜不寐，又叫作"不得眠""不得卧""目不瞑"等。

人之睡眠由营卫的正常循行及阴阳的相互协调而来。《灵枢·邪客》说："卫气者……昼日行于阳，夜行于阴……今厥气客于五藏六府，则卫气独卫于外，行于阳，不得入于阴，行于阳则阳气盛，阳气盛则阳跷陷（满），不得入于阴（则）阴虚，故目不瞑。"因此，由于某种因素引起营卫气血不和，阴阳失调是失眠的根本病机。这些因素可能是邪气的干扰，也可能是本身气血阴阳的不足，故《景岳全书·不寐》曰："不寐虽病有不一，然惟知邪正二字则尽之矣。盖寐本乎神，神其主也，神安则寐，神不安则不寐。其所以不安者，一由邪之扰，一由营气不足耳。有邪者多实证，无邪者皆虚证。"治疗大法正是《灵枢·邪客》所说："补其不足，泻其有余，调其虚实，以通其道而去其邪，阴阳已通，其卧立至。"

1. 虚证失眠

（1）心阴亏损　难以入睡，心悸不安，手足心热，口燥咽干。

因心阴不足，心阳偏旺，阴不敛阳，故手足心热，口燥咽干。心阴心阳不和，则心神不安，故出现失眠、心悸等症。治宜滋补心阴，养心安神，方用天王补心丹：

党参10克　玄参10克　丹参10克　茯苓10克　五味子8克　远志10克
桔梗8克　当归12克　天冬12克　麦冬12克　柏子仁12克　炒枣仁12克
生地15克

上 13 味，加水适量，煎汤，取汁，去渣，日 1 剂，分 2 次温服。

方中由多种养阴安神药物组成。其中生地、玄参壮水制火，当归、丹参补血养心，党参、茯苓益心气，远志、柏子仁养心神，天冬、麦冬增阴液，枣仁、五味子敛心气，桔梗载药上行。诸药合用，可滋阴敛阳，养心安神。

（2）肝血不足　虚烦不眠，心悸，头昏，口咽干燥。

因肝之阴血不足，虚火上扰，故烦躁不得眠，并头昏、口咽干燥。肝血虚，血不养心，致心神不安，故心悸不适。治宜养血安神，清热除烦，用酸枣仁汤：

炒枣仁 15 克　知母 10 克　茯苓 6 克　川芎 6 克　甘草 6 克

上 5 味，加水适量，煎汤，取汁，去渣，日 1 剂，分 2 次温服。

方中以枣仁敛肝安神为君；佐川芎调血养肝；茯苓宁心神；知母除烦热；甘草味甘，以缓肝之急。诸药合用，使肝气和，虚烦止，睡眠安。

（3）心肾不交　难于入寐，甚至彻夜不眠，头晕耳鸣，五心烦热，腰膝酸软。

因劳倦内伤，肾阴亏于下，不能上济于心，心火独亢于上，以致辗转反侧，彻夜不眠，头晕耳鸣。阴虚阳亢，故五心烦热。腰为肾府，肾亏故腰膝酸软。治宜滋阴降火，交通心肾，用黄连阿胶汤合交泰丸：

黄连 10 克　黄芩 10 克　肉桂 3 克　芍药 10 克　阿胶 10 克（烊化）　鸡子黄 1 枚

上 6 味，加水适量，先煮前 4 药，汤成去渣，纳阿胶，烊化，稍冷，纳鸡子黄，搅匀。日 1 剂，分 2 次，温服。

方中用阿胶滋阴补肾；芍药敛阴以助之；阴子黄补脾以交通心肾；黄连、黄芩清泻心火；肉桂引火归元；合用滋阴降火，除烦宁心。

（4）心脾两虚　失眠，多梦易醒，面色少华，身体倦怠，少气懒言，食少便溏。

因思虑劳倦过度，损伤心脾，生化不足，气血两虚。心失所养，故失眠多梦；血虚不能荣于色，则面色少华。脾不运化，故食少便溏。气虚不能充养形体，故身体倦怠，少气懒言。治宜补益心脾，养心安神，用归脾汤：

党参 10 克　炒白术 10 克　茯神 10 克　炙黄芪 10 克　木香 3 克　当归 10 克　远志 3 克　龙眼肉 10 克　炒枣仁 10 克（打）　炙甘草 8 克　生姜 5 片　红枣 3 枚（擘）

上 12 味，加水适量，煎汤，取汁，去渣，日 1 剂，分 2 次，温服。

方中用党参、黄芪、白术、甘草补脾益气；当归、龙眼肉养血；茯神、远志、枣仁补心安神；木香醒脾，使补而不滞；生姜、红枣和中。诸药合用，则归脾养心，益气补血安神。

2. 实证失眠

（1）心火亢盛　症见失眠，多梦，胸中烦热，心悸，口渴。舌尖红，脉细数有力。

因烦劳伤心，心血亏虚，心火偏盛，故心神不安而失眠多梦，胸中烦热。血少，无以养心，故心悸。心火偏盛，故口渴。舌脉俱为心火亢盛之征象。治宜补血泻火，养心安神，方用朱砂安神丸：

黄连 10 克　生地 10 克　当归 10 克　炙甘草 6 克　朱砂 3 克（水飞）

前 4 味，共捣，研细末，水泛为丸，如黍米大，朱砂裹衣，睡前温开水送服，每次服 6～10 克。

方中用生地、当归补血养心；黄连苦寒，直折心火；朱砂重镇，宁心安神；甘草缓急调中。合而用之，可养血泻火，镇心安神，主治心胸烦乱，失眠多梦。

近年来为防止汞中毒，朱砂较少用，可以龙齿代之，功效相同。

如热病后期，余热未清，移热于心，出现心中懊恼，失眠多梦，可用上方合栀子豉汤：

黄连 10 克　生地 10 克　当归 10 克　龙齿 15 克　栀子 10 克　豆豉 10 克　炙甘草 6 克

上 7 味，加水适量，煎汤，取汁，去渣，日 1 剂，分 2 次温服。

方用朱砂（易以龙齿）安神丸养血泻火，镇心安神，又加栀子清热除烦，豆豉宣泄胸中郁热，共奏清余热，安心神之效。

（2）食滞失眠　睡卧不安，难于入寐，脘腹胀满，嗳气吞酸。

宿食停滞于胃，不能正常运化，卫气独行于阳，不得入阴，故睡卧不安，难于入寐。胃中有宿食不得消化，故脘腹胀满，嗳气吞酸。治宜消食和胃，用平胃散加味：

苍术 10 克　陈皮 10 克　厚朴 10 克　甘草 8 克　山楂 10 克　麦芽 10 克　神曲 15 克　莱菔子 10 克　生姜 3 克

上 9 味，加水适量，煎汤，去渣，取汁，温服。日 1 剂，服 2 次。

方中用苍术健脾和胃，陈皮理气；厚朴除满消胀；山楂、麦芽、神曲、莱菔子消化宿食；甘草、生姜、调和脾胃。全方可健脾消食和胃。宿食去，卫气入，营卫和，睡眠可立至。

（3）瘀血失眠　睡卧不宁，多梦易醒，口干不欲饮，大便色黑，舌有瘀斑，脉涩，或沉迟。

由各种原因引起血液凝涩，滞而不行，故见口干不欲饮，大便黑色等症状。人卧血归于肝，肝藏魂。如瘀血阻于肝经，血不归舍，肝不藏魂，则睡卧不宁，多梦易醒。治宜活血化瘀安神，用桃红四物汤加减：

当归 10 克　赤芍 10 克　川芎 10 克　桃仁 10 克　红花 10 克　琥珀 3 克（研末冲服）

上 6 味，加水适量，先煮前 5 味，汤成，去渣，取汁，入琥珀末，温服。日 1 剂，服 2 次。

方中用当归、赤芍、川芎养血活血；桃仁、红花祛瘀；琥珀既能活血散瘀，又能镇惊安神。诸药合用可活血祛瘀，镇惊安神。瘀血祛除，血归于肝，魂有所藏，则可安然入眠。

（4）痰饮失眠　睡卧不宁，多梦易醒，胸闷多痰，舌苔厚腻。

脾不健运，聚液成痰，痰湿壅盛，阻塞经络，故胸闷不适。痰饮内阻，卫阳不能入于阴，阴阳不能交通，故睡卧不宁，多梦易醒。治宜化痰祛饮，交通阴阳，用二陈汤加牡蛎。如郁久化热，见烦躁易惊者，用温胆汤。

二陈加牡蛎汤：

制半夏 10 克　陈皮 10 克　茯苓 10 克　炙甘草 10 克　牡蛎 15 克

上 5 味，加水适量，煎汤，去渣，取汁，温服，日 1 剂，服 2 次。

温胆汤：

制半夏 10 克　陈皮 10 克　茯苓 10 克　炙甘草 10 克　竹茹 10 克　枳实 10 克

内科病证

上 6 味，加水适量，煎汤，去渣，取汁，温服。日 1 剂，服 2 次。

以上 2 方均为二陈汤加味。二陈汤可化痰祛饮；牡蛎化痰，镇静安神；竹茹祛痰清热；枳实理气豁痰。临床可用于痰饮所致的睡卧不宁，多梦易醒等证。

【案例】

（1）患者某，男，40 岁，湖北咸宁供销社干部。1967 年 6 月就诊。

严重失眠已有数年，经常彻夜不能入寐，每晚必赖安眠药方能入睡。形容消瘦，心悸，胸闷短气，咳嗽，唾白色泡沫，脉结。此证乃水饮内结，阻遏卫阳，阳不交阴所致。治宜温阳祛饮，拟二陈汤合苓桂术甘汤加味：

茯苓 15 克　炒白术 10 克炒　桂枝 10 克　炙甘草 10 克　制半夏 10 克　陈皮 10 克　牡蛎 15 克先煎

以水煎服，日服 2 次。嘱停服其他安眠药。

第 4 天复诊，服上方 1 剂后，当晚停服安眠药即能入睡。连服 3 剂，感觉稍舒，要求加大药力，遂于原方以甘遂易甘草，拟方：

茯苓 15 克　炒白术 10 克　桂枝 10 克　制半夏 10 克　陈皮 10 克　牡蛎 15 克（先煎）　甘遂 1.6 克研末（分二次冲服）

以水煎汁，冲服甘遂末，日 2 服。

按：《金匮要略·痰饮咳嗽病脉证并治》说："凡食少饮多，水停心下，甚者则悸，微者短气。"水饮内结阻遏胸阳则胸闷，滞碍息道则短气，水气凌心则心悸，饮邪犯肺则咳嗽唾白色泡沫。津液内聚为饮，无以充养肌肤，故形容消瘦。饮邪结聚于内，卫气行于阳不得入阴，以致无法成寐而失眠。方用白术、甘草、茯苓健脾行水，半夏、陈皮燥湿祛饮，桂枝温阳化饮，《金匮要略》所谓"温药和之"也。加牡蛎潜阳以交阴，故服药即能入睡。药服 3 剂又加大药力，原方中去甘草加甘遂末冲服，每服则大便泻水数次，使水饮从大便而去，故诸症皆退，脉之结象仍在，乃饮邪所结之窠囊未除，病将复发，后果然。

（2）患者某，女，41 岁，江浙人，保姆。1975 年 4 月就诊。经常失眠，不能入寐，寐则多恶梦，易惊醒，心烦，舌苔黄腻。乃痰浊阻胆，肝魂不藏；治宜清化痰浊，佐以安神；拟黄连温胆汤加味：

竹茹 15 克　炒枳实 10 克　茯苓 10 克　制半夏 10 克　炙甘草 10 克　陈皮 10 克　黄连 8 克　生地 10 克　当归 10 克　酸枣仁 10 克（炒打）

以水煎服，日 2 次。

上药服 3 剂而愈，旋归江浙而去。

按：《灵枢·本输》说："肝合胆，胆者中精之府。"《素问·苛病论》王冰注说："肝与胆合，气性相通。"痰浊郁滞胆府，肝魂失于舍藏，则证见经常失眠，不能入寐，而寐则多恶梦，痰浊郁滞，邪实则正衰，胆气不足，故睡眠易惊醒。胆气通于心，胆有邪则心为之烦。痰浊郁结生热，则见舌苔黄腻。黄连温胆汤清化热痰；肝藏血，心主血，而血则为神之物质基础，然神在肝曰魂，在心曰神，神魂不安，故方中加入生地、当归、酸枣仁养血安神。患者服 3 剂而愈。

三十二、善欠

"欠"指呵欠，又称"欠呿"，即在疲倦欲睡时，张口舒气。呵欠一般属正常生理现象，若不拘时间，又非困倦之时，频频打呵欠，则为病态，称作善欠。

中医学认为，欠呿是人体阴阳相引的结果。《灵枢·口问》说："人之欠者，何气使然？岐伯答曰：卫气昼日行于阳，夜半则行于阴，阴者主夜，夜者卧。阳者主上，阴者主下，故阴气积于下，阳气未尽，阳引而上，阴引而下，阴阳相引，故数欠。"因此，善欠一证是由种种原因使阴阳不和，相互牵引造成的，治疗以排除病因，调阴阳为大法。

1. 热病后阳气郁陷

热病或大病后，觉头晕目眩，口苦咽干，形容消瘦，频频欠伸，舌质红，脉细数。

因久病阳气郁遏，下而不上，阴阳相引，而发欠伸。治宜升举阳气，兼清余热，用小柴胡汤：

柴胡 15 克　黄芩 10 克　法半夏 10 克　党参 10 克　甘草 10 克　生姜 8 克　红枣 4 枚

上 7 味，加水适量，煎汤取汁，去渣，日 1 剂，分 2 次温服。

方中柴胡升举少阳之气；半夏、生姜升清降浊；党参、甘草、红枣补益正气，以助少阳生气之上升；佐黄芩以清余热。用后可使清阳上升，余热得清，阴阳调和，善欠可愈。

【案例】

患者某，女，50 岁，住湖北枣阳某乡镇，家庭妇女。1951 年 3 月某日就诊。大病后形容消瘦，频频呵欠，舌苔薄而前部偏左有一蚕豆大斜方形正红色苔，脉弦细数。乃少阳郁陷，欲升不能。治宜升提少阳，佐以泻热，拟小柴胡汤加味：

柴胡 24 克　黄芩 10 克　党参 10 克　法半夏 10 克　甘草 10 克　生姜 8 克　黄连 10 克　红枣 4 枚（擘）

服后 1 剂症退。

以水煎服，日 2 次。

按：大病后，正气不足，血气损伤，故形容消瘦。邪热内蕴，胆气被遏，甲木郁陷于阴分，少阳生气欲升而不能，故频频呵欠。病在少阳则脉弦，正气不足则脉细，邪热内结则脉数而舌见蚕豆大斜方形正红色苔。小柴胡汤加味，用感一阳之气而生的柴胡为君，以升少阳之清气，佐黄芩清热，生姜、半夏升清降浊，党参、甘草、红枣补益正气，再加黄连泻蕴结之邪热。上方用后，能从阴分起郁陷之甲木，升少阳之生气，邪去而正复，故药服 1 剂而症退。

2. 藏躁

时时欠伸，精神不振，烦躁失眠，坐卧不安，甚至悲喜无常，重语健忘。多见于妇女。

藏指子藏，亦曰"胞宫"，胞宫之脉上通于心，引心血入胞中且按时而下，是为"月经"。若胞中血气枯少，胞精乏涸则易致心气亏虚，心神衰弱，出现睡眠不安，精神不振，善悲喜哭，重语健忘等症。人虚则易倦，阴阳相引，故发欠伸；治宜益气补血，养心安神；用甘麦大枣汤加味：

炙甘草 10 克　小麦 15 克　红枣 4 枚　当归 10 克　熟地 10 克　党参 10 克　远志 10 克　茯神 10 克　炒枣仁 10 克

上 9 味，加水适量，煎汤取汁，去渣，日 1 剂，分 2 次温服。

本方以小麦、党参、远志补心；甘草、红枣补脾益气；当归、熟地养血补精，和肝藏魂，并润胞躁；茯神、酸枣仁宁神安魂。

3. 痰郁气滞

频频呵欠，头晕心悸，胸脘痞闷，疲惫气短。

因素体痰湿较盛，阻遏气机，少阳之气不升，阴阳失调，而见欠呔，胸脘痞闷，气短等；痰郁则头晕心悸。治宜化痰行气，用温胆汤：

制半夏 10 克　陈皮 10 克　茯苓 10 克　甘草 6 克　竹茹 15 克　枳实 10 克

上 6 味，加水适量煎汤，取汁，去渣，日 1 剂，分 2 次，温服。

方中以半夏、陈皮化痰，茯苓渗湿，竹茹祛痰清热，枳实行气，甘草调和诸药，合用可化痰清胆，升少阳之气，治疗善欠。

三十三、消渴

消渴者，消指消烁水谷，使其不能生化精微，以营养肌肉筋骨；渴指口渴欲饮。消渴并提有二种含义，一则为口渴欲饮之症状，一则为消渴病。

对消渴病的认识，古今有所不同。唐代以前的医学文献中的消渴病，是指以口渴为主要证候的疾病。如《金匮要略》将"消渴"与"小便利"明确区分为两种病，消谷、溲数仅为口渴引饮的不同兼证。《诸病源候论》在消渴病诸候中分别标立消渴候、渴病候、渴利候、内消候，将消渴与一般口渴、口渴小便多、口不渴小便多等作了区别。《千金要方》则分别列出治消渴方与治消渴小便多的渴利方。唐代以后人们对消渴病的认识发生了变化。宋金时期的刘河间著《三消论》提出："若饮水多而小便多曰消渴；若饮食多不甚渴，小便数而消瘦者名曰消中；若渴而饮水不绝，腿消瘦而小便有酯液者名曰肾消。"由于临床上多饮、多食、多尿、消瘦常相兼出现，故后世医家多遵刘氏之说，以口渴多饮为上消，多食善饥为中消，多尿如脂为下消。因此，现在所谓消渴病者，即指以口渴引饮，多食而消瘦，小便频数，或混浊或有甜味等为主的病证。

1. 上消

以口渴引饮为主症，症见燥热，口渴引饮，小便频数而黄，舌红苔黄，脉数。

多因肺火壅盛，或它藏之热移于肺，肺热耗伤阴津，故渴欲饮水。肺失节治，不能通调水道，源浊而流不能清，故小便频数而黄。舌脉俱为热伤津液之征。治宜益气滋阴，清肺除热，用白虎加人参汤：

石膏 30 克（打）　知母 10 克　党参 10 克　炙甘草 6 克　粳米 15 克

上 5 味，加水适量，煮至米熟，汤成去渣，日 1 剂，分 2 次温服。

方中用石膏清肺除热，知母清热滋阴，甘草、粳米和胃养阴。津液耗伤则无以化气，故加党参以益气生津。

2. 中消

以消谷善饥，形体消瘦为主症，症见消谷善饥，明显消瘦，大便秘结，舌苔黄燥，脉滑有力。

证因胃火炽盛，耗损精微，肌肉失养，故消谷善饥，形体消瘦。津液损伤，肠道失润，故大便秘结。阳明热盛，故舌苔黄燥，脉滑有力。治宜泻胃清火，用三一承气汤：

大黄 10 克　芒硝 10 克（烊化）　炒枳壳 10 克　厚朴 10 克　炙甘草 8 克

除芒硝外，余 4 味，加水适量，煎汤，取汁，去渣，纳芒硝烊化，温服。日 1 剂，分 2 次服。

此方合大承气汤、小承气汤、调胃承气汤三方于一炉，既可荡涤胃肠实热，又有炙甘草甘以缓之，可减缓承气汤急下之势，适用于因胃肠实热而致的中消。

3. 下消

以口渴引饮，小便频数为主症。

（1）肾阴虚　口干舌燥，口渴引饮，腰膝酸软，小便频数色黄，舌红苔薄黄，脉细弱。

素体肾阴亏虚，阴不敛阳。阳郁则生热，故口干舌燥，口渴引饮；阴虚阳郁，不能化气，故小便频数发黄；腰为肾府，故腰膝酸软。舌脉为肾阴虚之征象。治宜滋补肾阴，增液止渴，用六味地黄汤加味：

生地 24 克　山萸肉 12 克　山药 12 克　茯苓 10 克　泽泻 10 克　丹皮 10 克
麦冬 10 克　五味子 6 克　花粉 20 克

上 9 味，加水适量，煎汤，取汁，去渣，温服。日 1 剂，分 2 次服。

本方乃六味地黄汤加味，六味地黄汤原为滋阴壮水补肾之剂，又加麦冬滋阴，五味子敛阴，花粉增液止渴，可以更加增强滋补肾阴之力。

（2）肾气虚　小便频数，量多色白，或尿如膏脂，口渴，腰酸，舌苔薄，脉虚。

肾主水，若房劳过度，引起肾气亏虚，不能蒸化水液，径溜于下，则小便频数，量多色白，或尿如膏脂。水液不能化为津液而上济，故口渴。腰为肾府，肾虚故腰酸。舌脉为肾气虚之象。治宜补益肾气，用肾气丸：

生地 24 克　山萸肉 12 克　山药 10 克　茯苓 10 克　泽泻 10 克　丹皮 10 克肉桂 3 克　炮附子 3 克

上 8 味，加水适量，煎汤，取汁，去渣，日 1 剂，分 2 次温服。

方中用生地、山萸肉、山药、茯苓、泽泻、丹皮六味滋补肾之阴精，用附子、肉桂温助肾阳，肾阳蒸动阴精，化生肾气，使肾气充足，以达愈病之目的。

（3）津伤肾虚　口燥咽干，口渴引饮，小便频数短赤，苔薄。

由各种原因所致津液损伤，以致引起肾中津液不足，上不能济于咽喉，故口燥咽干，口渴引饮；下无以化液为尿，故小便频数短赤。治宜滋水润燥，用文蛤散：

文蛤 15 克

上 1 味，捣为细末，加水煮沸，连汤饮下，日 1 剂。

文蛤即有纹理的花蛤，其性咸寒，可滋阴润燥，补益肾水。

（4）脾燥肾虚　口渴引饮，小便频数清长，疲乏无力，不思饮食。

证因脾虚，下焦虚热传注于脾，又从脾传注于肺，使肺、脾、肾三藏俱为燥热所伤。肾伤则失其主水液之职，脾伤则不能转输于四旁，肺伤则失其敷布之用，故上见口渴引饮，下则小便频多。脾虚故疲乏无力，不思饮食。治宜健脾清热滋燥，用《千金》渴利方：

地骨皮 15 克　竹叶 10 克　花粉 10 克　麦门冬 12 克　茯苓 12 克　小麦 12克　甘草 10 克　红枣 10 枚（擘）　生姜 10 克

上 9 味，加水适量，煎汤，取汁，去渣，日 1 剂，分 2 次温服。

方中用地骨皮除肾之虚热，佐生姜以润之，花粉清脾热滋燥，竹叶

内科病证

清肺热，麦冬养肺阴，茯苓、甘草、红枣、小麦健脾胃，安中土。诸药合用，共奏滋燥除热之效。

【案例】

患者某，女，38 岁，农民。1971 年 10 月就诊。发病 1 月余，口渴引饮，随引随小便，一昼夜饮十五、六磅开水，小便频数清长，心烦，脉虚数，某医院诊断为"尿崩症"，服中西药多日均未获效。乃津液不化，发为"消渴"之病。治宜滋阴助阳，化生肾气，拟肾气丸加味：

生地 20 克　山药 20 克　枣皮 10 克　茯苓 10 克　丹皮 10 克　泽泻 8 克 肉桂 3 克　制附片 3 克　花粉 20 克

以水煎服，日 2 次。

3 日后复诊，服上方 3 剂，未见稍效，诸症依然如故。改以滋燥除热为治，用《千金》渴利方：

地骨皮 15 克　麦门冬 12 克　小麦 15 克　竹叶 10 克　茯苓 12 克　花粉 20 克　甘草 10 克　红枣 10 枚 (擘)　生姜 10 克

以水煎服，日 2 次。

药服 10 余剂而病渐愈。

按：《金匮要略·消渴小便不利淋病脉证并治》说："男子消渴，小便反多，以饮一斗，小便一斗，肾气丸主之。"彼首揭"男子"二字，其为房劳伤肾所致之消渴无疑。房劳伤肾者当见腰痛一证，此未见腰痛，则非肾气丸所治，故服 3 剂无效。考《素问·宣明五气》说："肾恶燥。"燥热伤肾而肾居下焦，其下焦之虚热传注于脾胃，又从脾胃传注于肺，则肺、脾、肾三藏俱为燥热所伤。水液无所主，转输敷布失常，故见渴引水浆，而脾胃燥热则中土坚干，水入不濡则尽下趋于前阴为尿，如以水投石，水去而石自若，故见随饮随小便也。热气通于心，故心为之烦，而脉为之虚数。治本《备急千金要方》卷二十一所载"治下焦虚热注脾胃，从脾注肺，好渴利"之方。方中用药之义如前所述。方药与病证相合，故仅服 10 余剂而病即愈。

4. 血热消渴

口渴引饮，消谷善饥，小便频多，身体消瘦，疲乏无力，或兼有皮肤瘙痒、疮痈等症。

因血分有热，耗伤津液，不能濡养藏府四肢百骸，水谷徒进，枉自流失，故见引饮消谷，小便频多，身体消瘦，疲乏无力。血热而营卫不和，故出现皮肤瘙痒或疮痈等。治宜清热凉血解毒，拟方：

山药30克　花粉30克　银花30克　生地15克　赤芍10克　槐花10克

上6味，加水适量，煎汤，取汁，去渣，温服。日1剂，分2次煎服。

方中用山药益气养阴；花粉清热生津，长于治疗消渴；银花清热解毒，防治疮毒发生；生地、赤芍、槐花清热凉血。全方益气养阴，清热生津，凉血解毒，适用于有三多一少之糖尿病患者。

5. 肝火消渴

口渴欲饮，燥热多汗，心悸烦躁，手指震颤，消谷善饥，形体消瘦。

肝属木主风，肝郁则风动，风动则化火，风逞火势，火借风威，风火相扇，其势甚烈。风火扰于上焦，则口渴欲饮，心悸烦躁；风火扰于中焦则消谷善饥；肢体失养，故形体消瘦；风淫四末，则手指震颤；肝火势盛，故燥热多汗。治宜清肝泻火，借用当归龙荟丸：

当归30克　龙胆草30克　芦荟15克　青黛15克　栀子30克　黄连30克
黄柏30克　黄芩30克　大黄15克　木香6克　麝香1.5克

上11味，共捣，研细末，炼蜜为丸如绿豆大，每服6克，每日服3次，开水送下。

方中用青黛、芦荟、龙胆草直折肝经之火；黄芩、黄连、黄柏、大黄分泻各经之火；火盛则气实，以木香、麝香行气；火盛则血虚，用当归补血。诸药合用，有如釜底抽薪作用，肝火既清，诸经之火自灭，消渴诸症尽除。

6. 蛔虫消渴

口渴引饮，小便频数，腹痛时作，饥不欲食，食则吐蛔，形体消瘦。

证因腹内有蛔虫，虫乃因食物不洁，感风气而化生。肝为风木之藏，肝木不和，郁而生风，血气食物感之则化而生虫。虫居肠间，损人气血，则形体消瘦。风有作止，虫亦应之，故腹痛时发。风燥之邪扰于上则口渴引饮。肝木之气疏泄于下，则小便量多。虫闻食臭则出，故饥不欲食，食则吐蛔。治宜杀虫以止消渴，用方：

苦楝根白皮 30克　麝香 少许

上2味，共研细末，为丸，内服，每服6克，开水送下。

方出《串雅内编》，苦楝根白皮可杀蛔虫，麝香芳香走窜，可逐虫。

【案例】

患者某，男，3岁。原居湖北洪湖，因江堤溃口，随家人暂移居嘉鱼农村。1969年10月就诊。患儿形体消瘦，腹大如鼓，时因腹痛而哭叫，两目有蛔虫斑点，有排泄蛔虫病史。口渴引饮，小便频数，量多而清，大便泄水，食欲差。病乃蛔虫消渴，治宜健脾杀虫，拟方：

炒白术 8克　茯苓 6克　雷丸 6克　使君子 6克　芜荑 5克　榧子 6克
广木香 4克

上7味，以水煎服，日2次。

2日后复诊，服上方2剂后，饮水、多尿之症皆轻，仍以原方继服。

按：《说文·风部》说："风动虫生。"《华氏中藏经》卷上第十八说："虫者，乃血气食物相感而化。"是食物不洁，感风气而生化为虫也。虫居肠间，损人气血，则其形体消瘦。虫聚于内，气机壅塞则腹大如鼓。风有作止，虫亦应之，则腹痛时作。风燥之邪扰于上则口渴引饮，肝木之气疏泄于下则小便量多。水灾迁徙，饥饱不适，肠胃受伤，故食欲差而大便泄水。前人有以楝根皮、麝香二物为治之者，此以其正甚虚而邪甚实，故拟健脾杀虫法，用白术、茯苓健脾扶正，广木香行气以利气机，雷丸、使君子、芜荑、榧子杀虫祛邪。药服2剂，其饮水、多尿均减轻，仍进原方。惜余旋离嘉鱼，未能看到最终结果，甚憾。

三十四、热淋

《诸病源候论·热淋候》说："热淋者，三焦有热，气搏于肾，流入于胞而成淋也。其状小便赤涩；亦有宿病淋，今得热而发者。"文中"胞"即是膀胱。可见热淋的主要病因是热入膀胱；而小便短赤涩痛，是其主要临床表现。就其发病特点，有新病乍起；有新邪引起宿疾复发两个类型。

1. 湿热淋证

湿热蓄于膀胱，症见小便频数急迫，滴沥涩痛，尿短而黄赤；或兼见发热，口渴，大便秘结，舌红，苔黄腻，脉数。

湿热蕴结下焦，阻遏膀胱气化，故见小便频数急迫，滴沥涩痛；热留膀胱，故尿短而黄赤；热胜伤津，大肠津液不足，故见大便秘结；津液不能上承于口，故见口渴；热邪内郁，故见发热，舌红，脉数；湿热上犯于口，故舌苔黄腻。此乃膀胱湿热所致；法当清利湿热；治宜五淋散加味：

当归10克　白芍10克　赤茯苓10克　栀子10克　滑石10克　车前子10克　泽泻10克　甘草梢10克

上8味，以适量水煎药，汤成去渣取汁温服，日2次。

方中取栀子苦寒清热；取赤茯苓、滑石、白芍、车前子、泽泻清热利尿；取甘草梢导热邪由小便而除；《诸病源候论·热淋候》说："其热甚则变尿血。"故取当归养血活血，意在先安未受邪之地。

2. 湿热伤阴淋证

湿热久郁，伤损阴液，症见小便频数，滴沥涩痛，尿短而黄赤，心烦，口渴，失眠。湿热壅遏膀胱，膀胱气化不利，故见小便频数，滴沥涩痛，尿短而黄赤；湿热伤阴，心神失养，故见心烦，失眠；阴液不足，口失所濡，故见口渴。此乃湿热久郁，阴液受伤所致；法当清利湿热，养阴滋液；治宜五淋散与猪苓汤合方：

当归10克　白芍10克　赤茯苓10克　栀子10克　猪苓10克　甘草梢10克　泽泻10克　滑石10克　阿胶10克（烊化）

上9味，以适量水先煎前8物，汤成去渣取汁，纳阿胶于药汁中烊化，温服，日2次。

方中取栀子苦寒清热；取赤茯苓、猪苓、泽泻、滑石、白芍清热利尿；取甘草梢导热邪由小便而去；取当归、阿胶养血补阴。

单方：

新鲜车前草1把

上1味，以适量水煎药，汤成去渣取汁温取，日2次，以愈为止。

三十五、血淋

血淋，是以小便尿血滴沥涩痛为其主要临床特点，其形成多为下焦积热灼伤膀胱络脉所致。因而多以清热利尿为治。临床所见，有湿热壅结和阴虚火动两大类型。

1. 湿热壅结

湿热蓄积下焦，症见小便滴沥涩痛，尿血，血色紫红，小腹疼痛胀急，舌苔黄，脉数有力。

湿热阻滞膀胱，气化不行，故见小便滴沥涩痛，热邪灼伤膀胱络脉，故见尿血，血色紫红；湿热壅遏，气机阻滞，故见小腹疼痛胀急；热邪内郁，故见苔黄，脉数有力。乃湿热蓄积膀胱所致；法当清热、凉血、通利小便；借用导赤散加减：

生地15克　木通10克　白茅根10克　小蓟10克　丹皮10克　车前子10克　赤芍10克　泽泻10克　甘草梢10克

上9味，以适量水煎药，汤成去渣取汁温服，日2次。

方中取生地、丹皮、赤芍清热凉血行血；取小蓟、白茅根凉血止血；取木通、车前子、泽泻、甘草梢、白茅根通利小便，使湿邪由小便而去。

2. 阴虚火动

虚火内扰，症见尿血淡红，小便滴沥涩痛不甚；或兼见腰膝酸软，头晕耳鸣，脉虚数。

阴虚者，阳必凑之，阴虚阳胜，虚火内扰，灼伤膀胱络脉，血溢脉外，随尿而下，故见尿血，血色淡红，脉虚数；腰为肾府，肾主骨生髓，脑为髓海，肾开窍于耳，肾精亏虚，府失所养，髓海不足，耳失所濡，故腰膝酸软，头晕耳鸣。此乃肝肾阴虚，虚火内动所致；法当滋补肝肾；治宜六味地黄汤加味：

生地24克　山药12克　山茱萸12克　茯苓10克　泽泻10克　蒲黄10克　丹皮10克　阿胶10克（烊化）　滑石10克　黄柏10克

上10味，以水先煎9物，汤成去渣取汁，纳阿胶于药汁中烊化，温服，日 2 次。

方中取六味地黄汤滋补肝肾；阿胶止血；蒲黄、滑石清热利小便；黄柏以泄肾火。

单方：

莼菜 30 克

上 1 味，以适量水煎药，汤成去渣取汁温服，日 2 次。

三十六、石淋

《诸病源候论·石淋候》说："石淋者，淋而出石也。"所以石淋是以小便时突然排尿中断，滴沥涩痛，或尿中夹有砂石为其主要临床特点。本病多为湿热蕴蒸，使尿中滓质结为砂石阻塞尿路。治疗多以利水通淋排石为主。

1. 阳气不化，滓质结砂

气化失常，尿中滓质结为砂石，症见排尿时突然中断，尿道中疼痛，小腹胀急；或小便滴沥涩痛，尿中夹砂而出。

膀胱气化不利，水湿内停，热邪熏蒸，尿中滓质结为砂石，阻塞于尿道之中，故见排尿时突然中断；不通则痛，故见尿道中疼痛；膀胱中尿液欲排不能，故见小腹胀急；细小砂石随尿而出，故见小便滴沥涩痛，尿中夹砂而出。此乃膀胱气化不利，砂石内结所致；法当化气利水，通淋排石；治宜五苓散加味：

猪苓 10 克　茯苓 10 克　炒白术 10 克　泽泻 10 克　桂枝 10 克　海金沙 30 克　滑石 10 克　篇蓄 10 克　金钱草 30 克　车前子 10 克　鸡内金 10 克（焙）

上 11 味，以适量水煎药，汤成去渣取汁温服，日 2 次。

方中取桂枝辛温化气；取猪苓、茯苓、泽泻、滑石、车前子利水渗湿；取海金沙、金钱草、篇蓄利水通淋排石；取鸡内金以化石；取白术健脾胜湿。合奏化气利水排石之效。

【案例】

患者某，男，36 岁，住湖北省江陵县农村，农民。1971 年 2 月就诊。发病 1 年余，小便黄，次数多，排尿常中断，尿中偶有细砂粒排出，小腹满，口渴，苔薄白，脉数。病属石淋，或曰砂淋，治宜利水排石，拟五苓散加味：

炒白术 10 克　茯苓 12 克　猪苓 10 克　海金沙 30 克　泽泻 10 克　桂枝 10 克　金钱草 30 克　滑石 10 克　瞿麦 10 克　车前仁 15 克

上 10 味，以适量水煎药，汤成去渣取汁温服，日 2 次。

按：《素问·灵兰秘典论》说："三焦者，决渎之官，水道出焉。膀胱者，州都之官，津液藏焉，气化则能出矣。"三焦决渎失职，水道不利，而水蓄结于膀胱，阳气受阻，郁而化热，气化无能，症见小便黄，口渴而脉数。郁热煎熬水中滓质结为砂石，贮之膀胱，小便时膀胱中砂石随尿而下，其细小砂粒则或随尿排出体外，故尿中偶有细砂粒排出；稍大砂石随尿下至膀胱出口处则堵塞其尿窍，故小便常中断。因每次排尿皆不尽，故见小腹满而小便次数多。治用五苓散加味化气行水以排砂石，以白术培土制水，茯苓、泽泻、猪苓利小便行蓄水，然非气化则膀胱蓄水不能行，故用桂枝通阳以助气化。加金钱草、海金沙、车前仁、滑石利水而排砂石，加瞿麦之利窍，更有助于砂石之排出。药服 6 剂，砂石出于尿道下端，能见而未出，茎端胀痛难忍，至某医院外科，以镊子夹出四五粒约黄豆大砂石，病遂愈。

2. 郁热伤阴，滓质结砂

郁热伤阴结砂，症见小便滴沥涩痛，甚至点滴难出，少腹胀满疼痛，尿血，兼见心烦，口渴，不眠等。

水热互结于下焦，湿热蒸灼，尿中滓质结为砂石，阻塞于尿路，故小便滴沥涩痛，甚至点滴难出，少腹胀满疼痛；热邪灼伤膀胱络脉，故见尿血；阴精不足，心神不养，故见心烦不眠；津液不能上承，故见口渴。此乃水热互结，热伤阴津所致；法当养阴利水，通淋排石；治宜猪苓汤方加味：

猪苓 10 克　茯苓 10 克　海金沙 30 克　泽泻 10 克　滑石 10 克　金钱草 30 克　萹蓄 10 克　车前子 10 克　鸡内金 10 克（焙）　阿胶 10 克（烊化）

上 10 味，以适量水先煎前 9 物，汤成去渣取汁，纳阿胶于药汁中烊化，温服，日 2 次。

方中取猪苓、茯苓、泽泻利水渗湿；取海金沙、金钱草、滑石、萹蓄、车前子利水通淋排石；取鸡内金化石；取阿胶以滋阴。

3. 肾气亏虚，滓质结砂

肾虚结石，症见小便不利，滴沥涩痛，尿色淡黄，腰膝软弱酸痛等。

肾不化气，水液内停，久而结为砂石，砂石阻塞尿路，故见小便滴沥涩痛；腰为肾府，肾主腰脚，肾虚腰膝失养。故见腰膝软弱酸痛；热邪不甚，故尿色淡黄。此乃肾气亏虚，气化不利所致，法当补肾通淋；治宜肾气丸加味：

生地 24 克　山药 12 克　山茱萸 12 克　茯苓 10 克　泽泻 10 克　制附片 3 克　肉桂 3 克　丹皮 10 克　海金沙 30 克　金钱草 30 克　鸡内金 10 克（焙）

上 11 味，以适量水煎药，汤成去渣取汁温服，日 2 次。

方中取六味地黄汤滋补肾阴；少佐肉桂、附片助命门之火蒸动肾阴产生肾气；取海金沙、金钱草利水通淋排石；取鸡内金以化结石。

单方：

（1）核挑仁、糯米各适量

上 2 味，常以之煮粥食。

（2）浮海石 30 克

上 1 味，以适量食醋煎药，汤成去渣取汁温服，日 2 次。

三十七、癃闭

癃闭，是以小便小利，点滴短少，甚至完全闭塞不通，欲解不得为其主要临床特点。肾为水藏，主管水液代谢，主司二便；膀胱为州都之官，贮藏水液。所以癃闭与肾、膀胱的关系极为密切。除此之外，体内阴液不足也可以引起癃闭。

1. 热邪伤阴，气化失职

热伤阴液，水气不化，症见小便不利或癃闭不通，口渴欲饮，心烦，脉浮等。

水热互结，气化失职，故见小便不利；水不化气，津液不能上承，欲饮水以自救，故见口渴欲饮；阴液不足，虚热内扰，心神不安，故见心烦；脉浮者，乃虚热浮于外之象。此乃阴虚水停所致；法当清热育阴利水；治宜猪苓汤：

猪苓 10 克　茯苓 10 克　泽泻 10 克　滑石 10 克　阿胶 10 克（烊化）

上 5 味，以水先煎前四物，汤成去渣取汁，纳阿胶于药汁中烊化，温服，日 2 次。

《神农本草经》说："滑石，味甘寒，主……癃闭，利小便。"故方中用之以清热利水；取猪苓、茯苓、泽泻淡渗利尿；取阿胶以滋阴。五味相合，成清热滋阴利水之功。

2. 肾水亏虚，气化失职

肾阴亏虚，症见小便不利，腰膝酸软，口舌干燥等。

肾为水藏，肾水不足，故见小便不利；无津液上承于口，口舌失濡，故见口舌干燥；腰为肾府，肾主腰脚，肾精不足，不能充养其府，故见腰膝酸软。此乃肾阴亏虚而然，法当滋补肾阴，治宜左归饮加味：

熟地 10 克　山药 10 克　山茱萸 10 克　枸杞 10 克　茯苓 10 克　车前仁 15 克　炙甘草 8 克

上 7 味，以适量水煎药，汤成去渣取汁温服，日 2 次。

方中取熟地、山药、山茱萸、枸杞滋阴补肾；取茯苓、车前仁淡渗利尿；取甘草益气而调诸药。

3. 相火偏亢，气化失职

相火偏胜，症见小便点滴不通，小腹满急，心烦，口渴欲饮等。

相火内郁，气化失职，膀胱气化不利，故见小便点滴不通，小腹满急；虚热内扰，心神不宁，故见心烦；阴液不足，水不化气，津液不能上承于口，故见口渴。此乃相火内郁，肾不化气所致；法当泻火滋阴，化气通关；治宜通关丸：

黄柏 30 克　知母 30 克　肉桂 3 克

上 3 味，改丸为汤，以适量水煎药，汤成去渣取汁温服，日 2 次。

方中重用知母，黄柏滋肾阴，泻命门相火；"火郁发之"，故少佐肉桂之辛温以宣散郁火，以复肾阳之气化。

【案例】

患者某，男，40 岁，住湖北省石首县农村，农民。1954 年 7 月某日就诊。当天下午突然发病，小便闭塞，点滴不通，小腹满急，意欲小便而不能，痛苦不堪，脉象沉实有力。乃命门相火郁结，肾气不化，是则所谓"癃闭"之证。治宜泻火滋阴，化气通关，拟方通关丸，改丸为汤：

黄柏30克　知母30克　肉桂3克

上3味，以适量水煎药，汤成去渣取汁温服，日2次。

按：癃闭，古亦作"癃闷"，又作"淋秘"。《素问·五常政大论》说："涸流之纪，是谓反阳……其病癃闷，邪伤肾也。"《金匮要略·五藏风寒积聚病脉证并治》说："热在下焦者……亦令淋泌不通。"肾阴不足，命门相火偏亢，火热之气偏盛于下，故脉象见沉实有力，相火郁结，气化失职，膀胱之气化不利，则小便点滴不通，但意欲小便而不能，成为"癃闭"之证，惟其小便点滴不通，则尿无泄出之路，贮停于膀胱，膀胱居小腹之内，故小腹满急而痛苦不堪。通关丸方，重用知母、黄柏滋肾阴，泻命门相火，并本《素问·六元正纪大论》"火郁发之"之旨，少用肉桂之辛温散郁而复肾阳化气之职。此热因热用，是为"反佐法"。药服后小便旋即通畅，癃闭之证去而病遂已。

4. 水气阻滞，气化失职

水气阻滞，阳不化气，症见小便不利或癃闭不通，口渴，肠鸣，四肢不温，脉沉等。

《素问·灵兰秘典论》说："三焦者，决渎之官，水道出焉。"水湿内停，肾阳受阻，气化不利，三焦决渎失用，故见小便不利；津液不能化生而上承于口，故见口渴；水气相击于腹中，故见肠鸣；水湿内阻，阳气不能达于四肢，故见四肢不温；水气阻滞，阳气不化，脉道不利，故见脉沉。此乃水湿内停，肾不化气；法当渗水利尿，通阳化气；治宜瓜蒌瞿麦丸：

茯苓10克　山药10克　瓜蒌根10克　瞿麦10克　制附子8克

上5味，改丸为汤，以适量水煎药，汤成去渣取汁温服，日2次。

方中取瞿麦、茯苓淡渗利湿，通利小便；取附子辛热通阳化气；取山药健脾益气，以助中焦转运之力；取瓜蒌根生津液以止口渴。

三十八、浊证

浊证包括尿浊与精浊，尿浊指尿液浑浊不清。精浊指尿液中混夹精液，或小便前后有精液流出。二者在排尿时并无涩痛不适的感觉。

本病的发生与肾和膀胱有关。因肾主水，膀胱为津液之府，水液经肾气化，清者上升布散周身，浊者下降，出于前阴为小便。然正常尿液，色应是清亮微黄。如果肾和膀胱的气化功能失调，或下焦的湿浊之邪直接注于膀胱，就会发生本证。

1. 尿浊

见小便混浊不清，排尿不爽，或尿液有米泔样沉淀物，常兼有胸脘痞闷，大便不畅，舌苔腻等。

证因素体湿盛，或嗜食肥甘之味，脾胃运化失司，致湿浊下注膀胱，故见小便混浊或尿液有米泔样沉淀物，且排尿不爽。由于湿邪阻滞，影响正常的气机升降，故有胸脘痞闷，大便不畅。体内湿浊邪盛故见苔腻。治宜化气利湿，祛浊分清，用萆薢分清饮：

萆薢10克　石菖蒲10克　乌药10克　益智仁10克　茯苓10克　甘草梢6克　食盐2克

以上7药，以水适量煎汤，取汁，去渣，日1剂，分2次，温服。

方以萆薢祛浊分清为君，益智仁、乌药温化脾肾，以增强分泌清浊功能，茯苓、生甘草梢、石菖蒲淡渗利湿，通窍分利小便，食盐为使，引药入病位。合用可以温补脾肾，化气利湿，分别清浊。

2. 精浊

（1）肾阴亏虚　小便黄，排尿时有灼热感，尿液不清，或尿后有浊物流出，伴夜寐不安，五心烦热，遗精，口干，脉细。

因素体阴虚，或房室不节，致相火妄动，扰动精室，蛰藏不固，精气易于滑脱，内热熏蒸膀胱，故有遗精及尿液不清，或尿后有浊物流出。阴虚火旺，热灼下焦，故小便短黄，排尿有灼热感。相火浮动扰乱心神，则夜寐不安，五心烦热。治宜滋阴补肾涩精，用知柏地黄汤加味：

生地10克　山萸肉10克　山药10克　茯苓10克　泽泻10克　丹皮10克芡实10克　菟丝子10克　黄柏10克　知母10克

以上10药，以水适量，煎汤，取汁，去渣，日1剂，分2次，温服。

知柏地黄汤为滋肾阴泄相火正方，加芡实、菟丝子益肾涩精，可治肾阴虚损所致的精浊。

（2）肾气虚衰　见小便清长或频数，尿后有白色黏液流出，常伴有头昏目眩，腰膝酸软，畏寒肢冷，遗精滑泄，脉虚。

因久病不愈，损伤正气，或遗精日久，阴损及阳，导致肾阳虚衰，肾气不固，失于封藏，故小便清长频数，尿后有白色黏液流出。肾精亏虚，无以充盈髓海，故常伴头昏目眩。肾气衰虚，原气不足，不能温煦四肢百骸，故畏寒肢冷，腰膝酸软。治宜补肾固精，用金匮肾气丸加味：

熟地 15 克　山萸肉 12 克　山药 12 克　茯苓 10 克　泽泻 10 克　丹皮 10 克　肉桂 3 克　制附子 3 克　补骨脂 10 克　莲须 10 克　金樱子 10 克

以上 11 味，以水适量，煎汤，取汁，去渣，日 1 剂，分 2 次，温服。

方以金匮肾气丸温化肾气，加补骨脂、莲须、金樱子补肾涩精，用治肾气虚衰，肾精不固之浊证。

三十九、遗精

遗精，《金匮要略》称"失精"，指男性精液遗出体外的一种病理状态。临床上有梦遗和滑精之分，有梦而遗精的，称为"梦遗"；无梦而遗精甚至清醒时精液流出者，称为"滑精"。古人有谓"梦遗属实，滑精属虚"，其实也不尽然。治疗遗精，不当以有梦无梦定虚实，而当依其所伴随的症状加以辨别，常见者约有如下数种类型。

1. 肾阴不足，相火内扰

阴虚火动，症见遗精，腰膝酸软，头晕目眩，耳聋耳鸣，口干舌燥，尿黄等。

《素问·六节藏象论》说："肾者主蛰，封藏之本，精之处也。"肾阴亏虚，相火内扰，肾失其封藏之性，所藏之精外遗，故见遗精；腰为肾府，肾主腰脚，肾阴不足，失于充养，故见腰膝酸软；肾主骨生髓，脑为髓海，《灵枢·口问》说："上气不足，脑为之不满，耳为之苦鸣，头为之苦倾，目为之眩。"肾精不足，髓海空虚，故见头晕目眩，耳鸣耳聋；虚热内扰，伤损津液，津液不能上承于口，故见口干舌燥，尿黄。此乃肾阴不足，相火内扰所致；法当滋阴补肾，兼清相火；治宜知柏地黄丸与封髓丹合方：

熟地24克　山药12克　山茱萸12克　泽泻10克　茯苓10克　粉丹皮10克　知母10克　黄柏10克　炙甘草8克　砂仁4克

上10味，以适量水煎药，汤成去渣取汁温服，日2服。

方中取熟地、山药、山茱萸滋阴补肾；取黄柏、知母苦寒坚阴而泻相火；取丹皮清泻肝火；取茯苓、泽泻化气泻浊；《素问·上古天真论》说："肾者主水，受五藏六府之精而藏之"，脾胃为后天之本，精血化生之源，故取甘草、砂仁和中行滞，以资精血之化生。

2. 肾气虚弱，不能固精

肾气虚失固，症见遗精，腰脚软弱且脚有冷感，小便不利，尺脉弱等。

肾气不足，固摄无力，精液外泄，故见遗精；腰为肾府，肾主腰脚，肾精不足，腰脚失养，故见腰脚软弱而足下有冷感；肾气不化，故小便不利；肾气衰虚，故见两尺部脉无力。此乃肾气亏虚，不能固精所致；法当温化肾气；治宜肾气丸加味：

生地20克　山药12克　山茱萸12克　茯苓10克　泽泻10克　制附片3克　丹皮10克　肉桂3克　菟丝子15克　芡实10克

上10味，以适量水煎药，汤成去渣取汁温服，日2次。

方中取六味地黄汤滋阴补肾，少佐附片、肉桂助命门之火蒸动肾阴产生肾气；取菟丝子补精益髓，滋阴固阳；取芡实固肾涩精。

3. 风邪内扰遗精

（1）小建中汤证　症见梦中遗精，腹里拘急疼痛，心悸，手足烦闷，脉弦。

脾居大腹而主四肢，脾土虚弱，风木乘之而风淫末疾，故腹中拘急疼痛而手足烦闷。《素问·阴阳应象大论》说："风气通于肝。"风木为肝所主，肝藏魂而主梦，风邪扰于精室，精不得安，故于梦中而走失于前阴之窍，是之谓"梦遗"，脾属土，为心火之子，虚则子盗母气而心气亦为之不足，故心神不宁而见心悸，脾虚而肝气乘之，故脉见弦象。

此乃中气虚损，风邪内扰；治宜建中益气，平肝祛风；用小建中汤加味：

党参 10 克　桂枝 10 克　炙甘草 8 克　白芍 10 克　生姜 10 克　大枣 4 枚（擘）　饴糖 30 克（烊化）

上 7 味，以适量水先煎前 6 味，待水减半，去渣取汁，纳饴糖于药汁中烊化，搅匀温服，日 2 次。

方中用饴糖为君大建中气，以补脾虚而愈腹痛，心悸；以桂枝汤祛风邪；倍用白芍以平肝，使肝和风静而肢烦、梦遗自已。加党参之"补五藏，安精神，定魂魄，镇惊悸，除邪气"，以收益气宁神之效。

（2）桂枝加龙骨牡蛎汤证　症见梦中遗精，肢体倦怠，手足烦闷，目视昏糊，脉微紧等。

《千金要方》卷二十第五说："下焦……主肝肾主病候也。"肾为水藏而藏精，肝为风木之藏而藏魂，风邪伤肝，魂不守舍而为梦；风扰精室，精不得安，遂于梦中由前阴之窍而走失，故见梦中遗精，殆即《素问·生气通天论》所谓"风客淫气，精乃亡，邪伤肝也"。肾为作强之官，肝为能极之本，精气亡失，则肾不作强而肝不耐极，故其肢体倦怠无力。四肢为末，风淫末疾，故手足烦闷。肝开窍于目，肝为风困，清阳不升于其窍，故其目视不清而昏糊。脉微紧，为风寒之象。乃风邪内扰，精关失固；治宜祛风涩精；用桂枝加龙骨牡蛎汤：

桂枝 10 克　白芍 10 克　炙甘草 8 克　生姜 10 克　大枣 4 枚（擘）　煅龙骨 15 克　煅牡蛎 10 克

上 7 味，以适量水煎药，汤成去渣取汁温服，日 2 次。如身体虚弱，浮热汗出，则于方中去桂枝，加熟附子 10 克、白薇 10 克，名"二加龙骨汤"。

《伤寒论·辨太阳病脉证并治中》说："欲救邪风者，宜桂枝汤。"桂枝汤为治风之方，能祛风邪，和营卫。此证桂枝汤之用，乃以其治风邪、和阴阳也。方加龙骨、牡蛎，则以其涩精止梦遗。风静精安，则诸症自已。如证见浮热汗出，为虚热上浮，阳不外固，故去桂枝之散，加白薇以退虚热，附子助阳以固外止汗。

4. 精关不固滑精

精关不固，症见滑精，阴头寒，小腹拘急不舒，腰酸腿软，头发脱落，目视昏糊，脉虚而迟。

阳气失其外固，则精关不能闭塞，故其精液滑泄由前阴之窍而出，是谓"滑精"。阴寒内结，故小腹拘急而阴头为之冷。腰为肾之府而肾主腰脚，肾精亏虚，故腰酸腿软。肾精滑泄日久，不足以生髓充脑，则无以营养于发，故头发脱落。《灵枢·口问》说："故上气不足……目为之眩。"今精少髓脑空，故目视昏糊。精气亏虚，故见虚而迟缓之脉象。此乃精关不固，肾精滑泄；治宜扶阳消阴，封髓填精；用天雄散加味并改散为汤：

熟附片 10 克　炒白术 12 克　桂枝 10 克　煅龙骨 15 克　巴戟天 10 克　肉苁蓉 10 克　菟丝子 15 克　覆盆子 10 克

上 8 味，以适量水煎药，汤成去渣取汁温服，日 2 次。虚甚者加鹿茸 3 克，研末冲服。

方中附片、桂枝、巴戟天扶阳消阴；龙骨固涩，以止肾精之滑泄；白术补脾，以启后天生化之源，藉后天之化精以资益先天；肉苁蓉、菟丝子、覆盆子直接填补肾精。如虚甚者，则加鹿茸气血有情之品以补其精。

5. 肝经湿热遗精

湿热滞于肝经，症见梦遗频作，精随梦泄，口渴，口苦，头上生长小疖，小便黄赤，舌苔黄腻，脉濡数等。

《灵枢·经脉》说："肝足厥阴之脉……入毛中，过阴器，抵小腹……上出额，与督脉会于巅。"湿热郁于肝经，随经下客于阴器，故见梦遗频作，精随梦泄；湿热随经上犯于头，故见头上生长小疖；湿热郁遏，故见口苦，舌苔黄腻；津液不能上承于口，故见口渴；小便黄赤，脉濡数，亦乃湿热之象。此乃肝经湿热所致；法当清利肝经湿热；治宜龙胆泻肝汤：

黄芩 10 克　栀子 10 克　龙胆草 10 克　泽泻 10 克　木通 10 克　车前子 10 克　当归 10 克　柴胡 10 克　生甘草 8 克　生地 10 克

上 10 味，以适量水煎药，汤成去渣取汁温服，日 2 次。

方中取龙胆草清泻肝经实火，除下焦湿热；取栀子、黄芩苦寒清热泻火；取泽泻、木通、车前子清热利湿；取生地、当归养血滋肝；取柴胡疏利肝经，有利于湿热排泄；取甘草调和诸药。

【案例】

患者某，男，31 岁，湖北中医学院某班学员，已婚，1972 年 10 月就诊。发病已半年余，头发中生散在性多个细小疖疮，痒甚则搔之，有痛感而流黄水，继之结痂，每间隔数日则于睡眠中发生梦与女子交通而精泄出即所谓"梦遗"1 次，泄精醒后则感肢体倦怠疲乏，小便黄，脉濡数。病属湿热郁于肝经；治宜清利湿热，养血和肝；拟龙胆泻肝汤为治：

龙胆草10 克　泽泻10 克　柴胡10 克　车前子10 克　木通10 克　栀子10 克　甘草8 克　黄芩10 克　生地10 克　当归10 克

上 10 味，以适量水煎药，汤成去渣取汁温服，日 2 次。

按：肝藏魂，与肾为邻，居于下焦，其脉循阴器而上行于巅顶。湿热内郁，肝木失和，疏泄过甚，肾精不固，故时于睡眠中魂扰于内而精泄于外，湿热循经而上郁于头部，则头发之中发生苛疮而痒，搔之则黄水流出。龙胆泻肝汤方，以龙胆草、黄芩、栀子之苦寒清热，木通、泽泻、车前子利小便以渗湿，生地、当归养血和肝，柴胡疏肝以升肝经清阳之气，炙甘草调和诸药。共奏清利湿热，养血和肝之效。药服 5 剂而病愈。

四十、男性不育

成年男子婚后，在其妻子健康情况下，数年内而没有生育者，称之为不育症。《素问·上古天真论》说："丈夫……肾气盛，天癸至，精气溢泻，阴阳和，故能有子。"表明能否生育与肾精的关系至为密切，因而治疗时多从肾论治。

1. 肾精不足

婚久不育，腰膝酸软无力，头昏，耳鸣，头发枯槁不荣。

先天禀赋不足，或后天劳损过度，肾精受损，肾精不足，故生育障碍；腰为肾府，肾主腰膝，肾精亏虚，失于充养，故见腰膝酸软无力；

肾主骨生髓，脑为髓海，肾精不足，髓海失养，故见头昏，耳鸣，头发枯槁不荣。此乃肾精不足所致；法当滋补肾精；治宜斑龙二至丸：

鹿角胶 80克　鹿角霜 80克　菟丝子 80克　柏子仁 80克　熟地黄 80克
肉苁蓉 80克　阳起石 60克　制附片 60克　女贞子 80克　旱莲草 80克

上 10味，将鹿角胶放于白酒中炖化，余药研为细末，过筛，与酒胶拌合为丸如梧桐子大备用。每日早晚各取 1丸，以淡盐汤送下。

《素问·阴阳应象大论》说："精不足者，补之以味。"故方中取味厚之鹿角胶、鹿角霜血肉有情之品填精补髓；取熟地黄、肉苁蓉、女贞子、旱莲草滋阴补精；取菟丝子补肾而助生育；取柏子仁养心气而滋肾燥，使心肾相交，水火既济；无阳则阴无以化，故取阳起石、附片性阳之品助肾阳而化阴精。以淡盐汤送服者，乃因盐味咸，咸入肾，故以其领诸药直达病所。

2. 肾精清冷

婚久不育，其精清如水，冷如冰铁等。

阳虚精液失于温煦，故见其精清如水，冷如铁；阴主静，精冷则静而不动，活动乏力，故不育。此乃精冷而使然；法当温精助阳；治宜当归生姜羊肉汤加附片：

当归 10克　生姜 15克　羊肉 30克（切）　制附片 10克

上 4味，以适量水煎药，待羊肉炖极烂，去当归、生姜、附片、温服，日 3服。

方中取羊肉、附片、生姜温精助阳；取当归滋补阴血。

四十一、疝气

疝气，指阴囊、睾丸肿胀疼痛连及小腹之病，古人虽分有七疝之目，然多与足厥阴肝经之气有关，故人们每统治之。

1. 狐疝

狐疝症见阴囊偏有肿大，时时上下，卧则入于小腹，行立则出小腹而下坠入阴囊，有重坠感，小便色黄。

《灵枢·经脉》说："肝足厥阴之脉……入毛中，过阴器，抵小腹。"寒湿凝结于一侧肝脉，其肝气郁滞不散，当人卧时则静而上归于腹中，人行立则下陷而坠入于阴囊之中。病在一侧肝脉，故其阴囊偏有大小，而为时时上下。肝气郁结，失于疏泄，气滞不化，故见小便色黄。《素问·长刺节论》所谓"病在少腹，腹痛不得大小便，病名曰疝，得之寒"，即是其义。治宜温阳散寒；行气祛滞；借用二陈汤加味：

法半夏 10 克　陈皮 10 克　茯苓 10 克　炙甘草 8 克　桂枝 10 克　广木香 6 克　木通 10 克　吴茱萸 10 克　小茴香 10 克　橘核 10 克

上 10 味，以适量水煎药，汤成去渣取汁温服，日 2 次。

方中用半夏之辛以散结；陈皮、橘核、小茴香、广木香以行气滞；桂枝、吴茱萸入肝温阳以散寒凝；茯苓化气渗湿；木通通经利水；甘草调和诸药。共奏温阳散寒，和肝行气之效。

2. 气疝

气疝症见阴囊胀痛，控引腰部，每于号哭忿怒则发作，罢则气散。

王冰注《素问·刺腰痛论》说："厥阴脉自阴股环阴器抵少腹；其支别者，与太阴、少阳结于腰髁下狭脊第三、第四骨空中。"号哭忿怒伤肝，则肝气郁滞而逆陷于前阴之部，故其阴囊肿痛而控引腰部。肝郁为病，治宜解郁行气，方用逍遥散加味：

柴胡 10 克　白芍 10 克　炒白术 10 克　当归 10 克　茯苓 10 克　炙甘草 8 克　薄荷 3 克　生姜 3 克　荔枝核 10 克　青皮 10 克　川楝子 10 克

上 11 味，以适量水煎药，汤成去渣取汁温服，1 日 3 次。

方中用逍遥散条达肝气，开其郁结，升其逆陷。加荔枝核、川楝子、青皮行其肝经之气，蠲其胀痛之苦，已其疝气之病。

3. 颓疝

颓疝症见阴囊肿大，如升如斗，其皮肤糙硬，不痛不痒。

气为血之帅，气行则血行，气滞则血瘀。疝病久久不愈，则入于经脉，始因气滞，终则血瘀，经脉阻滞，气血壅遏不行，阴囊、睾丸失其气血之营养，故遂肿大不堪，且其皮肤亦变糙硬。《素问·痹论》说："皮肤不营，故为不仁。"气血不能循环流行于阴囊，肌肤无气血以养而失去神用，故为之不仁而不知痛痒。乃气滞血瘀，络脉阻塞，与《黄帝内经》中之所谓"颓疝"有异；治宜通阳行气，祛瘀软坚；方用橘核丸加减：

橘核 60 克　川楝子 60 克　广木香 30 克　桂枝 60 克　延胡索 60 克　木通 50 克　海藻 60 克　昆布 60 克　乳香 50 克　红花 50 克　川芎 50 克　没药 50 克　槟榔 50 克　桃仁 60 克（去皮尖炒打）

上 14 味，共研细末，酒泛丸，如绿豆大，每服 10 克，盐汤送下，日服 3 次。

方中用橘核、川楝子、广木香、槟榔以行气滞；用桂枝之辛温以温经通阳、红花、桃仁、乳香、没药、木通破血祛瘀以通血脉；延胡索、川芎行血分之气，以助瘀血之消除；海藻、昆布咸寒软坚，以化阴囊糙硬之皮肤；酒者所以行药势；盐汤送药以入肾，且助海藻、昆布之软坚散结。

4. 小肠疝

小肠疝，症见小肠痛且下引睾丸，后控腰脊、上入脐腹，甚则上入心胸。

小肠居于小腹内，寒邪结在小腹，其气凝滞不通，故小腹内痛。小肠下连睾系，后属于脊，前附于脐，上贯肝肺，络心系，故其痛下引睾丸，后控腰脊，上入脐腹，甚则上入于心胸。病乃寒结小肠，气郁不通；治宜温散寒邪，行气破结；方用天台乌药散：

乌药 15 克　良姜 15 克　广木香 15 克　青皮 15 克　槟榔 15 克　川楝子 10 枚　巴豆 70 粒　小茴香 15 克（盐炒）

上 8 味，将巴豆微破同川楝子一起，用麸皮炒至黑色，除去巴豆及麸皮，只用川楝子，同其余 6 味药共研细末，过筛，瓶装盖封，每服 3 克，酒送下，1 日 2 次。

方中用乌药、槟榔、小茴香、广木香、青皮、炒川楝子等行气破结，良姜辛热以温散寒邪。寒去气行，疝痛可愈。然方中川楝子必与巴豆同炒，以川楝子之苦寒不利于寒结小肠之病，故炒之以变其寒为温，且借巴豆之气以破结。

四十二、睾丸胀痛

睾丸胀痛为临床所常见，或见睾丸坠痛或坠胀疼痛，或肿痛，其轻重程度，常与病人的情志变化关系极为密切。《灵枢·经脉》说："肝足厥阴之脉……入毛中，过阴器，抵小腹。"肝气郁结，痰浊阻滞，故见睾丸胀痛，或肿痛，肝属木，主少阳春生之气，其气以升散为顺，若肝气逆而不升，而反下降，故见睾丸坠痛，或坠胀疼痛。此乃痰浊内停，肝郁气滞所致；法当疏肝理气，化痰去浊；治宜二陈汤加味：

茯苓10克　陈皮10克　法半夏10克　青皮10克　橘核10克　荔枝核10克　小茴香10克　炙甘草10克

上8味，以适量水煎药，汤成去渣取汁温服，日2次。若兼见尿黄、口苦等，加川楝子10克，延胡索10克。

方中取青皮、陈皮、小茴香、橘核、荔枝核疏肝行气；取法半夏、茯苓化痰祛湿。甘草益气且调和诸药，兼见口苦、尿黄，为郁而化热，故加川楝子、延胡索行气以止痛。

【案例】

患者某，男，30岁，住湖北省江陵县某乡镇，干部。1971年11月某日就诊。数月前，发生右侧睾丸肿大，坠胀，疼痛，至今未已，小便黄，苔白，脉弦。乃厥阴络伤气逆，痰浊阻滞；治宜化痰行气，以复厥阴之络；拟方二陈汤加味：

陈皮10克　茯苓10克　法半夏10克　谷茴10克　炙甘草8克　荔枝核10克　青皮10克　橘核仁10克　延胡索10克　桂枝10克

上10味，以适量水煎药，汤成去渣取汁温服，日2次。

按：《灵枢·经脉》说："足厥阴之别，名曰蠡沟……其别者，径（循）胫上睾，结于茎。其病气逆则睾肿卒疝。"足厥阴别络气逆则病睾肿卒疝。足厥阴为肝之脉，痰浊阻滞，肝脉郁结，气逆于其别络循行之睾丸，故见睾丸疼痛肿大。肝属木，得少阳春生之气，其气主升，病则脉气逆陷，故睾丸胀痛且有下坠感。肝之经脉"过阴器"，其别络又"结于茎"，肝脉郁滞则失于疏泄，故见小便黄。痰浊阻滞于内，故苔白而脉弦。二陈汤方加味，用二陈汤祛痰化浊，橘核仁、荔枝核、谷茴、青皮、延胡索行下焦肝脉之滞气以止痛，桂枝温经通阳以助肝气之升散。药服6剂而其病若失。

四十三、大便秘结

便秘，以大便秘结不通；或排便时间延长，或经常有便意，但排出困难为其主要临床特点。便秘的形成，多由大肠传导失职，津血不足，燥屎在肠内停留过久所致。

1. 燥热便秘

（1）大承气汤证　症见大便秘结，腹部胀满，终日不减，按之疼痛，食则胀甚，苔黄，脉实等。

《素问·灵兰秘典论》说："大肠者，传道之官，变化出焉。"燥热内结，大肠传道失职，故见大便秘结；燥屎内停，府气不通，气机阻滞，故见腹部胀满，终日不减，按之疼痛；食后则滞增，故食则胀甚；燥热实邪熏蒸，故见苔黄；脉实亦为实邪内盛之象。此乃燥屎内结，府气不通所致；法当峻下坚结，行气导滞；治宜大承气汤：

大黄 10 克　厚朴 10 克　炒枳实 10 克　芒硝 15 克（烊化）

上 4 味，以适量水先煎 2 味，然后下大黄微煎，去渣取汁，内芒硝于药汁中溶化，搅匀温服，日 2 次。

燥屎内结，大肠府实，大承气汤取大黄通府攻下；芒硝软坚泻下；厚朴、枳实行气散结，消滞除满。

（2）大柴胡汤证　症见大便燥结，心下胀满急痛，拒按，甚至痛连胁下，恶心，甚则呕吐苦汁，苔黄腻，脉沉弦。

胆胃府实，府气不通，故见大便燥结；气机阻滞不畅，故见心下胀满急痛，拒按，甚至痛连胁下；胃气不降而反上逆，故见恶心；胆气不降而反上逆，故见呕吐苦汁；胃、胆之气俱逆于上，故见舌苔黄腻；胆属甲木，故脉见沉弦。此乃实热之邪壅遏胆胃而然；法当调胆和胃，降逆止呕；治宜大柴胡汤：

柴胡 10 克　黄芩 10 克　法半夏 10 克　白芍 10 克　生姜 8 克　炒枳实 10 克　大枣 3 枚（擘）　大黄 10 克

上 8 味，以适量水先煎 7 味，汤将成，再加入大黄微煎，去渣取汁温服，日 2 次。

方取柴胡、黄芩和解少阳而清胆热；取半夏、生姜降逆和胃；取大黄、枳实攻滞行气；取白芍除血痹止腹痛；取大枣扶助正气。共奏泻下攻实，和解扶正之功效。

2. 寒积便秘

（1）半硫丸证　症见大便秘结，肢冷，小腹部不温等。

肾开窍于前后二阴，阴寒郁结于内，阳气不通，失其温润，故见便秘，小腹部不温；阳气不能达于四肢，故见肢凉。此乃阴寒内结，肾阳阻滞所致；法当逐寒通阳；治宜半硫丸：

法半夏、硫黄等份　生姜汁适量

上3味，先将半夏、硫黄共研为极细末，再加入适量生姜汁及凉开水调和，做成如绿豆大药丸收贮备用。每用时取药丸 10 克，温开水送下。

方中取硫黄大热之性温通肾阳以逐寒邪；《素问·藏气法时论》说："肾苦燥，急食辛以润之。"故取生姜汁、半夏之辛，以开结润燥。

（2）大黄附子汤证　症见大便秘结，胁下偏痛，脉弦紧等。

寒实内结、阳气不通，故见大便秘结；寒气滞着于一侧胁下，故或见左胁下痛，或见右胁下痛；脉紧为寒象，弦脉为痛征。此乃寒实内结，气滞不行所致；法当温里通下；治宜大黄附子汤：

大黄 10 克　细辛 6 克　制附片 10 克

上3味，以适量水煎药，汤成去渣取汁，温服，日2次。

（3）三物备急丸证　症见大便秘结不通，心腹胀痛，痛如椎刺，肢冷等。

阴寒内结于肠胃，府气不通，传道失职，故见大便秘结不通；寒性收引，气机阻滞，故见心腹胀痛，甚至痛如椎刺；阳气不能外达于四末，故见肢冷。此乃寒实内结，府气不通所致；法当攻逐冷结；治宜三物备急丸：

大黄、干姜、巴豆霜各等份

上3味，先将大黄、干姜共研为极细末，再加入巴豆霜捣研均匀，炼蜜为丸如黄豆大收贮备用。每用3~4丸温开水送下，大便当下，不下再与服，以下为度。

方中取大辛大热之巴豆峻逐冷结；取干姜佐巴豆温中散寒，且解巴

内科病证

豆之毒；取大黄通下。三味相合，共奏攻逐寒结之效。

3. 脾约便秘

脾约便秘，症见大便秘结，小便数多，趺阳脉浮涩。

胃中阳气过盛，则趺阳脉浮；脾藏津液不足，则趺阳脉涩；脾藏津液不足，失其运化之用，不能输津于胃，胃中燥热坚结，水津不濡，则偏流膀胱，故见小便多；大肠津液不足，故见大便秘结。此乃胃强脾弱，津少失润所致；法当润肠通便；治宜麻子仁丸：

麻仁50克　白芍30克　炒枳实50克　大黄50克　厚朴30克　杏仁30克（去皮尖炒打）

上6味，共研为极细末，炼蜜为丸如桐子大收贮备用。每用时取药丸10克，以温开水送下。

方中取麻子仁、杏仁体润多脂润燥滑肠；取白芍、大黄、厚朴、枳实，利气行滞，泄热通便；以蜜为丸，甘缓润下。

4. 血虚燥结

血虚燥结，症见便秘，口干，腹满拒按，面色㿠白，唇淡，心悸等。

血虚不润，大肠传导不行，故见大便秘结；燥屎内结，故见腹满拒按；血虚津亏，故见口干；血不上荣，则见面色㿠白，唇淡；血不养心，则心悸。此乃阴血不足，失于濡润而然；法当养血通便；治宜玉烛散：

当归10克　白芍10克　炙甘草8克　生地10克　川芎8克　大黄10克
芒硝10克

上7味，以水先煎前5味，汤将成加大黄微煎，去渣取汁，加芒硝于药汁中烊化，搅匀温服，日2次。

方中生地、当归、川芎、白芍是谓四物汤，以之养血润燥；取大黄荡涤肠胃；芒硝软坚润燥以通泄大便；取甘草益气扶正，调和诸药。

5. 津枯肠燥

津枯肠燥，症见大便秘结，欲解不能，痛苦难忍，口渴，汗出，小便自利等。

津液亏虚，大肠传导不行，故见大便秘结，欲解不能；津液不能上承，故见口渴；津液外泄则汗出；津液偏流于膀胱则小便自利。此乃津枯肠燥，水干舟停，法当润肠导下，如蜜煎导法。

食蜜 50 克

上 1 味，放于铜勺中以微火煎熬，不断搅拌，当蜜快要凝聚时取出，乘热作成条状如指大，插入肛门内，以手捉定，欲大便时即取出。

6. 肺津不布

肺燥津少，症见大便秘结，口鼻干燥，干咳无痰，或腹胀，腹痛等。

肺燥津伤，津少失却濡润，故见口鼻干燥；肺气上逆，则咳嗽，津液不足，则咳而无痰；肺与大肠相表里，肺燥津伤，肃降失常，则大肠失其传导之职，故见大便秘结；燥屎内结，气机阻滞，故见腹胀。腹痛。此乃肺燥津枯，肃降失用而然；法当清燥救肺，润肠通便；治宜清燥救肺汤：

冬桑叶 10 克　石膏 10 克　党参 10 克　炙枇杷叶 10 克　麦门冬 10 克　胡麻仁 10 克　杏仁 10 克（去皮尖炒打）　甘草 8 克　阿胶 10 克（烊化）

上 9 味，以适量水先煎前 8 味，汤成去渣取汁，纳阿胶于药汁中烊化，搅匀温服，日 2 次。

方中取桑叶解肺郁，滋肺燥；取枇杷叶降肺气以复肺之肃降功用；取石膏清肺中燥热；取阿胶、麦门冬润肺滋液；损其肺者益其气，故取甘草、党参益气生津；取胡麻仁、杏仁体润多脂而润肠通便。

【案例】

患者某，男，29 岁，住湖北省枣阳市农村，农民。1950 年 10 月就诊。发病 2 天，大便秘结。时欲大便而不得，左少腹有块状物移动疼痛，时向左侧胠腰部冲击，痛苦万状，小便黄，口舌干燥，脉缓。此乃肠胃燥结，传导失职；治本"通则不痛"之理；拟大承气汤方：

炒厚朴 12 克　炒枳实 10 克　芒硝 10 克　大黄 10 克（酒洗）

上 4 味，以适量水先煎前 2 味，待水减半加大黄微煎，去渣取汁，加芒硝于药汁中烊化，搅匀温服，日 2 次。

第 2 天复诊，服上方 1 剂，未见稍效，大便仍秘结不通，细审之则见其脉有涩象，改拟清燥救肺汤：

内科病证

黑芝麻 10 克　党参 10 克　麦冬 10 克　霜桑叶 10 克　炙甘草 10 克　石膏 10 克　炙枇杷叶 10 克（去毛尖）　杏仁 10 克（去皮尖炒打）　阿胶 10 克（烊化）

上 9 味，以水先煎 8 味，汤成去渣取汁，纳阿胶于药汁中烊化温服，日 2 次。

按：《素问·灵兰秘典论》说："大肠者，传导之官，变化出焉。"大肠燥甚，津液亏少。无以濡润肠道，则大便坚干不得出，而为大便闭塞不通，气结滞于内，不能下行，不能行而欲行。欲行而又不能行，故左少腹有块状物移动疼痛。气不下通则向后，故其疼痛时冲击胁腰之部。津液不足，则见尿黄、口舌干燥而脉见缓涩。惟其大便闭塞不通，故患者痛苦万状。治初本"通则不痛"之理，径与大承气汤以通便攻下，奈其津液枯少，徒事攻下无益也。遂改为清燥救肺汤方，用黑芝麻、阿胶、麦冬养阴救液，党参益气补肺生津，石膏、霜桑叶清燥滋干，杏仁、枇杷叶以复肺之清肃下降功用，甘草调和诸药。共奏养阴、增液、补肺、清燥之效，以复肺藏敷布津液和肃降之职。《灵枢·本输》说："肺合大肠。"《华氏中藏经》卷上第二十九说："大肠者，肺之府也。"肺与大肠相表里，同主燥金，此治肺即所以治大肠，乃府病治藏之一例也。药服 1 剂则便通痛止而病愈。

7. 妊娠便秘

（1）血虚液少　症见妇人怀孕数月，大便秘结难解。

妇人妊娠之时，血养胎儿，大肠津血减少，传导不行，故大便秘结难解；法当养血润下，拟方：

生地 15 克　当归 12 克　白芍 10 克　川芎 8 克　淡大云 10 克　火麻仁 10 克　杏仁 10 克（去皮尖炒打）

上 7 味，以适量水煎药，汤成去渣取汁温服，日 2 次。

方中生地、当归、白芍、川芎是谓四物汤，以之补养阴血；以火麻仁、杏仁体润多脂润肠通便；淡大云质润而降，通利大便。

（2）燥热津伤　症见大便秘结，小便不利，饮食如常等。

妇人怀孕，血养胎儿，阴血偏虚，气郁不利。血虚则生热；气郁则化燥。燥热相合，大肠津液受伤，传导不行，故见便秘；膀胱津液受伤，则见小便不利；病在下焦，与中焦脾胃无涉，故饮食如常。此乃血虚燥热伤津所致；法当养血清热，开结润燥，利窍通淋；治宜当归贝母苦参丸：

当归 100 克　贝母 100 克　苦参 100 克

上 3 味，共研为细末，炼蜜为丸如小豆大收贮备用。每用时取 3 ~ 4 丸，以温开水送下。

当归贝母苦参丸，方取当归养血润燥；《神农本草经》卷二说："贝母味辛平，主伤寒烦热，淋沥。"又说："苦参味苦寒主……溺有余沥。"故方中取贝母、苦参清燥热，利小便；且贝母味辛，辛能散之，故以贝母利气解郁。共奏养血润燥，通利二便之功效。

8. 肠道津液枯绝

症见大便秘结不通，腹胀，腹痛，呕吐，甚至呕吐大便等。

津液枯绝，肠道不润，故见大便秘结不通；气机壅遏，失其下行之势，故腹痛，腹胀；气不下行，势必逆而向上，浊气上逆，故见呕吐，甚至呕吐粪便。其病势已危，急以大剂润燥通便，佐以行气之法，拟方：

生地 30 克　当归 30 克　郁李仁 15 克　白芍 15 克　大茴 15 克　淡大云 30 克　谷茴 15 克　炒枳实 15 克　火麻仁 30 克　杏仁 15 克（去皮尖炒打）

上 10 味，以适量水、和麻油各半煎药，汤成去渣取汁温服，日 2 次。

方中重用生地、当归、白芍养血润燥；取郁李仁、火麻仁、杏仁、淡大云、麻油等体润多脂之品润肠通便；取大茴、谷茴、枳实理气行滞，以助大便之通。

单方（用于燥热便秘）

大田螺 1 个　葱白 1 把　麝香少许

上 3 味，先将田螺、葱白捣烂如泥，再加麝香拌匀，敷于小腹部。

四十四、脱肛

脱肛，即指肛门下垂脱出，严重者可见直肠脱出。

脱肛原因很多，《诸病源候论·脱肛候》说："肛门为大肠之候。"大肠位于下焦，与肺相表里，又隶属于中焦脾胃，故其病常与肺、脾

内科病证

胃、肾有关。如果这些藏府气机升降失调，就会引起脱肛。

1. 肺气壅滞脱肛

咳嗽气逆，或大便不爽难解，因咳嗽或大便用力，使肛门脱出。多能自行回纳，无疼痛红肿之感。

因肺气上壅，不能下通大肠，故咳嗽气逆，大便不爽，因而屏气用力抑咳或下努，致府气下冲，肛门脱出。治宜降肺通气，用枳壳汤：

枳壳 30 克

上 1 味，加水适量，煎汤，去渣，温服。亦可外用，煎汤熏洗，坐浴。

枳壳疏利气机，且有收缩肛门之功。既可内服，也可外洗。适于气滞而脱肛者。

2. 中气下陷脱肛

少气懒言，食欲不振，肢体乏力，肛门时时脱出，需用手按揉方能送回，肛头色淡无红肿疼痛。

因脾胃气虚，中气不足，故少气懒言，食欲不振，肢体乏力；中气下陷，不能固摄，则肛门脱出，因属气虚之证，故肛头并无红肿疼痛。治宜升举中气，用补中益气汤：

炙黄芪 15 克　炙甘草 10 克　党参 10 克　当归 8 克　陈皮 10 克　升麻 3 克　柴胡 3 克　炒白术 10 克

上 8 味，加水适量，煎汤，取汁，去渣，温服，日 1 剂，分 2 次服。

方以炙黄芪益气，党参、炙甘草补中，白术健脾，当归补血，陈皮理气，升麻、柴胡升举清阳，合用则补中益气，可使下陷之中气恢复正常，脱肛自愈。

3. 脾肾虚寒脱肛

久泻久痢，肛门滑脱，食欲不振，肢体乏力。

脾虚，泻痢日久，致脾肾气虚下陷，气陷不固，大肠滑脱，故见脱肛。脾虚不能转输水各，营养四肢，故食欲不振，肢体乏力，治宜补虚温中，涩肠固脱，用真人养藏汤：

党参 10 克　炒白术 10 克　炙甘草 8 克　肉桂 3 克　肉豆蔻 10 克（面裹煨）

当归 10 克　白芍 10 克　诃子 10 克（面裹煨）　罂粟壳 10 克　广木香 6 克

上 10 味，加水适量，煎汤，取汁，去渣，温服，日 1 剂，分 2 次煎服。

方中以党参、白术、甘草益气健脾；肉桂、肉豆蔻温补脾肾；当归、白芍和血；诃子、罂粟壳固肠止泻；木香舒畅气机；诸药合用，温中补虚，涩肠固脱，适用于泻痢日久所致脾肾虚寒脱肛。

4. 肾气亏虚脱肛

时常脱肛，劳累时加重，头昏目眩，腰膝酸软，四肢不温。

因肾气亏虚，元气下陷，故肛门脱出，劳累加重。肾精不盈于髓海，故头昏目眩。肾主腰膝，肾虚则腰膝酸软，肾气不达于四肢，故四肢不温，治宜温补肾气，用金匮肾气丸加味：

熟地 18 克　山萸肉 12 克　山药 12 克　茯苓 10 克　泽泻 10 克　丹皮 10 克
炮附子 3 克　肉桂 3 克　补骨脂 10 克　杜仲 10 克　诃子 10 克（面裹煨）

上 11 味，加水适量，煎汤，取汁，去渣，日 1 剂，分 2 次，温服。

方用六味地黄汤补益肾阴，附子、肉桂温肾壮阳，使阴阳平衡，化生肾气。加补骨脂、杜仲以增强补肾温阳之力；诃子收敛固脱，共治肾虚元气下陷之脱肛。

5. 中虚肠燥有风脱肛

肛门脱出，送之不入，肛头疼痛难忍，干燥无津，甚则溃烂。

中气不足，肛门脱出，失却阴津滋润，又加风寒邪气侵袭，致血脉凝滞，气血不通，故疼痛难忍，甚至溃烂。治宜补中滋燥祛风，用当归建中汤：

饴糖 30 克　桂枝 10 克　白芍 20 克　当归 12 克　炙甘草 8 克　生姜 10 克
红枣 4 枚

上 7 味，加水适量，煎汤，取汁，去渣，入饴糖烊化，温服，日 1 剂，分 2 次服。

方中重用饴糖以建立中气；当归养血活血，兼润肠除燥；白芍除血痹，通经络；桂枝祛风；生姜、红枣和中；炙甘草缓急，配白芍止痛，并调和诸药。全方可补益气血，滋阴润燥，祛风止痛，用治肛门脱出难于回纳者。

内科病证

【案例】

患者某，男，40 岁，农民。1951 年 4 月某日就诊。家属代诉，患者以前时有肛脱，均轻微，以手送之即入。然昨日下午大便时肛门脱出，送之不能入。先以枳壳 30 克煎汤温服无效，遂往诊。见患者跪伏床榻，不能站立坐卧，肛门脱出约半寸，其色紫黑，干燥无津液，有欲溃之势，频频呼叫，痛苦万状。拟当归建中汤内服，外用甘草洗方。

当归建中汤：

饴糖 30 克　桂枝 10 克　白芍 20 克　当归 12 克　生姜 10 克　红枣 4 枚（擘）　炙甘草 6 克

上 7 味，加水适量，煎汤，去渣，入饴糖烊化，温服，每日 1 剂，服 2 次。

甘草洗方：

生甘草 30 克

用水浓煎，取汁，乘热熏洗患处，每日 1 剂。

患者用药 1 日后，病势转轻，2 日后则告病愈，后再未复发。

按：大肠隶属中焦脾胃，脾胃不足，气虚下陷而肛门脱出。又受风寒邪气之侵袭，致血脉凝滞，气血不通。肛肠失其濡养，遂干燥难收，疼痛难忍。病不因气滞，故服枳壳方无效。病乃肛肠脱出而被风袭，是中虚而兼邪风，借用当归建中汤，重用饴糖 30 克建立中气，以桂枝汤驱风散邪，再加白芍一倍除血痹、通经络、止疼痛，加当归养血活血，润肠除燥，以助肛门上收。外用生甘草煎汤熏洗，以增润肠除燥之效，且甘能缓之，可收缓解疼痛之功。

6. 小儿脱肛

小儿气血未旺，元气不足，大便则肛门脱出，以手送之即收入，无其他症状者，可用猪直肠连肛，炖烂，每日服食。此藏器疗法，乃同气相求也。

四十五、狂证

《韩非子·解老》说："心不能审得失之地，则谓之狂。"人失去正常理智，不能正确审视得失而神志恍惚者，皆谓之狂。所见者有下列数种：

1. 胆热内扰发狂

胆热内盛，症见神志狂乱，狂言乱语，奔走不息，失眠，大便秘结等。

胆气通于心，胆热内扰，则心神失宁，故见神志狂乱，狂言妄语，失眠；热邪并于四肢，故见奔走不息；热邪灼伤大肠津液，传导失职，故见大便秘结。此乃胆热内扰心神所致，法当镇惊除烦安神，治宜柴胡加龙骨牡蛎汤：

柴胡 10 克　黄芩 10 克　法半夏 10 克　党参 10 克　茯苓 10 克　大枣 3 枚（擘）　铅丹 10 克　龙骨 10 克　牡蛎 10 克　大黄 10 克　生姜 6 克　桂枝 5 克

上 12 味，以适量水先煎 11 物，然后下大黄微煎，汤成去渣取汁温服，日 2 次。

本方即小柴胡汤去甘草加龙骨、牡蛎、茯苓、铅丹、桂枝、大黄而成，方取小柴胡汤转少阳之枢机，清热而除烦；取大黄苦寒下降，导邪热由大便而去；取龙骨、牡蛎、铅丹、茯苓收敛神气以镇惊狂；《素问·病能论》说："阳气者，因暴折而难决，故善怒也，病名曰阳厥。"故方中少佐辛温之桂枝以发散郁遏之阳气。

【案例】

患者某，男，20 岁。数年前曾发狂证多日，1966 年 11 月其病复发，狂走妄行，善怒，甚至欲持刀行凶。同年 12 月 5 日就诊于余。见其哭笑无常，时发痴呆，伴头昏、耳鸣、失眠、多梦、心悸、两鬓有掣动感，两手振颤，淅然畏寒，四肢冷，面部热，口渴喜饮，大便秘结。唇红，苔白，脉弦细数。治以柴胡加龙骨牡蛎汤去铅丹：

柴胡 12 克　黄芩 10 克　法半夏 10 克　党参 10 克　生姜 10 克　大枣 3 枚（擘）　桂枝 10 克　茯苓 10 克　龙骨 12 克　牡蛎 12 克　大黄 8 克

上 11 味，以适量水煎药，汤成去渣取汁温服，日 2 次。服药 4 剂，狂止症退，改以温胆汤加味：

竹茹 15 克　茯苓 10 克　炒枳实 10 克　陈皮 10 克　龙骨 12 克　法半夏 10 克（打）　牡蛎 12 克　炒枣仁 10 克　石菖蒲 8 克　龟板 10 克　炙甘草 8 克

上 11 味，以适量水煎药，汤成去渣取汁温服，日 2 次。服药数剂，其病痊愈，至今未复发。

按：《素问·灵兰秘典论》说："胆者，中正之官，决断出焉。"《灵枢·九针论》说："胆为怒。"胆实痰郁，失其中正之用，无以正常决断，则善怒，甚则欲持刀行凶。胆主筋，司运动，其脉行于头面两侧，绕耳前后，故其狂走妄行，两手振颤，两鬓有掣动感而头昏、耳鸣。肝藏魂，胆为肝之府而为肝用，故失眠多梦。胆气通于心，心神失宁，故其哭笑无常，时发呆痴而心悸。胆气郁而不伸，其阳郁结于内，则面部热、口渴、大便结、唇红、脉弦细数。其阳不达于外，则四肢冷而淅然畏寒。柴胡加龙骨牡蛎汤升发胆气、化痰定神明。服药后怒止症退，再以温胆汤加龙骨、牡蛎、石菖蒲利窍化痰安神而收功。

2. 痰浊内扰发狂

痰浊扰心，症见神志狂乱，狂言妄语，虚烦不眠，胸膈胀满，脉滑数等。

胆气通于心，胆气不足，痰热内扰心神，心神不宁，神失其舍，故见神志狂乱，狂言妄语，虚烦不眠；痰浊郁遏，气机阻滞，故见胸膈胀满；滑数之脉亦乃痰热之象。此乃胆虚痰热内扰心神所致；法当清热化痰；治宜温胆汤加味：

法半夏 10 克　陈皮 10 克　茯苓 10 克　炙甘草 3 克　竹茹 15 克　远志 10 克　炒枳实 10 克　石菖蒲 10 克

上 8 味，以适量水煎药，汤成去渣取汁温服，日 2 次。若兼见大便干结，加胆南星 10 克。

方中取半夏、竹茹化痰降逆；取远志、菖蒲豁痰通窍；取陈皮、枳实行气，以助化痰之力；取茯苓、甘草培土利湿，以制生痰之源；若兼见大便干结，表明热邪较甚，故加胆南星以清化热痰。

单方

郁金 140 克　明矾 60 克

上 2 味，共研为细末，以薄荷水泛为丸如赤豆大。每次服 10 丸，每日 2 次，开水送下。

【案例】

患者某，女，55 岁，住湖北省襄樊市，家庭妇女。1972 年 5 月某日就诊。儿子溺死，又家中失火被焚，3 天前发病，神识不聪，烦躁欲走，多言语，善悲哭，舌苔白，脉虚。某医院诊断为"精神分裂症"，乃心神虚馁，痰浊扰心；治宜补心神而化痰浊；拟涤痰汤：

法半夏 10 克　炒枳实 12 克　竹茹 15 克　胆南星 10 克　石菖蒲 10 克 陈皮 10 克　远志肉 10 克　炙甘草 8 克　党参 10 克　茯苓 10 克

上 10 味，以适量水煎药，汤成去渣取汁温服，日 2 次。

按：忧思过甚则气结聚液为痰，痰浊上扰，则心神虚馁而失守。《素问·调经论》说："神不足则悲。"故其发病则善悲哭而脉见虚象。《难经·三十四难》说："心色赤……其声言。"神明失聪，则精神恍惚而烦躁欲走，且多言语。涤痰汤方，用半夏、南星、竹茹、陈皮燥湿化痰，且陈皮同枳实行气以佐之，茯苓、甘草渗湿和中，以绝其生痰之源，党参、远志、石菖蒲补心安神，通窍益智。药服 6 剂，家中亦得到适当安慰而病遂愈。

3. 痰火扰心发狂

痰火扰心，症见狂言乱语，或喜笑无常，胸闷头昏，口渴，尿黄，舌苔黄腻等。

心藏神，痰火内扰，神失潜藏，故见狂言乱语，《素问·阴阳应象大论》说："心在志为喜。"《灵枢·本神》说："心藏脉，脉舍神，心气虚则悲，实则笑不休。"病为痰火扰心。故见喜笑无常；痰浊阻滞胸中，故见胸闷；痰浊停滞，清阳不升，故见头昏；热伤津液，津液不能上承于口，故见口渴；热邪下扰则尿黄，黄腻苔亦为痰热之象，此乃痰火扰心，法当清痰泻火；治宜导痰汤加味：

法半夏 10 克　茯苓 10 克　陈皮 10 克　炒枳实 10 克　甘草 10 克　黄连 10 克　胆南星 10 克

上 7 味，以适量水煎药，汤成去渣取汁温服，日 2 次。

方中取胆南星、法半夏以化痰浊；取枳实、陈皮行气以助化痰之力；取茯苓、甘草渗湿健脾以绝生痰之源；取黄连苦寒以泻心火。

【案例】

患者某，男，40 岁，住湖北省枣阳市某区镇，干部。1975 年 4 月某日就诊。患高血压病已多年，忽于 2 周前发生时而无故微笑，自己明白而不能控制，形体胖，头部昏闷，口干，舌苔厚腻而黑，脉象弦数。乃痰涎沃心，神明失守；治宜化痰涎，泻心火；拟导痰汤加味：

胆南星10克　炒枳实10克　茯苓10克　法半夏10克　炙甘草6克　陈皮10克　大贝母10克　石菖蒲10克　黄芩10克　黄连10克　玄参10克

上11味，以适量水煎药，汤成去渣取汁温服，日2次。

按：《灵枢·九针论》说："心藏神。"《素问·调经论》说："神有余则笑不休。"心邪盛，则见时而无故发笑而不能自控。形体肥胖多属痰盛体质。痰浊郁结，清阳不升，津液不布，则头部昏闷，舌苔厚腻而口干，脉弦。痰郁化火，火极似水，故脉兼数象而舌苔兼黑色。《灵枢·癫狂》说："狂者多食，善见鬼神，善笑而不发于外者，得之有所大喜。"喜则气缓，津聚为痰，痰涎沃心，发为狂证善笑。导痰汤方加味，用导痰汤化痰行气。加大贝母、石菖蒲开郁通窍，黄连、黄芩泻心火，以平心神之有余。《素问·藏气法时论》说："心欲软，急食咸以软之。"加玄参咸软，以遂心欲而滋水以制火。药服7剂，痰消火退，善笑遂已。

4. 肝郁化火发狂

（1）生铁落饮证　症见始则性情急燥易怒，面红赤，继而两目怒视，神志狂乱，叫骂不避亲疏，打人毁物，脉疾数。

《素问·病能论》说："帝曰：有病怒狂者，此病安生。岐伯曰：生于阳也。帝曰：阳何以使人狂？岐伯曰：阳气者，因暴折而难决，故善怒也，病名曰阳厥。"情志暴抑，郁怒伤肝，肝气暴溢，故见面红目赤，两目怒视；肝火内扰心神，神明失用，故见神志狂乱，叫骂不避亲疏，打人毁物；火性急迫，故脉疾数。此乃肝火暴发，内扰心神所致；法当清泻肝火，降逆下气；治宜生铁落饮：

生铁落50克

上1味，研为极细末，以温开水冲服，日2次。

《素问·病能论》说："……使之服以生铁洛为饮，夫生铁洛者下气疾也。"《本草纲目》说："铁落平肝去怯，治善怒发狂。"《素问·藏气法时论》说："肝欲散，急食辛以散之。"生铁落性味辛平无毒质重，取其"辛"以散肝之郁；取其重以降气之逆，则怒狂自可平复。

（2）风引汤证　症见狂言乱语或默默不语，善太息，欲奔走，目赤等。

肝性喜条达而恶抑郁，肝郁化火，内扰心神，神明失守，故见狂言乱语或默默不语；太息则肝郁暂舒，故见善太息；火热并于四肢，故见欲奔走；肝开窍于目，火热上犯，故见目赤。此乃肝郁化热生风所致；法当清热泻火，安神定志；治宜风引汤：

大黄 10 克　干姜 8 克　寒水石 10 克　龙骨 10 克　桂枝 10 克　赤石脂 10 克　甘草 8 克　牡蛎 10 克　白石脂 10 克　滑石 10 克　石膏 15 克　紫石英 15 克

上 12 味，以适量水煎药，汤成去渣取汁温服，日 2 次。

方中取桂枝、干姜辛以散之，以散肝郁；取石膏、滑石、寒水石清肺热以制肝；取大黄苦寒导热邪由大便而去；取赤石脂、白石脂、紫石英、龙骨、牡蛎重镇安神；取甘草调和诸药。

【案例】

患者某，女，25 岁，住湖北省随州市某镇，家庭妇女。1953 年 2 月某日就诊。1 周前因夫妻一次口角而发病。卧床不语，不食不饮，时而两目发赤则起身欲奔，亲人将其按倒在床即又卧下，旋而又如是。乃肝胆气郁，风火上扰，神明失聪；治宜去热泻火，重镇安神；借用风引汤以治之。拟方：

大黄 10 克　干姜 6 克　桂枝 6 克　炙甘草 10 克　龙骨 10 克　牡蛎 10 克　赤石脂 15 克　白石脂 15 克　石膏 15 克　寒水石 15 克　紫石英 15 克　滑石 15 克

上 12 味，以适量水煎药，汤成去渣取汁温服，日 2 次。

按：肝胆郁结，则卧床不语，且不食不饮。肝开窍于目，胆气通于心。郁而化火生风，风有作止，火性急数，其风火上扰心神，故时而两目发赤则起身欲奔。《素问·藏气法时论》说："肝欲散，急食辛以散之。"风引汤方，用桂枝、干姜之辛以散郁开结，大黄、石膏、滑石、寒水石除热泻火，且石膏、滑石、寒水石与紫石英、赤石脂、白石脂、龙骨、牡蛎等重镇以安神，甘草和中。药服 2 剂而神清，饮食起居如常，惟心脉尚未通于舌则哑而不能说话，余嘱以"勿治之，待其心脉通则当自愈"。后果然。

5. 阳明府实发狂

症见神志狂乱，骂詈不避亲疏，登高而歌，弃衣而走，逾垣越屋，不食，大便秘结。

阳热炽盛，内扰神明，心神失守，故见神志狂乱，骂詈不避亲疏；四肢为诸阳之本，阳热亢盛，神明失聪，故见弃衣而走；胃失受纳，故不食，府气不通，传导失职，故见大便秘结。此乃阳明胃府邪热炽盛，神明失守所致；法当峻下热结；治宜大承气汤：

大黄 12 克　芒硝 15 克　炒枳实 10 克　厚朴 10 克

上 4 味，以水先煎枳实、厚朴，汤将成加大黄微煎，汤成去渣取汁，加芒硝于药汁中烊化，搅匀温服，日 2 次。

方中取大黄苦寒泄热，荡涤肠胃；取芒硝咸寒软坚散结；取枳实、厚朴宽中行气，以助大黄、芒硝攻下之力。

四十六、癫证

癫证是与狂证不完全相同的另一类心神功能障碍性疾病。《难经·二十难》说："重阴者癫，重阳者狂。"因而就"癫""狂"而论，癫为阴证，而狂为阳证。《灵枢》有"癫狂"一篇，而彼所论之"癫"，实为痫证，因而有癫痫并称之文，然后世所谓之"癫"与"痫"为二病。痫证以间断突然发作性昏厥、抽搐为其主要临床特点；而癫证则常表现为，精神痴呆，神情恍惚，喃喃自语，语言错乱，有头无尾，秽洁不辨，常持续数月，甚至数年不愈。

本病的形成多由情怀不畅，或所愿不得，肝气被郁，脾气不升，气机阻滞，聚津为痰，痰浊蒙蔽心窍所致。《素问·灵兰秘典论》说："心者，君主之官也，神明出焉。"心窍为痰浊所蒙蔽，则失其神明之用，因而遂出现精神痴呆，神情恍惚，喃喃自语，秽洁不辨诸症，法当涤痰开窍；若身体不实者，治可用导痰汤加味；身体壮实者，则可用控涎丹涌吐痰涎。

导痰汤加味方：

制半夏 10 克　茯苓 10 克　陈皮 10 克　胆南星 10 克　郁金 10 克　明矾 3

克　炒枳实10克　甘草8克

上8味，以适量水煎药，汤成去渣取汁温服，日2次。

方中取半夏、南星、明矾化痰；取茯苓安神宁志；取陈皮、枳实、郁金行气解郁以助化痰之力；取甘草调和诸药。

控涎丹方：

甘遂去心、紫大戟（去皮）、白芥子各等分

上3味，研为极细末，水泛为丸如梧桐子大收贮备用。每用时取10丸，食后睡前以淡姜汤送下。

方中甘遂、大戟均为逐水峻药；白芥子善驱皮里膜外之痰水。痰涎除，则癫证自平。

单方：

桐油适量

上1味，灌服，服后当涌吐痰涎。

四十七、痫证

痫证，欲称"羊痫疯"，亦有称之为"癫痫"者。证多生成于先天，也有后天形成者。其病机多为风痰阻滞，因而发作的轻重与痰的深浅关系极为密切。痫证的治疗比较困难，古人多以化痰为治。《灵枢·癫狂》说："癫疾者，疾发如狂者，死不治。"此处的癫疾即为痫证，表明痫证若转化为狂证，预后一般较差。

1. 风痰阻窍

痫证的主要临床表现为不定时间断发作，每次发作前常有头目昏晕、胸闷等征兆。《灵枢·癫狂》说："癫疾始作而引口啼呼"。所以发作时随着一声呼叫突然昏仆，牙关紧闭，两眼上翻，四肢抽搐，口吐涎沫，持续数分钟至数十分钟，即自行清醒缓解。醒后则遗留头昏、头痛等，对发作过程常记忆不清。

风有作止，故其发作呈间断性；痰浊阻滞，清阳不升，故见胸闷、头目眩晕；风气通于肝，《素问·阴阳应象大论》说："肝在声为呼。"痰蒙心窍，神明失守，故每随一声呼叫则突然昏仆；风痰阻络则牙关紧闭，两眼上翻，四肢抽搐，口吐涎沫。此乃风痰阻滞清窍所致；法当涤痰开窍；此病正发时不易服药，在发作的间隔期，可治以温胆汤加味：

法半夏 10 克　陈皮 10 克　茯苓 10 克　炙甘草 8 克　竹茹 10 克　当归 10 克　炒枳实 10 克　川芎 10 克　远志 10 克　大贝母 10 克　菖蒲 10 克　明矾 5 克

上 12 味，以适量水煎药，汤成去渣取汁温服，日 2 次。

方中取半夏、竹茹、大贝母、明矾降逆祛痰；取枳实、陈皮行气以助祛痰之力；取远志、菖蒲化痰开窍；取茯苓、甘草培土以制生痰之源；取当归、川芎补血以养心，合奏祛痰开窍之功。

本病治疗非一日之功，为能长期坚持服药可用下列丸药方。

当归 50 克　川芎 50 克　远志 50 克　菖蒲 50 克　明矾 50 克　陈细茶叶 100 克

上 6 味，共研为极细末，炼蜜为丸，每丸约重 10 克。每日早晚各取 1 丸，以温开水送下。

方中取明矾、菖蒲、远志化痰开窍；取陈细茶叶治风痰癫疾；取当归、川芎补血养心。

【案例】

患者某，女，16 岁，住武汉市武昌珞珈山，学生。1978 年 11 月某日就诊。患者自幼病癫痫，数月一发，每发则呼叫一声而倒地，不省人事，继之口流白沫，手足抽掣，移时苏醒，一切如常，惟感头昏，脉细弦。治宜养心血，宁神志，开郁结，除风痰，拟温胆汤加味：

炒枳实 10 克　竹茹 15 克　茯苓 10 克　法半夏 10 克　陈皮 10 克　大贝 10 克　炙甘草 8 克　川芎 10 克　远志 10 克　石菖蒲 10 克　当归 10 克　僵蚕 10 克　郁金 10 克

上 13 味，以适量水煎药，汤成去渣取汁温服，日 2 次。

1979 年 6 月某日复诊。服上方半年多，病未再发，改拟验方为丸缓治，巩固疗效，并善其后：

当归 60 克　川芎 60 克　明矾 60 克　石菖蒲 60 克　远志 60 克（去骨）　陈细茶叶 120 克

上 6 味，共研为极细末，炼蜜为丸如绿豆大，每服 3 克，每日 3 次，温开水送下。

按：《诸病源候论·风病诸候下·风癫候》说："人有血气少，则心虚而精神离散，魂魄妄行，因为风邪所伤，故邪入于阴，则为癫疾。……其发则仆地，吐涎沫，无所觉是也。"同书《五癫病候》说："三日风癫，发时眼目相引，牵纵，反强，羊鸣，食顷方解。"又同书《小儿杂病诸候一·痫候》说："痫者，小儿病也。十岁以上为癫，十岁以下为痫。"是癫痫之病，其一乃血气虚少，风邪乘之使然。风邪乘于血气，则血气郁滞化为痰浊，风痰阻窍，神识蔽蒙，故卒倒无知觉而口流白沫，且脉见细弦。痰郁生风，风痰相扰，则手足为之抽掣，殆所谓"风淫末疾"也。《素问·阴阳应象大论》说："风气通于肝"。肝"在声为呼"，故癫痫发作，则先必叫呼而作羊鸣声，移时阳通气回，浊降风止，神识转苏，惟清阳未能一时复常，故始苏醒后仍有头昏感。温胆汤方加味，用当归、川芎养血活血；郁金解郁逐死血；远志补心宁神志；石菖蒲、大贝、竹茹、半夏、僵蚕通窍开结，蠲除风痰；枳实、陈皮行气，以促风痰之速去；甘草、茯苓补中渗湿，以清其生痰之源。药服半年余，病未再发，遂改为验方为丸缓治，巩固疗效。用当归、川芎养血活血以止风，远志、石菖蒲补心开窍以豁痰，明矾燥湿祛痰，陈细茶叶清神祛痰，且大利小便以除生痰之源，共奏养血补心、除痰止风之效。丸药又服 1 年余，其病告愈，至今未复发。

2. 热甚生风

症见四肢抽搐挛急，牙关紧急，两眼上翻，目赤，尿黄，脉数等。

肝主筋，热邪过盛，伤及筋脉，筋脉失养，故见四肢挛急、抽搐、两眼上翻；肝开窍于目，火性炎上，故见目赤。热伤津液，故见尿黄；热迫血行，故脉数。此乃热极生风而使然；法当清热熄风；治以风引汤：

大黄 10 克　干姜 6 克　龙骨 10 克　桂枝 10 克　甘草 8 克　牡蛎 10 克　寒水石 10 克　滑石 10 克　赤石脂 10 克　白石脂 10 克　紫石英 10 克　石膏 10 克

上 12 味，以适量水煎药，汤成去渣取汁温服，日 2 次。

方中以大黄为君，以荡涤风火热结之邪，随用干姜之止而不行者补之，用桂枝、甘草以缓其势，又用滑石、石膏清金以制肝木，赤石脂、白石脂厚土以御风邪之扰，龙骨、牡蛎以敛其精神魂魄之散驰，寒水石以助肾之真阴，以防热邪之伤，更用紫石英以补心神之虚，俾主明则下安。共奏清热熄风，宁神舒筋之效。

四十八、眩晕

眩，是指两眼昏黑发花；晕，是指头晕，旋转如坐舟车之中。临床上眩和晕常并见，即所谓头晕目眩，简称"眩晕"。轻者闭目少时即止；重者则常伴有恶心、呕吐，甚至昏倒等。眩晕多属风邪为患，或曰"无虚不能作眩"，或曰"无痰不作眩"等等，从不同的侧面阐述了眩晕的病因、病机。

1. 肾虚眩晕

（1）左归饮证　症见眩晕，腰膝酸软，耳鸣，口干舌燥，脉细弱等。

《素问·至真要大论》说："诸风掉眩，皆属于肝。"肝为肾之子，肾水不足，不能涵养肝木，则虚风上扰，故见眩晕；肾水不能上承于口，口舌失去津液濡润；故见口干舌燥；腰为肾之府，肾主腰脚，肾阴亏虚，其府失去濡养，故见腰膝酸软；肾开窍于耳，今肾精不足，不能濡养其窍，故见耳鸣；脉细而弱，亦乃肾精亏虚之征。此乃肝肾阴虚，水不涵木，虚风上扰而然；法当滋水涵木；治宜左归饮加减：

熟地10克　山药10克　山茱萸10克　茯苓10克　枸杞子10克　车前子10克　五味子10克　炙甘草8克

上8味，以适量水煎药，汤成去渣取汁温服，日2次。

方中取熟地、山茱萸、枸杞子、车前子、五味子滋补肝肾之阴；取山药、炙甘草、茯苓益气补中，以助精血生化之源。

【案例】

患者某，女，40岁，住湖北省随州市某镇，家庭妇女。1993年秋末某日就诊。3日前，在月经期间入河水中洗衣被，从而发病，开始恶寒发热，月经亦止而停潮。经治疗未效，3日后其寒热自罢，旋即转为头目眩晕，不能起床，目合不语，时而睁眼暂视周围而遂闭合，目光如常，脉细沉涩。乃正虚血瘀，风木上扰；治宜滋水涵木，祛瘀熄风；方拟左归饮加味：

熟地 15 克　山药 12 克　山茱萸 12 克　茯苓 12 克　炙甘草 9 克　枸杞子 12 克　车前子 9 克　五味子 6 克

以水煎服，日 2 次。

第 2 天复诊。服上方 1 剂，即大便下血而诸症遂失，神清人慧。仍拟上方 1 剂续服，以巩固疗效。

按：《素问·至真要大论》说："诸风掉眩，皆属于肝。"肝在五行属木而主风，有疏泄之用，藏血而司月经。经为血，喜温而恶寒。患者月经期间，于秋凉时入河水中洗衣被，水寒外浸，《素问·离合真邪论》说："寒则血凝泣。"血气因寒而凝泣不流，则月经停止；寒邪外伤而营卫不和，则恶寒发热。患者正气素虚，3 日后邪气乘虚入深，外则营卫自调而寒热退，内则血气凝瘀而肝不疏泄，且失其藏血之用，遂致木郁生风，风邪上扰清窍而头目眩晕。晕甚则不能起床，目瞑不欲语。肝肾虚弱，则脉见沉细；血气凝瘀，故沉细脉中又兼涩象。其血瘀未久，尚未坚结，且正气衰弱，不耐攻破，故治宜扶正以祛邪，助肝气以复其疏泄之用，则血活瘀行，风歇止而眩晕自愈。然肝木乃生于肾水，肝气盛常有赖于肾气旺，故治本于"虚则补其母"之法，用左归饮方加五味子、车前仁滋水涵木，补肾以养肝。服药后，肝旺而疏泄之权复，瘀不能留，故从大便下出而诸症咸退，病遂告愈。

（2）六味地黄汤证　症见头晕目眩，腰膝酸软，耳鸣耳聋，自汗盗汗，咽喉干燥等。

《素问·调经论》说："阴虚则内热。"肾阴不足，虚热内生，热甚动风，风邪上扰清窍，故见头目眩晕；虚热内扰，津液外泄，故见自汗盗汗；腰为肾府，肾主腰脚，开窍于耳，肾精失于充养，故见腰膝酸软，耳鸣耳聋；《灵枢·经脉》说："肾足少阴之脉……其直者，从肾上贯肝膈，入肺中，循喉咙夹舌本……"肾阴不能上承，失于濡润，故见咽喉干燥。此乃肾阴亏虚，虚热动风所致；法当滋阴清热；治宜六味地黄汤加味：

熟地 24 克　山药 12 克　山茱萸 12 克　茯苓 10 克　泽泻 10 克　五味子 10 克　丹皮 10 克　车前子 10 克

上 8 味，以水适量煎药，汤成去渣取汁温服，日 2 次。

方中取熟地、山茱萸、五味子、车前子，泽泻补肾益精；取茯苓、山药培土补中，以助精血生化之源；取丹皮以清虚热。

（3）肾气丸证　症见头目眩晕，腰膝酸软，少腹拘急，小便不利，尺脉弱小等。

肾精不足，虚火上炎，热甚动风，风邪上扰清空，故见头目眩晕；腰为肾府，肾主腰脚，肾虚失养，故见腰膝酸软；《素问·六元正纪大论》说："厥阴所至为里急。"肝为肾之子，肾精亏虚，肝脉失养，故见少腹拘急；肾主气化，肾不化气，故见小便不利；尺脉候肾，肾气不足，故见尺脉弱小。此乃肾精亏虚，气化无力而然；法当补肾化气；治宜肾气丸加味：

生地24克　山药12克　山茱萸12克　茯苓10克　泽泻10克　熟附片3克　丹皮10克　肉桂3克　五味子10克　车前子10克

上10味，以水适量煎药，汤成去渣取汁温服，日2次。

方中取生地、山茱萸、山药、五味子、车前子滋阴补肾，益髓填精；取丹皮、茯苓、泽泻渗泻湿浊，通利水道；取少量肉桂、附片温养命门真火，助肾化气。

2. 血虚眩晕

阴血不足，症见头晕眼花，动则加剧，面色㿠白，口唇不华；或头部掣痛，恶心欲吐；舌质淡，脉细弱等。

《素问·调经论》说："肝藏血。"肝开窍于目，血虚则生风，虚风上扰，故见头晕眼花；《素问·举痛论》说："劳则气耗。"动则进一步伤耗气血，故见头晕眼花，动则加剧；肝血不足，风邪内淫，筋脉失养，则见头部掣痛；肝木犯胃，胃气上逆，故见恶心欲吐；《灵枢·决气》说："血脱者色白，夭然不泽。"血虚失荣，故见面色㿠白，口唇不华，舌质淡；《素问·脉要精微论》说："夫脉者，血之府也。"今血虚不能充盈其府，故见脉细而弱。此乃阴血亏虚，虚风上扰所致；法当养血熄风；拟柔润熄风法方：

熟地10克　当归10克　淡大云10克　白芍10克　玄参10克　石决明30克　玉竹10克　菊花10克　双钩藤10克

上9味，以适量水先煎石决明，然后再下其余各药煎，汤成去渣取汁温服，日 2 次。

方中取熟地、当归、白芍、玄参、玉竹、淡大云养血滋阴；取菊花、钩藤、石决明平肝熄风。

3. 气虚眩晕

中气虚弱，症见头目眩晕，精神倦怠，四肢乏力，食少便溏，恶心欲吐等。

脾主升，胃主降。脾气不升，清阳之气不能上荣于清窍，头目失养，故见头晕目眩；脾气虚弱，不能充养肢体，肢体失其矫健之性，故见精神倦怠，四肢乏力；胃不受纳，脾失运化，故见食少便溏；胃气不降而反上逆，故见恶心欲吐。此乃中气虚弱，胃失和降所致；法当健脾益气，和胃降逆；治宜六君子汤：

党参 10 克　茯苓 10 克　炒白术 10 克　陈皮 10 克　生姜 8 克　法半夏 10 克　炙甘草 8 克　大枣 3 枚（擘）

上 8 味，以适量水煎药，汤成去渣取汁温服，日 2 次。

方中取党参、白术、茯苓、甘草、大枣健脾益气；取陈皮、半夏、生姜和胃、行气、降逆。

4. 痰饮眩晕

（1）苓桂术甘汤证　症见头目眩晕，心下逆满，甚至心悸，脉沉紧等。

饮邪内停，阻遏清阳上升，清窍失养，故见头目眩晕；饮邪停于心下，阻塞气机，故见心下逆满；水气凌心，心神不宁，所以见心悸；寒饮为病，所以其脉沉而紧。此乃饮停心下而然；法当温阳化饮，健脾和中；治宜茯苓桂枝白术甘草汤：

茯苓 12 克　桂枝 10 克　炒白术 10 克　甘草 8 克

上 4 味，以适量水煎药，汤成去渣取汁温服，日 2 次。

《金匮要略·痰饮咳嗽病脉证并治》说："病痰饮者，当以温药和之。"方用苓桂术甘汤温化饮邪。方中取桂枝辛温宣导，温化饮邪；重用茯苓甘淡渗湿以利水饮；取白术祛湿且健脾阳；取甘草以和中益气。

（2）二陈汤证　症见头目眩晕，胸膈满闷，心悸，或兼见恶心等。

痰湿阻滞，清阳不升，浊阴上犯清窍，故见头目眩晕；痰饮内阻，

内科病证

气机不利，故见胸膈满闷；饮邪凌心；心神不宁，故见心悸；痰浊内停，胃失和降，故见恶心。此乃痰湿内阻所致；法当燥湿化痰，理气和中；治宜二陈汤加味：

茯苓 10 克　陈皮 10 克　法半夏 10 克　炒白术 10 克　炙甘草 8 克　生姜 10 克

上 6 味，以水适量煎药，汤成去渣取汁温服，日 2 次。若兼见虚烦不能眠，加竹茹 10 克、炒枳实 10 克。

方中取半夏化痰降逆；取茯苓、白术、甘草健脾祛湿；取陈皮理气和中；取生姜和胃止呕；若兼见虚烦不眠，为痰饮凌心，故加竹茹、枳实，以增强化痰之力。

（3）五苓散证　症见头目眩晕，欲倒仆地，呕吐涎沫，口渴，小便不利，脐下悸动等。

水饮内停，浊阴上扰清窍，故见头目眩晕，欲颠仆倒地；水饮上犯而溢于口，故见呕吐涎沫；水饮停蓄，气化受阻，津不化气，故见口渴，小便不利；饮邪动于下焦，故见脐下悸动。此乃水饮内停，气化不行所致；法当化气利水；治宜五苓散：

茯苓 10 克　猪苓 10 克　炒白术 10 克　桂枝 10 克　泽泻 10 克

上 5 味，以适量水煎药，汤成去渣取汁温服，日 2 次。

方中取桂枝辛温通阳化气；取茯苓、猪苓、泽泻淡渗利湿，导水下行；取白术健脾祛湿。

（4）真武汤证　症见头目眩晕，心悸，四肢不温，小便不利，脉沉或迟缓等。

水饮内停，浊邪上扰清窍，故见头目眩晕；水气凌心，故见心悸；水饮内停，阻遏阳气，温煦无力，故见四肢不温，脉沉或迟缓；阳气被阻，气化无力，故见小便不利。此乃阳气受阻，气化失职所致；法当温阳利水；治宜真武汤：

茯苓 12 克　白芍 10 克　炒白术 10 克　生姜 10 克　熟附片 10 克

上 5 味，以适量水煎药，汤成去渣取汁温服，日 2 次。

方中取茯苓、白术健脾祛湿；取附子温阳散寒；取白芍利小便而解附子之毒，使其毒由小便而去；取辛温之生姜以辛散水气。五味相协，合奏温阳利水之功。

四十九、头痛

头痛可以出现于多种急慢性疾病之中，是临床上最为常见的症状之一。这里指以头痛为主的病证。头痛有不同部位与性质的区别，不同部位如巅顶痛、后头痛、前额痛、侧头痛；不同性质如胀痛、闷痛、空痛、掣痛、剧痛等。需根据具体病情辨证施治。

1. 不同部位头痛的辨治

（1）巅顶头痛　头顶部疼痛，情绪激动时加重，或伴胁肋不适，烦躁易怒；有时还伴有干呕，或呕吐涎沫。

巅顶为足厥阴肝经所循行的部位，肝喜条达，如因某些原因使肝失其条达之性，则肝气循经上逆而觉巅顶头痛。肝木乘胃则呕恶；肝气不舒则胁肋不适；肝在志为怒，故肝气不和，则烦躁易怒，怒而疼痛加剧。治宜疏肝理气止痛，用柴胡疏肝散加味：

柴胡 10 克　枳壳 10 克　白芍 10 克　甘草 6 克　香附 10 克　青皮 10 克　川芎 10 克　藁本 10 克　羌活 10 克

上 9 味，加水适量，煎汤，取汁，去渣，日 1 剂，分 2 次温服。

方中用柴胡、枳壳、香附、青皮疏肝理气；白芍、川芎除痹理血；藁本、羌活疏风，专治巅顶头痛；甘草调和诸药。全方有疏肝理气之功，可除痹止痛。

若巅顶头痛兼恶心、呕吐涎沫者，是厥阴之寒气上攻于头，治宜温寒降逆，方用吴茱萸汤：

吴茱萸 10 克　党参 10 克　生姜 10 克　大枣 5 枚（擘）

上 4 味，加水适量，煎汤，取汁，去渣，日 1 剂，分 2 次温服。

方以吴茱萸降厥阴之逆气为君，生姜散寒为臣，党参、大枣甘缓调中为佐使，合而共奏降逆散寒、止呕去痛之效。

（2）后头痛　后头痛，常伴有怕风，颈项强急，肢体酸痛等症。

头后部属足太阳膀胱经，多因感受风寒湿邪，伤及太阳，使清阳之气阻遏而发头痛。足太阳膀胱经从头走足，行于人之后背，主一身之表，故常伴有怕风，颈项强急，肢体酸痛等。治宜散风祛寒除湿，用九味羌活汤：

羌活 10 克　防风 10 克　苍术 10 克　细辛 6 克　川芎 10 克　白芷 10 克　生地 10 克　黄芩 10 克　甘草 6 克

上 9 味，加水适量，煎汤，取汁，去渣，日 1 剂，分 2 次温服。

方中羌活、防风、白芷解表祛风；苍术胜湿；细辛、川芎祛风散寒，止头身痛；生地、黄芩性寒，用以防制方中温燥太过；甘草调和诸药。

（3）前额痛　前额部疼痛，甚则连及眉梢，目不能开，头不能抬。

前额部属足阳明胃经，或因外感头痛迁延日久，或因恼怒伤神，烦劳过度，损及阳明而发头痛。治宜解肌散邪止痛，用升麻葛根汤加味：

升麻 8 克　葛根 10 克　芍药 12 克　白芷 10 克　甘草 8 克

上 5 味，加水适量，煎汤，取汁，去渣，日 1 剂，分 2 次温服。

升麻葛根汤解肌散邪，以和阳明而止痛。白芷善治阳明头痛，故加之。

（4）侧头痛　头痛，或左或右，或痛引眼目，或恶心。

头部两侧属足少阳胆经，胆经不和则头部或左或右疼痛。足少阳胆经起于目锐眦，故痛引眼目。胆气上逆，每夹胃气而逆，故时见恶心欲呕。治宜和解少阳，用小柴胡汤：

柴胡 15 克　黄芩 10 克　半夏 10 克　党参 10 克　炙甘草 10 克　生姜 6 克　红枣 5 枚（擘）

上 7 味，加水适量，煎汤，取汁，去渣，日 1 剂，分 2 次温服。

少阳胆经居半表半里阴阳之间，外出为表，入内为里，柴胡、黄芩可疏解半表半里之邪，和解少阳；半夏降气和胃止呕；党参扶正达邪；生姜、红枣调和营卫，通行津液；炙甘草补中气并调和诸药。药后可使少阳和解，胆气和降，头痛自愈。

2. 不同性质头痛的辨治

（1）胀痛　头部胀痛，精神不爽，有时伴面目浮肿。

证因气滞不畅而成。气机不利，壅滞于上则头部胀痛，精神不爽；气滞于肌肤，故面目浮肿。治宜行气导滞，用九气丸改汤加味：

制香附 10 克　姜黄 10 克　甘草 6 克　陈皮 10 克　青皮 10 克

上 5 味，加水适量，煎汤，取汁，去渣，日 1 剂，分 2 次温服。

方以制香附理上下周身之气；姜黄行气活血止痛；加青皮、陈皮增强行气之效；甘草用以调和之。诸药共用，使气血流通，头部胀痛可除。

（2）闷痛 头部闷痛，或伴恶心欲呕，舌苔白腻等症。

因痰浊壅盛，阻塞清窍，清阳不升，故头部闷痛。痰湿阻胃，胃气上逆，故恶心欲呕。舌苔白腻是痰湿壅盛的征象。治宜化痰祛湿，用导痰汤加味：

法半夏 10 克　陈皮 10 克　茯苓 10 克　南星 6 克　枳实 10 克　菖蒲 10 克　远志 10 克　僵蚕 10 克　甘草 6 克

上 9 味，加水适量，煎汤，取汁，去渣，日 1 剂，分 2 次温服。

方中以半夏、南星祛除顽痰；僵蚕祛风痰；菖蒲、远志开窍豁痰；枳实、陈皮理气，以助除痰之功；茯苓渗湿，以净生痰之源；甘草调和诸药。

此外，还可配合外治法：

①白罗卜捣汁，滴鼻中；

②鹅不食草（石胡荽）捣茸，塞鼻。

（3）空痛 头脑空痛，疲劳则加甚，身倦无力，腰膝酸痛。

因肾藏亏虚，精气不足，无以充养髓海，故头脑空痛。肾虚故身倦无力，腰膝酸痛。治宜补肾益精，用左归饮加味：

熟地 10 克　山茱萸 10 克　山药 10 克　茯苓 10 克　枸杞子 10 克　菟丝子 10 克　肉苁蓉 10 克　炙甘草 6 克

上 8 味，加水适量，煎汤，取汁，去渣，日 1 剂，分 2 次温服。

方中用熟地、山萸肉、山药滋补肝肾元阴；枸杞子、菟丝子、肉苁蓉填精；茯苓渗湿，以防熟地之过腻；炙甘草补气，并调和诸药。全方共补肝肾阴精，使髓海得充而愈头痛。

（4）掣痛 头部拘急疼痛，时伴头目昏瞀，苔薄，脉细或弦细。

是为阴血虚而有风。血虚不能上荣于头，筋脉挛急，故头部掣痛。虚而有风，故时伴头目昏瞀，而脉弦细。治宜柔润熄风法，用四物汤加味：

生地 12 克　当归 10 克　白芍 10 克　川芎 5 克　玉竹 10 克　肉苁蓉 10 克　玄参 10 克　菊花 10 克　石决明 15 克（先煎）

上 9 味，加水适量，先煎石决明，后纳入余药，煎汤，取汁，去渣，日 1 剂，分 2 次温服。

方中用生地、当归、白芍养血补血；川芎活血行气，使补而不腻；玉竹、肉苁蓉、玄参滋液补精；菊花熄风；石决明平肝去掣。诸药合用，共奏柔润熄风之功。

（5）剧痛　头部剧烈疼痛，有时牵涉牙齿及项背，遇寒则发。

因素体阳虚有寒，寒主收引，使血气凝泣，经络不畅，故头部剧痛，且连及牙齿。如遇外寒，则引动内寒，使疼痛发作，治宜温阳散寒，借用乌头赤石脂丸：

制乌头 5 克　炮附子 5 克　蜀椒 10 克　干姜 10 克　赤石脂 10 克

上 5 味，研细末，炼蜜为丸，如梧桐子大，饭前服 1 丸，每日 3 次。

本方是治疗阴寒固结，疼痛剧烈的方剂，出自《金匮要略》。原为治心痛彻背、背痛彻心而设，今借用作治疗头部阴寒剧烈疼痛。方中乌头、附子、干姜、蜀椒均为辛温大热之药，以逐寒散结，温经止痛；用赤石脂固护心胃，斡旋于温散药中，乃急中有缓之意。

五十、项强

项强，除落枕外，多为风湿为患。症见后项强硬不舒，头部左右转侧受限，遇湿或受凉后加重，恶风。

《灵枢·经脉》说："膀胱足太阳之脉……其直者，从巅入络脑，还出别下项。"《素问·至真要大论》说："诸痉项强，皆属于湿。"风湿侵袭太阳经脉，经气受阻，故见后项强硬不舒，头部转动受阻；遇湿受寒则阻滞加重，故病亦加重；病在太阳，属表，故见恶风。此乃风湿阻于太阳经脉所致；法当驱风除湿；治宜九味羌活汤：

羌活 10 克　防风 10 克　苍术 10 克　细辛 6 克　川芎 10 克　生地 10 克　黄芩 10 克　白芷 10 克　炙甘草 8 克

上 9 味，以适量水煎药，汤成去渣取汁温服，日 2 次。

方中取羌活、苍术苦温燥湿；以川芎、防风、白芷活血祛风；细辛通阳；生地、黄芩护阴；炙甘草益气调和诸药。

【案例】

患者某，男，27岁，湖北中医学院学生，1973年春某日就诊。发病3天，后项强急不舒，头项转动困难，不能后顾，遇风吹之则加甚，苔白，脉浮而濡。病为湿邪留滞颈项，太阳筋脉不利；治宜燥湿散邪；拟九味羌活汤治之：

羌活10克　苍术10克　防风10克　白芷10克　细辛6克　川芎10克　生地10克　黄芩10克　炙甘草8克

上9味，以适量水煎药，汤成去渣取汁温服，日2次。

按：湿邪伤于颈项，则后项强急不灵。湿为阴邪，阻遏阳气，阳气失其所用，故遇风则项强加重。后项乃太阳经所过，而太阳又主一身之表，邪在太阳经脉，治宜温散，以九味羌活汤方，用羌活、苍术燥湿，防风、白芷、川芎祛风，细辛通阳，生地、黄芩护阴，炙甘草和中且调和诸药，共奏燥湿祛风、散邪而不伤阴之效。药服2剂而愈。

五十一、肩臂痛

肩臂痛，古称"漏肩风"。以肩痛或臂痛，上肢活动受限为其主要临床特征，本病多见于50岁上下的中老年人，常缠绵难愈，影响工作和生活。

1. 痰浊阻滞

症见肩臂疼痛，上肢沉重而不能上举，或兼见手指麻木，舌苔白腻，脉弦等。

痰浊郁阻，经脉不通，不通则痛，故见肩臂疼痛，而不能上举；气血运行受阻，手指失养，故见麻木；痰浊内郁，故见舌苔白腻；弦脉主痰饮。此乃痰浊内阻所致；法当涤痰祛浊；治宜二陈汤加味：

制半夏10克　茯苓10克　陈皮10克　炙甘草8克　当归10克　川芎10克　白僵蚕10克

上7味，以适量水煎药，汤成去渣取汁温服，日2次。若兼见肿，去白僵蚕、当归、川芎，加制南星10克、炒枳实10克是为导痰汤。

方中以半夏、茯苓、陈皮、甘草二陈汤化痰燥湿；加白僵蚕、当归、川芎养血通经，祛风止痛。如兼见肿，表明痰浊阻滞较重，故去白僵蚕、当归、川芎，加南星、枳实以增强驱痰之力。

【案例】

患者某，女，43岁，住湖北省江陵县农村，干部。1971年11月某日就诊。发病已数月，左肩臂疼痛不能举，活动受阻，左手有麻木感，苔白腻，脉弦实。乃痰浊阻滞，经脉不通；治宜祛痰化浊，活血通经；拟方二陈汤加味：

法半夏10克　茯苓10克　陈皮10克　炙甘草8克　当归10克　川芎10克　片姜黄10克　僵蚕10克

上8味，以适量水煎药，汤成去渣取汁温服，日2次。

按：病由痰浊郁结所引起，故其舌苔白腻，脉象弦实。痰浊郁遏于左侧之肩臂部，其经脉阻滞，气血不得畅流，则其肩臂疼痛而活动不便。气血不能正常流行于手臂，则左手失其濡养，故感麻木。二陈汤化痰祛浊，加当归、川芎、片姜黄活血以通经脉，僵蚕祛风痰而活络，药服6剂而病愈。

2. 风湿壅滞

症见肩臂疼痛，上肢疼痛不能上举，以天气变化为甚，遇冷受湿加重，得温则疼痛减轻。

风湿壅滞，经络气血运行不通，不通则痛，故见肩臂疼痛，上肢疼痛不能上举；寒则血凝塞，暑则血淖泽，遇冷受湿，阻滞加重，故病亦加重；得温则阻滞减轻，故病亦减轻。此乃风湿阻滞所致；法当祛风燥湿；治宜通气防风汤加姜黄：

羌活10克　独活10克　藁本10克　防风10克　甘草8克　川芎10克　蔓荆子10克　桂枝10克　姜黄10克

上9味，以适量水煎药，汤成去渣取汁温服，日2次。

方中取羌活、独活、藁本苦温燥湿；取防风、蔓荆子祛风；取川芎、姜黄活血行瘀；取桂枝温经通阳；甘草调和诸药。

单方：

淫羊藿50克

上 1 味，以白酒密封浸泡，1 周后启封，每日睡前饮 1 小盅。

五十二、胁痛

胁痛，是以胁肋部疼痛为其主要临床表现的一种疾病。引起胁痛的原因很多，《灵枢·经脉》说："肝脉布胁肋，胆脉循胁里。"所以胁痛多与肝胆的关系较为密切。临证时当依其疼痛的性质和所伴随的症状辨证施治。

1. 肝失条达胁痛

肝失条达，症见两胁肋刺痛，喜太息，头痛目眩，或神疲食少；妇女则见月经不调，两乳房发胀，脉弦等。

《素问·藏气法时论》说："肝病者两胁下痛……气逆则头痛。"肝喜条达而恶抑郁，肝郁气血阻滞，故见两胁下刺痛；《灵枢·经脉》说："肝足厥阴之脉……上入颃颡，连目系，上出额，与督脉会于巅。"肝气循经上逆，故见头痛目眩；太息则肝气得舒，故喜太息；如果肝气犯胃，则见食少神疲；肝失疏泄，故在妇女则见月经不调，两乳房发胀；弦为肝脉。此乃肝失条达；法当调肝解郁；治宜逍遥散：

柴胡 10 克　当归 10 克　炒白芍 10 克　茯苓 10 克　薄荷 3 克　炒白术 10 克　生姜 3 克　炙甘草 8 克

上 8 味，以适量水煎药，汤成去渣取汁温服，日 2 次。若兼见发热，口渴，尿黄等，加丹皮 10 克、栀子 10 克，名丹栀逍遥散。

《素问·六元正纪大论》说："木郁达之。"故方中取柴胡，疏肝解郁，条达肝木；《素问·藏气法时论》说："肝欲散，急食辛以散之。"故少佐生姜、薄荷之辛以助肝之用；肝藏血，其体阴，故取当归、白芍养血柔肝；《金匮要略·藏府经络先后病脉证》说："见肝之病，知肝传脾，当先实脾。"故取白术、茯苓、甘草培土补脾，以防肝之乘脾。如果兼见发热，口渴，尿黄，为肝郁过久化热，故加丹皮、栀子之寒以清热。

2. 肝气郁结胁痛

（1）金铃子散证　症见胁肋疼痛，烦躁，舌苔黄，脉数等。

肝气郁结，气机不利，故见胁肋疼痛；气郁化火，火热内扰，心神不宁，故见烦躁；舌苔薄黄，脉数亦为内有郁热之象。此乃肝郁化热所使然；法当行气、清热、止痛；治宜金铃子散：

川楝子 30 克　延胡索 30 克

上 2 味，研为极细末收贮备用。每用时取药末 10 克，以酒调下，日 2 次。

方中以川楝子苦寒清火止痛；取延胡索行气止痛；用酒调服者，借酒势以行药力。合奏清热行气止痛之效。

（2）柴胡疏肝散证　症见胁肋胀痛，攻窜不定，胸闷，食少，嗳气，脉弦等。

肝性疏泄，喜条达而恶抑郁；《灵枢·经脉》说："肝足厥阴之脉……属肝络胆，上贯膈，布胁肋。"情怀不畅，所愿不得，则肝气郁结，气机失却畅达，故见胁肋胀痛；肝气欲散，故其疼痛攻窜不定，而又见嗳气；肺居胸中，主气，气机阻滞，故见胸闷；肝木横逆，克伐脾土，脾胃受损，故见食少；弦为肝脉。此乃肝气郁结所致；法当疏肝理气；治宜柴胡疏肝散：

柴胡 10 克　白芍 10 克　炒枳壳 10 克　川芎 10 克　制香附 10 克　炙甘草 10 克

上 6 味，以适量水煎药，汤成去渣取汁温服，日 2 次。兼见胁肋掣痛，二便不畅，脉弦而数，加玄胡索 10 克，川楝子 10 克。

方中取柴胡、枳壳、香附疏肝理气；肝藏血，故取白芍以去肝之血痹；取川芎行气活血；取甘草益气调中；且柴胡配枳壳升清而降浊。若兼见胁肋掣痛，二便不畅，脉弦而数，为肝郁气滞过久化热，故加川楝子、玄胡索清热行气止痛。

3. 血瘀胁痛

瘀血内停，症见胁肋刺痛，痛位固定不移，时轻时重，入夜更甚，胸闷，胁下或见痞块，舌质紫暗，脉沉涩等。

气郁日久，或因跌打损伤，瘀血阻滞，气血运行不畅，故见胁下刺痛；血为阴主静，瘀血留著，故见疼痛部位固定不移，入夜更甚；肺居胸中，主气，血瘀则气亦滞，故见胸闷；瘀血为有形之邪，故胁下或见痞块；舌质紫暗，脉沉涩，亦为瘀血之征。此乃瘀血所致；法当活血祛瘀；治宜桃红四物汤与失笑散合方：

生地10克　当归10克　赤芍10克　川芎10克　红花10克　生蒲黄10克
五灵脂10克　桃仁10克（去皮尖炒打）

上8味，以适量水煎药，汤成去渣取汁温服，日2次。

方中取生地、川芎、当归、赤芍养血活血；取桃仁、红花活血祛瘀；取蒲黄、五灵脂散瘀止痛。

4. 血虚寒凝胁痛

血虚寒凝，症见胁下拘急疼痛，或见腹痛，头昏，心悸等。

血主濡之，血虚则经脉失养，寒主收引，寒多则经脉收引拘急，故见胁下拘急疼痛，或腹痛；血虚不能上荣于头，头部失养，故见头昏；血不养心，心神不宁，故见心悸。此为血虚，寒凝肝脉所致；法当补血温中，祛寒止痛；治宜当归生姜羊肉汤：

当归10克　生姜15克　羊肉30克

上3味，以适量水煎药，汤成去渣取汁温服，日2次。

方中取当归温血养血；取生姜温中散寒；取羊肉血肉有情之品，补虚益血。共同温补气血，散寒止痛。

5. 阴寒内积胁痛

阴寒内积，症见胁肋疼痛，甚至痛连腰胯，大便秘结，手足厥冷，脉沉弦而紧等。

肝脉布胁肋，寒积肝脉，气血运行不畅，故见胁肋疼痛；肝经有一支脉行于腰部，《灵枢·经筋》说："足厥阴之筋……上循阴股，结于阴器，络诸筋。其病足大指支内踝之前痛，内辅痛，阴股痛转筋。"文中"阴股"即胯，故见其疼痛甚至连接腰胯；阴寒内积，阳气不通，故见大便秘结，手足厥冷；沉脉主病位在里，弦脉主痛，紧脉主寒。此乃阴寒积滞，阳气不通所致；法当温经散寒，攻结通便；治宜大黄附子汤：

大黄10克　细辛6克　熟附子10克

上3味，以适量水煎药，汤成去渣取汁温服，日2次。

尤在泾说："非温不能已其寒，非下不能去其结。"故方中取附子、细辛温经祛寒止痛；取大黄泻下通便，其性味虽属苦寒，然得附子、细辛大辛大热药之制，因而其寒性去，而通下之功能仍在。3 味相合，共奏温下之效。

6. 饮停胁下胁痛

饮停胁下，症见咳唾胸胁牵引疼痛，心下痞硬，干呕，气短，目眩等。

饮邪停留胁下，气机阻滞不利，肺失肃降，故见咳唾胸胁牵引疼痛；饮犯脾胃，结于心下，故见心下痞硬；胃气上逆，故见干呕；饮邪内阻，气机不相连续，故见气短；上犯清窍则目眩。此为饮停胁下，气机阻塞所致；法当攻逐水饮；治宜十枣汤：

甘遂、大戟、炒芫花各等份

大枣 10 枚（擘）

上 4 味，先将甘遂、大戟、芫花共研为极细末，收贮备用。每用时取药末 3 克，以大枣 10 枚煎汤，于清晨以枣汤送下药末。服后须臾当利，若不利，待翌日再服；若利不止，可饮冷粥一碗。

方中取甘遂、大戟、芫花峻下逐水；取大枣补脾益气，且可缓和甘遂、大戟、芫花之毒性。

7. 肺气不利胁痛

（1）痰浊阻肺　症见咳嗽，咳则引右胁下痛，咳吐白色稠痰，胸闷等。

痰浊阻肺，肺气上逆，故见咳嗽，肺津不能布达，炼液为痰，故见咳吐白色稠痰；肺居胸中，其气行于右，肺气不利，故见胸闷，咳则引右胁下痛。此乃痰浊阻肺，气机不利所致；法当化痰行气止咳；治宜二陈汤加味：

法半夏 10 克　茯苓 10 克　陈皮 10 克　川贝母 10 克　桂枝 8 克　瓜蒌 10 克　甘草 8 克

上 7 味，以适量水煎药，汤成去渣取汁温服，日 2 次。

方中取半夏、贝母、瓜蒌化痰止咳；取陈皮行气以助化痰之力；取桂枝、甘草温通阳气；取茯苓健脾渗湿，以制生痰之源。

（2）肺阴不足　症见干咳无痰，咳引右胁下痛，胸闷口干等。

肺阴不足，肺气上逆，故见咳嗽，咳而无痰；肺气行于右，故见咳嗽引右胁下痛；肺居胸中，肺气不利，故见胸闷；阴液不足，故口干。此乃肺阴不足，肺气上逆所致；法当润肺止咳，拟方：

款冬花 10 克　紫菀 10 克　桔梗 8 克　麦门冬 10 克　瓜蒌 10 克　甘草 8 克　枇杷叶 10 克

上 7 味，以适量水煎药，汤成去渣取汁温服，日 2 次。

方中取款冬花、紫菀、枇杷叶降逆止咳；取瓜蒌润肺行气；取桔梗开提肺气；取麦门冬养阴滋燥；取甘草调和诸药。

8. 脾热胁痛

脾胃气热，症见右胁下胀痛，恶心欲吐，倦怠乏力等。

脾为坤土，其气旺于右胁，脾胃邪热，气机不利，故见右胁下胀痛；脾与胃为表里，脾病及胃，胃失和降，故见恶心欲吐。《素问·阴阳应象大论》说："热伤气。"脾热伤气，不能充养全身，故见倦怠乏力。此乃脾热所致；法当清脾热，益脾气；治以《千金要方》治脾热方加减：

茯苓 10 克　陈皮 10 克　炒白术 10 克　竹茹 10 克　白芍 10 克　制半夏 10 克　党参 10 克　石膏 20 克　桑白皮 15 克　生姜 10 克

上 10 味，以适量水煎药，汤成去渣取汁温服，日 3 次。若兼见大便秘结，加芒硝 10 克。

方中取石膏、桑白皮以清脾热；取党参、茯苓、白术补益脾气；《千金翼方》卷二说："芍药，味苦酸平微寒……止痛利小便，益气，通顺血脉。"故方中取白芍通血脉而止痛；取半夏、生姜、竹茹降逆止呕。

9. 胃寒胁痛

症见右胁下痛，胸胁逆满，不能食，恶心欲吐等。

胃与脾为表里，脾为坤土，胃寒气机阻滞，故见右胁下痛，胸胁逆满；胃不受纳，故不能食；胃气上逆，故见恶心欲吐。此乃胃寒所致；法当温胃散寒；治以《千金要方》吴茱萸汤：

吴茱萸 10 克　小麦 10 克　党参 10 克　制半夏 10 克　桂心 10 克　生姜 10 克　甘草 8 克　大枣 3 枚（擘）

上 8 味，以酒 5 份、水 3 份煎药，汤成去渣取汁温服，日 3 次。

方中取吴茱萸、生姜、党参、大枣、甘草温胃散寒益气；取半夏配生姜和胃降逆；取小麦、桂心补心气而助胃土。

五十三、胃痛

胃痛，又称胃脘痛，由于其疼痛的部位常在心口下，所以古人也有称其为"心下痛"的。胃痛是一种常见的临床病证，以上腹部疼痛为其主要临床特点。其疼痛的性质或为胀痛或为刺痛，或为隐隐而痛，或拘急疼痛；其痛或喜按、或拒按、或按之无益等等。然总不外虚实两途。临床上依据其疼痛的性质及兼症不同，分别施治。

1. 气虚胃痛

（1）黄芪健中汤证　症见胃脘部疼痛，每逢饥饿或受凉后疼痛即发作，或者疼痛加重；进食或遇温暖后疼痛减轻，甚至疼痛消失；胃脘部喜温喜按，大便正常，脉虚弱等。

中气虚弱，肝木犯土，得食则土旺，饥饿则土弱，故每见饥饿则疼痛，进食则痛止；脾气虚弱，温煦无力，故受凉即痛，得温即止，胃脘部喜温；"按之不痛为虚，痛者为实"，脾气虚弱，故疼痛喜按；脉虚而弱，亦为气虚之征。此乃脾胃虚弱而然；法当甘温建中，柔肝止痛；治宜黄芪建中汤：

桂枝 10 克　白芍 20 克　炙甘草 8 克　生姜 10 克　饴糖 30 克　炙黄芪 10 克　大枣 3 枚 (擘)

上 7 味，以适量水先煎 6 味，汤成去渣取汁，加饴糖搅令消溶温服，1 日 2 次。若兼见胃脘胀满不适，去大枣加茯苓 10 克、片姜黄 10 克、制香附 10 克；若胃脘部刺痛，大便色黑，加当归 10 克、生蒲黄 10 克、五灵脂 10 克；若兼见呕吐酸水，加吴茱萸 10 克、乌贼骨 10 克。

方中重用饴糖甘温补中；取炙黄芪、炙甘草、大枣益气建中；取白芍柔肝止痛且除血痹；取桂枝、生姜通阳和胃；若兼见胃脘部胀满不适，为虚中夹有气滞，故去大枣之壅，加茯苓、姜黄、香附以化气行气；若兼见胃脘部刺痛，大便色黑，为虚中夹有瘀血，故加当归、生蒲黄、五灵脂养血活血，祛瘀止痛；若兼见呕吐酸水，为肝木太过，故加吴茱萸、乌贼骨降逆制肝。

（2）六君子汤证　症见胃脘部隐隐而痛，饥饿时则痛，进食后则疼痛减轻，甚至消失，喜温喜按，腹胀，食欲不振，大便稀溏，倦怠乏力，甚至恶心欲吐，脉虚等。

脾胃虚弱，阳气失于温煦，故见胃脘部隐隐而痛；饥饿时则痛，得食则疼痛减轻或消失，喜温喜按；脾胃运化无力，故见食欲不振；水湿下趋肠道，故见大便稀溏；气机阻滞，故见腹胀；气虚不足以充养肢体，故见倦怠乏力；不足以充养其脉，则脉虚无力；胃失和降，故见恶心欲吐。此乃脾胃虚弱而使然；法当健脾和胃；治宜六君子汤：

党参 10 克　茯苓 10 克　炒白术 10 克　陈皮 10 克　生姜 3 克　制半夏 10 克　炙甘草 8 克

上 7 味，以水适量煎药，汤成去渣取汁温服，日 2 次。

方中党参、白术、茯苓、甘草是谓四君子汤，以之健脾益气；取生姜、半夏和胃降逆；取陈皮和胃行气，以防补而致滞。

【案例】

患者某，男，51 岁，住武汉市武昌区，某高等学校教工。1976 年 10 月某日就诊。胃痛 3 年余，每于饥饿时则发生隐痛，即每天上午 10 时多，下午 4 时多和夜间发生胃痛，稍进饮食则痛已，大便常有不尽感，曾有一段时间为黑色便、小便黄，多说话则感累，易疲劳，苔薄白，脉虚。近 2 月来因讲课劳累而胃痛加剧，经某医院钡餐透视检查，诊断为"胃下垂"和"十二指肠球部溃疡"。乃中气衰弱，胃脉郁滞，发为"胃痛"，治宜益气补中，活血行瘀，拟方五味异功散加味：

党参 10 克　茯苓 10 克　炒白术 10 克　陈皮 10 克　生姜 3 克　炙甘草 10 克　当归 10 克　白芍 10 克

上 8 味，以适量水煎药，汤成去渣取汁温服，日 2 次。每日以糯米煮稀饭吃。

按：《素问·灵兰秘典论》说："脾胃者，仓廪之官，五味出焉。"《灵枢·胀论》说："胃者，太仓也。"胃主受纳五谷，故曰"太仓"。仓廪是要盛谷的，仓廪空虚，非佳兆也，饥饿将随之矣。中焦不足，胃气衰少，求救于食，故每于饥饿时发生胃痛。稍进饮食则痛止。中气虚少，不胜劳作，故肢体易于疲劳；少气不足以送便，故大便常有不尽感；气虚无力以运行血液，血液瘀滞，故大便色黑。中气虚少，不足以

内
科
病
证

供言语之用，久语则伤气，故多说话则感累。气不化则小便黄，气亏损则脉虚。此气虚夹瘀，以五味异功散加味，用党参、白术、茯苓、炙甘草为"四君子汤"益气补中，生姜和胃，当归、白芍活血行痹；陈皮行气，一以防补药之壅，一以助活血之用。糯米稀饭，甘温益气，功补脾胃。共奏益气活血之效。药服30剂，糯米稀饭连吃2月，后又断断续续吃数月，共吃糯米稀饭半年多，胃痛告愈，至今未复发。

2. 脾虚胃热胃痛

脾虚胃热，症见胃脘部疼痛，时发时止，呕哕不食，口渴等。

脾虚气滞，运化失常，故见胃脘部疼痛，时发时止；胃气上逆，受纳失常，故呕哕不食；胃热津液受伤，故见口渴。此乃脾气虚弱，胃热气逆所致；法当健脾益气；养阴和胃；治宜济生竹茹汤：

竹茹15克　党参10克　制半夏10克　陈皮10克　生姜10克　枇杷叶10克　茯苓10克　甘草8克　麦门冬15克　大枣3枚（擘）

上10味，以适量水煎药，汤成去渣取汁温服，日2次。

方中取党参、茯苓、大枣、甘草健脾益气，取竹茹、半夏、生姜、枇杷叶和胃降逆；取麦门冬滋液润燥而清胃热；取陈皮行气。

【案例】

患者某，女，42岁，住武汉市武昌区，工人。1977年4月某日就诊。胃痛10余年，时发时止。曾呕出黑色血1次。饮食稍有不慎即进食稍多或稍硬或不易消化之物则胃痛立即发作。每发则胃部绞急胀痛，气逆上冲而时发噫气，其噫气之声响而长，呕吐食物和黏涎，甚则呕吐青黄色苦汁，小便短少色黄，口干，苔薄，脉虚弱，吃药则痛止。今又胃痛复发，某医院钡餐透视检查，诊断为"胃下垂"和"浅表性胃炎"。乃胃虚气弱，逆而上冲，导致呕胆伤津；治宜补中益胃，降逆行气；拟方橘皮竹茹汤加减：

竹茹15克　陈皮10克　生姜6克　党参10克　炙甘草10克　白芍10克　茯苓10克　麦冬10克　当归10克　枇杷叶10克（去毛炙）

上10味，以水适量煎药，汤成去渣取汁温服，日2次。

按：《灵枢·玉板》说："谷之所注者，胃也。"《难经·三十五难》说："胃者，水谷之府也。"胃主受纳和熟腐水谷，其气以下行为顺。

胃气虚弱，经脉易伤，失其正常容受和熟腐水谷之用，故饮食稍有不慎则胃伤而胃痛即发。胃气不降，逆于中则胃部胀痛，上逆则呕吐食物和粘涎，吐甚则夹胆气一并上逆而呕出胆汁。胃气逆而上冲则证见噫气。胃脉损伤，血滞而瘀，故吐出物见乌黑色血。血为肝所藏，而肝脉为厥阴，夹胃而行；《素问·至真要大论》说："厥阴之至为里急。"血气不和，经脉拘急，故其胃病之发则感绞急胀痛。吐伤津液，故上为口干而下为小便短少色黄。病乃胃虚气弱，故脉亦为之虚弱。橘皮竹茹汤方加减，用竹茹、枇杷叶、生姜降逆和胃；陈皮行气消胀；党参、茯苓、麦冬、炙甘草益气补中，养胃润燥；当归、白芍调血和肝，以止胃之急痛，且炙甘草、白芍相合，为芍药甘草汤，善治筋脉拘挛也。嘱其切慎饮食调节，药服 2 剂而痛止，又续服 15 剂而停药，至今胃痛未复发。

3. 脾胃虚寒胃痛

中焦虚寒，症见胃脘部隐隐疼痛，其痛绵绵，每逢饥饿或受凉后即发作，或疼痛加重；胃脘部喜温喜按，泛吐清水，手足不温，大便稀溏，舌淡白，脉虚。

《素问·疟论》说："阳虚而阴盛。"《素问·阴阳应象大论》说："阴胜则寒。"脾胃虚寒，阳虚阴盛，故见胃脘部隐隐疼痛，其痛绵绵，遇饥或受凉即痛，或疼痛加重；《素问·举痛论》说："按之则热气至，热气至则痛止。"故见胃脘部喜温喜按；胃阳虚弱，津不化气，故见泛吐清水；脾主四肢，阳气不能达于四末，故见手足不温；脾虚转运失职，故见大便稀溏；脾胃阳虚，不能正常运血流行，故见舌质淡，脉虚。此乃脾胃虚寒而然；法当益气温中散寒；治宜理中汤：

党参 10 克　干姜 10 克　炙甘草 10 克　炒白术 10 克

上 4 味，以适量水煎药，汤成去渣取汁温服，日 2 次。若兼见腹胀、恶心等。加法半夏 10 克、陈皮 10 克、茯苓 10 克。

方中取党参、白术、炙甘草益气健脾；取干姜温中散寒。若兼见腹胀、恶心，为脾虚不运，气滞胃逆，故加半夏降逆，加陈皮行气和胃，加茯苓渗湿以助白术之健脾。

4. 脾胃虚热

中焦虚热，症见胃脘部烧灼样疼痛，饥饿则发作，口干而渴，小便黄，脉细数，舌红少苔或无苔等。

《灵枢·终始》说："阴虚而阳盛。"《素问·阴阳应象大论》说："阳胜则热。"虚热内扰，故见胃脘部烧灼样疼痛，小便黄，脉细数；胃阴不足，故每遇饥饿则发，舌红少苔或无苔；津液不足，不能上承于口，故见口干而渴。此乃胃阴亏虚，虚热内扰所致；法当甘淡养胃，拟方：

山药15克　芡实10克　苡仁米10克　生地12克　玉竹10克　生甘草10克　石斛10克　沙参10克　莲子米10克　麦门冬10克

上10味，以适量水煎药，汤成去渣取汁温服，日2服。若兼见倦怠、少气，或脉虚弱无力，加党参10克，炒白术10克。

方中所选诸药，其味皆甘，甘以补之。用山药、莲米、芡实、苡米健脾益气；用玉竹、石斛、麦冬、沙参、生地清热，养阴生津；用生甘草清热，调和诸药，且与玉竹相协补气而不伤阴；若兼见倦怠、少气，为气阴两虚，故加党参、白术以补气。

【案例】

患者某，男，36岁，住湖北省枣阳市农村，干部。1973年5月就诊。胃病已2年，每于饥饿时发生疼痛，且有灼热感，喜按，稍进饮食则缓解，大便干，小便黄，口咽干燥，苔薄黄，脉细数，病乃虚热胃痛，治宜甘寒养阴，拟方：

生地15克　山药10克　薏苡仁10克　石斛10克　沙参10克　麦门冬10克　玉竹10克　芡实10克　莲子肉10克　生甘草8克

上10味，以适量水煎药，汤成去渣取汁温服，日2次。

按：胃阴不足，阳失所和，则生虚热。虚热灼胃，饥则转甚，故胃饥饿则疼痛而感灼热，胃中无滞，故按之不痛。饮食有益于虚，故稍进饮食则疼痛即缓解。阴虚有热，则见大便干，小便黄，口咽干燥而舌苔薄黄，脉细数。方用生地、山药、石斛、玉竹、沙参、麦冬以养胃阴，芡实、薏苡仁补益脾胃；莲子肉、生甘草以清解脾胃虚热，共奏养阴清热之效。药服10多剂而病遂已。

5. 肝木乘脾胃痛

肝木克伐脾土，症见胃脘部拘急疼痛，脉弦等。

肝为厥阴，《素问·六元正纪大论》说："厥阴所至为里急。"肝木横逆犯脾，故见胃脘部拘急疼痛，弦为肝脉。此乃肝木乘脾所致；法当平肝和脾；治宜芍药甘草汤：

白芍 12 克　炙甘草 12 克

上 2 味，以适量水煎药，汤成去渣取汁温服，日 2 服。

方中取白芍平肝制木，除血痹以止痛；《素问·藏气法时论》说"肝苦急，急食甘以缓之。"故取甘草之甘以缓肝之急迫，且以和中健脾而止肝木乘犯。二味相合，共奏平肝和脾之效。

6. 气滞胃痛

脾胃气滞，症见胃脘部胀痛，按之不舒，恶心，嗳气吞酸，食欲不振，大便稀薄，舌苔白腻等。

《灵枢·邪气藏府病形》说："胃病者，腹䐜胀，胃脘当心而痛。"胃居中焦，气机阻滞，故见胃脘胀痛，按之不舒，嗳气吞酸；胃气不降而反上逆，故见恶心；胃不受纳，脾失运化，故见食欲不振；水湿内停，下趋肠道，故见大便稀薄，舌苔白腻。此乃脾胃气滞，水湿内停所致；法当健脾行气，和胃燥湿；治宜香砂平胃散加味：

苍术 10 克　厚朴 10 克　广木香 8 克　陈皮 10 克　炒枳实 10 克　砂仁 6 克　生姜 8 克　炙甘草 6 克

上 8 味，以适量水煎药，汤成去渣取汁温服，日 2 次。若兼见呕吐，加法半夏 10 克、茯苓 10 克；若舌苔见黄，加黄芩 10 克、栀子 10 克；若兼见嗳气有馊味，加神曲 10 克、炒山楂 10 克、大黄 10 克。

方中取苍术燥湿健脾；取厚朴、广木香、枳实宽中行气；取陈皮、砂仁行气和胃；取甘草培土且调和诸药；取生姜和胃降逆。若兼见呕吐，为痰湿阻滞，胃气上逆，故加半夏化痰降逆，加茯苓淡渗利湿；若兼见舌苔黄，为气滞化热，故加黄芩、栀子苦寒泄热；若兼见嗳气有馊味，为间夹饮食积滞，故加神曲、山楂、大黄消积导滞。

五十四、腹胀腹痛

腹胀腹痛，是以腹部胀满疼痛为其主要临床特点的一种病证。很多原因可以引起本病，如外邪侵袭，饮食所伤，虫积、气血瘀阻等，涉及到多个藏府。其病机概而言之，无外虚与实，或虚实夹杂三个方面。

1. 虚证

（1）理中汤证　症见腹胀、腹痛，食欲不振，肠鸣，四肢不温，脉迟或缓等。

脾胃虚弱，运化失常，气机受阻，故见腹胀，腹痛，食欲不振；正阳不足，失于温化，故见肠鸣，脉迟或缓；脾主四肢，中阳不能达于四末，故四肢不温。此乃脾胃不足，中气虚寒所致；法当健脾益气，温中散寒；治宜理中汤：

党参 10 克　干姜 10 克　炒白术 10 克　炙甘草 8 克

上 4 味，以适量水煎药，汤成去渣取汁温服，日 2 次。若兼见腹泻、大便泻而不爽，加广木香 8 克；若兼见大便带红白冻子，加黄连 10 克；若兼见上吐下泻，腿肚抽筋，加制附片 10 克。

方中取党参、白术、甘草健脾益气；取干姜温中散寒。若大便泻而不爽，为脾胃虚寒兼有气滞，故于理中汤中加广木香行气；若兼见大便带有红白冻子，为脾胃虚寒中夹有郁热，故于理中汤中加黄连以清热；若兼见吐泻，腿肚抽筋，为脾胃虚寒过甚，升降失常，胃气上逆则吐，脾气下陷则泻，吐泻损伤津液，筋脉失养，故腿肚抽筋，故于理中汤中加附片助干姜温中散寒。

（2）香砂六君子汤证　症见腹胀，腹痛，食欲不振，大便先干后稀，或时干时稀，脉虚弱等。

脾胃虚弱，运化失常，故见食欲不振，大便先干后稀，或时干时稀，脉虚而弱；脾虚气滞，故见腹胀，腹痛。此乃脾虚气滞而然；法当健脾行气；治宜香砂六君子汤加味：

党参 10 克　茯苓 10 克　炒白术 10 克　砂仁 6 克　陈皮 10 克　广木香 6 克　法半夏 10 克　炙甘草 8 克

上 8 味，以适量水煎药，汤成去渣取汁温服，日 2 次。

方中取党参、茯苓、白术、甘草是谓四君子汤，以之健脾益气；取半夏、陈皮、广木香、砂仁燥湿行气和胃。

（3）清燥救肺汤证　症见左腹部胀痛移动，可触摸到长条形包块，大便秘结不通，口舌干燥，脉小涩。

肺与大肠相表里，肺燥津枯，肃降失职，则大肠失其传导之用，故见大便秘结；燥屎内结，府气不通，故见左腹部胀痛，并可触摸到一长形包块。肺燥津伤，故见口舌干燥而脉象小涩。此乃肺燥津枯，肃降失职所致；法当清燥救肺，润肠通便；治宜清燥救肺汤：

冬桑叶 10 克　石膏 10 克　党参 10 克　炙枇杷叶 10 克　麦门冬 10 克　胡麻仁 10 克　杏仁 10 克（去皮尖炒打）　甘草 8 克　阿胶 10 克（烊化）

上 9 味，以适量水先煎前 8 味，汤成去渣取汁，纳阿胶于药汁中烊化温服，日 2 次。

方中取桑叶解肺郁滋肺燥；取枇杷叶降逆气以复肺之肃降功用；取石膏清肺胃燥热；取阿胶、麦门冬润肺滋液；损其肺者益其气，故取党参、甘草益气生津；取胡麻仁、杏仁体润多脂而润肠通便。

2. 实证

（1）厚朴七物汤证　症见腹部胀满疼痛，大便干燥，口干，发热恶寒，脉浮数。

实热阻滞肠胃，气行不畅，故见腹部胀满疼痛，热邪壅滞，大肠传导不及，津液受伤，故见大便干燥；津液不能上承于口，故见口干；外有表邪，故见恶寒发热，脉浮而数。此乃表邪未解，府已结实；法当解表攻里；治宜厚朴七物汤：

厚朴 15 克　大黄 10 克　炒枳实 10 克　桂枝 10 克　生姜 8 克　大枣 2 枚（擘）　甘草 8 克

上 7 味，以适量水先煎 6 味，汤将成加大黄微煎，去渣取汁温服，日 2 次。若兼见呕吐，加法半夏 10 克。

方中取厚朴、枳实、大黄攻里以荡涤肠胃积滞；取桂枝、生姜攻表，以散在表之风寒；取甘草、大枣补其中以和胃气；若兼见呕吐，乃胃气上逆之象，故加半夏以降逆。

（2）大承气汤证　参见"伤寒"阳明府实证。

（3）三物备急丸证　症见心腹部突然出现胀痛，痛如椎刺，气喘，口噤，肢冷等。

寒主收引凝敛，寒实暴结于胃肠，则府气不通，故见心腹部突然出现胀满疼痛，痛如椎刺；气机阻塞，其气不行于下，则必逆于上，故见气喘；寒伤筋脉，则筋脉拘急，故口噤；阴阳之气不相顺接，故见手足厥冷。此乃寒实暴结，府气不通所致；法当攻逐结冷；治宜三物备急丸：

大黄、干姜、巴豆霜各等份

上3味，先将大黄、干姜共研为极细末，再加入巴豆霜捣研均匀，炼蜜为丸如黄豆大收贮备用。每用3～4丸，以温开水或烧酒送下，不下再与服，以下为度。

方中取大辛大热之巴豆峻逐结冷；取大黄苦寒攻下，共奏通便下结之效；取干姜佐巴豆温中散寒，并解巴豆之毒。

（4）走马汤证　症见腹部突然出现胀满疼痛，大便不通，甚至肢冷，汗出，脉伏等。

外界臭秽恶毒之气，直从口鼻入于心胸，致使肠胃藏府壅塞，正气不行，故心腹突然出现疼痛，大便不通；阳气不能外达，故见肢冷，脉伏；阴寒积滞于内，逼迫津液外泄，故见汗出。此乃阴寒内结而然；法当峻逐寒邪；治宜走马汤：

巴豆1枚（去皮心炒）　杏仁2枚（去皮尖）

上2味，以细布缠裹捶碎，取出以开水浸泡温服。

方中取大辛大热之巴豆峻逐寒结；佐以杏仁利肺肠之气，使邪实从下而解。

（5）平胃散证　脘腹胀满，食欲不振，恶心欲吐，大便稀薄，舌苔白腻等。

脾恶湿而喜燥，脾为湿邪所困，运化失常，气滞中焦，故见脘腹胀满，食欲不振，舌苔白腻；胃气上逆，则恶心欲呕；脾气不能运化，湿气不行，则大便稀薄。此乃湿困脾阳而然；法当燥湿健脾；治宜平胃散：

苍术12克　陈皮10克　厚朴10克　甘草8克　生姜2片

上5味，以适量水煎药，汤成去渣取汁温服，日2次。若兼见大便泻而不爽，加广木香6克，砂仁6克，若兼小便黄，加茯苓10克。

方中重用苍术燥湿健脾；取陈皮、厚朴理气化湿；取甘草、生姜调和脾胃；若兼见大便泻而不爽，为湿阻气滞，故加广木香、砂仁以增强行气散郁之力；若兼见小便黄者，则为气化不行，故加茯苓化气渗湿以利小便。

（6）胃苓汤证　症见腹痛，腹胀，食欲不振，口渴，大便泄水，小便不利等。

水湿内停，气机阻滞，故见腹痛，腹胀；湿邪困脾，运化失常，故见食欲不振，大便泄水；气化不行，故上见口渴，下见小便不利。此乃水湿内停，气化不利所致；法当燥湿健脾，化气利水；治宜胃苓汤：

苍术 10 克　厚朴 10 克　炒白术 10 克　陈皮 10 克　茯苓 10 克　猪苓 10 克　泽泻 10 克　桂枝 10 克　甘草 8 克　生姜 2 片

上 10 味，以适量水煎药，汤成去渣取汁温服，日 2 次。

方中取苍术、白术燥湿健脾；取茯苓、猪苓、泽泻淡渗利湿；取厚朴、陈皮行气宽中；取桂枝辛温化气；取生姜、甘草调和脾胃。

3. 虚实夹杂

虚实夹杂，症见腹部胀满，苔白脉虚，或兼见恶心欲呕等。

脾胃虚弱，升降失常，转运失职，气机阻滞于中，故见腹部胀满，而苔白脉虚；胃气上逆，故恶心欲呕等。此乃脾虚气滞而然；法当健脾行气，和胃降逆；治宜厚朴生姜半夏甘草人参汤：

厚朴 12 克　生姜 12 克　法半夏 10 克　党参 10 克　炙甘草 8 克

上 5 味，以适量水煎药，汤成去渣取汁温服，日 2 次。

方中重用厚朴行气除满；取生姜、半夏和胃降逆止呕；取党参、甘草培土补中。

4. 寒热夹杂

寒热夹杂，症见心下痞满，或干呕，或呕吐，肠鸣下利等。

中焦虚寒，升降失常，胃气上逆则呕吐；寒热冲激则肠鸣；脾气不升则下利；邪热乘虚客于心下，痞塞不通，则心下痞满。此乃中气虚寒，邪热袭内，寒热互结所致；法当辛开苦降，开结除痞；治宜半夏泻心汤：

法半夏 10 克　黄芩 10 克　干姜 10 克　炙甘草 8 克　党参 10 克　黄连 10 克　大枣 3 枚 (擘)

上 7 味，以适量水煎药，汤成去渣取汁温服，日 2 次。

方中取黄连、黄芩清热泻痞；取党参、甘草、大枣培土补中；取干姜温中散寒；取半夏降逆止呕。

5. 饮食停积

饮食内停，症见腹胀腹痛，嗳腐泛酸，恶闻食臭，舌苔黄腻，或大便泄利不爽等。

饮食停积，气机阻滞，府气不通，故见腹胀腹痛；宿谷不化，故见恶闻食臭，嗳腐；湿浊上泛，故见舌苔黄腻；肝在味为酸，食遏胃土，肝木乘之，故见泛酸。《素问·痹论》说："饮食自倍，肠胃乃伤。"食伤肠胃，气机郁陷，大肠传导失常，故大便或见泄利不爽。此乃饮食停滞所致；法当消食和胃，治宜保和丸：

山楂200克　神曲70克　法半夏90克　茯苓90克　陈皮40克　莱菔子40克　连翘40克

上7味，研为极细末，水泛为丸如梧桐子大。每服10克，以炒麦芽煎水送下，日2次。

方中取山楂消肉积；取神曲消面积，除陈腐；取莱菔子消面积兼宽中理气；取半夏、茯苓、陈皮和胃降逆除湿；取连翘清热散结。用炒麦芽煎水送服，以助其消食祛积滞。

五十五、寒疝

寒疝是以脐腹部疼痛为其主要临床特征。其病机常为阴寒之邪内盛，阻遏阳气运行。临证时常依据疼痛的性质、程度及所伴随的症状不同，分别予以治疗。

1. 沉寒痼冷

症见绕脐疼痛，疼痛剧烈，冷汗出，手足逆冷，脉沉紧等。

阴寒之邪搏结于内，阳气运行不通，故见绕脐疼痛；疼痛剧烈，则逼迫津液外泄，故见大汗出；阴寒之邪阻滞于内，阳气被遏不能达于四末，故见手足逆冷；阴寒内结，故脉见沉紧。此乃阴寒内盛，阳气不通使然；法当峻逐寒邪；治宜大乌头煎：

制乌头10克

上1味，以适量水煎药，汤成去渣取汁，加蜂蜜一半于药汁中，微煎顿服，若不愈，可于第 2 天再服。

乌头大辛大热，性味峻猛，以之峻逐寒邪。加蜂蜜以缓解乌头之毒性。

2. 阴寒内结，外感表邪

症见腹痛，四肢逆冷，手足不知寒热痛痒，身体痛，恶寒等。

阴寒之邪搏结于内，阳气运行不通，故见腹痛；阴寒阻滞，阳气被遏而不能达于四肢，故见四肢逆冷，且手足不知寒热痛痒；外感表邪，营卫失和，故见身体痛，恶寒。此乃阴寒内盛，表邪外束所致；法当内逐寒邪，外和营卫；治宜乌头桂枝汤：

制乌头 10 克　桂枝 10 克　白芍 10 克　炙甘草 8 克　生姜 8 克　大枣 3 枚（擘）

上 6 味，先以适量蜂蜜煎乌头，待蜜煎减半，去渣取汁。再以适量水煎桂枝汤，汤成去渣取汁。合二汁微煎温服。从小量逐渐增加，至病人有如醉样感觉，或出现呕吐，即为中病，中病则停止服药。

方中取乌头峻逐在里之寒邪，以蜂蜜煎者，意在缓解乌头之毒性；取桂枝汤调和营卫，外散表邪。

3. 阳虚阴盛

症见从心下至腹部疼痛剧烈，手不可触近，且见腹部有如头足样块状物突起，喜暖，呕吐，不能食，面白舌淡，脉象缓弱。

阴寒内结，阳气不通，寒邪攻冲，故见从心下至腹部疼痛剧烈，手不可触近，且腹部有如头足样块状物突起；胃阳失用，受纳失职，故不能食；胃气上逆，故见呕吐；阳气不足，不能运行气血上荣，故见面白，舌淡；脉缓而弱亦阳虚之象。此乃阳虚阴寒内盛；法当温中逐寒；治宜大建中汤：

蜀椒 10 克（炒出汗）　干姜 10 克　党参 10 克　饴糖 20 克

上 4 味，以适量水先煎前 3 味，汤成去渣取汁，纳饴糖于药汁中微煎，温服，日 2 次，

方中取蜀椒大辛大热逐寒止痛，取干姜温中散寒，和胃降逆；取党参益气补中；取饴糖缓急止痛，大健中气。

4．血虚气寒

症见腹中拘急疼痛，痛连腹胁，喜温喜按，舌淡苔白，脉小弱。

气血衰弱，寒邪内侵，寒则经脉收引，血虚则经脉失养，故见腹中拘急疼痛；腹胁为肝脾所主，脾气虚，肝血不足，腹胁失于温养，故见痛连腹胁；阳虚故腹部喜温喜按；血虚失荣，故舌淡苔白；脉小弱，亦气血虚弱之征。此乃血虚寒结所致；法当温中散寒；治宜当归生姜羊肉汤：

当归10克　生姜15克　羊肉30克（切）

上3味，以适量水煎药，待羊肉至极烂，去生姜、当归温服，日3服。若腹痛而兼呕吐，加陈皮10克、炒白术10克。

方中取当归温养血脉；取生姜温中散寒；羊肉乃血肉有情之品，以之养血温中补虚。共奏温中补虚，养血散寒之效。若腹痛而兼呕吐，乃脾虚气滞，胃气上逆，故加白术、陈皮健脾理气，和胃止呕。

五十六、肠鸣

肠鸣，又称腹鸣，以病人自觉肠动有声，或他人听到病人肠中鸣响为其主要临床特点。其形成，有因于寒者，有因于虚者，有因于水湿者等等。临证时，当依据其所伴随的症状，辨证予以治疗。

1．中焦虚寒

（1）理中汤证　症见肠鸣，腹满，腹满有时减轻，喜温喜按，四肢不温，大便稀溏，舌淡苔白，脉迟等。

《灵枢·口问》说："中气不足，溲便为之变，肠为之苦鸣。"脾主运化，脾虚失运，水湿内停，气行击水，故见肠鸣；《金匮要略·腹满寒疝宿食病脉证治》说："腹满时减，复如故，此为寒，当与温药。"正阳不足，脾胃虚寒，转运失职，气机阻滞，故见腹部胀满，遇阳则气机稍通，而胀满时减，阳去则复滞而又胀；阳气不足，故喜温喜按；阳气不能达于四肢，故见四肢不温；水湿下趋肠道，故见大便稀溏；舌淡，苔白，脉迟，亦为中焦虚寒之征。此乃脾胃虚寒所致；法当温中散寒，益气补虚；治宜理中汤：

党参10克　炙甘草8克　炒白术10克　干姜10克

上 4 味，以适量水煎药，汤成去渣取汁温服，日 2 次。

方中取辛温之干姜温中以祛寒；取党参、白术、甘草健脾益气。

（2）附子粳米汤证　症见腹中雷鸣，疼痛剧烈，喜温喜按，胸胁胀满，呕吐，脉弦迟。

《灵枢·五邪》说："邪在脾胃……阳气不足，阴气有余，则寒中肠鸣腹痛。"脾胃虚寒，运化失职，水湿不运，而流动于肠中，寒水互激，故见腹中雷鸣；阳气不足，阴寒有余，寒主收引拘急，故见腹中剧痛，且喜温喜按；胃气不降，逆而上冲，故见胸胁胀满，呕吐，弦脉为痛，脉迟为寒。此乃脾胃虚寒而然；法当温中祛寒，补虚降逆；治宜附子粳米汤：

炙甘草 10 克　制附子 10 克　法半夏 10 克　炒粳米 10 克　大枣 3 枚（擘）

上 5 味，以适量水煎药，煮米熟汤成，去渣取汁温服，日 2 次。

方中取大辛大热之附子温阳以祛寒；取半夏降逆和胃止呕；取甘草、粳米、大枣补中益气，调和脾胃。

2．寒热错杂

寒热错杂，症见肠鸣，心下痞满而不痛，呕吐等。

《论衡·雷虚篇》说："人伤于寒，寒气入腹，腹中喜温，寒温分争，激气雷鸣。"寒热错杂于中宫，脾虚失运，水湿内停，寒湿冲击，故见肠鸣；脾胃升降失常，邪热乘虚客于心下，使其痞塞不通，故见心下痞满，热乃无形之邪，故虽痞满而不痛；胃气不降而反上逆，故见呕吐。此乃寒热错杂，升降失常所致；法当清热散寒，升清降浊；治宜半夏泻心汤：

法半夏 10 克　黄连 10 克　黄芩 10 克　炙甘草 8 克　党参 10 克　干姜 10 克　大枣 3 枚（擘）

上 7 味，以适量水煎药，汤成去渣取汁温服，日 2 次。

方中取黄连、黄芩苦寒清热泄痞；取干姜辛温散寒；取半夏降胃逆而止呕；取党参、甘草、大枣补脾土而升清阳。

3．水湿内停

（1）五苓散证　症见肠鸣，腹泻，小便不利，口渴欲饮等。

《素问·灵兰秘典论》说："膀胱者，州都之官，津液藏焉，气化则能出矣。"膀胱气化失权，故见小便不利，水湿内溢肠间，气行击水，故见肠鸣；水湿下迫肠道，故见腹泻，水不化气，津液不能上承于口，故见口渴欲饮。此乃膀胱气化失职所致；法当化气行水；治宜五苓散：

猪苓 10 克　茯苓 10 克　炒白术 10 克　泽泻 10 克　桂枝 10 克

上 5 味，以适量水煎药，汤成去渣取汁温服，日 2 次。

方中取辛温之桂枝通阳化气；取猪苓、茯苓、泽泻淡渗利水，使水湿由小便而去；取白术苦温健脾燥湿，以助中焦转运之力。

（2）胃苓汤证　症见肠鸣，腹泻，腹胀，小便短少，舌苔白腻等。

脾运失职，水湿内停，留于肠间，气行击水，故见肠鸣；水湿壅遏，气机阻滞，故见腹胀；水湿上犯，则见舌苔白腻；水湿下趋肠道，故见腹泻；膀胱气化不行，故见小便不利。此乃脾运失职，气化失权所致；法当宽中燥湿，化气利水；治宜胃苓汤：

桂枝 10 克　茯苓 10 克　炒白术 10 克　泽泻 10 克　猪苓 10 克　川厚朴 10 克　苍术 10 克　陈皮 10 克　甘草 6 克

上 9 味，以适量水煎药，汤成去渣取汁温服，日 2 次。

方中取白术、苍术、甘草健脾燥湿；取厚朴、陈皮宽中行气；取桂枝通阳化气；取猪苓、茯苓、泽泻淡渗利尿，使水湿由小便而去。

（3）瓜蒌瞿麦丸证　症见肠鸣，小便不利，口渴，四肢不温，脉沉等。

肾主气化，开窍于前后二阴。《素问·灵兰秘典论》说："三焦者，决渎之官，水道出焉。"肾阳受阻，气化无力，三焦失其决渎之用，故见小便不利；水湿内停，气行击水，故见肠鸣；水气不化，津液无以化生而上承，故见口渴；阳气不通，故见四肢不温，脉沉等。此乃肾阳内阻，水气停蓄所致；法当通阳利水，生津止渴；治宜栝蒌瞿麦丸，改丸为汤：

瓜蒌根 10 克　茯苓 10 克　山药 10 克　制附子 10 克　瞿麦 10 克

上 5 味，以适量水煎药，汤成去渣取汁温服，日 2 次。

方中取制附子温助肾阳，通阳化气，以复三焦决渎之职；取茯苓、瞿麦淡渗利水而通小便；取瓜蒌根、山药生津润燥而止渴。

（4）己椒苈黄丸证　症见肠鸣，腹部胀满，口干舌燥，大便秘结，小便不畅等。

《金匮要略·痰饮咳嗽病脉证并治》说："其人素盛今瘦，水走肠间，沥沥有声，谓之痰饮。"三焦气化失权，水道不通，升降机能窒塞，则水饮内停，故见腹部胀满，气行击水，故见肠鸣；水不化气，津液不能上承，故见口舌干燥；水气内壅，气化不利，故见小便不畅；府气不通，则见大便秘结。此乃三焦气化失职，水饮内停所致；法当祛湿利水，消满泄闭；治宜己椒苈黄丸：

防己、椒目、大黄、炒葶苈_{各等份}

上4味，共研为极细末，炼蜜为丸，每丸约重8克，收贮备用，每用时取1丸，饭前温开水送下。

方中防己利小便，除下焦湿热，取椒目利小便，消腹水胀满，二者辛苦相济，善能导水下行，通前阴利小便；葶苈子泻肺行水，破坚逐邪，通利水道；取大黄荡涤肠胃，泄诸实热，两者相合，泄可去闭，逐肠间积滞水气。四味相协，通利二便，使水热尽去，诸症自除。本方药味峻猛，非病实体壮者勿用。

五十七、腰痛

腰痛是指腰部一侧或双侧疼痛而言。腰为肾之府，腰痛与肾的关系极为密切；除此之外，肝病也可以引起腰痛；寒湿阻滞、瘀血内停同样可以引起腰痛。因而临证时，当根据腰痛的特点及其所伴随的症状细加辨认，分别予以治疗。

1. 肾虚腰痛

（1）青娥丸证　症见腰痛，腰膝酸软乏力，头晕目弦，手足不温，脉沉弱等。

腰为肾府，肾主腰脚，肾虚失荣，故见腰痛，腰膝酸软无力；肾主骨生髓，脑为髓海，《灵枢·口问》说："上气不足……目为之眩。"肾精荣于脑，肾虚不能上荣于脑，故见头晕目眩；阳失温煦，故见手足不温；脉沉弱，亦为肾虚所致。此乃肾虚，骨髓失养，温煦失职；法当温阳补肾；治宜青娥丸，改丸为汤：

补骨脂_{10克}　杜仲_{10克}　生姜_{8克}　胡桃肉_{10克}

上 4 味，以适量水煎药，汤成去渣取汁温服，日 2 次。

方中取补骨脂、杜仲、胡桃肉温阳补肾；取生姜温胃和中，增强温药之力。

（2）肾气丸证　症见腰痛，躺下则腰痛减轻，活动则腰痛加重，少腹拘急，小便不利等。

腰为肾府，肾与膀胱为表里而主小腹，肾气虚损成劳，故见腰痛，劳则尤能伤肾，故躺下则腰痛减轻，活动则腰痛加重，小腹部拘急；膀胱气化失司，故见小便不利。此乃肾气虚损所致；法当滋阴助阳，温化肾气；治宜肾气丸加味：

熟地 24 克　山药 12 克　山茱萸 12 克　茯苓 10 克　泽泻 10 克　制附片 3克　丹皮 10 克　肉桂 3 克　补骨脂 10 克　炒杜仲 10 克

上 10 味，以适量水煎药，汤成去渣取汁温服，日 2 次。

方中取熟地、山药、山茱萸、杜仲、补骨脂滋阴补肾，益精填髓；取丹皮、茯苓、泽泻渗泻湿浊，通调水道；加用附子、肉桂，量虽不多，而属阳热之品，以助肾阳蒸动肾阴而化生肾气，肾气充则腰痛愈。

2. 肝实腰痛

肝实腰痛，其疼痛与起卧关系不明显，虽躺下亦痛，脉弦等。

《素问·刺腰痛论》王冰注说："足厥阴脉，自阴股环阴器，抵少腹，其支别者，与太阴少阳结于腰髁。"表明足厥阴肝经，有一条支脉行于腰部，所以，当肝郁气滞时，则经脉不利，气血运行不畅，故而出现腰痛。非虚致痛，故躺下亦痛；弦为肝脉且主痛。此乃肝气郁结而然；法当疏肝理气；治宜柴胡疏肝散加味：

柴胡 10 克　炙甘草 8 克　炒枳壳 10 克　白芍 10 克　制香附 10 克　桑寄生 10 克　川芎 10 克

上 7 味，以适量水煎药，汤成去渣取汁温服，日 2 次。

方中取柴胡、枳壳、香附疏肝理气；取白芍祛血痹而通经脉；取川芎养血活血；取桑寄生，入肝肾而止腰痛；取甘草调和诸药。

3. 肾着腰痛

肾着腰痛，症见腰部及其以下沉重冷痛，如坐水中，身重，不渴，小便自利等。

寒为阴邪，易伤阳气，阳气伤损，失其温煦，湿性重浊，寒湿邪气着于腰部，故见腰部及其以下沉重冷痛，如坐水中，身重；水湿下停，上焦无热，故口不渴；寒留下焦，气化未伤，故见小便自利。此乃寒湿邪气浸袭腰部所致；法当温中散寒，健脾利湿；治宜甘姜苓术汤：

甘草 10 克　干姜 10 克　炒白术 10 克　茯苓 10 克

上 4 味，以适量水煎药，汤成去渣取汁温服，日 2 次。

方中取甘草、干姜辛甘化阳，培土散寒；取白术、茯苓苦温甘淡健脾利湿，使寒去湿除，病证得愈。此种治法正如尤在泾所说："治法不在温肾以散寒，而在燠土以胜水。"足见中医治病的灵活性。

4. 扭伤腰痛

腰部扭伤，症见腰疼痛部位固定不移，轻则俯仰不变，重则不能转侧，痛处拒按，舌质紫暗，或有瘀斑，脉细涩。古代谓之"臀腰"。

《灵枢·邪气藏府病形》说："有所堕坠，恶血留内。"腰部扭伤，损及络脉，瘀血内留，阻滞经脉，气血运行不畅，故见腰痛而有定处，固定不移。俯仰、转侧则体位变化而气血益壅，故疼痛尤甚；按之不痛为虚，痛则为实，瘀血内阻，按之痛甚，故痛处拒按；舌质紫暗，或有瘀斑，脉细涩，亦为瘀血之征。此乃瘀血阻滞，气血运行不畅所致；法当活血化瘀，理气止痛，拟方：

当归 10 克　川芎 10 克　制香附 10 克　赤芍 10 克　苏木 10 克　补骨脂 10 克　玄胡 10 克

上 7 味，以适量水煎药，汤成去渣取汁温服，日 2 次。

方中当归、赤芍养血活血；取川芎、玄胡活血行气止痛；取苏木活血通瘀；取香附行气以助活血之力；取补骨脂温肾而治腰痛。

单方：

（1）硼砂适量

上 1 味，煅研极细，收贮备用，遇腰部闪挫，即取少许药末点于内眼角（即睛明穴）。

（2）杜仲 6 克　补骨脂 6 克

上 2 味，共研为细末，取猪肾 1 枚剖开，将药末放于猪肾中，合拢用草纸包裹，放水中浸湿，然后置火中烧焦，研末冲服。

内科病证

五十八、腿痛

腿痛指下肢股部、胫部或足跗部疼痛，与气候变化无关，皮肤表面亦无明显改变。该病多因久坐、久立、久行，或大病失于调养而得。

1. 寒凝疼痛

下肢寒冷疼痛，痛彻骨髓，遇风寒加剧，得热则舒，皮肤关节无变化。

证因寒邪侵入，气血凝涩不通而疼痛。寒邪留于内，若遇风寒则寒邪得助而更甚，故疼痛加剧；遇热则寒邪暂伏，故疼痛缓解。邪气客居于经络，皮肤关节无损故无变化。治宜温经散寒止痛，用附子汤：

附子10克（炮）　茯苓10克　党参10克　白术10克（炒）　白芍10克

上5味，加水适量，煎汤，取汁，去渣，温服。日1剂。

方以附子温经壮阳，党参补益元气，茯苓、白术健脾化湿，芍药利小便，导附子之毒从下而泄。且白术、附子并用，助阳祛寒之功更为显著。全方适用于寒邪内侵，下肢冷痛之证。

2. 瘀血疼痛

单侧或双侧下肢疼痛，按之稍舒缓，有时兼有麻木，行动不便。

证因血气瘀滞，阻塞于下肢经络，气血流行不畅，不通则痛。按摩患处可使气血暂时流通，故按之则舒。气血不通，下肢不得营养，故有时麻木。行走时需血液渗灌，今血行不畅，故行走不便。治宜活血行气，祛瘀止痛，用桃红四物汤加减：

当归15克　川芎10克　赤芍10克　红花10克　桃仁10克（去皮尖炒打）制乳香10克　制没药10克　制香附10克　川牛膝10克　炮山甲10克　桂枝10克

上11味，加水适量，煎汤，取汁，去渣，温服。日1剂。

方以当归、川芎、赤芍行血化瘀，红花、桃仁、穿山甲活络通经，乳香、没药祛陈瘀，止疼痛，桂枝入血分温经通阳，香附行气，以助诸药祛瘀。全方共奏活血通经，祛瘀止痛之效。

【案例】

患者某，男，42岁，湖北枣阳市某城镇小学职工。1974年4月某日就诊。发病半年多，久治未效。左足疼痛，艰于行走，每行 10 多步则左足胫跗部即疼痛难忍，必须蹲下以手捏揉片刻始缓解，起而行走 10 余步又如是，且其足常感麻木，脉迟而涩。乃瘀血阻滞，经络不通。治宜活血化瘀，疏通经络，拟桃仁四物汤加减：

当归 15 克　川芎 10 克　赤芍 10 克　制乳香 10 克　制没药 10 克　桂枝 10 克　红花 10 克　桃仁 10 克（去皮尖炒打）　制香附 10 克　炮穿山甲 10 克

上 10 味，加水适量，煎汤，取汁，去渣，温服。日 1 剂，分 2 次。

药服 10 多剂，行走恢复正常，疼痛、麻木皆消失。

按：《素问·五藏生成》说："足受血而能步。"又《素问·离合真邪论》说："寒则血凝泣。"血中阳气不足，血气瘀滞，阻塞经络不通，血气流行不畅，故见稍事行走则胫跗部即疼痛难忍。揉捏患部，则其血流稍畅，故又可起而行走，然瘀滞未除，稍行则又痛。血脉不能营养于足，故其常感麻木。病乃血瘀所致，故其脉见迟而涩之象。用桃红四物汤活血化瘀，加穿山甲通经活络，乳香、没药祛瘀止痛，桂枝入血分温经通阳，助血液流行，香附行血中之气，有助诸药之除瘀。药服 10 余剂，血得活，瘀得祛，气血流通，故疼痛、麻木皆消失，行走恢复正常。

五十九、汗证

汗证，是指不因气候炎热，或衣被过厚所致的周身或身体某一局部汗出的一类疾病。根据出汗形成的原因，有外感出汗和内伤出汗之不同。外感出汗，见于外感病中，此处则专门论述内伤出汗。内伤出汗，根据出汗的情势，有盗汗、自汗、漏汗之分；根据出汗的颜色，有黄汗、血汗之异；根据出汗的部位有阴汗、腋汗之别，分述如下。

1. 盗汗

症见盗汗，发热，心烦，尿黄，舌质红，脉细数。

《素问·阴阳应象大论》说："阴在内，阳之守也。"今阴液不足，失于内守，阴不摄阳，则睡眠时，阳气不能入里与阴相附，虚阳外扰，则见盗汗，发热；虚阳内扰心神，心神失宁，则见心烦；热邪煎熬，则尿黄；舌质红，脉细数，亦为阴虚有热之象。此乃阴虚有热，虚火内扰所致；法当滋阴清热，固表止汗；治宜当归六黄汤：

当归10克　生地10克　熟地10克　黄连10克　黄芩10克　黄柏10克
生黄芪20克

上7味，以适量水煎药，汤成去渣取汁温服，日2次。

方中取当归、生地、熟地养血滋阴兼清血分之热；取苦寒之黄连、黄柏、黄芩，寒以清火，苦以坚阴；重用生黄芪益气固表。

2. 自汗

（1）气虚自汗　症见常自汗出，手足不温，气短，倦怠乏力，脉微等。

气虚阳弱，固护无力，故见常自汗出；阳气虚弱不能温煦于四肢，故见手足不温；气虚不充于周身，故见气短，倦怠乏力，脉微。此乃正气虚弱，固摄无能；法当益气、温阳、固表；治宜参附汤加味：

人参12克　生黄芪20克　炒白术10克　熟附片10克

上4味，以适量水煎药，汤成去渣取汁温服，日2次。

方中取人参、黄芪、白术益气固表；取附片辛温助阳。

（2）卫阳虚自汗　症见常自汗出，恶风，动辄感冒等。

《素问·生气通天论》说："阳者，卫外而为固也。"今卫阳不足，失于卫外，阴液外泄，故常见自汗出；卫外失固，故恶风；外邪易于侵袭，故动辄感冒。此乃卫虚失护而然；法当调和营卫，固表止汗；治宜桂枝汤与玉屏风散合方：

生黄芪20克　桂枝10克　炒白术10克　炙甘草8克　白芍10克　大枣2枚（擘）　防风10克　生姜10克

上8味，以适量水煎药，汤成去渣取汁温服，日2次。

方中取桂枝、白芍、炙甘草、生姜、红枣为桂枝汤调和营卫，以防外风之侵，取防风散邪，白术止汗以制之；重用黄芪固护卫气以实表，而止阴液之外泄。卫盛表和，阴液得安，则自汗出之症自愈。

3. 漏风

饮酒汗出，症见每当饮酒时，或饮酒之后汗液不断外出，恶风，口干渴，懈惰少气等。

《素问·风论》说："饮酒中风，则为漏风。"酒为熟谷之液，体湿性热味辛，其气慓悍滑疾。《素问·藏气法时论》说："辛散"。酒味辛性散，饮多则肌腠疏松，故见汗液不断外出；汗出过多，津液受伤，故见口干渴，气随汗泄，故见懈惰少气；肌腠疏松，外伤风邪，故见恶风。此乃内伤酒毒，外感风邪而然；法当内解酒毒，外去风邪；拟方：

泽泻10克　炒白术10克　麋衔5克　葛花15克　赤小豆花15克

上5味，以适量水煎药，汤成去渣取汁温服，日2次。

王冰《素问·病能论》注说："术味苦温平，主治大风，止汗；麋衔味苦寒平，主治风湿筋痿；泽泻味甘寒平，主治风湿益气。"故方中取白术健脾益气，止汗祛风；取泽泻以益气；取麋衔而祛风；取葛花、赤小豆花解酒毒。

4. 黄汗

黄汗，症见汗出为黄色，汗液染黄衣服，发热，口渴，身肿，脉沉等。

汗出浴水，水湿之邪由汗孔侵袭入里，阻碍营卫气血的运行，卫气郁结化热，故见身热，水邪浸淫肌肤，故见身肿；里热逼迫津液外泄，故见汗出；汗从湿土之色，故出汗黄色；湿热郁阻，津液不能上承于口，故口渴；阻塞经脉，故脉沉。此乃湿热郁蒸所致；法当益气固表，和营利湿；治宜黄芪桂枝芍药苦酒汤：

炙黄芪15克　白芍10克　桂枝10克

上3味，以食醋30毫升，水210毫升煎药，汤成去渣取汁温服，日3次。初服时微觉心烦，无须顾虑，可继续服用。

方中桂枝、黄芪振作阳气，益气通阳，以化水湿；取白芍、食醋收阴散滞，泄经络之郁热；共奏和调营卫，泄热化湿之效。

5. 血汗

血汗症见所出之汗与血混合而出为红色，并兼见心烦，身热等。

心阴不足。虚火内生，故见心烦，身热；心主血，在液为汗，虚热内蒸，心不摄血，血随汗出，故见所出之汗与血液混合而出为红色。此乃心阴不足，心火偏盛所致；法当滋阴清火，益气固表；治宜清心莲子饮：

黄芩15克　麦门冬15克　地骨皮15克　党参20克　车前子15克　炙

甘草 15 克　柴胡 8 克　石莲肉 20 克　白茯苓 20 克　薄荷 8 克　炙黄芪 20 克

上 11 味，共研为末，每服取药末 10 克，以适量水煎药，汤成去渣取汁温服，日 2 次。

方中取麦冬门滋养心阴；取地骨皮清虚热；取黄芩、石莲肉泻心火；取柴胡、薄荷散其风热；取甘草、黄芪、人参益气固表；取茯苓、车前子利尿，导热由小便而去。

6. 阴汗

（1）龙胆泻肝汤证　症见前阴经常汗出，阴囊常湿，小便黄浊等。

《灵枢·经脉》说："肝足厥阴之脉……循阴股，入毛中，过阴器，抵小腹。"湿热熏蒸，阴液外泄，故见前阴汗出，阴囊常湿；湿热下注，则见小便黄浊，此乃肝经湿热下注所致；法当清利湿热；治宜龙胆泻肝汤：

龙胆草 10 克　黄芩 10 克　栀子 10 克　车前子 10 克　木通 10 克　当归 10 克　生甘草 8 克　生地 10 克　泽泻 10 克　柴胡 6 克

上 10 味，以适量水煎药，汤成去渣取汁温服，日 2 次。

方中取大苦大寒之龙胆草清泄肝火；取栀子、黄芩寒以清热，苦以燥湿；取泽泻、木通、车前子利尿，使湿由小便而去；取生地、当归养血和肝；取甘草调和诸药；少佐柴胡引诸药以达肝经，兼以疏利。

（2）肾气丸证　症见前阴汗出，或兼见腰酸，小便不利等。

腰为肾府，肾主前阴，肾气不固，液失摄纳，故见前阴汗出；肾气不足，府失所养，故见腰痛；肾气不化，致小便不利。此乃气化无力，肾气不固所致；法当温化肾气；治宜肾气丸，改丸为汤：

生地 20 克　山药 10 克　山茱萸 10 克　茯苓 10 克　泽泻 10 克　熟附片 3 克　丹皮 10 克　肉桂 3 克

上 8 味，以适量水煎药，汤成去渣取汁温服，日 2 次。

本方即六味地黄汤加肉桂、附片而成，方取六味地黄汤滋补肾阴，少佐肉桂、附片温肾，蒸动肾阴产生肾气。

7. 腋汗

腋汗，又叫"腋漏"，指两腋窝部经常汗出，汗带臊臭气味。

两腋乃肝之所主，肝经湿热郁结，其气不伸，湿热熏蒸，迫液外出，故两腋窝经常出汗；湿热壅遏，其气不得散发，致津液郁变其性，故其所出之汗有臊臭气味，治宜清泄肝经湿热，用龙胆泻肝汤加减：

龙胆草 10 克　木通 8 克　生地 10 克　地骨皮 10 克　当归 10 克　柴胡 10 克　蔷薇根 10 克　黄芩 10 克　栀子 10 克　甘草 8 克

上 10 味，以适量水煎药，汤成去渣取汁温服，日 2 次。

方中用龙胆草、蔷薇根、黄芩、栀子苦寒燥湿泄热；肝藏血，用生地、地骨皮清血分之热；当归、木通活血通经；柴胡疏泄肝邪；甘草调和诸药。

六十、鼻衄

《说文·血部》说"衄，鼻出血也，从血，丑声"。故唐代以前所说的衄血，只指"鼻孔出血"，至宋元以后始将衄血的含义扩大；凡血由上出者，皆称之衄，如鼻衄、齿衄、耳衄、舌衄、肌衄；而此处则仍专指鼻孔出血，即所谓鼻衄。鼻衄多与肺胃的关系比较密切，在辨证上有虚实之分，在治疗上与吐血治法相类似。

1. 热盛衄血

邪热过盛，迫血妄行，症见鼻出血，或点点滴滴；或血出如流；血色鲜红；或见鼻咽干燥，口渴引饮，口臭，便秘，苔黄，脉数等。

《素问·阴阳应象大论》说："西方生燥，燥生金，金生辛，辛生肺。"是肺为燥金，金畏火，心火旺盛，灼伤肺之络脉，火性炎上，迫血妄行，上溢肺之外窍，故见衄血，血色鲜红；热邪损伤津液，故见鼻咽干燥，口渴欲饮；热邪上犯，则见口臭，苔黄；里热燥结，故见大便秘结。此乃心火过甚，灼伤肺之络脉而然；法当清热泻火，治宜泻心汤加味：

大黄 10 克　黄连 10 克　麦门冬 15 克　黄芩 10 克　生地 10 克　赤芍药 10 克　鲜侧柏叶 20 克　童子小便 1 盅

上 8 味，以适量水先煎前 7 味，汤成去渣取汁，兑童子小便于药汁中温服，日 2 次。

方中取黄连、黄芩苦寒泻心火；生地、赤芍凉心血；侧柏叶清热以复秋金之令，除炎热而止血；童便咸寒导热下行以止血；大黄推陈出新，通便逐瘀，使邪热瘀血均从大便而去。

2. 肺胃虚热衄血

（1）麦门冬汤证　症见鼻衄，咽喉干燥，脉虚数等。

阴虚，虚火灼伤肺之络脉，血溢于肺之外窍，故见鼻衄、阴液不足，虚火上扰。故见咽喉干燥；虚热迫血，故见脉虚数。此乃肺胃阴虚，虚火克伐肺金，肺络伤损而然；法当滋阴益肺，止血活血；治宜麦门冬汤加味：

党参 10 克　甘草 8 克　麦门冬 20 克　炒粳米 10 克　法半夏 10 克　大枣 3 枚（擘）　生地 15 克　当归 10 克

上 6 味，以适量水煎药，汤成去渣取汁温服，日 2 次。

方中重用麦门冬滋养肺胃之阴；取法半夏以降上逆之气；取党参、甘草、粳米、大枣补脾胃，生津液，以滋肺胃之阴。肺胃阴复，虚火下降，则衄血自止。

（2）四生饮证　症见鼻衄，口渴欲饮，尿黄，脉数等。

热甚伤阴，灼伤肺络，血溢于肺之外窍，故见鼻衄；热邪耗伤津液，津液不能上承于口，故见口渴欲饮；尿黄，脉数，亦乃热邪内郁之象。此乃肺胃邪热伤阴动血所致；法当清热凉血止血；治宜四生饮：

鲜生地 30 克　鲜艾叶 30 克　鲜荷叶 30 克　鲜侧柏叶 30 克

上 4 味，共捣绞取汁，不拘时服。

方中取生地清热凉血；取侧柏叶清热以复秋金之令，除炎热而止血；《新修本草》说：艾叶"主衄血，下血……"，故取艾叶温经以止衄，其性虽温，然与凉血药相伍，其温性亦减；取荷叶清热止血。方中诸药皆取其鲜者，则其性味更为纯正。

六十一、咳血

咳血与咯血性质同类，其血均源于肺而出于口。血常随咳嗽而出，或痰血相兼；或痰中夹有血丝；或咳唾鲜红纯血，间夹泡沫。引起咳血的原因很多，余所见者有如下 3 种。

1. 虚火刑金咳血

虚火刑金，症见咳嗽，痰中带有血丝，咳吐涎沫，咽喉干燥不利，脉虚数等。

《素问·调经论》说："阴虚则内热。"肺胃阴虚，肃降失职，肺气上逆，故见咳嗽；肺金不布，故见咳唾涎沫；虚火损伤肺中络脉，血溢脉外，随咳而上出于口，故见痰中带有血丝；阴液不足，无液上承，故见咽喉干燥不利；脉虚数，亦乃虚热之象。此乃肺胃阴虚，虚火上炎，灼伤肺络所致；法当养阴生津，降逆止咳，佐以止血活血；治宜麦门冬汤加味：

党参 10 克　甘草 8 克　麦门冬 20 克　当归 10 克　藕节 10 克　法半夏 10 克　炒粳米 10 克　蒲黄炭 10 克　大枣 3 枚（擘）

上 9 味，以适量水煎药，汤成去渣取汁温服，日 2 次。如果见咳吐血块，血色乌黑，加桃仁 10 克，红花 10 克。

方中重用麦门冬养阴润燥；取法半夏降逆化痰；取党参、甘草、粳米，大枣补脾生津而益肺润燥，即所谓培土生金；加藕节、蒲黄炭止血；加当归养血活血，使血止而不留瘀。集止血、化瘀、宁血、补血于一方。如果见咳吐血块，血色乌黑，为有瘀血，故加桃仁、红花以活血化瘀。

2. 肺燥津伤咳血

（1）百合固金汤证　症见咳嗽，痰中带血，气喘，咽喉干燥疼痛，脉细数等。

肺阴亏虚，肺气上逆，故见咳嗽，气喘，《灵枢·经脉》说："肾足少阴之脉……其直者，从肾上贯肝膈。入肺中，循喉咙，夹舌本。"肺阴不足，金不生水，肾阴亏虚，津液不能循经上濡咽喉，故见咽喉干燥疼痛；肺肾阴虚，虚火灼伤肺中络脉，故见痰中带血；脉细数，亦为阴虚有热之象。此乃肺肾阴虚，虚火灼伤肺中络脉所致，法当滋阴清热，润肺化痰；治宜百合固金汤：

生地 10 克　熟地 10 克　川贝母 10 克　麦冬 10 克　百合 10 克　炙甘草 10 克　当归 10 克　玄参 10 克　白芍 10 克　桔梗 10 克

上 10 味，以适量水煎药，汤成去渣取汁温服，日 2 次。

方中取百合、麦冬以润肺燥；取生地、熟地、玄参以滋肾阴；取川贝母清化痰热；取当归，白芍养血活血；取桔梗、甘草清肺热，而开提

内科病证

肺气。

（2）清燥救肺汤　症见干咳无痰，时咳血丝、气喘，鼻咽干燥，皮肤干燥不润，烦躁，脉涩等。

《素问玄机原病式》说："诸涩枯涸，干劲皴揭，皆属于燥。"燥热伤肺，肺阴受伤，肺气上逆，故见干咳无痰、气喘；鼻咽乃肺胃之门户，津少失濡，故见鼻咽干燥；虚热灼伤肺络，故见咳吐血丝；肺外合皮毛，温燥伤肺，故见皮肤干燥少润；内有郁热，故烦躁；脉涩亦为燥象，法当清燥润肺；治宜清燥救肺汤：

党参 10 克　冬桑叶 10 克　枇杷叶 10 克　石膏 10 克　胡麻仁 10 克　炙甘草 8 克　阿胶 10 克（烊化）　杏仁 10 克（去皮尖炒打）　麦门冬 10 克

上 9 味，以适量水煎药，汤成去渣取汁温服，日 2 次。

方中桑叶、枇杷叶、杏仁轻宣肺燥以解肺郁；取麦门冬、胡麻仁、阿胶滋肺阴、润肺燥；取石膏清肺胃之热；《难经》第十四难说："损其肺者，益其气。"故以党参、甘草益气补中，取虚则补其母之意。

3. 肺络受伤，复感外邪

久病咳血，时发时止，身体衰弱，心悸，少气，鼻流清涕，咳嗽，吐白色痰涎泡沫，稍受寒凉则咳嗽加剧而带血，全身恶寒。

《素问·宣明五气》说："肺为咳。"久病咳血，则肺络伤而肺血虚，血为气之府，血虚则气无所附，而肺气亦为之衰少，肺主周身之气，气乃体之充，气少无以充体，故身体衰弱而少气。心气不足则心悸。《素问·宣明五气》又说："五藏之液……肺为涕。"王冰注："润于鼻窍也"。肺开窍于鼻。肺虚则不能收摄其津液，而遂出于其外窍，故鼻流清涕。肺气上逆，失其敷布津液之用，气郁液滞不布而化为水饮，且每随咳唾而出，故咳白色痰涎泡沫。《灵枢·九针论》说："肺恶寒。"肺之气血不足，水饮内聚，无阳热之化，稍受寒凉则外寒引动内饮发作，而见全身恶寒，咳嗽加剧，致肺络复伤而血溢出，故咳唾痰涎带血或完全咳血。此肺络损伤，气血化饮，复感外寒，引动内饮，治当本"急则治标，缓则治本"原则，先以散寒降饮法，祛外寒以治咳血；外寒去，再用益气养血温化寒饮法，以治病之根本。前者用小青龙汤，后者用圣愈汤加味：

小青龙汤方：

麻黄 8 克　桂枝 8 克　制半夏 8 克　白芍 8 克　干姜 8 克　五味子 8 克　细辛 5 克　炙甘草 8 克

上 8 味，以适量水煎药，汤成去渣取汁温服，日 2 次。

方中用麻黄、桂枝、甘草之辛甘发散以散表寒，半夏降逆祛饮，白芍伍桂枝和调营卫，且利小便以导饮邪下出，干姜、细辛、五味子止咳。《伤寒论·辨太阳病脉证并治中》虽有"亡血家不可发汗，发汗则寒栗而振"之戒，然寒邪在表，引动内饮发作，外内合邪，外寒不去则势必内饮不已，其治非发汗无以去其外寒，故必以小青龙汤外散寒邪，内降水饮为治。外寒易于速去。气血损伤和饮邪为病则难以速愈，故服小青龙汤散其表邪后，即服圣愈汤以治其病之本。圣愈汤方加味：

黄芪 10 克　党参 10 克　熟地 10 克　当归 10 克　川芎 8 克　白芍 10 克　茯苓 10 克　紫菀 10 克

上 8 味，以适量水煎汤，汤成去渣取汁温服，日 3 次。

方中用四物汤养血，黄芪、党参补肺益气。加紫菀温以补肺，降以止咳；加茯苓化气以开气液之郁滞，渗湿以导内饮之下出。

六十二、吐血

吐血与呕血性质同类，其血均源于胃而出于口，血色鲜红或紫黯，有时血中尚夹有食物残渣。胃府本身的某些病变虽然可以出现吐血，然而，有时其他藏府的某些病变，也可影响于胃，从而出现吐血。究其原因，不外虚实两个方面。

1. 热盛吐血

热邪过甚，症见吐血，血色鲜红，兼见心中懊憹烦乱，大便干燥，口渴欲饮，舌赤苔黄，脉数等。

《素问·离合真邪论》说："寒则血凝泣，暑则气淖泽。"暑者热之气，文中之"气"乃血气之谓也；《灵枢·决气》说："壅遏营气，令无所避，是谓脉。"心火亢盛，灼伤胃中络脉，火性炎上，迫血妄行，上溢于口，故见吐血，血色鲜红；心藏神，火邪内扰，心神失宁，故见心中懊憹烦乱；热伤津液，故见大便干燥；热邪结于内，津液不能上承于

口,故见口渴欲饮;热邪上犯,故见舌赤苔黄;热盛于内,故脉见数。此乃心火亢盛而然;法当清心泻火;治宜泻心汤加味:

黄连10克　黄芩10克　生地黄10克　大黄10克　赤芍10克　鲜侧柏叶20克　童便1杯

上7味,以适量水先煎前6味,汤成去渣取汁,兑童便于药汁中,搅匀温服,日2次。

方中取黄连、黄芩苦寒泻心火;取生地、赤芍凉心血;取侧柏叶清热以复秋金之令,除炎热而止血;取童便咸寒导热下行以止血;取大黄推陈出新,通便逐瘀,使邪热瘀血均从大便而去。

2. 中气虚寒吐血

(1)柏叶汤证　症见吐血,血色黯红,面色萎黄,腹部喜温喜按,四肢不温,口淡不渴,舌淡,苔白,脉缓。

中土虚弱,脾失统血之职,胃气上逆,故见吐血,血色黯红;阳气亏虚,失于温煦,故见腹部喜温喜按,四肢不温,口淡不渴;脾胃虚寒,气血匮乏,失于濡养,故见面色萎黄,舌淡;白为寒,有寒故苔白;脉缓亦乃寒之象。此乃中气虚寒,胃气上逆所致;法当温中补虚,和胃降逆;治宜柏叶汤:

侧柏叶10克　干姜炭10克　干艾叶10克　马通汁1盅

上4味,以适量水先煎前3味,汤成去渣取汁,兑马通汁于药汁中,搅匀温服,日2次。马通汁,今以童子小便代之。

方中取柏叶、艾叶敛肺理血,以调血气;取干姜炒炭,变辛为苦,以温寒止血;取童子小便咸寒止血。

(2)黄土汤证　症见吐血,血色紫黯,面色无华,肢体不温,大便稀溏,舌淡脉弱。

脾虚肾寒,肝木郁遏化生风燥,风燥之邪动血,则血液逆而上冲于口,故见吐血,血色紫黯;脾肾阳气不足,脾失健运,肾失温煦,故见肢体不温,大便稀溏,脉弱;气血受损,失于濡养,故见面色无华,舌淡。此乃脾肾虚寒所致;法当温补脾肾,养血止血;借用黄土汤:

生地10克　黄芩10克　制附片10克　甘草8克　炒白术10克　灶中黄土20克　阿胶10克(烊化)

上 7 味，以适量水先煎前 6 味，汤成去渣取汁，纳阿胶于药汁中烊化，搅匀温服，日 2 次。临床运用此方时，可以赤石脂易黄土；以黑姜炭易附子。

方中取黄土温燥入脾，收涩止血；取白术、甘草补中燥湿止血，以复健行之气；取阿胶、生地、黄芩滋肝血，清风燥而泄郁热；取附子暖肾水，荣肝木，温中土。合为温中暖肾，养血止血之剂。

3. 寒热错杂吐血

脾土虚弱，寒热错杂，症见吐血，食入即吐，吐出物气味酸臭，下利稀薄，口舌干燥等。

热郁中宫，胃气上逆，故见食入即吐，气味酸臭；热邪灼伤胃络，血溢于口，故见吐血；吐伤津液，津液不能上承于口，故见口舌干燥；脾气虚损，寒伤脾阳，运化无力，故见下利稀薄。此乃脾气不足，寒热错杂；法当温中清热，健脾益气；治宜干姜黄芩黄连人参汤：

党参 10 克　干姜 10 克　黄芩 10 克　黄连 10 克

上 4 味，以适量水煎药，汤成去渣取汁温服，日 2 次。

方中取黄芩、黄连苦寒清热降逆止血；取干姜温中散寒；配以党参健中益气，以复脾运。

【案例】

患者某，男，40 岁，住湖北省枣阳市农村，农民。1955 年 4 月某日就诊。呕吐 10 余日，吐出物有酸味，近 3 日来呕吐淡红色血水，口舌干燥，乃胃逆呕吐，血脉损伤，治宜和胃降逆，清热益气，佐以养血，借用干姜黄连黄芩人参汤，以生姜汁易干姜加味：

黄连 9 克　黄芩 9 克　生姜汁 1 杯　党参 12 克　当归 12 克

上 5 味，以适量水煎药，汤成去渣取汁温服，日 2 次。

按：《素问·至真要大论》说："诸呕吐酸，暴注下迫，皆属于热。"胃热气逆，则呕吐而有酸味；呕吐不已，胃中血脉损伤，致少量血液渗入胃液中，故近日吐出淡红色血水；津液因吐而受伤，则口舌干燥。干姜黄芩黄连人参汤方，去干姜之大温，易之以生姜汁和胃止吐，用黄连黄芩泄热、坚胃，党参益气、生津液，当归养血活血，以防血脉之渗漏。药服 1 剂而吐止。

六十三、齿衄

齿衄，即指牙齿出血。如果只是刷牙时出血，漱口毕则出血自止，一般不属病态，可不予以治疗。《灵枢·经脉》说："大肠手阳明之脉……其支者，从缺盆上颈，贯颊，入下齿中。"又说"胃足阳明之脉，起于鼻之交颏中，旁纳太阳之脉，下循鼻外，入上齿中。"表明手足阳明经都循行于牙龈，所以手足阳明经之邪热，均可逼血妄行，从而引起齿衄。肾主骨，齿为骨之余，所以齿衄与肾的关系也极为密切。临床上，一般当依据出血的特点及其伴随的症状，分别采用适当的治疗方法。

1. 阳明邪热齿衄

（1）调胃承气汤证　症见牙齿出血，口渴，大便秘结，腹满拒按，苔黄，脉滑数。

邪热充斥阳明，灼伤络脉，血溢于脉外，故见牙齿出血；热伤津液，津液不能上承于口，故见口渴；邪热与大肠燥屎相结，燥化太过，故见大便秘结；六府以通为顺，气机阻滞，府气不通，故见腹满拒按；热邪上犯，故苔黄；热迫血流，故脉滑数。此乃热结大肠而然；法当泻热通便；治宜调胃承气汤：

大黄10克　炙甘草10克　芒硝10克（烊化）

上3味，以适量水先煎前2味，汤成去渣取汁，纳芒硝于药汁中烊化，搅令均匀温服，日2次。

方中取大黄苦寒泄热通便；取芒硝咸寒峻下阳明府实；取甘草补中益气，以防苦寒泻下太过，伤损胃气。

（2）白虎汤证　症见牙齿出血，心烦，口渴，脉实；或见身热，汗出等。

阳明邪热鸱张，热迫血行，灼伤络脉，血溢脉外，故见牙齿出血；热邪内扰心神，心神不宁，故见心烦；热伤津液，津液不能上承于口，故见口渴；脉实亦乃热盛之象。或里热炽盛，热邪外达于表，故见身热；热迫津液外泄，则见汗出。此乃阳明邪伤炽盛，迫血妄行，伤津灼液所致；法当清热生津止血；治宜白虎汤加味：

生石膏 20 克　知母 10 克　甘草 10 克　炒粳米 10 克　花粉 10 克　石斛 10 克　侧柏叶 10 克

上 7 味，以适量水煎药，煮米熟汤成去渣取汁温服，日 2 次。

方中重用生石膏清热泻火，除烦止渴；取知母苦寒清热坚阴；取花粉、石斛滋阴生津止渴；取侧柏叶凉血止血；取粳米、甘草健脾益气，以防苦寒太过伤伐脾胃。

2. 肝肾阴虚齿衄

肝肾阴虚，症见睡眠时牙龈出血，醒后血止，腰膝酸软，头晕耳鸣等。

《灵枢·九针论》说："肾主骨。"齿为骨之余，肾阴亏虚，虚火上炎，灼伤牙龈络脉，故见牙齿出血；病属阴虚，夜晚属阴，阴病旺于阴分，故见睡眠时即出血，醒后血止；腰为肾府，肾主腰脚，开窍于耳，肾虚失荣，故见腰膝酸软，耳鸣；肝为肾之子，肾虚不能涵养肝木，虚风上扰，故见头晕。此乃肝肾阴虚所致；法当滋补肝肾，治宜六味地黄汤：

熟地 24 克　山药 12 克　山茱萸 12 克　茯苓 10 克　泽泻 10 克　牡丹皮 10 克

上 6 味，以适量水煎药，汤成去渣取汁温服，日 2 次。

《素问·阴阳应象大论》说："精不足者补之以味。"故方中取熟地、山药、山茱萸味厚之品补精填髓；取茯苓、泽泻化气泻浊；取丹皮清肝之虚热。

单方：

（1）蒲黄粉 10 克

上 1 味，取少许，撒于出血处。

（2）生龙骨 20 克

上 1 味，研为极细末，每用时取少许撒于出血处。

（3）竹茹 1 团

上 1 味，以适量水煎药，汤成去渣取汁，以药汁漱口。

六十四、便血

血从后阴而出，或出于便前，或出于便后，或单纯下血，统称之为便血。《金匮要略》将其分为远血和近血两类。所谓远血，是指先便而后下血，即血在便后，大便色黑或紫暗，其血多来自小肠或胃；所谓近血，是指先下血而随之大便，即血在便前，血色多鲜红，其血多来自直肠肛门。来自肛门者多与痔疮、肛裂等病有关，临床时当细加辨察。

1. 湿热蕴结便血

湿热结于肠道，症见便血，血色鲜红，或先血后便，大便不畅，口苦咽干，舌苔黄腻，脉濡数。

湿热郁于肠道，损伤直肠络脉，故见便血，且先血后便，血色鲜红；湿热阻遏，气机不利，故见大便不畅；湿热上犯，故见口苦咽干，舌苔黄腻；脉濡数，亦为湿热之象。此乃肝脾湿热下陷，蕴伏直肠所致；法当清热祛湿，止血和营；治宜赤小豆当归散加味：

当归10克　槐花10克　赤小豆芽15克　地榆10克　白芍10克　炒枳壳10克　制刺猬皮10克

上7味，以适量水煎药，汤成去渣取汁温服，日2次。

方中取赤小豆芽清利湿热；取当归、白芍、枳壳养血活血，疏利气机；取槐花、地榆凉血止血；取刺猬皮止血化瘀。

单方：

蛇莓全草1把

上1味，以适量水煎药，汤成去渣取汁，内服外洗。

2. 脾胃虚寒便血

中焦虚寒，症见便后下血，血色紫黯，甚则黑色，腹痛隐隐，喜热饮，精神倦怠，大便稀薄，面色不华，舌质淡，脉细等。

中气虚弱，脾不统血，血溢于脉外而留于肠内，故见便后下血，血色紫黯，甚则乌黑；脾阳亏虚，温煦失职，故见腹痛隐隐，喜热饮；脾气不足，无以营养肢体，则肢体失其矫健之性，故见精神倦怠；脾失健运，水湿内留，故见大便稀薄；出血日久，阴血受损，失却濡养，故见面色不华，舌质淡，脉细。此乃脾胃虚寒而然；法当健脾温中；治宜黄土汤，改灶中黄土为赤石脂，改附子为干姜炭：

生地10克　黄芩10克　炒白术10克　炙甘草10克　干姜炭10克　赤石脂10克　阿胶10克（烊化）

上7味，以适量水先煎前6味，待水减半，去渣取汁，纳阿胶于药汁中烊化，搅令均匀温服，日2次。

方中取白术、甘草健脾益气；取干姜炭温中散寒止血；取生地、阿胶养血止血；取赤石脂入血分而止血；取黄芩苦寒坚阴。合奏温中健脾止血之效。

3. 气血两虚便血

气血不足，症见便后下血。血色紫黯，神疲懒言，少气不足以息，面色少华，心悸失眠，舌淡，脉细等。

气为血帅，气虚不能摄血而血溢于脉外，故见便血，血出于便后，故见血色黯红；气虚不能充养肢体，则肢体失其矫健之性，故见神疲懒言；气少不能相接续，故见少气不足以息；血主濡之，血虚失荣，故见面色少华，舌淡；心主血藏神，心血不足，心神失养，心悸失眠；脉失充盈，故见脉细。此乃气血两虚而然；法当补益气血；借用胶艾汤加味：

生地15克　当归10克　炙甘草8克　白芍10克　川芎10克　炙黄芪10克　党参10克　艾叶10克　炒白术10克　阿胶10克（烊化）

上10味，以适量水先煎前9味，待水减半，去渣取汁，纳阿胶于药汁中烊化，搅令均匀温服，日2次。

方中生地、当归、川芎、白芍是谓四物汤，取四物汤加阿胶养血补血；取干艾叶止血；取党参、黄芪、白术、甘草补脾益气，以复其统血之职。

【案例】

患者某，女，33岁，住湖北省江陵县农村，教师。1971年10月某日就诊。发病半月，大便下血，血色鲜红，全身乏力，少气，口唇淡，面色㿠白，脉虚弱。乃络脉损伤，血出后阴；治宜养血行血止血，佐以益气；借用胶艾汤加味：

生地18克　当归10克　炙甘草10克　川芎10克　白芍10克　炒白术10克　党参10克　干艾叶10克　炙黄芪10克　阿胶10克（烊化）

上10味，以适量水先煎前9味，汤成去渣取汁，纳阿胶于药汁中烊化，搅匀温服，日2次。

内科病证

按:《灵枢·百病始生》说:"起居不节,用力过度,则络脉伤……阴络伤则血内溢,血内溢则后血。"阴络损伤,血溢络外,自后阴漏泄而出,是为大便下血。血虚少则无以华色,故口唇淡而面色㿠白。血为气之府,有载气之用,血虚则气失其载,亦为之不足,故见少气而全身乏力。气血不足,则脉见虚弱。借用胶艾汤方滋阴补血,止血活络,导血复行于经络。《素问·生气通天论》说:"阴者藏精而起亟也,阳者卫外而为固也。"加党参、黄芪、白术益气而固血,以血为阴而气为阳也。

4. 心脾两虚

心脾俱虚,症见便后下血,血色黯红,兼见心悸失眠,食少体倦,健忘,舌质淡,脉弱等。

《素问·痿论》说:"心主身之血脉。"脾统血,心脾皆虚,失其主血统血之职,血溢于脉外,留于肠内,随大便而下,故见便血,血在便后,故见血色黯红;心血不足,血不养心,故见心悸失眠,健忘,舌质淡,脾气虚弱,失于运化,故见食少体倦,脉弱。此乃心脾两虚;法当健脾养心,益气补血;治宜归脾汤:

炙黄芪 10 克　炒白术 10 克　茯神 10 克　龙眼肉 10 克　炒枣仁 10 克　党参 10 克　广木香 6 克　炙甘草 10 克　当归 10 克　远志 8 克　大枣 2 枚 (擘)　生姜 6 克

上 12 味,以水适量煎药,汤成去渣取汁温服,日 2 次。

方中取当归、龙眼肉补心养血;取枣仁、茯神、远志养心安神;取党参、黄芪、白术、甘草、生姜、大枣健脾益气和胃;取广木香理气醒脾,使补而不留滞。

5. 瘀血内阻便血

(1) 自拟活血化瘀汤证　症见大便色黑而易解,腹痛,或见胸闷,舌质有青紫色瘀斑,脉涩等。

瘀血阻遏,血不循经,溢于脉外而留于肠内,故见大便色黑而易解;肺居胸中。主气,气为血帅,血为气府,血瘀则多致气滞,故见胸闷;瘀血内停,气机不通,不通则痛,故见腹痛;舌质瘀斑,脉涩,亦为瘀血之征。此乃瘀血阻遏肠道,气血运行受阻,致使新血不能循经而行所致；法当活血化瘀；治以自拟活血化瘀汤：

当归 10 克　川芎 10 克　制香附 10 克　赤芍 10 克　桃仁 10 克　制乳香 10 克　红花 10 克　青皮 10 克　炒枳壳 10 克　大黄 10 克　制没药 10 克

上 11 味，以适量水煎药，汤成去渣取汁温服，日 2 次。

方中取当归、赤芍、川芎养血活血；取桃仁、红花、乳香、没药活血祛瘀；取大黄通大便导瘀血下行；气行则血流，气滞则血瘀，故取香附、枳壳、青皮行气散瘀，以助活血之力。

（2）抵当汤证　症见大便色黑而易解，小腹硬满疼痛拒按，小便自利，喜忘，或妇女经行不利。

瘀血内结，新血不能循经而行，血溢脉外而留于肠内，故见大便色黑而易解；血蓄下焦，故见小腹硬满疼痛拒按；膀胱气化正常，故小便自利；心主血藏神，瘀血内留，心神失养，故见其喜忘；气为血帅，血为气府，因而血瘀气亦滞，故经行不利。此乃下焦蓄血而然；法当活血破瘀；治宜抵当汤：

炒水蛭 10 克　虻虫 10 克（去足翅炒）　大黄 10 克（酒洗）　桃仁 10 克（去皮尖炒打）

上 4 味，以适量水煎药，汤成去渣取汁温服，日 2 次。

方中取水蛭、虻虫、桃仁峻逐瘀血；取大黄荡涤瘀浊，导之下行。

六十五、尿血

尿血是指小便中混有血液，或尿中夹有血块的一种病证。小便时多无疼痛之感；若尿血时，小便滴沥涩痛，多为血淋。尿血在临床上有虚实之分，应根据其临床特点细加辨认。

1. 肝肾阴虚

肝肾不足，症见尿血，血色淡红，小便时无疼痛之感，兼见腰膝酸软，目视昏糊，口舌干燥，脉细等。

肾与膀胱为表里，肾阴不足，虚火灼伤膀胱络脉，血溢脉外，随尿而下，故见尿血；然虚热不甚，故见血色淡红，尿时无疼痛之感；腰为肾府，肾主腰脚，其阴精不足，府失所养，故见腰膝酸软；肝为肾之子，今母病及子，目失濡养，故目视昏糊；肾足少阴脉上系舌本，肾阴

内科病证

虚弱，无以上濡，故见口干舌燥；脉细亦为阴虚之征。此乃肝肾阴虚；虚热灼伤络脉所致；法当滋补肝肾；治宜六味地黄汤方：

熟地 24 克　山药 12 克　山茱萸 12 克　泽泻 10 克　茯苓 10 克　牡丹皮 10 克

上 6 味，以适量水煎药，汤成去渣取汁温服，日 2 次。

《素问·阴阳应象大论》说："精不足者补之以味。"故方中取味厚之熟地、山药、山茱萸补益肝肾之阴精；取茯苓、泽泻化气泄浊；取丹皮清泻肝经虚热。

2．瘀血尿血

血瘀于下焦，症见尿血，小腹硬满，疼痛拒按，脉涩等。

死血瘀于膀胱，新血不能循经而流，溢于脉外，随尿而下，故见尿血；血瘀滞于下焦，故见小腹硬满，疼痛拒按；内有瘀血，血行不利，故见脉涩。此乃血蓄膀胱所致；法当攻逐瘀血；治宜抵挡汤方：

炒水蛭 10 克　虻虫 10 克（炒去翅足）　大黄 10 克（酒浸）　桃仁 10 克（去皮尖炒打）

上 4 味，共研粗末，以适量水煎药，汤成去渣取汁温服，日 2 次。

方中取水蛭、虻虫、桃仁峻逐膀胱蓄血；取大黄推陈出新，导瘀血从大便而出，于是瘀去而病解。

单方：

（1）胡麻 20 克

上 1 味，研为细末，以水适量渍 1 宿，第 2 天早上绞去渣，煮 2 次，顿服。

（2）龙骨适量

上 1 味，研为细末备用。每用时取药末 3 克，以温开水冲服，日服五六次。

按：出血是临床上极为常见的一类疾病，对于此类疾病的治疗，历代医家积累了丰富而又宝贵的经验。如明代医家葛可久，在其所著的《十药神书》中记述对此类疾病的治疗方法是：首用甲字十灰散以止血，再用乙字花蕊石散以化瘀，然后用丙字独参汤以补血。清代医家唐容川，在学习前人经验的基础上，结合自己的临床实践，在其所著的《血证论》一书中，提出止血、化瘀、宁血、补血四步。这些经验一直为历代医家所推崇，对出血证的治疗起到了较好的作用。

余在临床上对于吐血、衄血之证而属热邪所致者，每用《金匮要略》泻心汤，泄热止血而不留瘀，此则"毕两功于一役"也，如出血势急而属气虚不固者，急用独参汤以止血，此所谓"补气以摄血"也。如出血过甚，病势危急，非止血而有生命之忧者，本"急则治其标"的原则，急用止血重剂以止其血，血止后再据证以调治。

长期出血不止或大出血者，如身热，脉见洪大滑实，则病势为逆，难治。如无热而脉见虚弱细微，其病势为顺，疗效较好。

六十六、紫斑

紫斑，是以皮肤上出现一些散在的、大小不等的青紫色斑块为其主要临床特点。病属血分，为血溢于脉外而停留于皮下所致。形成紫斑的原因比较多，临证时当根据其所伴随的症状辨证治疗。

1. 心脾两虚

劳损心脾，症见皮肤上散在出现一些青紫色斑块；或兼见心悸，健忘，失眠，体倦，食少等。

《灵枢·经脉》说："手少阴气绝则脉不通，脉不通则血不流。"心主血，脾统血。心气虚，血失主持；脾气虚，血失统摄，于是血溢于脉外，停留于皮肤之间，故见皮肤上出现散在青紫色斑块；心血虚，心神失养，故见心悸，健忘，失眠；脾胃为后天之本，气血生化之源，脾气虚弱，无以充养形体，故体倦；脾不能为胃行其津液而胃气亦弱，故食少。此乃心脾两虚所致；法当补益心脾；治宜归脾汤方：

党参 10 克　黄芪 10 克　炒白术 10 克　当归 10 克　茯神 10 克　炙甘草 8 克　生姜 5 克　远志 10 克　炒酸枣仁 10 克　广木香 6 克　龙眼肉 10 克　大枣 2 枚（擘）

上 12 味，以适量水煎药，汤成去渣取汁温服，日 2 次。

方中取党参、黄芪、白术、大枣、甘草、生姜甘温益气，健脾和胃；取当归、茯神、远志、枣仁、龙眼肉养血、补心、安神；取广木香辛香理气，使补而不滞。

内科病证

【案例】

患者某，男，6岁，住武汉市，大桥局某干部之子。1992年6月某日就诊。其父代诉：一直精神不好，食欲差，牙龈时常出血，身体常见有青紫色斑块，按之无疼痛感，面色萎黄。此乃脾藏虚弱，失于统血，而病"紫斑"，治之宜补脾培土，复其统血功用，借用归脾汤方：

炙黄芪8克　党参8克　茯神8克　炒白术8克　远志6克　当归8克　广木香3克　炙甘草8克　龙眼肉8克　酸枣仁8克（炒打）

上10味，以适量水煎药，汤成去渣取汁温服，日2次。

按：《素问·灵兰秘典论》说："脾胃者，仓廪之官，五味出焉。"脾胃为人体后天之本，气血生化之源。脾藏虚弱，不能运化水谷，则食欲差，因而气血不足，无以充养形神，故精神不好而面色萎黄。脾主统血，脾虚失其统血之用，血遂妄行，出于齿龈和皮下，形成齿衄和紫斑之证。方用黄芪、党参、白术、甘草培土补脾，当归、龙眼肉养血活血，远志、酸枣仁、茯神补心宁神，法"虚则补其母"也。少用木香行气，以防诸补药之壅。诸药合用，以归其脾藏之所固有，而复其统血之权。药服6剂病愈。

2. 冲任不固

冲任失固，症见周身皮肤散在出现青紫色斑块，月经量多，或淋沥不尽，肢体不温等。

《灵枢·五音五味》说："冲脉、任脉皆起于胞中，上行背里，为经络之海。"冲为血海，有蓄溢、固摄血液的作用，其功能失调，常表现为血液方面的病变，冲寒宫冷，固摄无力，血不循经，溢于脉外，留于肌腠，故见皮肤紫斑；气虚下陷，血溢前阴，故见月经过多，或淋沥不尽；气血不足，失于温养，故见肢体不温，此乃冲任不固，气虚下陷使然；法当养血暖胞，益气举陷；治宜胶艾汤加味：

生地18克　当归10克　炒白术10克　白芍10克　川芎10克　炙甘草8克　党参10克　黄芪10克　干艾叶10克　阿胶10克（烊化）

上10味，以适量水先煎前9味，待水减半，去渣取汁，纳阿胶于药汁中烊化，温服，日2次。

方中取生地、当归、白芍、川芎、阿胶甘温养血，活血、止血；取党参、黄芪、白术、甘草甘温益气举陷；取艾叶温暖胞宫。

【案例】

患者某，女，45 岁，住湖北省神农架林区，家庭妇女。1990 年 8 月 4 日就诊。近半年多来，身体上下肌肤常出现一些散在性不规则的铜钱大紫色斑块，按之不退，无痛感，月经每次来潮则量多如涌，经血红，某医院为其 2 次刮宫治疗而未能奏效，心慌，少气，口干，脉细数。乃血脉损伤，血瘀皮下，是为"紫斑"，治宜养血，活血，止血，兼以益气，借用胶艾汤加味：

生地 15 克　当归 10 克　干艾叶 10 克　川芎 10 克　白芍 10 克　炙甘草 10 克　党参 10 克　炙黄芪 10 克　炒白术 10 克　阿胶 10 克（烊化）

上 10 味，以适量水先煎前 9 味，待水减半，去渣取汁，纳阿胶于药汁中烊化，温服，日 2 次。

按：《灵枢·脉度》说："经脉为里，支而横者为络，络之别者为孙（络）。"络脉布于人身内外上下，血气衰少，无以充养络脉，络脉损伤，则血溢出络外，瘀积皮下，结为紫斑而按之不退。《金匮要略·腹满寒疝宿食病脉证治》说："按之不痛为虚，痛者为实。"彼虽为腹满一证而设，然其作为诊察疾病虚实原则，亦适用于各种病证，此例乃因血气衰少所致，故按之无痛感。胞中络脉损伤，血溢络外，每随月经来潮而下出前阴，则证见月经过多。病不因胞宫血实积滞，故刮宫无益也。阴血衰少，则阴血不足而阳气亦虚弱，故口干、脉细数而又心慌、少气。借用胶艾汤补血养络、止血活血，加党参、黄芪、白术益气生津。药服 1 剂而血止，6 剂而病愈。

3. 肺虚气燥

邪热迫肺，肺经燥热，症见周身皮肤经常出现青紫色斑块，时多时少，按之不痛，闭经，稍受热即流鼻血，口干，背部时常发胀等。

肺主气而外合皮毛，气为血之帅，肺气虚弱，失其治节之令，不能帅血正常运行，故血出皮下而为"紫斑"；按之不痛为虚，此为肺气虚，故紫斑按之不痛；《素问·评热病论》说："月事不来者，胞脉闭也。胞脉者属于心而络于胞中，今气上迫肺，心气不得下通，故月事不来也。"虽彼属风水，此为肺燥，二者有异，然皆为邪气迫肺，肺失和降，致心气不得下通，而月事不来则一；肺燥液少无以濡润口舌，故口中干燥；《素问·脉要精微论》说："背者胸中之府。"肺居胸中，肺虚气燥，气机不利，故背部时常发胀。此乃燥热迫肺，肃降失职；法当润燥益肺；治宜麦门冬汤加味：

党参10克　麦门冬20克　法半夏10克　生地10克　炒粳米10克　炙甘草10克　当归10克　大枣3枚（擘）　白芍药10克

上9味，以适量水煎药，煮米熟汤成去渣取汁温服，日2服。

方中取麦门冬、党参、炙甘草养阴益气，滋液润燥，以复肺之和降；取半夏降逆，以助麦门冬恢复肺之和降作用；取粳米、大枣补中焦之汁以养肺，此所谓"虚则补其母"也；取生地、当归补血养心，且当归同白芍活血除血痹，以行血液之郁滞，三者补血行滞，以助麦门冬之止逆下气，而导心气之下通。

【案例】

患者某，女，19岁，住湖北省洪湖市农村，农民。1991年10月14日就诊。月经数月一潮，每潮则经血淋漓不断10多天甚至1月始净，今又3月未潮，肌肤常出紫斑而按之无痛感，天稍热则鼻孔出血，面色黯黄，唇口周围色青，肢体乏力，口干，心烦，睡眠多梦，苔薄白，脉细弱。乃气虚肺燥，血不循经；治宜益气滋燥，佐以养血活血，拟借用《金匮要略》麦门冬汤加味：

党参10克　麦门冬20克　制半夏10克　生地10克　炒粳米15克　炙甘草10克　当归10克　大枣4枚（擘）　白芍10克

上9味，以适量水煎药，米熟汤成去渣取汁温服，日2次。

按：肺主气而合皮毛，气为血之帅，肺气虚弱，失其治节之令，不能帅血正常运行，故血出皮下而为紫斑。肺开窍于鼻，阴液不足，天热则燥甚，燥热伤络，并迫血妄行，出于肺窍之鼻孔而为鼻衄。气虚则失其矫健之性而肢体乏力，液少则无以濡润口舌而口中干燥。气、液两虚，血行郁滞，不华于色，则面色黯黄而唇周色青。心主血藏神，血液逆而外失，不能养心，心神不宁，故心烦而睡眠多梦。血气衰少，故脉见细弱。麦门冬汤方加味，用麦门冬、党参益气养阴，滋液润燥，以复肺之和降；半夏降逆，以增强麦门冬恢复肺之和降作用；甘草、粳米、红枣补中焦之汁以养肺；加生地、当归补血养心，当归同白芍活血除血痹，以行血液之郁滞，三者补血行滞，助麦门冬之止逆下气，导心气之下通。药服 7 剂而月经来潮，经色经量均正常，6 天经血干净，紫癜等症亦消失。遂于原方中加丹参 10 克以巩固疗效，防其复发。

4. 阴虚血少

阴血亏虚，症见皮肤上出现散在青紫色斑块，按之不痛，五心烦热，口渴，尿黄，或面色少华等。

阴虚者阳必凑之，阴虚有热，灼伤络脉，血溢脉外，留于肌肤之内，故见皮肤出现青紫色斑块，由于为血虚所致，故斑块按之不痛；五心属阴，虚热内扰，心神不宁，故见五心烦热；热伤津液，津液不能上承于口，故见口渴；热邪煎熬津液，故见尿黄；阴血不足，不能上荣于面，故见面色少华。此乃阴血亏虚，虚热内扰所致；法当养血清热；治宜地骨皮饮：

当归 10 克　生地 10 克　地骨皮 10 克　川芎 8 克　白芍 10 克　牡丹皮 10 克

上 6 味，以适量水煎药，汤成去渣取汁温服，日 2 次。

本方即四物汤加味而成，方取四物汤养血凉血；取丹皮、地骨皮清虚热而和阴血。

【案例】

患者某，男，4 岁。现住武汉市武昌区某大学宿舍。1978 年 7 月 17 日就诊。经常肌肤出现紫癜，按之无压痛，鼻孔、齿龈均易出血，口干，手足心发热，小便色黄，腹软，食欲差。乃血虚津少，虚热迫血妄行于脉外，发为"紫斑"；治宜养血清热，佐以生津；拟地骨皮饮加味：

地骨皮 9 克　丹皮 9 克　熟地 9 克　麦门冬 9 克　当归 9 克　川芎 3 克　党参 6 克　白芍 9 克　阿胶 9 克（烊化）

上 9 味，以适量水先煎 8 味，去渣取汁，纳阿胶于药汁中烊化，温服，日 2 次。

按：阴虚血少，不能相配于阳，则阳偏盛而为虚热，虚热伤络，迫血妄行，其出于肌肤则为紫斑，出于鼻孔则为鼻衄，出于齿龈，则为齿衄。血出久则津液少，津液少则胃纳呆，故见口干而食欲差。《素问·调经论》说："阴虚则内热。"阴虚血少，内热便生，故其手足心发热，小便色黄。地骨皮饮方加味，用四物汤、阿胶滋养阴血，活血止血；党参、麦门冬生津液、和脾胃，以启气血生化之源；地骨皮、丹皮清虚热而和阴血。药服5剂而病愈，至今未复发。

5. 瘀血阻滞

络脉伤损，瘀血内阻，症见肢体皮肤稍经触击即出现青紫色斑块，历经数日难以消退，按压斑块时则有疼痛感觉，舌质紫黯，脉涩等。

按之不痛为虚，痛则为实。此皮肤紫斑按压有疼痛感，为络脉受伤，血溢脉外，瘀于皮下，故见肢体皮肤经常出现青紫色斑块，历经数日不消；血瘀则气滞，气为血帅，气滞则血不流，故见脉涩；舌质紫暗亦为瘀血之征。此为络脉损伤，血气凝滞而然；法当活血化瘀；治宜桃红四物汤加味：

生地10克　当归10克　制乳香10克　赤芍10克　川芎10克　制没药10克　桃仁10克　红花10克　制香附10克

上9味，以适量水煎药，汤成去渣取汁温服，日2次。

方中生地、赤芍、当归、川芎是谓四物汤，以之凉血活血；取桃仁、红花、乳香、没药活血祛瘀；取香附行气导滞，以助活血之力。九味相协，使活血而不伤正，补血而不致滞。

【案例】

患者某，女，38岁，住湖北省嘉鱼县某集镇，市民。1978年3月就诊。发病1年多，背、腹及四肢肌肤常见不规则约蚕豆大青紫色斑块，按之有压痛感，此起彼伏，常年不断。口干，牙龈易出血，月经色红，每月潮前小腹痛，手心热，脉涩。病乃络脉损伤，血气凝滞而为紫斑；治宜活血化瘀；拟桃红四物汤加味：

当归12克　川芎10克　制乳香10克　赤芍10克　红花10克　制没药10克　丹皮10克　生地10克　制香附10克　桃仁10克（去皮尖炒打）

上10味，以适量水煎药，汤成去渣取汁温服，日2次。

按：络脉损伤，血溢络外，瘀滞不行，致皮下常见青紫色斑块，且牙龈出血，血瘀则气滞，故月经潮前小腹痛；血瘀气滞，郁而生热，则口干，手心热，其脉涩者，为血气郁滞使然。方用当归、川芎、红花、桃仁、乳香、没药通络行瘀，生地、丹皮、赤芍以清血分之热，气为血之帅，气行则血行，用香附行血中之气，以促瘀血之速除。药服 14 剂而病愈。

6. 风寒袭表

风袭肌腠，症见周身皮肤经常出现青紫色斑块，皮肤瘙痒；或兼见恶寒发热，脉浮等。

《素问·调经论》说："血气者，喜温而恶寒，寒则泣不能流，温则消而去之。"今风寒外袭，血脉凝滞，则周身皮肤常出现青紫色斑块；"痒为泄风"，风邪游移于肌肤，故见皮肤瘙痒；《灵枢·终始》说："痒者，阳也。"《灵枢·寿夭刚柔》说："在外者，筋骨为阴，皮肤为阳。"可见本病病位是在皮肤，故或见恶寒发热，脉浮。此乃风寒袭表而然；法当辛温发散；治宜荆防败毒散：

荆芥 10 克　防风 10 克　炒枳壳 10 克　茯苓 10 克　川芎 8 克　炙甘草 10 克　羌活 10 克　独活 10 克　柴胡 10 克　前胡 10 克　桔梗 10 克　生姜 8 克

上 12 味，以适量水煎药，汤成去渣取汁温服，日 2 次。

方中取防风、生姜、羌活、独活辛温散风祛寒；取川芎、荆芥活血，祛血分之风；取柴胡、前胡一升一降，以搜周身上下之邪；取桔梗、枳壳疏利气机，有助于邪气之外散；取茯苓、甘草健脾和中，且甘草调和诸药。合奏散邪行滞之效。

【案例】

患者某，男，30 岁，住湖北省神农架林区某镇，干部。1990 年 10 月 3 日就诊。发病 1 年余，夏季轻，冬季重。每遇冷风或冷水，则全身肌肤发生乌红色不规则酒杯口大块状紫斑，瘙痒，天暖则好转，舌苔白，脉浮弦而紧。某医院诊断为"过敏性紫斑"。乃风寒外袭，血气凝郁；治宜表散风寒，活血解凝；拟荆防败毒散：

防风 12 克　荆芥 10 克　炒枳壳 10 克　茯苓 10 克　川芎 10 克　炙甘草 10 克　羌活 10 克　独活 10 克　柴胡 10 克　前胡 10 克　桔梗 10 克　生姜 8 克

上 12 味，以适量水煎药，汤成去渣取汁温服，日 2 次。

按：风寒外袭，血脉凝滞，则皮肤见乌红色块状紫斑，天暖好转。

内科病证

风寒侵袭于肌肤，故舌苔白，脉浮而弦紧。风性善动，故紫斑皮肤瘙痒。《释名·释疾病》说："痒，扬也，其气在皮中欲得发扬，使人搔之而扬出也。"紫斑瘙痒，是其风寒之邪在皮肤，且有外出发扬之机，治之宜因势利导而以辛温之剂发散之。荆防败毒散方，用羌活、独活、防风、生姜温散风寒，以荆芥、川芎祛血分之风而活血，柴胡、前胡一升一降搜全身上下之邪，桔梗、枳壳疏利气机，以助邪之外散，茯苓、甘草健脾和中，且甘草调合诸药。药服 3 剂而病减，嘱其续服，惜余离开神农架林区而未能见到其最后效果。

六十七、肺痈

肺痈是一种临床常见的肺部疾患，由风热之邪伤肺，腐败气血，蓄结痈脓所致。临床表现以咳嗽，咳引胸痛，唾浓痰或脓血，味腥臭，口中干燥，脉象数实为主要特征。

该病在中医学文献中早有明确的论述，《金匮要略·肺痿肺痈咳嗽上气病脉证治》说："若口中辟辟燥，咳即胸中隐隐痛，脉反滑数，此为肺痈。咳唾脓血，脉数虚者为肺痿，数实者为肺痈。"故此，剧烈咳嗽，咳即胸痛，吐脓血腥臭，口燥咽干，脉滑数为本病主症。

肺痈的形成，乃因感受风热邪气，蓄结不解而得。风伤皮毛，内舍于肺，肺气逆而壅塞，故其人咳嗽，胸满。热伤血脉，血行不畅而为之凝滞，气血不通而痛，故咳引胸痛。邪热郁蒸，腐败气血，则成痈脓，故咳唾脓血腥臭。因热在血中，血液从热化，故口燥咽干但不欲饮水。肺痈属实热之证，故脉象滑数。

治疗以清热解毒，活血排脓为原则。

1.《千金》苇茎汤证

咳嗽，咳引胸痛，烦满，微热，口干，唾脓血腥臭。

风热蓄结于肺，损伤血脉，气血郁蒸，故咳有微热，烦满，口干。气血腐败成脓，故咳引胸痛，唾脓血腥臭。治宜清热解毒，活血排脓，用《千金》苇茎汤加味：

苇茎30克　薏苡仁10克　桃仁10克　冬瓜仁10克　桔梗10克　贝母10克　鱼腥草15克　生甘草10克

上 8 味，加水适量，煎汤，取汁，去渣，日 1 剂，分 2 次温服。

方中用苇茎、甘草、鱼腥草清热解毒；桃仁、桔便、冬瓜仁、薏苡仁活血排脓；贝母开结化痰。合而共奏清热解毒，化痰排脓之效。

【案例】

患者某，女，54 岁，家庭妇女，1966 年 5 月就诊。

患肺痈多年，前不久因母子不和，而服敌敌畏欲自尽，被邻人发现送某医院洗胃抢救。脱离危险后，腹部胀大如鼓，遂来就诊。诊时见咳嗽，微引胸中疼痛，唾脓液痰，气味腥臭，口中干燥，小便黄，脉微数。病乃肺部痈脓，失于主气，治宜清肺解毒，排泻痈脓，拟苇茎汤合桔梗汤加味：

苇茎 30 克　薏苡仁 10 克　冬瓜仁 15 克　桔梗 10 克　甘草 10 克　鱼腥草 15 克　大贝母 10 克　桃仁 10 克（去皮尖炒打）

上 8 味，加水适量，煎汤，取汁，去渣，日 1 剂，分 2 次温服。

药服 3 剂后，腹胀消失，咳嗽减轻。

继服 6 剂而病愈。

按：风热邪毒伤肺，血脉瘀滞，蓄结痈脓，则咳引胸中痛而唾腥臭脓液痰，且脉微数。邪毒伤于血脉，不在气分，故口中干燥而不饮水。肺为水之上源，水源不清，则小便为之变黄。肺主一身之气，蓄结痈脓，则失其主气之用，其所服之敌敌畏虽洗除，然被药毒所伤之气机难复，气机壅塞，故腹部胀大如鼓。此时如宽中利气消腹胀，其药温燥之性必有害于蓄结痈脓之肺藏，遂本《素问·至真要大论》"诸气膹郁，皆属于肺"之旨，仍拟苇茎汤合桔梗汤加味以治肺痈且消腹胀。方以苇茎为君，佐以鱼腥草、甘草清热解毒；薏苡仁、冬瓜仁、桃仁、桔梗活瘀排脓；大贝母化痰开郁结。共奏清热解毒、排脓开结之效。

2. 桔梗汤证

病久势缓，咳嗽，胸满，振寒，咽干不渴，时出浊唾腥臭，久久吐脓如米粥，脉数。

风热壅肺故咳嗽、胸满。热甚于内，卫气失于温煦，故振寒。热在血分，故咽干但不欲饮水。邪热郁遏于内，熏蒸痰涎，故时出浊唾腥臭。邪热郁蒸，灼伤肺络，浊瘀腐败，化而为脓，故其病久久吐脓如米粥。热甚于内，故脉数。治宜解毒排脓，用桔梗汤：

桔梗15克　生甘草30克

上2味，加水适量，煎汤，去渣，温服。或用开水浸汁，作茶饮，可长期服用。

方以桔梗宣肺，祛痰，利咽，排脓；生甘草清热解毒，用于解肺毒而排痈脓。

3. 桔梗白散证

咳嗽，胸满，振寒，咽干不渴，时出浊唾腥臭，久久吐脓如米粥，脉实有力。

本方证与桔梗汤完全相同，惟身体较壮实，故可加大解毒排脓之力。

桔梗10克　贝母10克　巴豆3克（去皮），熬，研如脂

上3味，共捣，研为细末，强壮人每服半钱匕。

方中贝母开结化痰；桔梗宣肺利咽，祛痰排脓；巴豆峻下，祛膈下之痈脓。本方猛峻，只用于患肺痈而体质壮实者。

4. 民间蟾蜍方

活蟾蜍1只

从腹部剖开，除去肠杂不用，将蟾蜍切成条状小块，用白糖拌食。

本方功能以毒攻毒，主治肺痈咳吐脓血者。《神农本草经》《千金翼方》蟾蜍均作"虾蟆"，《神农本草经》曰："虾蟆味辛寒，主邪气，破症坚，血痈肿、阴创，服之不患热病。"《千金翼方》谓："虾蟆味辛寒有毒……疗阴蚀，疽疠恶疮，猘犬疮伤，能合玉石。"后人取其眉间浆液，以米粉和合，干燥后专用以治疗各种疮痈。蟾蜍性寒有毒，治疗肺痈是以寒清热，以毒攻毒。方中加白糖者，则一以调其味，一以其味甘而益土生金也。

【案例】

患者某，男，35岁，住湖北省枣阳市某集镇，市民。1956年5月就诊。发病2月余，咳嗽，引胸中隐隐疼痛，频频唾出脓痰腥臭，甚则呕吐脓痰，口干不欲饮水，面目微肿，不能平卧，坐床头倚物布息，脉数。病乃肺部蓄结痈脓，治宜清肺解毒，化瘀排脓，拟苇茎汤合桔梗汤

加味：

　　苇茎 30 克　冬瓜仁 10 克　薏苡仁 10 克　鱼腥草 30 克　桔梗 10 克　甘草 10 克　川贝母 6 克　桃仁 10 克（去皮尖炒打）

　　以水煎服，日 2 次。

　　第 3 天复诊，服药 2 剂，病稍减，改拟以毒攻毒法，方用：

　　大蟾蜍 1 只，剖腹去内藏及头部，切成小条状，以白糖搅拌，随意食之。

　　初食蟾蜍 3 只，未感觉其腥味，然食至第四五只时，觉腥臭之甚难以下咽，旋即停用，咳唾脓血等症消失而病愈。

　　按：风热邪毒伤肺，肺中血脉蓄结痈脓而发为肺痈，咳唾脓血腥臭，且引胸中痛。邪毒壅肺，肺失和降及主气之用，气机逆乱，故面目微肿，不得平卧而依物布息。脉数而口干不欲饮水者，乃热毒在血脉使然。治用苇茎汤合桔梗汤加味以清肺解毒、化瘀排脓。服药后本已奏效，奈患者艰于服药，故改用民间验方：白糖拌蟾蜍食之，以毒攻毒。《神农本草经》卷三说："虾蟆，味辛寒，主邪气，破症坚，血痈肿，阴创，服之不患热病。"《千金翼方·本草下·虫鱼部》说："虾蟆，味辛寒有毒……疗阴蚀，疽疬恶疮，猘犬疮伤，能合玉石，一名蟾蜍。"是蟾蜍亦名虾蟆，可治疮痈。《灵枢·本神》篇说："肺藏气，气舍魄。"肺中蓄结痈脓，肺魄失灵，故初食蟾蜍 3 只，未觉其腥，然食之已收效，故待食第四五只时则觉其腥臭而难以下咽，其病亦愈。

5. 薏苡附子败酱散证

　　肺部痈脓久久不愈，咳嗽吐脓微有腥臭，少气乏力，两手不温，脉虚而缓。

　　肺痈长期不愈，气血腐败化为脓血而吐出为多，血气损伤，正阳亏虚，故少气乏力，两手不温而脉亦见虚缓。治宜排脓解毒，温阳扶正，借用薏苡附子败酱散加味：

　　薏苡仁 5 克　败酱草 10 克　熟附片 8 克　桂枝 8 克　黄芪 15 克　党参 10 克　麦冬 10 克　桔梗 10 克　甘草 10 克

　　上 9 味，以水适量煎药，汤成去渣，取汁温服，日 2 次。

　　方中用薏苡仁、败酱草、桔梗、甘草排脓解毒，黄芪、党参、麦冬益肺气、补肺虚、生肺津、固肺阴以托脓外出，附片、桂枝则温阳通经以活血。

六十八、肠痈

肠痈即肠部发生痈肿。其病初起恶寒发热，旋即觉右少腹近腹股沟处疼痛，按之则疼痛加剧，且右腿不能伸直。《金匮要略·疮痈肠痈浸淫疮病脉证并治》所谓："肠痈者，少腹肿痞，按之即痛如淋……"。

本病的形成，由邪热壅滞，营卫不利所致。《灵枢·痈疽》说："寒邪客于经络之中则血泣，血泣则不通，不通则卫气归之，不得复反，故痈肿。寒气化为热，热盛则腐肉，肉腐则为脓。"因此，营血凝泣，瘀积不行，造成血脉不通，使卫气郁而化热，腐败气血，化为痈脓是其主要病理过程。治疗以活血化瘀，清热排脓为大法。

1. 大黄牡丹皮汤

本方有泻热破瘀、散结消肿之功，主治肠痈初起，未化脓或正化脓时，症见寒热，恶心，呕吐，右少腹痛拒按，食欲减退，大便干燥等。

大黄 10 克　牡丹皮 10 克　冬瓜仁 15 克　桃仁 10 克（去皮尖炒打）　芒硝 10 克（后下烊化）

前 4 味，加水适量，煎汤，取汁，去渣，下芒硝，温服。日 1 剂。

方中大黄活血化瘀，清热通下；芒硝咸寒泻下，荡涤肠中热瘀之毒；丹皮清热凉血活血；桃仁活血行滞；冬瓜仁散结排脓。合用之能泻热破瘀，散结消肿。

【案例】

患者某，男，22 岁，湖北咸宁县农民。1967 年 8 月某日就诊。2 日来突发寒热，右下腹近腹股沟部疼痛，按之则痛甚，右腿不能伸直。某医院诊为"急性阑尾炎"。因不愿手术，转求中医治疗。诊时除腹痛外，尚有大便干燥，舌苔黄厚，脉数。证乃血气瘀滞，蓄结痈脓，发为肠痈之病。治宜清热通下，破血排脓，方用大黄牡丹汤加味：

大黄 12 克　丹皮 10 克　赤芍 10 克　冬瓜仁 15 克　桃仁 10 克（去皮尖炒打）　当归 10 克　芒硝 10 克（后下烊化）

前 6 味，加水适量，煎汤，取汁，去渣，后加芒硝烊化，温服，日

1剂，分2次服。

第3日复诊，服上方2剂，大便脓血、患部疼痛转轻，疼痛范围缩小。继服上方，因冬瓜仁缺如，加金银花、没药清热解毒活瘀止痛：

大黄12克　丹皮10克　赤芍10克　当归10克　芒硝10克（后下烊化）金银花15克　制没药10克　桃仁10克（去皮尖炒打）

上7味，加水适量，煎汤，取汁，去渣，后加芒硝烊化，温服。日1剂，分2次服。

隔日复诊，服上方2剂，疼痛转甚，范围亦扩大。时值冬瓜仁已备，仍用第1次方续服。

大黄12克　冬瓜仁15克　丹皮10克　赤芍10克　桃仁10克（去皮尖炒打）　当归10克　芒硝10克（后下烊化）

前6味，加水适量，煎汤，取汁，去渣，后加芒硝烊化，温服。日1剂，分2服。

又服3剂，告愈。

按：本方以丹皮、桃仁、当归、赤芍破血活瘀，冬瓜仁活瘀排脓，大黄、芒硝清热通下，使脓血从大便中排出，故初服即便脓血病情转轻。然因缺少冬瓜仁，改用清热解毒之金银花与活瘀止痛之没药，服之不仅未效且病情趋重。后仍用第1方治之，再服3剂而愈。据此可知冬瓜仁之效，不可忽视。

2. 清肠饮

本方功能清热解毒，滋阴养血，祛瘀排脓。主治肠痈少腹疼痛，手不可按，右足屈而不能伸。

金银花10克　玄参10克　黄芩10克　麦冬10克　当归10克　地榆10克苡仁15克　甘草10克

上8味，加水适量，煎汤，取汁，去渣，温服。日1剂。

方以金银花、生甘草、玄参解毒清热，地榆、当归凉血活血，麦冬除烦止呕，黄芩泄肠中之火以治痈疽疮病。薏苡仁舒筋排脓。合而共奏清热解毒，凉血活瘀之功。适用于体弱而患肠痈者。

【案例】

患者某，男，70岁，教师，1972年4月某日就诊。宿有吐血病史，

内科病证

形容消瘦。昨日突然发生恶寒，右少腹近鼠鼷部疼痛、拒按，恶心呕吐，右腿不能伸直，脉浮数。乃血凝气滞，蓄结发痈，是所谓"肠痈"也。治宜清热解毒，凉血活瘀，佐以排脓，拟用清肠饮方：

金银花 30 克　玄参 10 克　地榆 20 克　麦门冬 10 克　当归 15 克　黄芩 10 克　薏苡仁 10 克　生甘草 10 克

上 8 味，加水适量，煎汤，取汁，去渣，温服。日 1 剂，分 2 次服。

药服 3 剂而愈。

按：《金匮要略·疮痈肠痈浸淫病脉证并治》说："诸浮数脉，应当发热，反而洒然恶寒，若有痛处，当发其痈。"病者脉浮数而恶寒，右少腹疼痛不可按，是乃为肠痈之病。其血凝气滞，蓄结发肠痈，治本宜下其结血以消痈，奈病者年高体弱，而不耐攻下，故拟清肠饮之方，以清热解毒，凉血活瘀。病者热清毒解瘀除，肠痈自消。本方实为体弱而患肠痈者之良剂。

六十九、胃脘痈

胃脘痈，以胃部肌肉微微隆起，疼痛拒按为其主要临床特点。《素问·病能论》说："人迎者，胃脉也，逆而盛，则热聚于胃口而不行，故胃脘痈也。"所以胃脘痈的基本病因，为热聚胃口。然在不同阶段，其病理变化不完全一样。

1. 热聚血瘀

胃脘痈初期，胃脘部肌肉微微隆起，隐隐作痛，拒按，皮肤甲错，寒热如疟，脉涩滞等。

邪热聚于胃脘，气滞血瘀，故见胃脘部肌肉轻微隆起；瘀血内阻，气机不通，故见隐隐作痛，拒按；皮肤失去气血濡养，故见皮肤甲错；病属初起，营卫不和，故见寒热如疟；气血阻滞，脉行不利，故见脉涩滞。此乃热聚胃脘，瘀血内阻所致；法当活血祛瘀；治宜大黄牡丹皮汤：

大黄 10 克　丹皮 10 克　冬瓜仁 20 克　芒硝 10 克　桃仁 10 克（去皮尖炒打）

上 5 味，以适量水先煎 3 味，汤将成加大黄微煎，去渣取汁，纳芒硝于药汁中烊化，搅匀顿服。

方中取大黄、丹皮、桃仁清热凉血，活血祛瘀；取冬瓜仁活血止痛；取芒硝咸寒软坚散结。

2. 痈脓已成

痈脓已成，症见胃脘部皮肤隆起，胃痛拒按，肌肤甲错，脉洪数。

邪热聚于胃脘，腐败气血，化为痈脓，故见胃脘部皮肤隆起；气机阻滞不行，故见胃痛拒按；肌肤失去气血濡养，故见肌肤甲错；热邪壅盛，故见脉洪数。此乃胃热壅盛，腐败气血，化为痈脓而然；法当清热排脓；治宜赤豆苡仁汤加味：

赤小豆 10 克　薏苡仁 10 克　防己 10 克　冬瓜仁 20 克　生甘草 10 克

上 5 味，以适量水煎药，汤成去渣取汁温服，日 2 次。

方中取防己清热消水；取赤小豆、薏苡仁、冬瓜仁清热排脓止痛；取生甘草清热解毒。

内科病证

皮外科病证

一、瘾疹

瘾疹，是以皮肤上经常发疹，瘙痒，其疹或形如麻疹，或大如豆瓣，成块成片为其主要临床特点。因其时隐时现，故名隐疹；又因其遇风易发，故又名"风疹块"。临床上有属风寒，有属风热，少数病例常缠绵数月数年，难以根治。

1. 风热

外感风热，症见皮肤上突然出现大小不等、形状不一的皮疹，成块成片，色红，灼热，瘙痒，此起彼消，心中烦乱不适等。

风性善行数变，风热外袭，血气郁滞，运行不畅，故见皮肤突然出现皮疹，瘙痒，此起彼消；《灵枢·五色》说："黄赤为热……赤甚者为血。"风为阳邪，故皮疹色红，灼热；风热内扰，心神失宁，故见心中烦乱不适。此乃风热外袭肌腠所致；法当行血，凉血，祛风散热；拟方：

当归10克　川芎8克　赤芍10克　荆芥10克　防风10克　连翘10克
薄荷10克　甘草10克　茯苓10克　紫背浮萍10克

上10味，以适量水煎药，汤成去渣，取汁温服，日2次。

方中取荆芥、防风、连翘、薄荷、紫背浮萍疏风散热；治风先治血，血行风自灭，故取当归、川芎、赤芍养血活血；取茯苓宁心安神；取甘草调和诸药。

2. 风寒

（1）荆防败毒散证　症见皮肤上突然出现大小不等、形状不一的皮疹，成块成片，色白，瘙痒，此起彼伏等。

　　风寒外袭肌肤腠理，且风性善行数变，故肌肤突然出现皮疹，瘙痒，此起彼伏；《素问·举痛论》说："视其五色……白为寒。"病因风寒，寒则阳气少，血不能上荣于色，故疹色白。此乃风寒外袭肌腠所致；法当疏风散寒；治宜荆防败毒散：

　　羌活 10 克　独活 10 克　柴胡 10 克　前胡 10 克　茯苓 10 克　炒枳壳 10 克　防风 10 克　荆芥 10 克　桔梗 10 克　川芎 8 克　甘草 8 克

　　上 11 味，以适量水煎药，汤成去渣，取汁温服，日 2 次。

　　方中取荆芥、防风、羌活、独活疏风散寒；取柴胡之升，前胡之降，一升一降搜尽周身上下之邪；取枳壳、桔梗疏利气机，以助荆芥、防风、羌活、独活等疏风散邪之力，取茯苓宁神，甘草调和诸药；取川芎以行血中之气。

　　（2）桂枝汤证　症见皮肤上突然出现大小不等、形状不一的皮疹，成块成片，色白瘙痒，此起彼伏，并兼见汗出、恶风等。

　　风邪袭表，营卫气血运行不畅，且风性善行数变，故皮肤上突然出现皮疹，瘙痒，此起彼伏；《素问·举痛论》说："视其五色……白为寒。"病因风寒，寒则阳气少，血不上荣于色，故疹色白；风邪袭表，营卫不和，肌腠疏松，故见汗出、恶风。此乃风寒袭表，营卫不和所致；法当疏风散寒，调和营卫；借用桂枝汤加味：

　　桂枝 10 克　白芍 10 克　炙甘草 8 克　生姜 10 克　蒴藋 10 克　炒枳实 10 克　大枣 3 枚（擘）

　　上 7 味，以适量水煎药，汤成去渣，取汁温服，日 2 次。

　　《伤寒论·辨太阳病脉证并治中》说："欲救邪风者，宜桂枝汤。"因桂枝汤祛风散邪，和调营卫；枳实《神农本草经》卷一谓其"主大风在皮肤中如麻豆，苦痒"，用之以祛风止痒，蒴藋活血善治隐疹，古代医家屡用之。

　　单方：

　　（1）枳实 30 克

　　上 1 味，以适量水煎药，汤成去渣，取汁浴洗周身。

　　（2）明矾 30 克

　　上 1 味，放于适量开水中溶化，待水变温，以一洁净布巾蘸药水浴洗患部。

二、痒疹

痒疹是好发于春季的一种皮肤病，多为风邪为患。症见皮肤上突然出现形如粟粒或针头样高于皮肤的小丘疹。或散在，或成片，摸之碍手，疹色正红或浅红，瘙痒难忍。

风邪袭表，营卫气血运行不畅，故皮肤上出现形如粟粒样丘疹，摸之碍手；风性善行数变，故来势快，瘙痒；气血瘀阻，故疹色红。此为风邪侵袭肌肤所致；法当养血活血，疏风解表；拟方：

当归10克　赤芍10克　炒枳实10克　川芎10克　荆芥10克　防风10克　桔梗10克　茯苓10克　甘草8克

上9味，以适量水煎药，汤成去渣，取汁温服，日2次。若兼见体弱脉虚，加党参10克。

方中取荆芥、防风祛风散邪；取桔梗、枳壳疏利气机；肝藏血主风，血虚则生风，故取当归、川芎、赤芍养血活血；取茯苓宁神；甘草培土，意在先安未受邪之地，且甘草调和诸药。若兼见体弱脉虚，则加党参匡扶正气而助祛邪之力。

【案例】

患者某，女，17岁，住武汉市武昌区，学生，1992年4月某日就诊。发病3天，全身散在性起芝麻样红色小丘疹，发痒，苔薄，脉虚。为风邪外袭，结于皮肤，治宜活血祛风，拟方：

防风10克　荆芥10克　炒枳实10克　茯苓10克　川芎8克　桔梗10克　当归10克　赤芍10克　炙甘草10克　党参10克

上10味，以适量水煎药，汤成去渣，取汁温服，日2次。

按：治风先治血，血行风自灭，以当归、川芎、赤芍养血活血；荆芥、防风祛风散邪；枳实、桔梗疏利气机；茯苓宁神，甘草调和诸药。共奏活血祛风之效。加党参者，以其脉虚，故加之以助正气而去邪也。服药2剂而愈。

三、脱发

脱发指头发无故自行脱落，多起病缓慢，病程缠绵。

《素问·六节藏象论》说："肾者主蛰，封藏之本，精之处也，其华在发。"《灵枢·阴阳二十五人》说："血气皆少则无毛，有则稀枯悴"。《诸病源候论·须发脱落候》说："冲任之脉，为十二经之海，谓之血海，其别络上唇口。若血盛则荣于头发，故须发美；若血气衰弱，经脉虚竭，不能荣润，故须发脱落。"由此可知，头发的荣润，在于血气旺盛，又与主持精血的肝肾功能是否正常密切相关。如果气血不足，或肝肾虚衰，均可导致头发脱落。

1. 气血不足

头发细软，干燥少华，脱发均匀散在，兼有心悸少气乏力，面色无华等症。

多由身体素弱，或大病之后，血气不足，不能荣润毛发，发生本病。少气乏力，面色无华均为气血虚之表现。治宜补益气血，用人参养荣汤：

党参 10 克　炒白术 10 克　茯苓 10 克　炙甘草 8 克　生地 12 克　当归 10 克　白芍 10 克　炙黄芪 10 克　肉桂 3 克　陈皮 10 克　远志 10 克　五味子 8 克　生姜 5 克　大枣 5 枚（擘）

上 14 味，加水适量，煎汤去渣，取汁温服。日 1 剂，服 2 次。

方中以党参、白术、茯苓、黄芪、炙甘草益气；生地、当归、白芍养血补血；肉桂温阳；陈皮理气，使补而不滞；远志、五味子养心安神，心得养则血自充；生姜、大枣调和脾胃，资后天化源以生化气血。气血充盛，头发即可荣润，不会脱落。

2. 血燥有风

头发脱落，头皮光亮，头屑多，瘙痒，一般无全身症状，或见心烦口渴，失眠多梦。

多因素体血分燥热，或精神不爽，心绪烦扰，心火亢盛，燥热生风，风动而头皮瘙痒，头屑多，头发脱落。心火亢盛则心烦口渴，失眠多梦。治宜养血润燥，清热祛风，拟方：

何首乌 20 克　生地 20 克　当归 10 克　柏子仁 10 克　旱莲草 15 克　侧柏叶 30 克　蝉衣 10 克　防风 10 克　肉苁蓉 10 克　茯苓 10 克

上 10 味，加水适量，煎汤去渣，取汁温服。日 1 剂。服 2 次。

方中用生地、当归养血；何首乌、柏子仁、肉苁蓉润燥；旱莲草、侧柏叶清血热，止脱发；蝉衣、防风祛风止痒除头屑；茯苓渗利防滋补过腻。诸药合用滋阴补血，润燥清热，祛风止痒。风燥一除，脱发即愈。

3. 肝肾亏虚

头发枯焦，日渐稀疏，或兼有腰酸肢乏等症：

因肝肾亏虚，肝亏则血海不足，不能上荣；肾虚则阴精亏损，毛发失养。故头发焦枯。日渐稀疏；肝肾虚则腰酸肢乏；治宜滋补肝肾，兼以养血，用七宝美髯丹加味：

何首乌 20 克　茯苓 10 克　牛膝 10 克　当归 10 克　枸杞子 10 克　菟丝子 10 克　补骨脂 10 克　熟地 10 克　山萸肉 10 克

上 9 味，加水适量，煎汤去渣，取汁温服，日 1 剂，服 2 次。

方中用熟地、山萸肉、枸杞子、菟丝子、补骨脂、牛膝补肝肾，益精气；何首乌、当归、熟地养血补血；茯苓健脾和中，并渗利以防滋补之过腻。诸药合用，补益肝肾，滋补精血，以达荣润头发，治疗脱落之效。

四、带状疱疹

带状疱疹是一种较为常见的皮肤病。发病时，病变部位的皮肤疼痛，有红斑水疱，水疱聚集成群如带状，故称带状疱疹。因多发于腰部，故中医又称为缠腰火丹。

带状疱疹一病，中医学早有认识，《五十二病方》中称为"大带"。《诸病源候论》中称为"蠷螋尿"。是由于湿热蕴积所致。

本病初起时病变皮肤先有带索状刺痛或烧灼痛，然后痛处发红，并发出密集成群而如绿豆大小的水疱，水疱聚集于一处或数处，水疱间皮肤正常。5~6 天后水疱从透明转为混浊，10 天左右结痂。水疱破裂可有糜烂。结痂脱落后不留疤痕。本证常伴剧烈疼痛，有些患者在皮疹消失后仍遗留较长时间的疼痛。疱疹除发于腰部外，也常见于胸胁及颈项头面部。

因为该病以皮肤疼痛与红斑水疱为临床特点，故治疗以清热利湿解毒为大法。可用以下方剂：

1. 龙胆泻肝汤

龙胆草 10 克　黄芩 10 克　栀子 10 克　泽泻 6 克　木通 6 克　车前子 8 克　当归 8 克　生地 10 克　柴胡 6 克　甘草 6 克

上 10 味，加水适量，煎汤，取汁，去渣，温服，日 1 剂。

本方功能清泻肝火，清利湿热，可治一切由肝经湿热引起的痈肿疱毒，也适用于带状疱疹的初期与中期。

方中龙胆草大苦大寒，泻肝胆实火，除三焦湿热；黄芩、栀子苦寒泻火；木通、泽泻、车前子清利湿热。火盛必劫阴液，故用生地、当归滋养肝血，使邪去不伤正。柴胡条达肝气，甘草和中解毒，并调合诸药。用后可使肝火降，湿热清，则诸症可除。

2. 鱼腥草煎

鱼腥草 30～50 克

上 1 味，加水适量，煎汤，取汁，去渣，温服。日 1 剂，分 3 服。

鱼腥草味辛性微寒，功能清热解毒，利尿通淋，是消痈排脓的要药。据药理实验证明，鱼腥草可抑制多种致病菌及病毒，还有镇痛，止血，抑制浆液分泌，促进组织再生作用。带状疱疹由湿热毒气所致，疱疹中有大量浆液，一旦破溃即糜烂如痈肿，且自始至终伴有疼痛，鱼腥草正可针对以上症状进行治疗。

3. 外用方

熟石膏 3 克　黄连 3 克　黄柏 3 克　冰片 0.3 克

上 4 药，共研细末，水调敷患处。

五、瘰疬

瘰疬，在古代文献中，名称不一。既曰："瘰疬"，又曰："寒热"，曰："马刀"，曰："侠瘿"，曰："鼠瘘"。要皆以颈侧或腋下疮疡，始则结核，继则溃烂，久久不愈为临床特征。今则以其发于颈侧为"侠瘰"，发于腋下为"马刀"，未溃曰："瘰疬"，已溃曰："鼠瘘"。

1. 痰结瘰疬

颈部多为一侧生多个结核，大者如梅李之核，小者如豆，按之不适，推之不移，其肤色如常，脉滑或沉微。

《灵枢·经脉》说："胆足少阳之脉，皆起于目锐眦……下加颊车，下颈，合缺盆。"风痰坚结于少阳胆经循行之颈部，故颈之一侧或双侧发生瘰疬，按之不适，推之不移。痰浊结于筋脉，初未伤及皮肤，故皮肤颜色如常。痰盛则脉滑，痰浊坚结，阻遏血脉运行，则脉亦可见沉微。乃风痰著于筋脉结核发为瘰疬，治宜化痰开结，软坚通经，方宜消瘰丸加味：

大贝母100克　牡蛎100克　玄参100克　白僵蚕80克　海藻80克　昆布80克　夏枯草60克

上7味，共研为极细末，过筛，炼蜜为丸如小豆大，每服10克，开水送下，1日3次。

方中用大贝母开郁化痰，玄参、牡蛎、海藻、昆布之咸以软坚，夏枯草散结，白僵蚕祛风痰通行经脉。全方共奏化坚消瘰之效。

2. 气郁瘰疬

颈部一侧生多个瘰疬，大者如梅李之核，小者如豆，压之有痛感，推之可移动，其皮肤颜色不变，多忧思，善太息，脉弦。

《灵枢·本输》说："肝合胆。"情志不遂，则肝气郁结，肝郁则乘其脾土而发为忧思，思则气结，故于肝之胆府经脉循行部位颈侧发生瘰疬，按之有痛感，推之可移动。病结在经脉，初未伤皮肤，故其皮肤颜色不变。《灵枢·口问》说："忧思则心系急，心系急则气道约，约则不利，故太息以伸出之。"脾脉注心中，其发为忧思则心系急，气道约而太息以伸出之，故见喜太息。病乃肝气郁结，故脉象见弦。治宜条达肝气，方用逍遥散加味：

当归10克　白芍10克　炒白术10克　茯苓10克　柴胡10克　炙甘草8克　薄荷3克　生姜3克　青皮10克

上9味，以适量水煎药，汤成去渣，取汁温服，日2次。

肝藏血，而主春升之气，方中用当归、白芍养血活血以和肝；柴胡以升其清阳之气；白术、茯苓健脾培土以防肝之郁陷；《素问·藏气法时论》说："肝苦急，急食甘以缓之。"故用甘草之甘，以缓肝之急迫；同篇又说："肝欲散，急食辛以散之。"故少用薄荷，生姜之辛为佐，以遂其欲散之性，而助肝之用。共奏调达肝气之效，定方曰"逍遥"之所由来也。加青皮入肝以行气。郁解气行而结散，则瘰疬自可消于无形之中。

3. 鼠瘘

瘰疬溃破谓之"鼠瘘"。颈侧肌肉溃烂，久不愈合，常流脓血。

《灵枢·寒热》说："鼠瘘（瘰疬）之本，皆在于藏，其末上出于颈腋之间，其浮于脉中，而未著于肌肉而外为脓血者，易去也。"是瘰疬未溃，尚浮于脉中而未腐败肌肉者，容易治疗，如迁延未治或治而未当，以致瘰疬溃破，则其内著于肌肉而肉腐为脓，成为鼠瘘必将难治，以其发于颈下或腋下，乃足少阳胆经之所养部位，然《素问·血气形志》说："少阳常少血多气。"颈、腋之部少血以养，故鼠瘘颇难愈合收口。治宜补血活血，托脓解毒，方用圣愈汤加味，改汤为丸：

熟地 140 克　当归 120 克　川芎 100 克　白芍 100 克　黄芪 120 克　党参 100 克　雄黄 60 克

上 7 味，共研为极细末，过筛，炼蜜为丸如小豆大，每服 10 克，开水送下，日服 2 次。

方中用熟地、当归、白芍、川芎四物汤以补血活血；党参补中气，以助中焦取汁奉心化赤以生血，血为肉之母，血盛则肉生，黄芪充虚填空以托脓，雄黄解毒。肉生脓去毒解，则鼠瘘之病可愈。

单方：

（1）治瘰疬已溃成鼠瘘者

新鲜猫儿眼 1 把　桐油适量

上 2 味，入于臼内同捣如泥，敷于溃烂部位。

（2）治瘰疬未溃者

白僵蚕 150 克

上 1 味，研为细末，过筛，每服 3 克，1 日 3 服。开水送下。

六、疔疮

疔疮是发病迅速而且危险性较大的一种皮外科疾病。面口、四肢均可发生，而以发生颜面者尤为危险。如果治疗不及时或治疗方法不得当，容易出现疔疮走黄，危及生命。

疔疮初起，症见皮肤上出现粟粒样小颗粒，或红或乌黑，不痛，或痒或麻；随后渐渐出现红肿，根深坚硬，如钉丁之状等。

火热之毒壅聚于肌肤，血络被灼，气血不行，故先见如粟粒样小颗粒，或痒或麻之疔疮；火毒转甚，则其疮下部现红肿，且根深坚硬。此乃火热之毒所致；法当泄火解毒，佐以凉血；治宜黄连解毒汤加味：

黄连10克　黄芩10克　黄柏10克　生地15克　当归10克　红栀子10克　赤芍10克

上7味，以适量水煎药，汤成去渣，取汁温服，日3次。

方中取黄连、黄芩、黄柏、栀子苦寒清热，泻火解毒；取生地、当归、赤芍凉血养血活血。合奏清热解毒，凉血活血之效。

单方：

疔疮初起时，先用竹针将疮头挑破，使之见血不出血（切忌用铁针）。

再取麝香少许，点于挑破的疮面上，外用普通膏药固定。过1~3天化脓则愈。

【案例】

患者某，女，34岁，住武汉市武昌区，某高等学校职工。1974年夏月，上唇部生一疔疮，麻木而肿，经用青霉素注射治疗，其疮即消，旋又生一疔疮于口唇，再用青霉素注射治疗，又消；继而口唇又生一疔疮。口唇肿起，或麻木，遂就诊于余，拟黄连解毒汤加味治之：

黄连10克　黄芩10克　黄柏10克　栀子10克　生地12克　当归10克　赤芍10克

上7味，以适量水煎药，汤成去渣，取汁温服，日2次。

按：《素问·至真要大论》说："诸痛痒疮，皆属于心。"心主血，属火，心火炽盛而成火毒。而脾则藏营，其华在唇，火毒灼营，故疔疮生于脾华之口唇，形成"唇疔"，治以泻火解毒。黄连解毒汤方，用黄连、栀子泻心火；其心为君火，三焦为相火，相火代君火行令，用黄芩泻三焦之相火，泻相火即所以泻君火；用黄柏泻肾火以护肾水，水火相济，肾水旺则可以制心火；脾属土，以肺金为子，而栀子亦泻肺火，实则泻其子，泻肺火即所以泻脾火。且连、柏、芩、栀四者皆苦寒，苦入心而寒胜热，合用之则大泻火毒。加生地、赤芍、当归凉血活血，助黄连解毒汤解毒清营以愈疔疮。药服3剂，疔疮消而至今未再发生。

七、对口疮（脑疽）

对口疮又称"脑疽"，有偏正之分，生于后项入发际正中处，为正对口；生于后项入发际傍开正中线约1寸半处，为偏对口。正对口初起症见红肿疼痛，顶尖根束，时痛时止，位居督脉，为阳热亢盛，属阳证，易愈。偏对口初起漫肿无头，色暗，平塌，坚硬，位居足太阳膀胱经，为寒热错杂，难愈。

对口初起，症见脑后红肿疼痛，顶尖根束，头面耳项均肿，恶寒发热等。

热毒侵袭太阳，聚于脑后，故见脑后红肿疼痛，头面耳项均肿；脑疽初起，故顶尖根束；病在太阳偏表，故见恶寒发热。此为热毒壅聚太阳所致；法当清热解毒，养血活血，兼以散表；治宜黄连救苦汤：

黄连10克　升麻10克　葛根10克　柴胡10克　赤芍10克　川芎8克　归尾10克　连翘10克　桔梗10克　黄芩10克　羌活10克　防风10克　金银花10克　甘草节10克

上14味，以适量水煎药，汤成去渣，取汁温服，日2次。

方中取黄连、黄芩、金银花、连翘、升麻清解热毒；取甘草节泄火毒治痈疽；取赤芍、川芎、归尾养血活血；取柴胡、羌活、防风以散太阳之表邪；取桔梗载药上行；取葛根入膀胱经引诸药直达病所。

单方：
对口疮初起可用"疔疮"初起时的单方治疗。

皮外科病证

八、发背

发背有上、中、下三发背之名，均生于背后正中手可触摸到之处。上发背约生于第7颈椎的下方；中发背约生于正对剑突的背部；而下发背则生于正对肚脐的背部。

发背初起，症见如粟粒样小疖，红痛麻痒，周身拘急，恶寒发热等。

火毒郁于背部一处，故见生长如粟粒样小疖，红肿麻痒；火毒壅盛，火极似水，故见全身拘急；火毒由表而入，故见恶寒发热。

治法：先用竹针挑破（忌用铁针）。

再取白胡椒1粒，研为极细末，撒于挑破的疮面上，外贴普通膏药固定。

九、金疮

金疮指人体被刀斧等金属利器所伤害。

一般表现为局部红肿，出血，疼痛，多无全身症状。

因受利器伤害后，经脉断绝，营卫气血不能循经而行，故有红肿、出血、疼痛等症。治宜活血化瘀、消肿止痛。可用下列方剂。

1. 王不留行散

主治刀斧损伤后，局部红肿疼痛。

王不留行 10 克　白芍 10 克　黄芩 10 克　蒴藋细叶 10 克　川椒 10 克
干姜 10 克　桑东南根白皮 10 克　厚朴 10 克　甘草 6 克

以上9药，用水适量，煎汤，去渣，取汁，日1剂，分2次，温服。

方中王不留行活血通经止痛，蒴藋细叶清毒热、续筋骨；桑东南根白皮主伤中脉绝，流血不止；白芍、黄芩清热凉血，以防腐败脓血；川椒、干姜通行血络，加强血液流行；厚朴行气破滞；甘草解百毒，并调和诸药。诸药合用可收行气活血，凉血止血，通络续筋骨之效。

2. 胶艾汤

主治金创所伤，流血不止。

当归 10 克　白芍 10 克　干生地 15 克　川芎 10 克　阿胶 10 克（烊化）　干艾叶 10 克　炙甘草 10 克

以上 7 药，用水适量，煎汤，去渣，取汁，日 1 剂，分 2 次，温服。

方中四物汤养血活血，阿胶、艾叶补血止血，炙甘草补中，且调和诸药，适用于一切出血患者。

3. 筋骨损伤方

主治刀斧伤害后，筋骨受损。

当归 10 克　川芎 10 克　制乳香 10 克　制没药 10 克　王不留行 10 克自然铜 10 克　骨碎补 10 克

以上 7 药，用水适量，煎汤，去渣，取汁，日 1 剂，分 2 次温服。

方解见"跌打损伤"。

4. 外敷桃花散

生石灰 30 克　大黄 15 克

用生石灰炒大黄，炒至呈红黄色后，去掉大黄，用石灰外敷，包扎牢固。

5. 外用熏洗方

地榆 15 克　艾叶 15 克　旱莲草 15 克

以上 3 药，用水适量，煎汤，先熏后洗。

十、跌打损伤

跌打损伤指不慎跌仆，或从高处坠下，或被他物撞击，而使皮肉筋骨损伤，有破裂与不破裂者，有出血与不出血者。

本证除局部肿胀疼痛外，一般多兼有头昏、胸闷等症。因跌打损伤后，多有瘀血留内，引起气滞不畅，故出现胀痛、胸闷、头昏等。治疗宜行气活血，祛瘀止痛。

1. 桃红四物汤加减

主治跌打后皮肉损伤，或有内伤，局部肿胀疼痛，头昏，胸闷，而筋骨未伤者。

当归 10 克　川芎 10 克　赤芍 10 克　桃仁 10 克　红花 10 克　制香附 10 克

枳壳 10 克　青皮 10 克　制乳香 10 克　制没药 10 克　大黄 10 克（后下）　䗪虫 8 克

以上 12 药，用水适量，煎汤，取汁，去渣，用黄酒兑服。

方中当归、川芎、赤芍养血活血，且川芎又与香附引血中之气，桃仁、红花、䗪虫活血祛瘀，枳壳、青皮理全身上下内外之气，乳香、没药祛瘀止痛，尤其大黄能推陈出新，下瘀血最力，并通泄大便，导瘀血从后阴而出。诸药合用，可迅速祛除瘀血，行滞理气，治疗跌打后肿痛、头昏，胸闷等。

2. 治筋骨损伤方

主治跌打后筋骨受伤，或骨折，或断裂，疼痛难忍，不得行动。

当归 10 克　川芎 10 克　制乳香 10 克　制没药 10 克　王不留行 10 克 自然铜 10 克　骨碎补 10 克

以上 7 药，用水适量，煎汤，去渣、取汁，加酒或童便兑服。如疼痛过甚者，可加制乌头 10 克，同煎服。

方中当归、川芎活血消肿，乳香、没药祛瘀止痛，王不留行活血通经，自然铜、骨碎补专治骨折断裂，可接续筋骨，促其损伤处愈合。痛甚则加制乌头以止痛。全方可治跌打后筋骨损伤。

3. 还可服成药七厘散。

十一、水火烫伤

水火烫伤，指遭受沸水或烈火的侵害，引起皮肤肌肉的损伤。

烫伤有轻有重。轻者损伤面积较小，较浅，伤在表皮。可见皮肤红肿疼痛，或发起水泡。若脱去表皮，则露出新鲜皮肤，可以逐渐干燥痊愈，一般无全身症状。重者损伤面积较大，较深，甚者可深及肌肉或筋骨。可见伤处肉色灰白或焦黑，局部溃烂流水，疼痛剧烈，愈后遗留永久性瘢痕。由于烫伤严重，还可伴有全身症状，如发烧，精神萎靡，神昏谵语，呼吸急促，尿闭等。

治疗：一般轻症无须内服药，只要外治即可，若为重症则需内外合治。

1. 内服黄连解毒汤加味

主治水火烫伤严重，火热之毒攻里，出现发热、神昏等全身症状。

黄连10克　黄芩10克　黄柏10克　栀子10克　生地20克　地榆20克

以上6药，用水适量，煎汤，去渣，取汁，日1剂，分2次温服。

方中诸药均为苦寒泻火解毒之品，其中黄连、黄柏、黄芩、栀子泻火毒，生地、地榆凉血清热，合用可治水火烫伤、热毒攻里之身热、神昏等症。

2. 外用方

（1）地榆散

地榆30克，焙焦研末，用香油调匀，外敷患部。

地榆清热凉血，炒焦后止血燥湿。本方适用于水火烫伤起泡出水者。

（2）清凉膏外敷

取石灰末适量，泡水，澄清，除去石灰，兑入香麻油，调成乳白色糊状，涂于患处。本方适用于较轻的水火烫伤，皮肤灼热疼痛，起泡者。

（3）紫草膏

紫草30克，以香油200克，煎汁，去渣，加入黄腊，搅匀，待冷，敷患处。本方适用于水火烫伤，皮肤溃烂流脓者。

十二、狂犬咬伤

被狂犬咬伤后，可引起中毒发狂，故又称为"狂犬病"。本病是一种严重的传染病，死亡率极高。

被狂犬咬伤后，初期仅见局部有齿痕，或有皮肉腐烂疼痛，并无特殊的全身症状。10多天或几个月后，始觉周身麻木，神昏气短，烦躁口渴，不能饮水，恐惧失眠，小便涩痛。毒性发作则发狂，惊惕，甚至抽搐。

人被咬伤后，必须注射疫苗，以防毒发。治宜清营解毒。

1. 人参败毒散加味

主治感染毒邪，病初起。

柴胡 10 克　前胡 10 克　羌活 10 克　独活 10 克　川芎 10 克　茯苓 10 克　枳壳 10 克　桔梗 10 克　党参 10 克　甘草 10 克　地榆 30 克　紫竹根 50 克

以上 12 药，用水适量，煎汤，去渣，取汁，日 1 剂，分 2 次温服。

方中柴胡、前胡一升一降，搜除周身上下之邪，川芎活血，茯苓淡渗利小便，枳壳、桔梗疏利气机，羌活、独活通经祛邪，地榆清热凉血，紫竹根清热解毒，党参扶助正气，甘草解毒并调和诸药。本方为扶正祛邪之方，可消除毒邪。

2. 蟾蜍脍

活蟾蜍 1 只，剖腹除去肠杂，细切成条状，白糖拌吃。

3. 斑蝥红娘子汤

当归 10 克　赤芍 10 克　红娘子 7 个（去翅头足，糯米炒）　木通 10 克　滑石 10 克　斑蝥 7 个（去翅头足，糯米炒）

以上 6 药，用水适量，煎汤，去渣，取汁，日 1 剂，分 2 次温服。

方中，当归、赤芍凉血活血，红娘子、斑蝥有大毒，以毒攻毒；木通通经利尿，滑石清热利尿，使药毒从尿出。本方有毒，慎服。宜细心观察小便，小便尿血、涩痛者宜加大木通用量。

十三、毒蛇咬伤

人被蛇咬伤，可因蛇的大小，有无毒性、咬伤的部位，及身体强弱的不同而表现各异。一般蛇毒轻，所伤部位离心藏远者，表现症状较轻，治疗比较容易；反之则病情严重，治疗也较困难。

人被蛇咬伤后，局部红肿，灼热，疼痛，或有麻木感向伤口周围扩散。有毒性者，伤口呈灰黑色或黄色；无毒者，不黑不黄。毒蛇咬伤后，如延误治疗，皮肤可出现水痘及组织坏死，全身症状可有视物模糊，或复视，恶心呕吐，神志昏迷等危重证候，治疗宜及时。

1. 紧急处理

患者被毒蛇咬伤后，首先用丝绳扎紧离心近的一端，以免毒气攻心。其次喝好醋一碗以护心，使毒气不易上攻。

2. 内服治毒蛇咬伤方

雄黄 7.5 克　五灵脂 15 克

以上 2 药共研细末，以醋调匀，用以内服、外敷。

3. 外用方

（1）益母草梗（新鲜者）与酒糟共捣烂，敷于患处。

（2）生乌头，捣汁或煎汁，外敷患处。

妇产科病证

一、月经先期

月经周期提前 7 天以上，甚至 10 多日一行者，称为月经先期，亦称月经提前。如果只提前三五天，或偶然提前 1 次，又无明显不适症状，仍属正常范围。

引起本证的原因与病机，主要由于血分有热，或气虚不摄血。血得寒则凝，得热而行。如果血分有热，扰动血海，迫血下行，即可使月经先期而行。气为血帅，功能摄血。如气虚则统摄无权，冲任不调，血海不固，以致月经先期来潮。治宜根据情况，辨证施治。

1. 血热月经先期

（1）实热型　症见月经先期而至，量多，色紫，质稠，或夹有血块，常伴有口干喜冷饮，心胸烦躁，大便燥结，小便短黄；或者心烦易怒，口苦咽干，胸胁满闷，两乳及少腹胀痛，舌苔黄，脉弦数。

前者多因素体阳盛，或过食辛燥助阳之物，使邪热内生，伏于冲任，迫血下行，故月经先期。血热则流行散溢，故经量多。热灼营血，故色紫质稠，或邪热伤络，血与邪热郁结，故夹有血块。热邪伤津，故口渴欲饮，大便干燥，小便短赤。肝藏血，在志为怒。热伏冲任，累及心肝，故又可见心烦易怒，口苦咽干。肝脉循行胸胁，故胸胁闷满，两乳胀痛。治宜泄热凉血，有肝郁症状者，佐以疏肝，用四物汤加减，或丹栀逍遥散。

四物汤加减：

生地 15 克　当归 10 克　白芍 10 克　栀子 10 克　黄芩 10 克　大黄 6 克
以上 6 药，加水适量，煎汤，取汁，去渣，日 1 剂，分 2 次温服。

方中当归和血，生地、白芍清热滋阴，栀子、黄芩清热，大黄泄热，并直入血分。全方可清泻血分之热，以治血分有热的月经先期。

丹栀逍遥散：

柴胡 10克　当归 10克　白芍 10克　白术 10克　茯苓 10克　丹皮 10克　栀子 10克　薄荷 3克（后下）　甘草 8克　生姜 3克

上 10 药，加水适量煎汤，待药将煎成时入薄荷同煎，稍后香气出，取汁去渣，日 1 剂，分 2 次温服。

方中用当归、白芍养血柔肝，柴胡疏肝解郁，白术、茯苓、甘草健脾和中，丹皮、栀子清热凉血，少佐生姜、薄荷之辛散，以补肝之用。全方可疏肝解郁，清热凉血，用治肝郁血热经行先期。

（2）虚热型　症见月经先期，经量少，或较多，色红，质稠，伴口燥咽干，五心烦热，舌红少苔，脉细数。

证因素体阴虚，或久病伤阴，阴虚则生内热，热扰血海，故月经先期而行。水亏血虚火旺，故月经量少、色红、质稠。如虚热伤络，血受热迫，则经量亦可见多。虚热上浮，津液不足，故口燥咽干，五心烦热。治宜滋阴清热凉血，不可过用苦寒之品。用自拟方：

生地 15克　赤芍 10克　丹皮 10克　玉竹 10克　麦冬 10克　茜草 10克　槐花 10克　凌霄花 10克

以上 8 药，加水适量煎汤取汁，去渣，日 2 次温服。

方中用生地、麦冬、玉竹滋阴，赤芍、丹皮、茜草、槐花、凌霄花清热凉血。全方有滋阴清热凉血之功，可治虚热月经先期。

2. 气虚月经先期

（1）心脾气虚型　症见月经先期，量多，色淡红，质稀。伴神疲倦怠，心悸少气，纳少，懒于言语，少腹空坠，舌苔薄，虚弱无力。

证因心气虚血无所主，脾气虚血失所统，故见月经先期，量多、色淡、质稀。心气虚则神疲，心悸，少气。脾气虚则倦怠，纳少懒言，少腹空坠。临床可见偏于心气虚，或偏于脾气虚者，治宜补养心脾，益气固经。用归脾汤或补中益气汤。

归脾汤：

党参 10克　炙黄芪 12克　炒白术 12克　茯神 10克　当归 10克　广木

香 6 克　酸枣仁 10 克　龙眼肉 10 克　远志 10 克　甘草 8 克

以上 10 药，加水适量，煎汤取汁去渣，日 1 剂，分 2 次温服。

方中用党参、炙黄芪、白术、甘草补益脾气；茯神、枣仁、龙眼肉、远志补心安神；当归补血养血，木香理气和胃。诸药合用，可健脾益气，养心补血。心脾气充，摄纳有力，经血得统，自然按时而至。

补中益气汤：

炙黄芪 12 克　党参 10 克　白术 10 克　陈皮 10 克　升麻 3 克　柴胡 3 克　当归 10 克　炙甘草 8 克

以上 8 味，加水适量煎汤取汁去渣，日 1 剂，分 2 次温服。

方中炙黄芪、党参、白术、炙甘草补脾益气；当归和血补血，陈皮理气健脾，少佐柴胡、升麻为使以升举中气。全方可升阳益气，补中固本，使脾能统血，适用于中气虚引起的月经先行。

（2）肾气虚型　症见月经先期，量多，色黯红，伴头晕耳鸣，腰膝酸软，乏力，脉细弱无力等。

证因肾气虚弱，冲任失调，血海不固，致月经先期，量多，色黯。因肾虚不能生精充养髓海骨骼，故见头晕耳鸣，腰膝酸软，乏力等。治宜补养肾气，调和冲任，用右归饮加减：

熟地 10 克　山萸肉 10 克　山药 10 克　肉桂 3 克　附片 3 克　杜仲 10 克　枸杞子 10 克　菟丝子 10 克　女贞子 10 克　五味子 10 克　甘草 6 克

以上 11 药，加水适量，煎汤取汁去渣，日 1 剂，分 2 次温服。

方中用熟地、山萸肉、山药、菟丝子、枸杞子、女贞子培补肾阴；肉桂、附片温煦肾阳；杜仲壮肾强腰膝；五味子滋肾涩精，甘草调和诸药。诸药合用，使肾精充盈，肾阳旺盛，肾气得以充足，冲任调和，月经周期可恢复正常。

二、月经后期

月经周期延迟 7 天以上，甚至四、五十天一行者，称为月经后期，亦称月经错后。如仅延迟三五天，或偶尔推迟 1 次，又无明显不适者，属正常范围。青春期初潮后几个月，或更年期，常有月经推迟，一般不属病证。

引发本证，有血寒凝滞，气血不足及肾虚3种原因。血遇寒则凝，如外感寒邪，或过食寒冷，寒邪入于血分，血液凝滞，运行不畅，冲任欠通，使经不能如期来潮而后延。其次，素体虚弱，气血不足之人，血海不足，冲任亏虚，也可使经血后期。月经的正常来潮与肾气、天癸、冲任密切相关。若肾气虚弱，天癸不足，冲任失调，月经也可后延。

1. 血寒凝滞月经后期

症见经行后期，月经量少，经色乌黑有块，并伴有肢冷畏寒，少腹冷痛，得热则减，纳少便溏，舌苔薄，脉沉弦等。

证因血分有寒，血液凝滞，运行不畅，故见月经后期，经量少而色乌黑。寒邪客于胞宫故经来有血块，少腹冷痛，得热则减。寒为阴邪，易伤阳气，阳气不能温煦，故见肢冷畏寒，纳少便溏。治宜温经散寒通阳，用温经汤：

党参10克　当归10克　白芍10克　川芎10克　阿胶10克（烊化）　吴茱萸10克　桂枝10克　丹皮10克　麦冬15克　法半夏8克　生姜10克　甘草8克

以上12药，用水适量，煎汤取汁，入阿胶烊化，去渣，日1剂，分2次温服。

方中用当归、白芍、川芎、阿胶养血调经，吴萸、桂枝、生姜通阳温经，党参益气，丹皮活血，麦冬、半夏调和冲任，甘草调和诸药。诸药合用，可以温散血中之寒，使血脉通畅，月经后期及其他诸症自除。

2. 气血不足月经后期

症见月经后期，经行量少，色淡，质清稀，伴有小腹空坠，隐痛喜按，面色萎黄，头晕心悸等。

证因气血不足，血海空虚，经血少源，故月经后期，量少，色淡。血虚气弱，运行无力，胞宫失养，故小腹空虚，隐痛喜按。血虚不能上荣于头，故面色萎黄而头晕，血虚不能养心，故心悸。治宜益气补血调经，用八珍益母汤：

党参10克　白术10克　茯苓10克　炙甘草10克　熟地15克　当归10克　白芍10克　川芎10克　益母草12克

以上 9 药，用水适量，煎汤去渣取汁，日 1 剂，分 2 次温服。

方中用党参、白术、茯苓、甘草健脾益气，熟地、当归、白芍、川芎补血和血，益母草活血调经。诸药合用，可使气血充足，经血之源旺盛，月事按时而下。

3. 肾虚月经后期

症见月经后期，量少，色黯。伴头晕耳鸣，腰膝酸软，四肢清冷，尿频色清等。

证因肾气虚弱，天癸不足，冲任亏虚，胞宫不充，故月经后期，量少，色黯。腰为肾之府，肾虚不能充养筋骨，故腰膝酸软。肾开窍于耳，肾精不能充养髓海，故见头晕耳鸣。肾虚阳气不能达于四肢，故四肢清冷。肾阳不能行水化气，故尿频色清。治宜补肾调经，用归芍地黄汤加味：

熟地 15 克　山萸肉 10 克　山药 10 克　茯苓 10 克　泽泻 8 克　丹皮 8 克　当归 10 克　白芍 10 克　菟丝子 15 克　补骨脂 10 克　杜仲 10 克

以上 11 药，用水适量，煎汤取汁去渣，日 1 剂，分 2 次温服。

方中用六味地黄汤补益肾阴；补骨脂、菟丝子、杜仲温补肾阳，益肾填精；当归、白芍养血调经。诸药共用，使阴阳得补，水火协调，肾气充足，阴血旺盛，月经自可按期而至。

三、月经先后无定期

月经不按周期来潮，或提前，或错后，无一定规律，称为月经先后无定期。或称月经愆期，月经紊乱。

月经能按时而至，全由冲脉的蓄溢有常，下泄有度而来。因冲脉起于胞中，上渗诸三阳，下渗诸三阴，为十二经之海。故《素问·上古天真论》说："太冲脉盛，月事以时下。"冲脉蓄溢排泄的功能正常与否，与肝、脾（胃）、肾紧密相关，故有"冲脉属于肝""冲脉本于肾""冲脉隶于阳明"之说，所以月经周期的正常与此三藏密切相关。

1. 肝郁气滞月经无定期

症见月经先后无定期，经行不畅，伴有月经前后乳房胀痛，少腹胀满，胸闷嗳气，舌苔薄白，脉弦等。

肝藏血，主疏泄，司血海。肝气条达，疏泄正常，血海按时满溢，则月经周期正常。若肝气郁滞，疏泄失职，过度则月经先期而至，不及则后期而行，遂使月经先后无定期。肝郁气滞，则经脉不利，故经行不畅，乳房、胸胁、少腹等肝经循行之部位胀痛。肝气欲舒则嗳气。治宜疏肝理气调经，用逍遥散加味：

柴胡 10 克　当归 10 克　白芍 10 克　白术 10 克　茯苓 10 克　薄荷 3 克　甘草 6 克　生姜 3 克　青皮 10 克

上 9 药，用水适量煎汤取汁去渣，日 1 剂，分 2 次温服。

方中柴胡疏肝解郁，薄荷、生姜助其条达，当归、白芍养血调经，白术、茯苓、甘草健脾和胃，加青皮以理肝经之气。全方可使肝气疏达，脾气健运，化源充足。经水自然应时而下。

2. 脾虚升降失常先后无定期

症见月经或前或后，经量时多时少，色淡，质稀，伴神疲倦怠，四肢乏力，食欲不佳，便溏，或浮肿，舌淡，脉缓。

脾为气血生化之源，脾统血，主升。升降有序，水谷精微得以化生输布，气血生化有源，则冲脉血海盈盛，蓄溢有度。如脾之升降失常，血海亦盈空蓄溢无度，遂月经先后无定期，经量时多时少，色淡，质稀。脾虚气少则倦怠乏力，便溏浮肿，脾虚而胃失降则食欲不佳。治宜健脾理气，养血调经，用归脾汤加味：

党参 10 克　当归 10 克　黄芪 10 克　远志 10 克　枣仁 10 克　龙眼肉 10 克　茯神 10 克　广木香 6 克　白术 10 克　甘草 8 克　生姜 5 克

以上 11 药，用水适量煎汤取汁去渣，日 1 剂，分 2 次温服。

方中党参、白术、黄芪、甘草、生姜健脾。脾属土，其母为心火，远志、茯神、枣仁、龙眼肉、当归养血宁神以补心，虚则补其母也。广木香行气醒脾，使气机升降正常。脾气和，冲脉复常，气血流行，则月经自调。

3. 肾虚月经先后无定期

症见月经先后不定，经量少，经色黯，质清。伴面色晦黯，头晕耳鸣，腰骶酸软，尿频色清。

肾为冲任之本，主封藏。如肾气不足，冲任失调，封藏失司，使血

妇产科病证

海蓄溢失常，月经周期紊乱。肾气不足，阴阳两虚，阴不足则经血少，阳不足则经色黯。肾虚血海不足，不能上承于面，故面色晦暗，头晕耳鸣；腰为肾之府，肾虚失养，故腰骶酸软；肾虚气化失常，故小便频数而色清。治宜补肾调经，用归芍地黄汤加味：

熟地 15 克　山萸肉 10 克　山药 10 克　茯苓 10 克　泽泻 10 克　丹皮 10 克　当归 10 克　白芍 10 克　补骨脂 10 克　杜仲 10 克　川断 10 克　肉桂 3 克　附片 3 克

以上 13 药，用水适量煎汤，取汁去渣，日 1 剂，分 2 次温服。

方中用六味地黄汤补益肾阴，补骨脂、肉桂、附片补肾助阳，杜仲、川断益肾强腰膝，当归、白芍养血调经。合用可使肾气充足，血海旺盛，月经正常，诸证自愈。

四、月经一月再现

月经一月再现，是指两次月经之间有规律的周期性出血，非指月经提前或经期延后。亦称经间期出血。

月经按时来潮全由肾气与冲任的阴阳变化，盈虚有节而得。如肝肾阴阳变化失调，或某些因素（如瘀血、湿热）困扰冲任，使其盈虚变化之时，损伤阴络，致两次月经之间出血。因非是经血，故一般量不多。

1. 肝郁火旺经间期出血

症见经间期出血，量少，色红，伴两乳作胀，胁腹胀痛，心烦易怒。

证因情志不舒，肝气郁结，郁久化火，损伤胞络，而见出血，量少，色红。肝郁不舒，故两乳作胀，胁腹胀痛，心烦易怒。治宜条达肝气，解郁泄火，用丹栀逍遥散：

柴胡 10 克　当归 10 克　白芍 10 克　白术 10 克　茯苓 10 克　薄荷 3 克　丹皮 10 克　栀子 10 克　炙甘草 8 克　生姜 3 克

以上 10 药，用水适量，煎汤去渣取汁，日 1 剂，分 2 次温服。

方中用当归、白芍养血活血；柴胡疏肝解郁；丹皮、栀子凉血，清热泻火；白术、茯苓扶脾补土以防肝邪之传；薄荷、生姜之辛散以助肝之用；甘草调和诸药。全方可使肝郁得舒，肝火得清，营血得和，治疗经间期出血。

2. 阴虚内热经间期出血

症见经间期出血，量不多，色红，伴头昏腰酸，大便干，小便黄。

证因房劳多产，或禀赋不足，阴精亏损，变生内热，热伤阴络，而见出血，量不多，色红。肾阴虚，故头昏，腰酸；阴液不足，故大便干，小便黄。治宜滋阴清热，用地骨皮饮：

生地 10 克　当归 10 克　白芍 10 克　川芎 8 克　丹皮 10 克　地骨皮 10 克

以上 6 药，用水适量煎汤，去渣取汁，日 1 剂，分 2 次温服。

方中当归、川芎、生地、白芍为四物汤养血滋阴；丹皮、地骨皮清泄虚热。药味虽简单，药力却集中；可起滋阴清热之效，治疗阴虚内热之经间出血。

3. 血液瘀滞经间期出血

症见经间期出血，量少，色黯，质稠，小腹痛，舌黯，有瘀斑。

因瘀血阻于冲任，在盈虚变化之时，使胞络受损，致血不能正常循经，故见经间期出血。瘀血阻络，血行不畅，故出血量少，色黯质稠，小腹疼痛。治宜活血祛瘀，用土瓜根散加味：

土瓜根 10 克　桂枝 10 克　白芍 10 克　䗪虫 8 克　当归 10 克　川芎 10 克

上 6 味，加水适量，煎汤，去渣取汁温服。日 1 剂，分 2 次服。

方中用当归、川芎、白芍养血活血，利于血行；土瓜根、䗪虫破血祛瘀；桂枝温通阳气，以助血行。6 药合用，功能活血祛瘀。瘀血既除，冲任血海盈虚变化正常，出血自愈。如无土瓜根，可用天花粉代替，功效相同。

4. 湿热阻滞经间期出血

症见经间期出血，量多或少，色红，质黏腻，或如赤白带样。伴神疲乏力，胸闷肢困，纳差，平时白带量多，舌苔腻。

因湿热困于冲任，扰动血海，于盈虚变化之时，湿浊与血俱下，故见出血色红质腻，或如赤白带样。湿热互结，热重则出血量多，胸闷烦躁；湿重则神疲乏力，肢困纳差，白带量多。治宜清利湿热，和血调经。用四物汤合三妙散加减：

当归 10 克　白芍 10 克　川芎 10 克　苍术 10 克　黄柏 10 克　牛膝 10 克　制香附 10 克　菝葜 15 克

上 8 味，加水适量，煎汤去渣取汁温服，日 1 剂，服 2 次。

方中用当归、白芍、川芎和血调经；苍术燥湿；黄柏清热；菝葜既清热，又除湿，且有收敛之功；香附理气解郁；牛膝引药下行。合用可清除湿热，使冲任归于正常，出血停止。

五、月经过多

月经过多，指月经周期基本正常，而经量过多，或持续时间较长，即月经总量多，但能够在一定时间内自行停止。

月经过多的病因病机与月经先期有相同之处，或因血分有热，迫血妄行；或因气虚，统摄无权；另外还有瘀血内阻，血不循经，证治各不相同。

1. 血热月经过多

月经量多，色鲜红，质稠，伴心烦，口渴，欲饮，小便黄，大便结。

血分有热，扰及血海，经行之时，迫血下行，故经量增多。热灼血液，故色鲜红质稠。热邪扰心则心烦，伤津则口渴，尿黄，便结。治宜清热凉血止血，拟方：

生地 12 克　赤芍 10 克　丹皮 10 克　茜草 10 克　槐花 10 克　地榆 10 克　凌霄花 10 克

上 7 味，加水适量，煎汤去渣取汁温服。日 1 剂，服 2 次。

如经量多，色黯红，有臭秽气，大便干结，难解，少腹胀痛，于上方中加栀子 10 克，黄芩 10 克，大黄 8 克。

方中以生地、赤芍、丹皮清热凉血，茜草、槐花、地榆、凌霄花凉血止血。合而清解血分之热，使热去血行归于正常。经血色黯有臭秽气，大便干结者，是热邪化火成毒，故加栀子、黄芩、大黄以加强清泄火毒之力。

2. 气虚月经过多

月经量多，色淡红，质清稀，伴面色㿠白，少气懒言，四肢无力。

气为血之帅，气虚不能摄血，冲任不固，故经血量多。出血过多则经血之生化不及，故经色淡而清。气虚则不能正常运血以布于周身，故面色㿠白，而又少气懒言，四肢无力。治宜益气止血，用补中益气汤加味：

炙黄芪 12 克　炒白术 10 克　党参 10 克　陈皮 10 克　升麻 3 克　柴胡 3 克　当归 10 克　炒艾叶 10 克　阿胶 10 克（烊化）　炙甘草 8 克

上 10 味，加水适量，煎汤去渣取汁温服，日 1 剂，服 2 次。

如血量过多，日久不断，加蒲黄炭 10 克以止血；如腰腹冷痛加杜仲 10 克，补骨脂 10 克温补肾阳。

方中用黄芪、白术、党参、炙甘草补气；升麻、柴胡升提；当归和血；阿胶、艾叶止血；陈皮理气，防止壅滞。诸药合用，可达益气止血之功效。

3. 血瘀月经过多

经血量多，或淋漓不净，色紫黑，有血块，伴小腹疼痛，舌质紫黯，有瘀斑。

瘀血内阻于胞络，络伤血溢故经量多。瘀血内阻新血不得归经，故淋漓不净。瘀血凝结而夹风邪，故色紫黑成块。血瘀经络不通，故腹痛，舌黯，有瘀斑。治宜活血化瘀，兼以止血，用桃红四物汤加味：

生地 10 克　当归 10 克　赤芍 10 克　川芎 10 克　桃仁 10 克　红花 10 克　制香附 10 克　炒蒲黄 10 克　炒五灵脂 10 克　荆芥 10 克

上 10 味加水适量，煎汤去渣取汁温服，日 1 剂，服 2 次。

方中用生地、当归、川芎、赤芍四物汤以养血活血；桃仁、红花、蒲黄、五灵脂行血祛瘀；香附行血中之气，以助祛瘀之力；荆芥散血中之风。全方可使瘀血消除，新血循经，月经正常。

【案例】

患者某，女，39 岁，大学教师。1992 年 10 月 19 日就诊。诉近 2 年来，月经量多，色红，有血块，7 天才能干净。每次月经来潮前口渴，大便干。经行不畅，小腹疼痛，有坠胀感。苔薄白，脉弦而滑。乃血气瘀滞化热，经行失常；治宜活血破瘀，佐以行气，扶正；方以桃红四物汤加减：

当归 10 克　川芎 10 克　赤芍 10 克　制香附 10 克　红花 10 克　桃仁 10 克（去皮尖炒打）　制三棱 10 克　制莪术 10 克　花粉 15 克　炒白术 10 克　党参 10 克

以水煎服，每日 2 次

11 月 2 日复诊：服上方 7 剂，未见明显变化。上次月经 10 月 10 日来潮，现月经期未至，仍拟上方，加丹皮、益母草续服：

当归 10 克　川芎 10 克　赤芍 10 克　制香附 10 克　红花 10 克　桃仁 10 克（去皮尖炒打）　制三棱 10 克　制莪术 10 克　花粉 15 克　丹皮 10 克　益母草 12 克　党参 10 克　炒白术 10 克

以水煎服，日 2 次。

药服 2 剂后，月经来潮，经量明显减少，只有少许血块，月经 4 天即净。又续服 10 剂，月经应期来潮，经量正常，大便通畅，食欲甚佳。惟唇上发生小红疙瘩而感口干，仍拟原方加凌霄花 10 克。前后共服 26 剂药，告经调病愈。

按：肝藏血而主月经，在五行属木而有疏泄之用。肝气不和，失于疏泄，则血气瘀滞而脉见弦象。经行不畅，小腹坠胀疼痛，且经血结块而下，是乃瘀血为病之明征。瘀血停积体内，则正常血液不能循经而流行，以致其随月经而下，故见月经量过多，又有血块，小腹坠胀疼痛。血瘀则气滞化热，血热则经血色红而不见乌黑，脉亦见滑象，且经前即见口渴，大便干之证。治之不祛瘀则无以减少经血过多。破瘀即所以减其过多之血出也。所用方剂，以当归、川芎、赤芍养血活血以调肝；红花、桃仁、三棱、莪术行血破瘀；气为血之帅，气行则血行，故用香附行血中之气，以助瘀血之化除；花粉清热生津止渴，且可活血调经；党参、白术补益脾胃，以防三棱、莪术克伐伤正。后又加入丹皮、益母草以增强凉血活血之效。药证相合，未用止血药而血自止。

六、崩漏

崩漏是指在非月经期而下血不止，或者量多，暴下如注；或者量少，淋漓不尽，持续日久。前者亦称崩中，后者也称漏下。

崩漏是妇科常见的血证病，它的发生，主要因冲任损伤而成。冲任俱起于胞中，损伤后不能制约经血，故非时而下血不止。临床所见有以崩为主者，有以漏为主者，亦有崩漏交替出现者。治疗宜根据发病的原因与情势的缓急，出血的新久，及患者的不同年龄与体质，进行辨证施治。一般而言，崩漏属虚证者多，属实证者少，急则治标，以止血为主，缓则治本，以培补正气为主。但止血应注意少用固涩药，以免留瘀，形成后患。

1. 气虚崩漏

症见非经期而下血不止，量多如注，或量少淋漓不尽，血色淡，质稀。伴头昏乏力，少气神疲，面白无华，失眠心悸，腹部隐痛。

气虚统摄无权，故血暴下不止，或淋漓不尽。气虚血不能化赤，故色淡质稀；气虚阳气不足，则头昏乏力，少气神疲。崩漏失血多，势必血虚，故面白无华；血虚心无所主，故心悸失眠；血虚胞宫失养，则小腹隐痛。治宜益气养血止血，用人参养荣汤：

党参 10 克　炒白术 10 克　炙黄芪 15 克　茯苓 10 克　炙甘草 8 克　熟地 12 克　当归 10 克　白芍 10 克　肉桂 3 克　陈皮 6 克　远志 10 克　五味子 8 克

上 12 味，加水适量，煎汤去渣取汁温服，日 1 剂，服 2 次。

方中党参、白术、茯苓、炙黄芪、炙甘草大补元气；熟地、当归、白芍益血养营；肉桂温阳；远志、五味子养心安神；陈皮理气，使补而不滞；合则补气养营。正气足则摄血有力，可治气虚崩漏不止。

2. 气阴两虚崩漏

症见经乱无期，出血量多，或淋漓不尽。伴头目昏晕，少气神疲，心烦口干。

病久致气阴两虚，气虚更不能摄血，故经乱无期，出血量多，或淋漓不尽。气虚阳气不足，少气神疲；阴血虚不能上承于头，故头目昏晕；阴津亏损故心烦口干。治宜益气养阴，补血止血，用胶艾汤加味：

生地 18 克　当归 10 克　川芎 10 克　白芍 10 克　阿胶 10 克（烊化）　艾叶 10 克　党参 10 克　炙黄芪 10 克　白术 10 克　炙甘草 8 克

上 10 味，加水适量，煎汤去渣取汁，入阿胶烊化。日 1 剂，服 2 次。

方中用党参、黄芪、白术、炙甘草益气；生地、当归、白芍、川芎、阿胶补血养阴；艾叶止血。合而共奏益气养阴补血止血之效。

【案例】

患者某，女，32 岁，住湖北省枣阳农村，1950 年 11 月某日就诊。发病 3 天，非经期下血不止，时多时少，多则如崩，血色淡红。心慌，全身乏力，手足不温，面色白，舌质淡，脉见动象。乃冲任失调，血海不固，病属"血崩"。治宜养血止血，佐以固气，拟胶艾汤加味：

生地 18 克　当归 10 克　川芎 10 克　干艾叶 10 克　甘草 8 克　白芍 10 克 党参 10 克　炒白术 10 克　炙黄芪 10 克　黑姜炭 10 克　阿胶 10 克（烊化）

以水煎服，日 2 次。

药服 2 剂，下血即止。

按：《灵枢·五音五味》说："冲脉，任脉，皆起于胞中。"而冲脉为血海。冲任损伤，失于调和，血海不固，则下血不止，或滴沥不断而为"漏下"，或血出如涌而为崩中。血失多，则无以营养周身，故面白无华而舌质淡。血为气之府，血少则无以载气而气亦衰损，故心慌，全身乏力。阳气不充于四肢，则手足不温。阳气无阴血为偶，则独动于中，故脉见于关部厥然动摇而为"动"象。方用生地、阿胶补血止血；艾叶暖胞宫、和冲任以增强止血之效；当归、川芎、白芍养血活血以导阴血归经；干姜炒炭，变辛为苦，止血而不动血。加党参、白术、黄芪者，乃本"血脱者固气"之法，益气而摄血也。

3. 血瘀崩漏

症见经血非时而下，时下时止。或淋漓不净，或停闭日久又突然崩中下血，继而淋漓不断，或如赤白带样，色紫黑有块，小腹疼痛，舌质黯，脉涩。

瘀血阻于冲任胞宫，新血不安，故经乱无期，非时下血。离经之血时瘀时行，故经血时下时止。冲任阻隔则经水停闭，蓄积满溢则下血不止。瘀血与湿浊共下则成赤白带，故小腹疼痛。治宜活血化瘀，调经止血，用当归阿胶红花瓜仁汤：

当归 15 克　阿胶 15 克（烊化）　红花 12 克　冬瓜仁 10 克

上 4 味，加水浓煎，1 次服完。

方中以当归补血活血，红花活血祛瘀，阿胶补血止血，冬瓜仁利湿排浊，合用活血不伤正，补血不留瘀，可治瘀血造成的崩漏。有些由恶性肿瘤引起的阴道出血腥臭，或下花红脓血者，也可应用。

七、月经过少与闭经

月经过少指月经周期基本正常，但月经量极少，甚至点滴即净；或经期缩短，不足 2 天，量亦少。闭经指年过 18 岁，月经尚未来潮；或已行经，又中断 3 个月以上者。若偶见一二次月经不潮，又无明显不适者，不作有病论。妊娠期、哺乳期、绝经期及少女初潮后数月内停经者，属正常生理现象。由于月经过少与闭经在病机上往往相同，治疗方法亦相通，故两者一并论述。

月经过少与闭经一般有虚实两种情况。虚者因藏府气血不足，血海空虚，无血可下。实者因邪气（或气滞、或血瘀、或痰湿）阻隔，经络不通，故月经量少，或阻闭不通。

1. 气虚月经过少与闭经

（1）肺气虚　症见月经量少，或月事不行，伴燥热，口干，咳嗽，或鼻衄，脉虚。

《素问·评热病论》说："月事不来者，胞脉闭也。胞脉者属心而络于胞中，今气上迫肺，心气不得下通，故月事不来也。"彼则水气迫肺而致月事不来，此则肺气虚而不能行使肃降之职，致心气不得下通于胞中，故月经不潮。肺虚不降，则咳嗽、鼻衄。气虚不能生津则阴虚，故燥热、口干。治宜益肺养阴调经，用麦门冬汤加味：

麦门冬 20 克　制半夏 10 克　党参 10 克　当归 10 克　白芍 10 克　炒粳米 15 克　炙甘草 10 克　红枣 4 枚（擘）

上 8 味，加水适量，煎汤，待米熟汤成，去渣取汁温服，日 1 剂，服 2 次。

方用麦门冬益肺养阴，生津润燥；半夏降气化痰止咳嗽；党参、炙甘草、红枣、粳米补土生金，以复肺气；当归、白芍养血活血宁心，助麦冬、半夏养阴下气。诸药共用，益肺降气，导心气下行，使月经按时而下。

【案例】

患者某，女，16 岁，住湖北省随县某镇，学生，未婚，1952 年冬就诊。3 年前患麻疹后，月经初潮，涉水被浸，旋即咳嗽，唾泡沫浊痰，时而带血，下午微热，心慌，少气，咽喉干燥，有时有半声咳，月经一直未再来潮，苔薄，脉虚数。病乃肺虚气逆，津液不布：治宜补肺降逆，佐以养血化痰；拟以麦门冬汤加味：

麦门冬 20 克　法半夏 10 克　党参 10 克　红枣 4 枚（擘）　粳米 15 克炒
当归 10 克　炙甘草 10 克　款冬花 10 克　紫菀 10 克　大贝 8 克

以上 10 药，用水适量，煎汤，取汁去渣，日 1 剂，分 3 次温服。

按：麻疹乃温热为病。温热之邪，损伤肺阴，致肺失其清肃下行之用，肺气上逆，不能敷布津液，故咳嗽，唾泡沫痰，或时为半声咳而咽喉干燥。咳久则肺络受伤，则见时而痰中带血。阴虚则潮热脉数。痰多津伤而无以化气，以致肺气不足，故少气心慌而脉见虚象，肺气不能清肃下行，则心气不能下通，胞脉闭塞，其月经则停止而不来潮，《素问·评热病论》说："月事不来者，胞脉闭也。胞脉者，属心而络于胞中，今气上迫肺，心气不得下通，故月事不来也。"彼虽为水气迫肺，与此温热伤肺而肺虚者有异，然皆为肺失下行之职，心气不能下通于胞中而月经不来则一。病乃肺虚心逆，治以麦门冬汤方，用麦门冬生津润燥以滋肺阴，半夏止咳化痰，且麦门冬、半夏配方为伍，一以半夏制麦门冬之腻，一以麦门冬制半夏之燥，二者同用，善降逆气，而无偏腻偏燥之弊。观《伤寒论》之"竹叶石膏汤"、《金匮要略》之"温经汤"两方中麦门冬、半夏同用，即可见其义。

《难经·六十九难》说："虚则补其母。"以党参、炙甘草、红枣、炒粳米补土生金，以复肺气。方中加大贝，以助半夏之降逆止咳。诸药共奏益肺止咳，心气下通之效。其加当归者，则为养血活血养心宁心，以助麦门冬汤止逆下气而促心气之下通。药服 7 剂，咳止经通，其病遂愈，至今未复发。

（2）心气虚　症见月经量少或闭经，伴心悸气短，动则尤甚，神疲乏力，少气懒言，脉细弱或结代。

心生血，并主全身之血脉，心气虚则不能生血，亦不能推动血液周流全身，血海空虚，导致月经过少，或闭经。心气虚则少气心悸，动则尤甚。心气衰弱，则神疲懒言。治宜益气养心通经，用炙甘草汤加味：

炙甘草 12 克　麦冬 10 克　党参 10 克　麻仁 10 克　桂枝 10 克　生地 10 克　当归 10 克　阿胶 10 克（烊化）　生姜 10 克　红枣 4 枚（擘）

以上 10 药，用水适量煎汤，去渣取汁，纳阿胶烊化，日 1 剂，分 2 次温服。

方中炙甘草、党参益气；麦门冬、麻仁、生地、当归、阿胶滋阴增液，补血养心；桂枝温经通阳，助心气以行血液；生姜、红枣和中调胃，资气血生化之源。心之气血充足，阴阳协调，月事自能按时而下。

【案例】

患者某，女，17 岁，住湖北省随县某镇，学生，未婚。1953 年 2 月某日就诊。2 年来月经未潮，身体较瘦，食欲不旺。近月余病情逐渐加重。现月事不来，形容消瘦，面色萎黄，唇淡不华，食欲不振，心慌心悸，气息微弱，懒于言语，肢体乏力，卧床不起，脉象虚弱细微。病乃心藏衰弱，气血将竭；治宜通阳益气，养液补血；拟炙甘草汤加味：

炙甘草 12 克　麦门冬 10 克　党参 10 克　火麻仁 10 克　红枣 4 枚（擘）　生姜 10 克　阿胶 10 克（烊化）　生地 10 克　桂枝 10 克　当归 10 克

以上 10 药，加水适量煎汤，取汁去渣，纳烊化阿胶，日 1 剂，分 2 次温服。

按：心生血而主身之血脉。心藏衰弱，失其生血主脉之用。则血气虚少，无以养心和充实血脉而营养周身，故形容消瘦，面色萎黄，唇淡不华，心慌心悸，气息微弱，懒于言语，肢体乏力，食欲不振而见脉虚弱细微之象。心不能生血，无以充养血脉，冲脉空虚，则月经停止而不潮。炙甘草汤方，以炙甘草为君，资中焦之汁以补益真气，桂枝、党参通阳益气，麦门冬、火麻仁、阿胶、生地、当归增液补血，生姜、红枣和胃调中，以启不振之食欲，资气血化生之源。药服 5 剂，诸症退而月信至，身体逐渐康复有力，病告愈。

（3）脾气虚　症见月经量少，或闭经，伴面色萎黄，倦怠乏力，纳少便溏，肢肿腹胀。

脾主运化输布营养精微，升清降浊，为气血生化之源，且益气，统

妇产科病证

血，主四肢肌肉，运化水湿。脾虚则血无从生化，血海空虚，故见月经量少，或经闭。脾病致消化吸收障碍，则倦怠乏力，纳少便溏，面色萎黄。脾主肌肉，虚则不能运化水湿，则水湿浸渍于肌肤，则发生肢肿腹胀。治宜健脾益气调经，用归脾汤：

党参 10 克　炙黄芪 10 克　白术 10 克　茯神 10 克　当归 10 克　木香 6 克　炒枣仁 10 克（打）　龙眼肉 10 克　远志 10 克　炙甘草 8 克

以上 10 药，用水适量，煎汤取汁去渣，日 1 剂，分 2 次温服。

方中用党参、黄芪、白术、炙甘草健脾益气；木香理气醒脾；茯神、枣仁、龙眼肉、远志、补心益脾之母；当归养血调经。诸药合用，使脾健而气血化生之源旺盛，月事自然正常。

（4）肾气虚　症见月经量少，甚至闭经，伴腰酸，头晕耳鸣，少寐健忘，倦怠乏力。

肾气亏虚，精血不足，故经来量少，或闭经不行。腰为肾府，肾虚腰失所养故腰酸；肾主骨生髓，肾虚髓海不足，故头晕耳鸣，健忘少寐；肾精亏虚，故全身倦怠乏力。治宜补肾填精，用右归饮加味：

熟地 10 克　山萸肉 10 克　山药 10 在　枸杞子 10 克　杜仲 10 克　制附子 3 克　肉桂 3 克　补骨脂 10 克　菟丝子 10 克

上 9 味，加水适量，煎汤，去渣取汁温服，日 1 剂，煎服 2 次。

方中用熟地、山萸肉、山药、枸杞子、菟丝子培补肾阴，填充肾精；附子、肉桂、补骨脂温养肾阳；杜仲壮腰健肾。服后可使肾精充足，冲任旺盛，月经正常。

2. 血虚月经量少或闭经

症见月经量少或闭经，伴头晕目眩，唇淡，面白无华，失眠多梦，口燥咽干。

血虚则血海空虚，故月经量少或闭经。血虚不能上荣于头，故头晕目眩，面白无华而唇淡。血虚肝失所藏，魂魄不定，故失眠多梦。血虚阴津即亏，故口燥咽干。治宜补血益阴，用四物汤加味：

生地 10 克　熟地 10 克　当归 10 克　白芍 10 克　川芎 6 克　阿胶 10 克（烊化）　麦冬 10 克　炙甘草 8 克

上 8 味，加水适量，煎汤，取汁去渣温服。日 1 剂，煎服 2 次。

方中用熟地、当归、白芍、川芎补血；生地、麦冬、阿胶滋阴；炙甘草补中益气。诸药共用滋补阴血，使血海充盈，月经按时而下。

3. 肝郁气滞月经过少或闭经

症见月经量少或闭经，伴胸胁胀满，两乳胀痛，烦躁易怒，口干苦，善太息。

肝失条达，气郁不舒，不能行血，冲任欠通畅，则月经量少或闭经。肝郁则烦躁易怒，口干苦，善太息。肝气郁则经脉不畅，故胸及两乳胀痛。治宜疏肝理气调经，用逍遥散加味：

柴胡 10克　当归 10克　白芍 10克　白术 10克　茯苓 10克　郁金 10克　薄荷 6克　生姜 3克　甘草 8克

上 9 味，加水适量，煎汤，去渣取汁温服。日 1 剂，煎服 2 次。

方中用柴胡、郁金疏肝解郁；当归、白芍养血柔肝；白术、茯苓补土，以防肝邪之传；薄荷、生姜味辛而助肝之用；甘草调和诸药。全方可使肝舒脾健，气血调和，月经正常。

4. 血瘀月经量少或闭经

症见经量少，有血块，或闭经不行，伴有小腹疼痛拒按，胸胁胀满，舌质紫黯，脉弦或涩。

瘀血内停，积于血海，冲任受阻，故月经量少，有血块，或闭经不行。血瘀气滞，故小腹疼痛，胸胁胀满。治宜桃红四物汤合下瘀血汤：

生地 10克　当归 10克　赤芍 10克　川芎 10克　桃仁 10克　红花 10克　大黄 10克　䗪虫 6克

上 8 味，加水适量，煎汤，去渣取汁温服。日 1 剂，煎服 2 次。

方中用生地、当归、赤芍、川芎养血活血；桃仁、红花、䗪虫破血祛瘀；大黄通便下瘀血。瘀血除，经脉通，月经自下。

5. 寒凝月经量少或闭经

症见月经量少，涩滞不畅，或闭经。伴小腹清冷绞痛，得热则减，四肢不温，白带量多清稀。

血遇寒则凝，凝则不行，故经行量少且不畅，或闭经。寒邪客于胞宫，故小腹冷痛，白带量多清稀。寒为阴邪，阻遏阳气，故四肢不温。治宜温经散寒，用当归四逆加吴茱萸生姜汤：

当归 12 克　桂枝 10 克　白芍 10 克　细辛 6 克　木通 10 克　吴茱萸 10 克　生姜 10 克　炙甘草 10 克　红枣 4 枚（擘）

上 9 味加水适量煎汤，去渣取汁温服。日 1 剂，服 2 次。

方用当归、白芍、红枣养血；细辛、木通、桂枝温通经脉；吴茱萸、生姜散寒；甘草调和诸药；共奏养血散寒通经之效。

【案例】

患者某，女，38 岁，住湖北省随县某镇，家庭妇女。1953 年春月某日就诊。1 年前开始发生月经错后，每次月经来潮皆愆期，或愆期数天，或愆期 10 余天，经色乌黑，半年后月经停止来潮。现月经停止半年，小腹部不温，四肢厥冷，苔薄白，脉沉涩细缓。乃肝寒脉凝，血行不通，导致月经停止，而病"闭经"；治宜养血通脉，温经散寒；拟当归四逆加吴茱萸生姜汤：

当归 12 克　桂枝 10 克　白芍 10 克　红枣 4 枚（擘）　细辛 6 克　木通 10 克　炙甘草 10 克　吴茱萸 10 克　生姜 10 克

以上煎服，日 2 次。

药服 5 剂病愈。

按：《素问·上古天真论》说："女子……天癸至，任脉通，太冲脉盛，月事以时下。"王冰注："所以谓之月事者，平和之气，常以三旬而一见也。故愆期者，谓之有病。"今月经愆期至六七个月而未一潮，其为闭经之病矣。《灵枢·五音五味》说："冲脉，任脉、皆起于胞中。"冲为血海而为肝所主，肝居下焦，肝寒则所主之血海失其温养。《素问·举痛论》说："寒气入经则稽迟，泣而不行。"故其小腹不温而月经始而愆期，继而闭止。阴血虚寒，不与阳气相顺接，故手足为之厥冷。血中阳气不足，血行不利，不能鼓脉外出，则脉见沉涩而细缓。当归四逆加吴茱萸生姜汤方，用当归、白芍、红枣活血养血，细辛温经散寒，桂枝通血分之阳，木通通经络之滞，甘草补中以益血气生化之源，吴茱萸、生姜以逐陈寒，共奏养血通脉之效。方中桂枝、白芍、甘草、生姜、红枣为桂枝汤，善和营卫，调和血气，复其阴阳顺接之常，使寒去脉通，厥回经潮，故服药 5 剂病愈。

6. 痰湿月经量少或经闭

症见月经量少或闭经，伴头目晕眩，纳呆，肢体困重，白带量多，形体肥胖。

痰湿阻滞，气血不畅，冲任壅塞，故月经量少或停闭，痰湿上壅清阳不升于头目，则头目眩晕；痰湿困脾，脾阳不运，则纳呆而身体困重。湿浊下注则白带量多。

治宜祛痰除湿，活血调经，用二陈汤加味：

苍术 10 克　白术 10 克　制半夏 10 克　陈皮 10 克　茯苓 10 克　制香附 10 克　枳实 10 克　当归 10 克　川芎 10 克　炙甘草 8 克

上 10 味，加水适量，煎汤，去渣取汁温服。日 1 次，服 2 次。

方中用苍术、白术健脾燥湿；半夏、陈皮、茯苓、甘草（二陈汤）化痰；香附、枳实理气，助祛痰之力；当归、川芎活血调经。适用于由痰湿阻滞引起的月经量少或闭经。

如兼形寒肢冷，腰背酸重，脉沉者，属脾肾阳虚，水湿不化，阻碍冲任。治宜温阳祛湿通经，用真武汤加味：

白术 10 克　茯苓 10 克　芍药 10 克　附子 10 克　当归 10 克　生姜 6 克　木通 10 克

上 7 味加水适量，煎汤，去渣取汁温服。日 1 剂，服 2 次。

方中用白术、茯苓健脾利湿，附子、生姜温阳化气，芍药、当归、木通活血通经。全方可温肾健脾利水，水湿既去，气血冲任可通，月经自可正常。

八、痛经

妇女在月经前后或行经期间，觉小腹及腰骶疼痛，甚至因痛剧而昏厥，影响正常活动者，称为痛经。

痛经的发病机制，或因内伤气血，或外感寒湿邪气，或由情志不调，引起气血运行不畅，导致冲任瘀阻，不通则痛；或者冲任胞宫不得濡养而痛。

1. 气滞血瘀痛经

经期或经前小腹胀痛或刺痛，疼痛拒按。有时疼痛连及腰腿或胸胁

妇产科病证

乳房。伴经行不畅，色紫黯有血块，血块下后痛减。舌发紫黯有瘀斑，脉弦涩或沉涩。

冲任气血郁滞，流行不畅，故在经期或经前小腹疼痛拒按。气滞明显者以胀痛为主，血瘀明显者以刺痛为主。冲脉系于肾而络胞宫，上行于胸胁，下走于腿部，故痛甚则连及腰腿胸胁乳房。气滞血瘀故经行不畅，血有瘀块。瘀块排出，瘀滞减轻，气血暂通，故疼痛稍减。舌紫黯瘀斑，脉弦，俱为气滞血瘀之征象。治宜行气活血，祛瘀止痛，用桃红四物汤加减：

当归 10 克　赤芍 10 克　川芎 10 克　桃仁 10 克　红花 10 克　制香附 10 克　制乳香 10 克　制没药 10 克　酒制大黄 8 克

上 9 味，加水适量，煎汤，去渣取汁温服，日 1 剂，服 2 次。

加减法：胸胁乳房胀痛明显者，加柴胡 10 克、枳壳 10 克；刺痛明显者加蒲黄 10 克、五灵脂 10 克；形寒肢冷者加肉桂 5 克、附子 8 克、乌药 10 克；经色紫黯有风者加荆芥 10 克；恶心呕吐者加吴茱萸 10 克、生姜 10 克；兼腰腿痛者加杜仲 10 克、补骨脂 10 克、威灵仙 10 克。

方中用当归、赤芍活血，川芎、香附行气，桃仁、红花、酒大黄祛瘀，乳香、没药活血止痛。用后可使气顺血调，瘀滞排除，疼痛自止。

2. 寒湿凝滞痛经

经期或经前小腹疼痛，得热则减，按之痛甚，经量少，经色黯，形寒肢冷，舌苔白腻，脉沉紧。

寒湿之邪，客于冲任，与经血相搏，使经血流通不畅，故小腹冷痛。寒湿为阴邪，得热则凝滞稍解，故疼痛减缓。血遇寒则凝，故经量少且色黯。寒湿为病，阳郁不伸，故形寒肢冷。治宜散寒除湿，活血止痛，用当归四逆加吴茱萸生姜汤：

当归 10 克　桂枝 10 克　白芍 10 克　细辛 6 克　木通 10 克　炙甘草 10 克　吴茱萸 10 克　生姜 10 克　红枣 3 枚 (擘)

上 9 味，加水适量，煎汤，去渣取汁温服，日 1 剂，服 2 次。

方中以桂枝、细辛、吴茱萸、生姜温经散寒除湿，当归、芍药活血，木通通经脉以流畅血气，红枣和中，甘草调和诸药。合之可解除小腹冷痛及形寒肢冷等症，用于寒湿凝滞之痛经最为适宜。

3. 气血虚弱痛经

经期或经后小腹隐痛或坠痛，喜按，经量少，色淡，质稀，伴面色㿠白，神疲乏力，心悸多梦，食欲不振。

冲任不足，经行之后，血海更虚，故经后小腹隐痛喜按。气虚则阳气不足，血虚则精血不荣，故月经量少，色淡，质稀，面色㿠白，神疲乏力。血虚不能养心则心悸多梦，气虚脾阳不振则食欲差。治宜益气补血，用八珍汤加味：

党参10克　炒白术10克　茯苓10克　炙甘草10克　炙黄芪12克　熟地10克　当归10克　白芍10克　川芎10克　阿胶10克（烊化）

上10味加水适量，煎汤去渣取汁，入阿胶烊化，日1剂，分2次温服。

方中用党参、白术、茯苓、炙甘草、黄芪益气健脾；熟地、当归、白芍、川芎、阿胶补血柔肝养心。用后可使气血充足，冲任血海旺盛，胞宫得养，疼痛自除。

九、经期乳房胀痛

每逢经期或月经前后，即感乳房或乳头胀痛，甚至不能触摸，月经过后，可自行缓解者，称为经期乳房胀痛。

1. 气血郁阻乳房胀痛

每于月经期间乳房胀痛，经前尤其明显，甚至不能触摸，多伴有胸胁及小腹胀痛。

乳房由阳明经脉所主，乳头属厥阴肝经。经行时，阴血从冲脉血海下注胞宫。冲脉起于胞中，散于胸胁，隶属阳明。肝主血海，若肝气郁滞，失于条达，经行时则影响冲脉和阳明气血的运行，致乳房经络不畅，遂见乳房胀痛。胸胁及小腹胀痛均为气血不畅的表现。治宜行气活血，通络止痛。偏于肝郁气滞以胀为主者用柴胡疏肝散加味，偏于血阻以痛为主者用四物汤加味。

柴胡疏肝散加味：

柴胡10克　枳壳10克　白芍10克　甘草8克　制香附10克　川芎10克川楝子10克　玄胡10克

上 8 味，加水适量煎汤，汤成去渣，取汁温服，日 1 剂，煎服 2 次。

方中用柴胡、枳壳、香附、川楝子疏肝理气；白芍平肝除血痹；川芎、玄胡行气和血；甘草调和诸药。合用共奏疏肝理气，消胀止痛之效。

四物汤加味：

生地 10 克　当归 10 克　白芍 10 克　川芎 10 克　制香附 10 克　枳壳 10 克　青皮 10 克　丝瓜络 30 克

上 8 味，加水适量煎汤，汤成去渣，取汁温服，日 1 剂，煎服 2 次。

方中用生地、当归、白芍、川芎活血；香附、枳壳、青皮理气、助活血之力；丝瓜络能通乳房经络，消胀止痛。

2. 气血虚弱乳房胀痛

症见乳房隐隐作痛，月经期后明显，伴面白无华，气短乏力。

因气血不足，经期尤甚，乳房失养，故隐隐作痛。血虚不荣头面，故面白无华；气虚不充于一身，故气短乏力。治宜益气养血，理气止痛，方用八珍汤加味：

熟地 15 克　当归 10 克　白芍 10 克　川芎 8 克　炒白术 10 克　茯苓 10 克　党参 10 克　炙甘草 8 克　青皮 10 克

上 9 味，加水适量煎汤，汤成去渣，取汁温服，日 1 剂，煎服 2 次。

方中熟地、当归、白芍、川芎为四物汤，用以养血。白术、茯苓、党参、炙甘草为四君子汤，用以益气。合为八珍汤以补益气血，加青皮理气止痛。

3. 痰湿郁阻乳房胀痛

症见月经期内或月经前后乳房胀痛，扪之有结块，脘腹满胀，月经不调，舌苔腻，脉滑。

因痰湿壅盛，阻于冲任与阳明经脉，经行时，痰湿随气血流注乳房经络，故经行乳房胀痛，扪之有块。冲脉与阳明受阻，故上见脘腹胀满，下为月经不调。舌苔腻，脉滑为痰湿壅盛之象。治宜化痰通络，理气结散，方用二陈汤加味：

制半夏 10 克　陈皮 10 克　茯苓 10 克　甘草 6 克　浙贝母 10 克　夏枯草 10 克　鹿角霜 10 克

上 7 味，加水适量煎汤，汤成去渣，取汁温服，日 1 剂，煎服 2 次。

方中用半夏，茯苓化痰祛湿；浙贝、夏枯草化痰散结；陈皮理气；鹿角霜化痰通络；甘草调和诸药。合而共奏化痰散结之效。

十、经行寒热

每逢经期或行经前后，出现恶寒发热，或乍寒乍热，月经过后自然痊愈者，称经行寒热。

引起经行寒热者，一则为营卫不和，二则为肝胆失调。

1. 营卫不和经行寒热

每逢经期或月经前后，即恶寒发热，如感冒之状，并伴有自汗、神疲、肢软等症。

因素体气血虚弱，或劳倦过度，或久病失养，经行时气随血泄，营卫失和。卫气虚，卫外失固则恶寒，自汗；营气弱，阴虚而发热。卫虚中阳不振则神疲肢软。治宜养血和血，调和营卫，用四物汤合桂枝汤：

生地 10 克　当归 10 克　川芎 10 克　白芍 10 克　桂枝 10 克　炙甘草 8 克　生姜 6 克　红枣 4 枚（擘）

上 8 味加水适量，煎汤，去渣取汁温服，日 1 剂，煎服 2 次。

方中用生地、当归、川芎养血和血；桂枝、白芍、甘草合以通阳和阴，调合营卫；生姜、红枣和中。合而共用，可使气血健旺，营卫和调，寒热可除。

2. 肝胆失调经行寒热

每逢经期或月经前后，即出现乍寒乍热，或往来寒热，有如疟状，伴呕恶、心烦等症。

《灵枢·阴阳系日月》说："肝者，足厥阴也。"厥阴居两阴交尽、一阳初生的阴阳界位，为阴阳错杂之经，而与胆足少阳经脉为表里，故或肝经自病则厥热胜复，或连及胆经则寒热往来。情志不舒，肝气郁结，肝藏血，主月经。故月经期间证见乍寒乍热或寒热往来，如疟状。肝郁则胆逆，胆逆夹胃气逆上，故呕恶；胆气通于心，胆气不顺，则心烦。《灵枢·本输》说："肝合胆。"胆为肝之府，府为藏用，治宜和解胆府，燮理阴阳，用小柴胡汤加味：

柴胡 15 克　黄芩 10 克　法半夏 10 克　党参 10 克　生姜 10 克　炙甘草 8 克　红枣 4 枚（擘）　当归 10 克　川芎 8 克

上 9 味以水适量煎药，汤成去渣取汁温服，日 1 剂，煎服 2 次。

方中柴胡得少阳冲和之气，独入足少阳胆经，气味轻升，能升少阳之清气，清气升则浊阴降，故用为君。胆逆则火生，故用黄芩泄火以佐之。半夏、生姜以降胆胃之逆，党参、红枣、甘草补中助正，以利于少阳清气之升发。加当归、川芎以和血调经。少阳升，胆气和，则肝条达而经期寒热已。此则藏病治府之一例也。

十一、经期头痛

经行头痛，指经期或月经前后头部疼痛，月经过后自行缓解。

1. 血风头痛

经前或经期头部胀痛不已，伴头晕，月经量少，色紫。

因风邪侵入血分，经期气血旺盛，风邪上扰而头部胀痛，并头晕。风为阳邪，易化热，热灼血液，故经量少而色紫。治宜养血祛风，用四物汤加味：

生地 10 克　当归 10 克　白芍 10 克　川芎 10 克　荆芥 10 克　防风 10 克　僵蚕 10 克　薄荷 10 克

上 8 味加水适量，煎汤去渣取汁温服，日 1 剂，煎服 2 次。

方中用当归、白芍养血活血，生地凉血清热，荆芥、防风、薄荷疏风，僵蚕祛风，配合川芎专治头痛。诸药合用，可祛除血中之风而治头痛。

2. 血瘀头痛

经前或经期，头痛剧烈如锥，固定不移，伴经行不畅，量少，有血块。

经行以气血通畅为顺。肝主月经，其脉上头。今内有瘀血，行经时瘀血随经血而动，阻于肝经经络，头部经脉不通，不通则痛，故经期头痛。经血瘀阻，故经行不畅，量少而有血块。治宜破血祛瘀，用桃仁承气汤：

制大黄 10 克　芒硝 10 克（烊化）　炙甘草 8 克　桂枝 10 克　桃仁 10 克（去皮尖炒打）

上 5 味，加水适量，煎汤去渣取汁温服，日 1 剂，煎服 2 次。

方中用桃仁、大黄破血祛瘀，芒硝助大黄导瘀下出，桂枝温通血脉，炙甘草调和诸药，并防通下太过耗伤正气。用后可使瘀血祛除，气血通畅，消除头痛。

3. 肝郁不舒头痛

每逢经期或月经前后，即感头部隐痛不适，烦躁口苦，两胁胀满。

多因平素情志抑郁，肝气不舒，月经期间肝气随冲气上逆而头痛。肝郁则烦躁易怒；郁而化热则口苦；肝经布于两胁，故两胁胀满。治宜疏肝解郁，和血止痛，用逍遥散加味：

柴胡 10 克　当归 10 克　白芍 10 克　白术 10 克　茯苓 10 克　枳壳 10 克　薄荷 3 克　煨生姜 1 块　甘草 8 克

上 9 味，加水适量，煎汤去渣取汁温服，日 1 剂，煎服 2 次。

方中用柴胡疏肝解郁，枳壳以增强柴胡疏散条达之功；当归、白芍养血柔肝；白术、茯苓、甘草培补脾土；薄荷、生姜以遂肝之条达。本方舒肝郁而实脾土，可治肝气不和所造成的多种病症，故对肝郁不舒所致的经行头痛有效。

4. 肝肾阴虚头痛

经期或经后头部空痛或隐痛，伴头晕耳鸣，神疲乏力，腰膝酸软，经量少。

肝肾素虚，月经期间气血外泄，则肝肾更虚。肾藏精，生髓充脑，肾虚则脑海不足，故头部空痛或隐痛，《灵枢·海论》说："髓海不足则脑转耳鸣。"今肾虚则髓海不足，故头晕耳鸣。肾虚则失其"作强"之用，故神疲乏力，腰膝酸软。阴虚精血不足，故经量少。治宜滋补肝肾，用左归饮加味：

熟地 10 克　山萸肉 10 克　山药 10 克　枸杞子 10 克　茯苓 10 克　炙甘

草8克　肉苁蓉10克　五味子8克

上8味，加水适量煎汤，去渣取汁温服，日1剂，煎服2次。

方中用熟地、山萸肉、山药、枸杞子、肉苁蓉、五味子滋补肝肾阴精；茯苓淡渗利湿，防滋补过腻；炙甘草调和诸药。全方重在补阴，阴精盛则气血旺，髓脑充，头痛自愈。

十二、经期鼻衄

每逢经期或行经前后，鼻中即出血者，称为经行鼻衄，亦称"倒经""逆经"。多因藏府血分有热，热伤络脉而血出，经期冲气上逆，血随冲气逆于外而发鼻衄。

1. 肺燥阴虚经行鼻衄

经期或行经前后鼻中出血，量少，色黯。伴鼻咽干燥，干咳少痰，皮毛不润，手足心热。月经常提前，量少，舌红少苔，脉虚数。

肺燥化热，损伤经络，血随上逆之冲气溢于外，故经行前后鼻中出血，量少，色黯。肺燥津伤，故鼻咽干燥，干咳少痰。肺主皮毛，津伤不能濡养，故皮毛不润。津伤致阴分不足，阴虚则内热，故手足心热，舌红少苔，脉虚数。热伤胞络，故月经提前而量少。治宜润肺生津，滋阴降逆，用麦门冬汤：

麦门冬15克　法半夏8克　党参8克　甘草8克　粳米15克　红枣4枚（擘）

上6味，加水适量煎汤，去渣取汁温服，日1剂煎服2次。

方中用麦冬滋阴润肺生津为主药；半夏降逆下气；党参、甘草益气生津；粳米、红枣健脾，补肺之母。全方可滋阴润燥，益肺降逆，使肺燥得解，冲气得降，则鼻衄可愈。

2. 血热经期衄血

经期或行经前后鼻中出血，量多，色红，心烦，尿黄，月经常提前，量少，或闭经不行。

血分有热，热迫血妄行，随冲气上逆于外，故经行鼻衄，量多，色红。热扰于心则心烦，热伤阴津则尿黄，便结。热扰冲任，故月事提前。因衄血量多，故经行量少，甚或不行。治宜清热凉血，用四物汤合泻心汤加减：

大黄10克　黄连10克　黄芩10克　生地12克　当归10克　白芍10克
丹皮10克　牛膝10克

上8味加水适量煎汤，去渣取汁温服。日1剂，煎服2次。

方中用大黄、黄连、黄芩泻火清热，生地、丹皮凉血，当归、白芍
养血和血，牛膝引血下行。全方可清泻血分之热，引导上逆之血循经下
行，适于血热经行吐衄者。

十三、经期浮肿

每逢经期或月经前后，肌肤即发生浮肿，月经过后自行消退，称为
经行浮肿。多由气虚运化不利，或气滞水湿内停而引起。

1. 气虚不运浮肿

经期或月经前后，早起面目浮肿，下午则面目肿消而两足浮肿，倦
怠乏力，食少腹满，满而按之濡，或自汗短气，苔薄白，脉虚弱。

素体气虚，经行之时血气外泄，气虚尤甚，致气血运行不利，遂见
早起头面肿，下午两脚肿。因气虚不充于肢体，故倦怠乏力，或自汗短
气。气虚脾不健运，故食少腹满而按之濡软。治宜补脾益气，佐以行
气，用六君子汤：

党参10克　白术10克炒　茯苓10克　法半夏10克　陈皮10克　甘草6
克　生姜6克

上7味，加水适量煎汤，去渣取汁温服。日1剂，煎服2次。

方中用党参、白术、茯苓、甘草补脾益气，半夏燥湿，生姜和胃，
陈皮理气，以行气滞。

2. 气滞水停经行浮肿

经期或行经前后，周身皮肤浮肿，按之凹陷不起，小便色黄，食欲
不振，腹胀，身体重着，舌苔腻，脉濡。

气滞血行不畅，津液不行，停聚而成水湿，渍于肌肤，故见身体皮
肤浮肿，按之凹陷不起而小便色黄。水湿停聚于皮肤，湿气通于脾，故
影响脾之运化，而证见食欲不振和腹部胀满。湿邪黏腻，故身体重着，
苔腻脉濡。治宜调经理血，行气利湿，用四物汤合五皮饮加减：

当归 10 克　白芍 10 克　川芎 10 克　茯苓皮 20 克　大腹皮 10　桑皮 10 克　陈皮 10 克　生姜皮 10 克　木通 10 克

上 9 味，加水适量煎汤，去渣取汁温服，日 1 剂，煎服 2 次。

方中用当归、白芍、川芎调经理血，桑皮、陈皮、茯苓皮、大腹皮、生姜皮、木通利水消肿。诸药合用，可使气血正常运行，祛除水湿，消除浮肿。

十四、经期小便不利

每逢经期即感小便不利，或频数急痛，或尿多失控，月经过后自行好转，多由热扰膀胱，或气化不利所致。

1. 血热经期小便不利

经期小便不利，尿黄赤短少，小便频数急痛，月经量多色红，心烦口渴，小腹痛。

血分有热，经行时下迫血海冲任，扰及膀胱，故小便频数急痛，尿短赤黄，小腹痛。血热迫血下行，故月经量多而色红。内有热邪，津液被伤则口渴，热邪扰心则心烦。治宜清热利尿，和血调经。用四物汤合四苓散加味：

生地 10 克　当归 10 克　白芍 10 克　川芎 8 克　猪苓 10 克　茯苓 10 克　白术 10 克　泽泻 10 克　木通 10 克　滑石 10 克　白茅根 15 克

上 11 味加水适量煎汤，去渣取汁温服。口 1 剂，煎服 2 次。

方中生地、当归、白芍、川芎和血调经；白术、茯苓、猪苓、泽泻、滑石清热利尿；白茅根、木通清血热，利水道以增强其利尿作用。全方可理血调经，清热利尿，治疗经期小便频数急痛，尿黄短赤。

2. 阳虚经期小便不利

经期小便不利，尿意频频，甚至不能控制，尿短色白，无急痛，大便溏薄，小腹清冷。平素阳气不足，行经时则血气下泄，阳虚尤甚，不能正常化气行水，故尿意频频而短少；因无阳热之化，故尿色白而无急痛；阳虚不能温煦，故小腹清冷；水湿内郁故大便溏薄。治宜温阳行水，借用真武汤加减：

熟附片 10 克　炒白术 10 克　茯苓 10 克　生姜 10 克　干姜 10 克　山药 10

克　瞿麦 8 克　当归 10 克　川芎 10 克

上 9 味加水适量煎汤，去渣取汁温服，日 1 剂，煎服 2 次。

方用真武汤温阳散寒，化气行水，因其大便溏薄，乃中阳不运，故去动胃之白芍，加温中之干姜，并加山药补脾，以助干姜之止便溏，加瞿麦利水以助真武汤之利小便。加当归、川芎者为调理经血之用。

十五、经期大便不调

每逢经期即出现大便不调，或稀溏泄泻，或便秘难解，月经过后自行好转，称为经期大便不调。

1. 经行腹泻

每逢经期或月经前后，大便即稀溏泄泻，伴脘腹胀满不适，以午后为甚，神疲乏力，月经量多色淡。

平素脾虚，月经期间气血流失，脾气更加虚弱，故大便稀溏，腹部胀满，午后尤甚。气虚摄血无权，故经量多色淡。脾虚阳气不振则神疲乏力。治宜益气健脾调经，用四物汤合理中汤加减：

熟地 10 克　当归 10 克　附片 8 克　川芎 10 克　党参 10 克　炒白术 10 克　干姜 10 克　炙甘草 8 克

上 8 味，加水适量，煎汤去渣取汁温服。日 1 剂，煎服 2 次。

如兼有腰膝酸软，畏寒肢冷者，属脾肾两虚，宜于上方中加杜仲 10 克，补骨脂 10 克。

方中用党参、白术、炙甘草益气健脾，干姜、附片温里助阳，熟地、当归、川芎和血调经。诸药共用，可益气温阳，使脾气健旺，运化如常，泄泻可愈。杜仲、补骨脂可温补肾阳，故兼肾虚者则加之。

2. 经行便秘

（1）血热便秘　月经期间或月经前后，大便干结，口渴欲冷饮，烦躁，月经先期量多，舌苔黄，脉弦数。

因血分有热，月经来潮时，热移于大肠，遂使大便干燥。热邪内郁，灼伤津液，故口渴欲冷饮。热扰心神则烦躁，热迫血行则月经先期量多。治宜清热凉血通下，用玉烛散：

生地 10 克　当归 10 克　白芍 10 克　川芎 10 克　大黄 8 克（后下）　芒硝 8

克（烊化）　炙甘草 8 克

上 7 味加水适量，煎汤，去渣取汁入芒硝烊化，适寒温服，日 1 剂，服 2 次。

方中用生地、当归、白芍、川芎和血调经，大黄、芒硝通泄大便以祛邪热，炙甘草扶助正气，防攻下太过，并调和诸药。全方可清热通便，治血热之经期便秘。

（2）瘀血便秘　月经期间或月经之前，大便秘结难解，腹痛不适，便后腹痛减轻，旋即又作，经血中有血块，舌有瘀斑。因内有瘀血，经行时阻于大肠经络，故大便秘结难解，腹痛不适。便后经络暂通，故腹痛减，但瘀血未去，旋即阻塞，故便结腹痛又作。瘀血阻于经络，故经血中有血块，舌有瘀斑。治宜活血化瘀通下，用桃红四物汤加味：

生地 12 克　当归 10 克　川芎 10 克　赤芍 10 克　桃仁 10 克　红花 10 克　枳实 10 克　大黄 10 克

上 8 味加水适量煎汤，去渣取汁。日 1 剂，分 2 次温服。

方中用生地、当归养血；赤芍活血；川芎理血中之气；桃仁、红花祛瘀；大黄祛瘀通下；枳实行气，以助祛瘀之力。诸药合用，可养血活血，祛瘀通下，适用于瘀血造成的经期便秘。

（3）血虚便秘　经期或经后大便秘结难解，口舌干燥，肌肤不润，经量少，色淡。

素体血虚，经行时血气流失，阴血更虚，无以荣润大肠，故便秘难解，阴津亏虚故口舌干燥，肌肤不润。治宜补血润燥通下，用四物汤加味：

生地 15 克　当归 10 克　白芍 10 克　川芎 10 克　火麻仁 15 克　郁李仁 12 克　肉苁蓉 10 克

上 7 味加水适量煎汤，去渣取汁，日 1 剂，分 2 次温服。

方中用生地、当归、白芍、川芎养血补血，火麻仁、郁李仁、肉苁蓉润肠通便，合而共奏养血润燥通便之效。

十六、白带

白带病指妇女白带量明显增多，色、质、气味异常，并常伴有全身或局部症状。

女子正常的白带透明无色，乃为人体阴津所化，功能濡润阴户，抵御外邪。它的产生是由肾气的充盛，脾气的健运，肝的疏泄，及冲、任、带三脉约束而成。若以上藏府经络受损，津液演变为湿浊，下注胞络之间就会形成白带病。

白带病不同于一般湿病，因为该病是妇女所特有，白带与月经一样由肾气冲任所主，所以应与月经病联系起来看待。此外，带下不仅由湿邪所成，同时亦涉及到血分，是湿浊与瘀血相兼而下的结果。《金匮要略·妇人杂病脉证并治》曰："妇人经水不利，藏坚癖不止，中有干血，下白物，矾石丸主之。"文中"干血"即指离经之瘀血。《诸病源候论·带五色俱下候》也说："带下病者，由劳伤血气，损伤冲脉任脉，致令其血与秽液兼带而下也。"故此治疗白带病，一要与治月经病相兼顾，二要治湿与治血同步进行。

治带首先要分清虚实。从颜色上讲，色黄质稠是湿热，多属实；色白质稀是寒湿，多属虚。从气味讲，有异臭味多实，腥味或无味多虚。从兼症讲，腹部胀痛，腰痛卧不减，阴部瘙痒，大便干，小便黄者多实，腰腹酸坠喜按，阴部干燥，大便稀溏，小便清长者多虚。实者宜清利，虚者要温补。宜根据具体情况辨证施治。

1. 虚寒白带

（1）脾虚白带　白带量多，色白或淡黄，质稀，无臭味，面色㿠白或萎黄，四肢不温，精神倦怠，纳少便溏，舌苔白，脉缓。

证因脾气虚弱，不能运化水湿，湿浊下注冲任胞宫，与瘀血相兼而下，故带下量多，色白，质稀，无臭。脾虚中阳不振，故面色㿠白或萎黄；四肢不温，精神倦怠；脾虚不能健运，故纳少便溏。治宜健脾除湿，和血止带，用自拟治白带1号方：

党参10克　白术10克　山药12克　茯苓10克　扁豆10克　菝葜15克　当归10克　川芎10克　芡实10克

上9味，加水适量，煎汤取汁去渣温服。日1剂。

方中用党参、白术、山药、扁豆健脾；当归、川芎和血；茯苓、菝葜、芡实利湿止带。菝葜俗称金刚藤，甘酸平无毒，与萆薢、土茯苓相类，但利湿解毒之功更强。《本草纲目》载，有清热除湿收涩的功能，可治风湿痹痛，小便滑数，砂石淋疾，赤白下痢等症。本方用其祛湿收敛之性治疗白带，常获良效。

（2）肾虚带下　白带量多，色白清冷，质稀，小腹不温，腰酸如折，小便频数，夜间尤甚，大便稀溏，苔薄白，脉沉迟。

肾阳不足，阳虚内寒，带脉失约，任脉不固，故白带量多，色白清冷，质稀。肾阳不足命门火衰，不能温煦胞宫、肾府，故小腹不温，腰酸如折；阳虚则化气失常，故小便频数；夜间为阴，阴盛则阳无能化气，故夜尿多；肾虚不温脾阳，故大便稀溏。治宜温肾利湿止带，用治白带 2 号方：

熟地 15 克　山药 12 克　枣皮 10 克　茯苓 10 克　扁豆 10 克　菝葜 15 克　芡实 10 克　肉桂 5 克　补骨脂 10 克　菟丝子 10 克　当归 10 克　川芎 10 克

上 12 味加水适量煎汤，取汁去渣温服，日 1 剂。

方中用熟地、山药、枣皮、菟丝子补肾填精；肉桂、补骨脂温补肾阳；扁豆、茯苓、菝葜、芡实利湿止带；当归、川芎和血。诸药共用，补肾温阳，利湿止带，可治肾虚带下之证。

2. 湿热白带

症见带下量多，色黄，质稠，有臭秽气味，胸闷纳呆，小腹疼痛，小便黄，阴痒。

湿热蕴积于下，损伤任、带二脉，下注胞宫，故带下量多，色黄，有臭味，湿热内阻故纳呆；损伤冲任胞宫故小腹疼痛；湿热内郁故小便色黄；湿热下注于前阴故阴痒。治宜清利湿热，和血止带，用治白带 3 号方：

山药 10 克　扁豆 10 克　菝葜 30 克　茯苓 12 克　黄柏 10 克　栀子 10 克　芡实 10 克　当归 10 克　白芍 10 克

上 9 味，加水适量，煎汤取汁去渣温服，日 1 剂。

方中用山药补脾化湿；黄柏、栀子清热燥湿；茯苓、菝葜、芡实、扁豆利湿止带；当归、白芍和调经血。诸药合用，共奏清热利湿止带之功。

如兼有头昏目眩，五心烦热，腰膝酸软者，是肾阴虚，相火偏旺，虚热与湿浊相搏而下，宜在上方中去扁豆、栀子加生地、山茱萸、知母、泽泻，化裁成知柏地黄汤加减。

3. 外治法

（1）矾石丸

枯矾9克　杏仁3克

上2味共捣极细末，炼蜜丸如豆大，临卧时，置于阴道内，待其自然溶化，每晚1次。

（2）苦参洗方

苦参30克　明矾10克

以水适量煎苦参，汤成去渣，取汁加入明矾溶化，洗涤外阴部以止阴痒。

十七、癥瘕

癥瘕是一个广义的概念。癥者指有形可征，固定不移；瘕者聚散无常，推之游移，临床上常二者并称。

妇科癥瘕指妇女下腹部长有包块，多伴有或痛、或胀、或满、或出血之症。可包括现代常说的妇女子宫肌瘤、卵巢囊肿等病。

本病在《内经》中被称为肠覃、石瘕、或瘤，对其形成的原因有较为详细的论述。《灵枢·水胀》说："肠覃……寒气客于肠外，与卫气相搏，气不得荣，因有所系，癖而内著，恶气乃起，息肉乃生。其始生也，大如鸡卵，按之则坚，推之则移，月事以时下，此其候也。"又说："石瘕者，生于胞中，寒气客于子门，子门闭塞，气不得通，恶血当泻不泻，衃以留止，日以益大，状如怀子，月事不以时下。"《灵枢·刺节真邪》还说："虚邪之入身也深……有所结，气归之，卫气留之，不得反，津液久留，合而为肠溜，久者数岁乃成，以手按之柔。已有所结，气归之，津液留之，邪气中之，凝结日以易甚，连以聚居，为昔瘤，以手按之坚。"

从以上论述可以看出，癥瘕的形成是由正气虚弱，邪气乘虚而入，使营卫气血失调，导致气血流通不畅，形成气滞血瘀，痰湿积聚，结为癖块。因此，气血痰湿互结是癥瘕形成的主要病机。治疗应以行气活血，祛湿散结为根本大法，再根据临床症状辨治。

1. 气滞瘕聚

症见小腹胀痛，腹中包块不坚，推之可移，或上或下，痛无定处，舌苔薄，脉沉弦。

因气滞所致，故虽有包块但不坚硬，推之可上下移动。气聚痛作，气行则止，故痛无定处，气滞则血行不畅，故小腹胀痛。脉沉弦乃为气机不畅之象。治宜行气导滞，活血消瘕，借用枳实芍药散加味：

枳实 10 克　白芍 15 克　广木香 10 克　槟榔 10 克　当归 10 克　大黄 8 克

上 6 味，加水适量，煎汤，去渣，取汁，温服。日 1 剂，分 2 次服。

方中以枳实、广木香、槟榔行气导滞；白芍、当归活血通经；大黄祛瘀消癥。诸药合用，可行气活血，化滞消癥。因行气药力量较著，故适用于偏于气滞的瘕聚腹中胀痛。

2. 痰湿癥瘕

症见小腹隐痛，下腹包块按之不坚，带下量多，舌苔白腻，脉濡缓。

因痰湿聚于少腹，气血运行不畅，相互搏结凝成包块，故小腹隐痛，包块按之不坚。痰湿下注，故白带量多，舌苔白腻脉濡缓俱为痰湿阻滞之证。治宜祛湿行气，活血消癥，借用当归芍药散加减：

当归 10 克　白芍 10 克　白术 10 克　茯苓 10 克　泽泻 10 克　车前子 10 克　青皮 10 克　丹参 10 克　莪术 10 克

上 9 味，加水适量，煎汤，去渣，取汁，温服，日 1 剂，分 2 次服。

方中以白术、茯苓、泽泻、车前子健脾利湿；青皮理气；当归、白芍、丹参活血；莪术破瘀消癥。全方适用于痰湿所致癥瘕积聚。

3. 血瘀气滞

症见少腹掣痛，痛有定处，腹中包块坚硬不移，面色晦暗，月经量多，舌有瘀斑，脉沉涩。

因血瘀不行，气机阻滞，积结成癥，故包块坚硬不移，少腹掣痛，痛有定处。脉络不通，血运失常，不能上荣于面，故面色晦黯，瘀血内阻，冲任失调，故月经量多，舌有瘀斑、脉沉涩均为瘀血内阻之象。治宜活血化瘀，通络消癥，用桂枝茯苓丸，或自拟消癥瘕方：

桂枝茯苓丸：

桂枝10克　茯苓10克　白芍10克　丹皮10克　桃仁10克

上5味，加水适量，煎汤，去渣，取汁，温服。日1剂，分2次服。

方中以桂枝温通经络，白芍行血中之滞，丹皮活血消瘀，桃仁破血散瘀，茯苓淡渗利湿，与桂枝同用，能入阴通阳。诸药合用，有活血化瘀，缓消癥块之效，适用于妇科癥瘕之症状较为缓和者。

自拟消癥瘕方：

当归12克　赤芍10克　川芎10克　桃仁10克（去皮尖炒打）　红花10克　三棱10克　莪术10克　制香附10克　桂枝10克　大黄10克　党参10克　炒白术10克

上12味，加水适量，煎汤，去渣，取汁，温服，每日1剂，服2次。亦可研细末，炼蜜为丸，如梧桐子大，每日2次，每服30丸。

方中用当归、赤芍、川芎养血活血；桃仁、红花、三棱、莪术、大黄破血攻瘀，消癥散结；桂枝温通经脉；香附行血中之气，以助化瘀消癥之力；白术健脾燥湿，与党参一起可固护正气，以免破血药伤正太过。全方活血祛瘀力量较强，适用于瘀血癥瘕之症状较显著者。

【案例】

（1）患者某，女，39岁，住湖北省枣阳市农村，妇女干部。1954年4月某日就诊。发病1月余，开始左腹发生一鸡蛋大包块，继之满腹胀大如怀子六七月之状，月经量少，经色紫黑，小便黄，大便秘结，时噫气，面色黯，脉象沉细欲绝。病乃血瘀气滞，结为癥积，治宜破血攻瘀，佐以行气，拟方：

当归15克　川芎10克　赤芍10克　制香附10克　炒枳实10克　红花10克　三棱10克（醋炒）　莪术10克（醋炒）　大黄10克（后下）　芒硝10克（烊化）　桃仁10克（去皮尖炒打）

以水煎9药，待水减半，下大黄，煎两沸，再下芒硝烊化，日2服。

按:《灵枢·水胀》说:"肠覃何如? 岐伯曰: 寒气客于肠外, 与卫气相搏, 气不得荣, 因有所系, 癖而内著, 恶气乃起, 息肉乃生。其始起也, 大如鸡卵, 稍以益大, 至其成如怀子之状, 久者离岁, 按之则坚, 推之则移, 月事以时下, 此其候也。"寒邪内侵, 则血气凝涩稽留, 不能流行, 积结为有形之物, 形成腹内包块如鸡蛋大, 且稍以益大, 竟使满腹胀大有如怀子之状。瘀不在胞, 故其月事仍以时而下。惟其血气凝结, 阻滞经脉, 故月事虽来而其量则少, 脉象亦沉细欲绝。血气郁而化热, 故经血紫黑而小便色黄。血不濡于肠道, 则大便秘结。气不下通而上逆, 故时有噫气。血不华色, 则面色黯而无光泽。方用当归、川芎、赤芍养血活血, 红花、桃仁、三棱、莪术破血攻瘀, 香附、枳实行气以助瘀血之化除, 大黄、芒硝攻下通便, 缓解其气不下通之苦, 并使化除之瘀血皆从大便下泄而出。药服 20 余剂而腹胀尽消, 诸症皆退而愈。

(2)患者某, 女, 35 岁, 住武汉市, 某专科学校教师, 1991 年 10 月 21 日就诊。发病已 2 年, 月事提前, 量多, 经色紫黯, 右少腹掣痛, 白带多, 带色黄, 有时夹有红色。口干喜饮水, 睡眠差。舌苔微黄, 脉迟涩。某医院妇科检查, 子宫明显增大, 形态失常。B 超检查, 子宫大小为 9.7cm×5.1cm×8.4cm, 宫体可见 3.6cm×4.0cm 等回声光团, 宫底可见到 3.1cm×3.1cm 回声稍低光团, 诊断为"多发性子宫肌瘤"。病乃血气瘀结, 兼有湿热; 治宜活瘀散结, 佐以清热除湿; 方用桃红四物汤加减:

生地 15 克　当归 12 克　川芎 10 克　赤芍 10 克　红花 10 克　制香附 10 克制乳香 10 克　制没药 10 克　花粉 10 克　冬瓜仁 10 克　炒扁豆 10 克

上 11 味, 以水适量煎药, 汤成去渣, 取汁。温分再服, 1 日服1 剂。

10 月 29 日复诊, 服上方 7 剂, 腹痛减轻, 余证无明显变化, 仍口干苔黄, 治宜上方加减, 以破血攻瘀, 行气散结, 佐以扶正:

当归 12 克　川芎 8 克　赤芍 10 克　红花 8 克　制三棱 10 克　制莪术 10克　桃仁 10 克(去皮尖炒打)　青皮 10 克　制香附 10 克　党参 10 克　炒白术 10克

上 11 味，以水适量煎药，汤成去渣，取汁，日服 1 剂。

11 月 6 日三诊，服上方 7 剂，精神好转，白带色已正常，腹痛轻微，仍拟上方稍事加减续服：

当归 12 克　川芎 8 克　赤芍 10 克　红花 8 克　制三棱 10 克　制莪术 10克　桃仁 10 克（去皮尖炒打）　制香附 10 克　丹参 10 克　花粉 10 克　党参 10 克　炒白术 10 克

上 12 味，以水适量煎药，汤成去渣，取汁，温分再服。日服 l 剂。

11 月 14 日四诊，服上方 7 剂，腹痛消失，月经已正常。续用上方出入变化，又服药 1 月余，B 超复查，子宫较前明显缩小。患者无明显不适感，自动停药。

按：《素问·举痛论》说："经脉流行不止，环周不休。"是血液在经脉中循环流行无休止，以滋养人体藏府经络、百骸九窍。如失其流行之性，则停而为瘀血。《灵枢·本神》说："肝藏血。"肝主血海而司月经，血瘀不行，肝失其藏血之用，致冲脉下陷而无能调经，月事失常；血为气之府，血行则气行，血瘀则气滞，瘀血停滞，则气滞阳郁而化热，故舌苔微黄而口干欲饮水。热迫血行，则月事躔前而量多，且经色紫黯。《素问·六元正纪大论》说："厥阴所至为里急。"少腹属肝，肝血瘀滞，无以为养，故右少腹挛急而痛，即所谓掣痛。带脉束人腰腹一周，居人身之中界，内属于脾，冲脉下陷，致带脉松弛。脾湿内生，湿热相合，腐蒸瘀积，化为浊物，绵绵而下出于前阴，故其白带量多，色黄，而时夹杂少许红色。《素问·宣明五气》说："肝藏魂。"肝血瘀滞则魂不守舍，故其睡眠差。血瘀则经脉流行不利，故脉象见迟涩。桃红四物汤加减，用生地、当归、川芎、赤芍四物汤养血行血；红花、乳香、没药、冬瓜仁活瘀化浊；气为血之帅，气行则血行，香附行气散结，以助诸药之行瘀；花粉清热生津液，扁豆除湿。共奏活瘀散结，清热除湿之效。药服 7 剂，复诊见腹痛稍减而余症仍旧，是药证合而药力不足，遂于方中去乳香、没药、生地、冬瓜仁、花粉、扁豆等，而加入三棱、莪术，且加桃仁以配红花，增强其活瘀之力而为破血攻瘀。加青皮入肝，以增强香附行气散结之效；加党参、白术以防三棱、莪术、红花、桃仁之破血攻瘀而伤正。药再服 7 剂，精神好转，白带色正常，腹痛转轻微，于上方稍事加减，去行气之青皮，加丹参、花粉以清热调经。药又服 7 剂，腹痛消失，月经已正常，本古人"去疾莫如尽"之论，仍于上方出入变化，让其继续服药 1 月余，B 超检查子宫较前明显缩小。患者全身无任何不适感而自动停药。

十八、不孕症

不孕症指妇女结婚或流产后 2 年以上，夫妻同居，配偶健康，未加避孕而不受孕者。

《素问·上古天真论》说："女子七岁，肾气盛，齿更发长。二七而天癸至，任脉通，太冲脉盛，月事以时下，故有子。"因此能否怀孕，决定于肾、天癸、冲任、胞宫的功能是否正常，而它们的功能的正常发挥，又与藏府气血的调和密切相关。临床常见有因肾虚、肝郁、血瘀引起的不孕。

1. 肾虚

婚后日久不孕，月经后期，量少色淡，或月经二三月一行，甚至闭经，腰酸乏力，小腹不温。

因先天肾气不足，冲任失养，血海空虚，故日久不孕，且月经后期量少，甚至闭经。肾气虚肾阳不足，不能温煦子宫，故小腹不温。腰为肾府，命门火衰故腰酸乏力。治宜温补肾阳，补气养血，用毓麟珠：

人参 6 克　炒白术 6 克　茯苓 6 克　炙甘草 3 克　熟地 12 克　当归 12 克　白芍 6 克　川芎 3 克　菟丝子 12 克　杜仲 6 克　鹿角霜 6 克　川椒 6 克（去目）

上 12 味，加水适量，煎汤去渣，取汁温服，日 1 剂，煎服 2 次。也可将上药 10 倍量共研细末，炼蜜为丸，如弹子大，每次空腹嚼服 1 至 2 丸，用酒或开水送下。

方中用四君子汤益气；四物汤补血；菟丝子、杜仲、鹿角霜温补肾阳，填补肾精，调节冲任；川椒温督脉以助阳。全方既补先天肾气以生精，又补后天脾胃气血，服后精气充足，血脉调和，冲任得养。胎孕易成。

2. 肝郁

多年不孕，精神抑郁，月经先后不定，经行不畅，少腹胀痛。

因情志不舒，肝失条达，气血失调，冲任不能相资，故多年不孕，且月经先后不定，经行不畅。肝经布于身之两侧，故少腹胀痛。治宜舒肝解郁，调和气血，用逍遥散：

柴胡 10 克　当归 10 克　白芍 10 克　炒白术 10 克　茯苓 10 克　生姜 3 克
薄荷 3 克　甘草 8 克

上 8 味，加水适量，煎汤去渣，取汁温服。日 1 剂，服 2 次。

方中用柴胡疏肝解郁；当归、白芍养血柔肝；白术、茯苓补脾，防肝病传脾；生姜、薄荷辛散，助肝气疏泄；甘草调和诸药。肝气条达，气血调和，月经复常，胎孕可成。

3. 瘀血

婚后或流产后日久不孕，经行不畅，色黯，有血块，经行少腹疼痛拒按，舌黯，有瘀斑。

瘀血阻于胞脉，冲任欠通，故日久不孕，并经行不畅。瘀血随经血而下，故经中有血块。瘀血阻滞，气亦不通，故少腹疼痛拒按。瘀血阻络故舌黯有瘀斑。治宜活血化瘀，拟方：

当归 10 克　赤芍 10 克　川芎 10 克　桃仁 10 克　红花 10 克　制乳香 10 克
制没药 10 克　大黄 10 克　制香附 10 克

上 9 味，加水适量，煎汤去渣，取汁温服，日 1 剂，煎服 2 次。

方用当归、赤芍、川芎活血；桃仁、红花、大黄祛瘀；乳香、没药祛瘀止痛；香附行血中之气，以助祛瘀之力，瘀血去，冲任通，即可受孕。

十九、藏躁

妇人精神忧郁，情志烦乱，悲哭无常，欠伸频作者，称为藏躁。

藏躁者，即藏阴不足，躁动频生。其主要临床表现为：精神不振，神情恍惚，烦乱，悲哭无常，欠伸频作，失眠健忘。

本病的发生，多因情志抑郁，忧思悲伤，久而损伤心神。阴血亏虚，血不养心，则心神不定，神情恍惚烦乱，悲哭无常，健忘；心神疲惫则欠伸频作。肝阴不足则魂不守舍而失眠。治宜滋阴润燥，养心安神，用甘麦大枣汤加味：

炙甘草10克　小麦10克　大枣4枚（擘）　当归10克　熟地10克　茯神10克　枣仁10克　远志10克　党参10克

上9味，加水适量，煎汤去渣，取汁温服，日1剂，服2次。

方中用小麦、党参、远志养心；酸枣仁、茯神宁神安魂；炙甘草、大枣甘以补脾，脾旺则心安；当归、熟地养血补精，以和肝润燥；诸藏安和，藏躁自愈。

【案例】

患者某，女，45岁，家庭妇女，1951年2月某日就诊。发病半月，易悲伤，说话则欲哭，语音低微，多重语，善忘，喜欠伸，睡眠不佳，苔薄，脉虚。乃心气不足，神失守持，发为"藏躁"；治宜补心安神，养血润燥；拟方甘麦大枣汤加味：

小麦15克　炙甘草10克　党参10克　大枣4枚（擘）　远志10克　茯神10克　熟地12克　当归10克　丹参10克　酸枣仁10克（炒打）

以水煎服，日2次。

药服10余剂，诸症渐退。又将原方研末，炼蜜为丸，服1月余，痊愈。

按：《灵枢·本神》说："心藏脉，脉舍神。心气虚则悲。"《素问·调经论》说："神不足则悲。"其病胞精枯涸，致心神衰弱，失其守持，故悲伤欲哭，且善忘。《素问·脉要精微论》说："言而微，终乃复言者，此夺气也。"心气虚，故其脉见虚，而语言低微且多重语。重语即"复言"也，《伤寒论》称之为"郑声"，所谓"虚则郑声。郑声者，重语也。"人虚则倦，阴阳相引，故欠伸。心在五行属火，以肝木为母，虚则子盗母气，致肝亦不足，肝藏魂，悲哀动中则伤魂，肝魂不能归藏则失眠。甘麦大枣汤加味，用小麦、党参、远志以补心。《备急千金要方》卷十三第三说："心劳病者，补脾气以益之，脾王则感于心矣。"故用甘草、红枣之甘以补脾，使脾旺则气感于心，补脾即所以补心。当归、丹参、熟地养血补精，和肝藏魂，并润胞枯；茯神、枣仁宁心安魂，复其神守。故药服10余剂，诸症渐退，后将汤剂改为丸剂巩固疗效，服1月余痊愈。

二十、梅核气

梅核气指咽喉中如有异物梗阻，吐之不出，吞之不下，但不妨碍饮食。

本病的发生，多因情志不遂，引起气滞痰凝，或阴亏津少，或阴虚火盛而成。

1. 气滞痰凝

咽中有物，吞吐不利，痰多，胸胁满闷，舌苔白腻，脉弦缓。

因气郁不舒，郁滞日久，气结痰凝，阻于咽喉之间，故觉咽中如有异物，吞之不下，吐之不出。气机不畅，故胸胁满闷。痰湿凝聚，故痰多，舌苔白腻，脉弦缓。治宜行气去滞，化痰散结；用半夏厚朴汤加味：

法半夏 10 克　厚朴 10 克　茯苓 10 克　生姜 10 克　苏叶 10 克　柴胡 10 克　香附 10 克　青皮 10 克　郁金 10 克

上 9 味，加水适量，煎汤去渣，取汁温服，日 1 剂，分 2 次服。

方中用厚朴、半夏降逆化痰，茯苓渗湿，生姜散湿，苏叶宣通，加柴胡、郁金，香附、青皮疏理肝气。气郁解除，痰湿既散，病则可愈。

2. 阴亏津少

咽中如有异物，吞之不下，吐之不出，咽喉干燥，有半声咳，舌红少苔，脉虚。

因情志不遂，或思虑过度，致津液不足，咽喉失润，气机不利，故咽部干燥作半声咳，如有异物阻塞而吞之不下，吐之不出。阴津亏损故舌红脉虚。治宜滋阴降气，用麦门冬汤：

麦门冬 20 克　法半夏 10 克　党参 10 克　甘草 10 克　粳米 一撮　红枣 4 枚（擘）

上 6 味，加水适量，煎汤去渣，取汁温服，日 1 剂，服 2 次。

方中用麦门冬养阴润燥，半夏降逆下气，党参、甘草、粳米、大枣补脾生津，以助麦门冬润燥，合而共奏滋阴润燥，降气化痰之功。

3. 阴虚火旺

咽中有异物感，吞之不下，吐之不出，咽干口渴，盗汗，舌苔黄，脉细数。

情志不遂，日久则阴津耗伤，虚火上炎，咽喉不得濡润；故咽中如有异物而感不舒，吞之不能下，吐之不能出。阴虚火盛，故咽干口渴，盗汗，舌红苔黄，脉细数。治宜滋阴降火，借用大补阴丸加味：

熟地10克　知母10克　黄柏10克　龟板10克　槟榔10克　猪脊髓1条
沉香1克（研末，冲服）

上7味，加水适量，先煮前6味，汤成去渣，取汁，纳沉香末，温服。日1剂，服2次。

方中用熟地、龟板、猪脊髓滋阴潜阳；知母、黄柏清泄相火；沉香、槟榔降气散郁。

二十一、阴痒

阴痒指妇女外阴及阴道瘙痒难忍，有时伴有白带增多。

本病与肝肾二藏有关，肝脉环绕阴器，肾主前阴。如久居湿地，或忽视卫生，或房室不慎，引起肝肾病变，则易发阴痒。

1. 肝经湿热下注

阴部瘙痒难忍，坐卧不安，白带色黄质稠，或有臭味，心烦易怒，小便黄赤。

因感受湿邪之气，日久化热，困于肝经，下注阴部，故阴痒难忍，坐卧不安。湿热秽浊下流，故带黄质稠有臭味，小便黄赤。肝经郁热，加之阴部瘙痒，故心烦易怒。治宜清热利湿止痒，内服龙胆泻肝汤，外用苦参、明矾熏洗。

龙胆泻肝汤：

龙胆草10克　栀子10克　黄芩10克　车前子10克　木通10克　泽泻10克　柴胡10克　生地10克　当归10克　甘草8克

上10味，加水适量，煎汤去渣，取汁温服，日1剂，服2次。

方以龙胆草为君，清除肝经湿热；栀子、黄芩清泻肝火；木通、车前子、泽泻清热利湿；柴胡条达肝气；生地、当归滋血和肝；甘草和中解毒，并调和诸药。本方泻肝经湿热之力甚强，湿热既除，阴痒自止。

外洗方：

苦参 15 克　明矾 10 克

上 2 味，加水适量，煎汤，熏洗阴部。

2. 肾阳虚

阴部瘙痒，局部干涩，或白带量多，清稀，腰部酸软，头晕耳鸣，四肢不温。

肾阳虚弱，肝郁生风，精血不足，阴部失养，故干涩瘙痒。肾虚则冲任不固，故白带量多清稀。腰为肾府，肾虚则腰部酸软。肾阳虚，上不能充养头部而头晕耳鸣，下不能温煦四肢，故四肢不温。治宜温补肾阳，用右归丸：

熟地 10 克　山萸肉 10 克　山药 10 克　枸杞子 10 克　菟丝子 10 克　鹿角胶 10 克（烊化）　杜仲 10 克　肉桂 3 克　制附片 6 克　当归 10 克

上 10 味，加水适量，先煎 9 药，汤成去渣，纳入鹿角胶烊化，温服。日 1 剂，服 2 次。

方中用熟地、山萸肉、山药、菟丝子、枸杞子培补肾精；鹿角胶、杜仲、肉桂、附片温补肾阳；当归益血和肝。肾阳旺，精血充足，冲任调和，阴痒可愈。

外洗方：

蛇床子 15 克　明矾 10 克　苦参 15 克

上 3 味，加水适量，煎汤，熏洗外阴部。

蛇床子温肾壮阳，散寒祛风，燥湿杀虫；苦参清热燥湿，祛风杀虫；明矾解毒杀虫，燥湿止痒。故湿热阴痒者用苦参、明矾外洗；虚寒阴痒者以蛇床子、明矾外洗。

二十二、阴吹

妇女阴中出气，或出气有声，状如矢气，称为"阴吹"。

本病的发生，或由胃府燥实，或由肝气郁结，引起气机不畅，使其下行之气，不得从其故道排出，而别走旁窍而成。

1. 胃府燥实阴吹

阴吹连续不断，簌簌作响，大便燥结，口干，脉涩。

妇产科病证

《金匮要略·妇人杂病脉证并治》说："胃气下泄，阴吹而正喧，此谷气之实也。"谷气实即大便燥结，府气不通，下泄于前阴，故阴吹作响，连续不断。血瘀不濡，胃府燥结，津液不能上承，故口干。脉涩乃血瘀之象。治宜润肠通便，用猪膏发煎：

猪膏 30 克　乱发 1 团

上 2 味，猪膏与乱发共煎，待乱发消尽药即成，分 2 次服。

方中猪膏润导大便，乱发消瘀散结，共用可使大便通利，旁泄之气归于常道，阴吹即愈。

2. 肝气郁结阴吹

阴吹时断时续，精神抑郁，胁肋不舒，善太息，舌苔白，脉弦。

情志不遂，肝气抑郁，肝脉布胁肋，故太息而胁肋不舒；肝脉入毛中，过阴器，肝气郁陷，下出于前阴，故见前阴失气而为阴吹；肝郁，故脉象见弦。治宜条达肝气，用消遥散：

柴胡 10 克　当归 10 克　白芍 10 克　白术 10 克　茯苓 10 克　薄荷 3 克
生姜 3 克　甘草 8 克

上 8 味，加水适量，煎汤去渣，取汁温服，日 1 剂，服 2 次。

方中用柴胡疏肝解郁；当归、白芍活血调肝；白术、茯苓健脾培土，一扶郁陷之肝木，一防肝木之乘土；生姜、薄荷辛以散之，以遂肝木条达之性；甘草调和诸药。

二十三、妊娠恶阻

妇女怀孕后，出现恶心，呕吐，头晕，厌食，甚至食入即吐者，称为妊娠恶阻。在妊娠早期，一般都有恶心，嗜睡，择食，或晨起偶感呕恶等妊娠反应，多在 3 个月后逐渐消失。

妊娠恶阻是由冲脉上逆，胃失和降而致。由于孕妇体质不同，表现亦不同，宜区别寒热虚实进行辨治。

1. 寒饮恶阻

症见妊娠呕恶，呕吐痰涎清稀，口淡不渴，头晕心悸，四肢不温，舌苔白滑，脉弦滑。

因素有寒饮，妊娠后冲脉之气上逆，中焦寒饮随之上涌，故呕吐痰涎清稀。胃有寒饮，故口淡不渴。饮邪上逆，则头晕；饮邪凌心则心悸。寒饮为阴邪，阳气困犯，不能达于四肢，故见四肢不温。苔白滑，脉弦滑为寒饮内盛之象。治宜温中散寒，降逆止呕，用干姜人参半夏丸方：

干姜 10 克　生姜汁 6 克　党参 10 克　法半夏 10 克

以上 4 药，加水适量，煎汤，取汁，去渣，日 1 剂，分 2 次温服。

方中用干姜温中散寒，半夏、生姜降逆祛饮，党参益气扶正，四药共用温寒除饮，降逆止呕，适用于寒饮造成的妊娠恶阻，胃热呕吐者则不宜。

2. 胃热恶阻

妊娠后胃脘嘈杂不适，呕恶，干哕，口渴喜冷饮，小便短赤，舌体嫩红，脉滑数。

胃素有热，妊娠后冲气夹热邪上逆，故呕恶，胃脘嘈杂不适。热邪损伤阴津，故口渴喜冷饮，小便短赤。胃热则舌体嫩红，脉数。治宜清胃滋阴，降逆止呕，用橘皮竹茹汤加味：

橘皮 10 克　竹茹 10 克　党参 10 克　麦冬 10 克　甘草 6 克　生姜 6 克

大枣 4 枚（擘）

以上 7 药，加水适量，煎汤，去渣，取汁，日 1 剂，分 2 次温服。

方中以桔皮理气和中，竹茹清胃止呕，麦冬清热滋阴，生姜降逆止呕，党参、甘草、大枣益气和胃，诸药合用可有清胃止呕，扶正降逆之效。适用于胃热引起的妊娠恶阻。

3. 脾胃虚弱

妊娠呕恶，厌食，食入即吐，头晕乏力，思睡，苔白，脉缓。

脾胃素虚，妊娠后血聚以养胎，冲脉夹胃气上逆，胃气不降，故呕恶。脾胃虚则不思饮食，强食则吐。脾胃虚气血生化不足，无以营养周身，故头晕乏力而思睡。苔白脉缓为脾胃虚弱之象。治宜健脾和胃，益气止呕，用茯苓丸：

党参 10 克　白术 10 克　茯苓 10 克　陈皮 10 克　法半夏 10 克　炒桂枝 8 克　葛根 10 克　枳实 6 克　炙甘草 8 克

以上 9 药，加水适量，煎汤，去渣，取汁，日 1 剂，分 2 次温服。

方以党参、白术、茯苓、炙甘草健脾益气；桂枝振奋中阳，半夏、陈皮、枳实理气降逆，葛根专入阳明胃经，能益胃生津，合用益脾健胃，降逆止呕，可标本兼治。适用于脾胃虚弱之妊娠恶阻。

二十四、妊娠腹痛

妊娠后，非因劳累或跌扑损伤而觉小腹疼痛称为妊娠腹痛，亦称为"胞阻"。本证与宫外孕、胎动不安、堕胎之腹痛不同。后者多为骤然急剧腹痛，拒按，并有下血，本证腹痛多轻缓，腹软而不拒按。

妊娠腹痛是因胞脉阻滞或失养，气血运行不畅而引起。故《金匮要略心典》说："胞阻者，胞脉阻滞，血少而气不行故也。"治法以调理气血为主。

1. 虚寒腹痛

妊娠小腹冷痛如煽风，恶寒，四肢不温，面色㿠白，舌淡苔薄，脉弦细弱。

素体阳虚，寒从内生，妊娠后，胞脉不得温煦，气血运行不畅，故小腹冷痛。阳气不能外达，故形寒肢冷，面色㿠白。阴寒盛而舌淡脉弦细弱。治宜祛寒暖宫，用附子汤加味：

炮附子 10 克　茯苓 10 克　党参 10 克　炒白术 10 克　白芍 10 克　炙甘草 8 克

以上 6 药，加水适量，煎汤，去渣，取汁，日 1 剂，分 2 次温服。

方中用附子温阳祛寒，温暖子宫；芍药、甘草缓急止痛；党参、白术、茯苓益气扶正安胎。诸药共用，可温补阳气，祛除寒邪，温暖子宫，解除腹痛。

2. 肝脾不和腹痛

妊娠后腹中拘急疼痛，面黄，足跗浮肿，小便不利。

妇人妊娠，脾阳不运，湿邪阻滞，经脉失养，故腹中拘急疼痛而面色为黄。湿遏阳气，阳郁不能化气，气化失职，故小便不利。因其小便不利，水湿无下出之路，而下注于两足，故足跗浮肿。治宜健脾除湿，活血止痛，方用当归芍药散，改散为汤服：

当归 10 克　白芍 15 克　川芎 10 克　茯苓 12 克　白术 10 克　泽泻 10 克

上 6 味，加水适量，煎汤去渣，取汁温服，日 1 剂，服 2 次。

《素问·六元正纪大论》说:"厥阴之至为里急。"厥阴为肝脉，方中用当归、白芍止腹内拘急疼痛，川芎调肝活血行气，白术健脾燥湿，茯苓、泽泻渗湿利小便，使湿邪从小便而去。

二十五、胞漏

妊娠期间，阴道少量出血，时下时止，腹部或痛或不痛者，称为胞漏，亦称胎漏。

冲为血海，任主胞胎，胞胎由精血聚养，故妇女妊娠与冲任密切相关。如冲任气血不调，胎元不固，则易发生胞漏。

1. 冲任虚寒胞漏

症见妊娠期间，阴道出血，量不多，色淡红，小腹不温，隐隐作痛，小便频数。

冲任二经虚寒，虚则不能摄血，故阴道出血；寒则气血凝滞，经脉不通，故小腹疼痛，小便频数。治宜养血暖宫，用胶艾汤：

生地 15 克　白芍 12 克　川芎 8 克　阿胶 10 克（烊化）　艾叶 10 克　炙甘草 8 克　当归 10 克

上 7 味，加水适量，煎汤去渣，兑入阿胶烊化，温服。日 1 剂，服 2 次。

方中用生地、当归、白芍、川芎养血补血；阿胶、艾叶滋血海，暖子宫，止漏血；炙甘草益气，并调和各药。全方养血温经，止血安胎，适用于虚寒性胎漏下血。

2. 血热胞漏

症见妊娠期间，阴道出血，色鲜红，心烦口渴，小便短黄，舌质红，脉滑数。

因热邪伏于冲任，迫血妄行，故阴道出血，色鲜红。热扰心神，则心烦不宁；热灼津液，故口渴喜饮，小便短黄，舌质红。治宜滋阴清热，养血安胎，拟方：

生地 15 克　当归 10 克　白芍 10 克　白术 10 克　黄芩 10 克　阿胶 10 克（烊化）

上 6 味，加水适量，先煎前 5 味去渣，取汁，兑入阿胶烊化，温服。日 1 剂，服 2 次。

方中生地、当归、白芍养血滋阴；黄芩清热，白术益气，二药为安胎圣药；阿胶补血止漏。诸药合用，清热滋阴，止血安胎，适用于血热引起的妊娠胞漏下血。

3. 癥痼害胎

症见妇人腹内宿有癥积，妊娠后漏血不止，胎动不安。

因素有癥积，又受孕怀胎，癥积下迫其胎，故漏血不止，胎动不安。治宜消癥破积，止漏安胎，用桂枝茯苓丸：

桂枝 10 克　茯苓 10 克　白芍 10 克　丹皮 10 克　桃仁 10 克（去皮尖炒打）

上 5 味，研细末，炼蜜为丸，如兔屎大，每服 3 丸，日服 2 次。

方中用桂枝温通经脉；白芍调营血，破坚积；丹皮、桃仁活血化瘀消癥；茯苓淡渗利湿。制成丸药者，为渐渐消磨其癥。以癥而有胎，去癥宜缓。癥积去，漏血可止。

二十六、胎动不安

胎动不安指妇女妊娠期间，出现腰酸，腹痛，或坠胀，或出血或不出血者，常为坠胎、小产的先兆。

本病的发生，或由素体虚弱，先天不足，以致胎元不固；或由邪气侵袭、过度劳累、跌仆颠陨损伤胎气而成。

1. 湿热胎动不安

妊娠期间，忽觉腰酸，腹痛或坠胀，伴心烦不安，或发热，或口干不欲饮，或小便灼热短黄，舌苔黄腻，脉弦滑。

因素体肝脾两虚，肝血虚而生热，脾气虚而生湿，湿热蓄于冲任，损伤胞胎，胎动不安，故觉腰酸，腹痛或坠胀。因热邪干扰，故有发热、口干、小便灼热短黄等。湿热交结，故口干不欲饮，舌苔黄腻，脉弦滑。治宜清热燥湿，养血安胎，用当归散：

当归 10 克　白芍 10 克　川芎 6 克　黄芩 10 克　白术 10 克

上 5 味，加水适量，煎汤去渣，取汁，温服，日 1 剂，服 2 次。

方中用当归、白芍、川芎调肝养血和营；白术健脾益气燥湿；黄芩清热坚阴；诸药合用，可益气养血，清热燥湿，故可治湿热引起的胎动不安。

2. 寒湿胎动不安

妊娠腹痛或坠胀，腰酸，恶心呕吐，不思饮食，四肢不温。

素体脾阳虚，寒湿内生，郁于冲任，损伤胞胎，致胎元不固，胎动不安，故腹痛或坠胀，腰酸。脾气弱，故不思饮食，恶心呕吐；阳气虚故四肢不温。治宜健脾燥湿，祛寒安胎，用白术散加味：

白术 10 克　川芎 10 克　芍药 10 克　法半夏 10 克　蜀椒 1 克（去目）　细辛 6 克　牡蛎 10 克　小麦一撮

上 8 味，加水适量，煎汤去渣，取汁温服，日 1 剂，服 2 次。

方中用白术健脾燥湿；小麦入肝而和冲脉；蜀椒、细辛温阳祛寒；川芎、芍药和血止痛；半夏降气止呕；牡蛎咸而入肾，可燥湿。全方健脾和血，祛寒燥湿，适用于寒湿引起的胎动不安。

3. 肾虚胎动不安

妊娠期间，腰酸，腹部坠痛，头晕耳鸣，小便频数，或曾屡次堕胎，脉虚弱。

胞络系于肾，肾虚则冲任不固，胞失所系，胎动不安，故腰酸，腹坠痛，或屡孕屡堕。肾虚髓海不足，脑失所养，故头晕耳鸣。肾与膀胱相表里，肾虚膀胱失约，故小便频数。脉虚弱为肾虚之候。治宜补肾安胎，拟方：

熟地 10 克　当归 6 克　白芍 10 克　川芎 6 克　艾叶 10 克　阿胶 10 克（烊化）　杜仲 10 克　续断 10 克　补骨脂 10 克　炙甘草 8 克

上 10 味，加水适量，煎汤去渣，取汁温服，日 1 剂，服 2 次。

方用熟地、当归、白芍、川芎、阿胶补养经血，调补冲任；杜仲、续断、补骨脂补肾安胎；艾叶温暖子宫；甘草益气。全方可使肾气充足，冲任调和，气血旺盛，胎元巩固。

二十七、子烦

妇女在妊娠期间，出现烦乱满闷，或烦躁不安，或心烦易怒等现象者，称为子烦。

其临床表现为：妊娠期间觉心中烦闷或烦躁，坐卧不安，容易激动，有时伴头晕、心悸、呕恶、胸闷、口干舌燥等症。

本病的发生，主要因热邪扰于心神而得。心神不宁，故心中烦躁，坐卧不安，容易激动。热邪的产生，一则由于阴血素虚，孕后血聚以养胎，阴血更加不足。阴血虚则心火偏盛扰于心胸，故烦乱不已而胸闷；热伤津液，故口干舌燥。再则由于素体痰浊较重，孕后阳气偏盛，阳盛则热，痰热互结，上扰于心，故心烦，心悸；痰浊内蕴，脾胃升降失调，清阳不升，故头晕；浊阴不降，则胸闷呕恶。治宜养血滋阴，清热祛痰。拟方：

生地10克　当归8克　白芍10克　麦冬10克　竹沥10克　栀子10克
芦根15克

上7味。加水适量，煎汤，去渣，取汁，温服，日1剂，服2次。

方中用当归、白芍养血；生地、麦冬滋阴；芦根、栀子清热除烦；竹沥清热涤痰。用后可使阴血足而热邪清，痰热去而心烦止。

心胸烦乱满闷，亦可用淡竹叶汤加味：

淡竹叶8克　黄芩6克　知母6克　麦冬8克　茯苓8克　竹沥10克

上6味，加水适量，煎汤，去渣，取汁，温服。日1剂，服2次。

方中用竹叶、黄芩除烦清热，知母、麦冬滋阴，竹沥祛痰，茯苓安神。

二十八、子悬

妊娠后，胸胁气塞满闷，如同有物悬阻胸膈，甚至影响呼吸者，称为"子悬"。

病因胎气上逆，迫于胸胁，则胸胁气塞满闷；若上逆迫肺，则影响呼吸。治宜顺气安胎，用紫苏散：

紫苏叶6克　当归6克　川芎6克　白芍5克　党参5克　大腹皮6克
炙甘草5克　生姜1片　葱白1支

上9味，加水适量，煎汤去渣，取汁温服，日1剂，服2次。

若因怒伤肝者，于上方中加柴胡5克；因脾气郁结者，加木香3克。

方中用紫苏、大腹皮宽中顺气；当归、川芎、白芍养血；党参、炙甘草益气；生姜、葱白一降一升，使气机调顺。诸药合用，可使气血充足，胎儿得养；胎气得顺，满闷可除。柴胡可疏肝，木香能理脾，故肝脾郁结者加之。

二十九、子淋

妊娠期间，出现尿频、尿急、尿痛等症者，称为"子淋"。

其临床表现主要为孕妇小便涩少，淋沥涩痛，色黄赤，舌红，脉滑数。

其病由于妇女怀孕以后，阴血毓养胎元，阴不济阳，火热偏亢，移热于膀胱，热灼津液，气化不行，故小便淋沥涩痛。治宜养血滋阴，清利小便，用安荣散：

麦冬8克　木通6克　滑石6克　当归6克　灯心6克　甘草5克　人参5克

上7味，加水适量，煎汤去渣，取汁温服。日1剂，服2次。

方中用麦冬、当归、人参滋阴养血；木通、滑石、灯心清利小便；甘草调和诸药。本方以清润为主，通利小便而不伤胎气，适用于妊娠小便不利。

三十、子气

妊娠3个月以后，足跗浮肿，甚至漫延至小腿者，称为"子气"。

其主要临床表现为，怀孕3月以后，开始脚部浮肿，逐渐延至腿部，皮色不变，按之随手可起，饮食不甘，舌苔薄腻，脉弦滑。

其病由妊娠3月以后，胎儿渐长，气机郁陷，浊阴下注，故足跗浮肿，渐至腿部。因属气滞，而非水停，故皮色不变，按之随手可起。气滞运化失常，故饮食不甘。治宜理气行滞，用天仙藤饮加味：

炒天仙藤6克　炒香附4克　陈皮6克　甘草5克　乌药5克　生姜2克　木瓜3克　紫苏叶3克　车前子6克　大腹皮6克

上10味，加水适量，煎汤去渣，取汁温服。日1剂，服2次。

方以天仙藤、香附理气行滞；陈皮、生姜温中行气；苏叶理气安胎；乌药开下焦之郁；木瓜、大腹皮行气除湿；车前子利尿；甘草调和诸药；合而共奏理气行滞，消肿安胎之效。

三十一、子痫

妊娠期间，忽然眩晕仆倒，昏不知人，颈项强直，筋脉挛急，口噤不开，双目上视者，称为"子痫"。本病是妇产科一种危重病证，多发生于妊娠晚期。

其发病往往有先兆，或头痛目眩，或胸闷目瞀。发作时心悸烦躁，四肢抽搐，甚则全身强直，昏不知人。

平素肝肾阴虚，妊娠后阴血聚养胎气，精血更亏，肝失滋养，风邪内生，肝风上扰，故先兆有头痛目眩，或胸闷目瞀。肝主身之筋脉，肝风内动，故筋脉挛急，四肢抽搐，甚则颈项强直，昏不知人。治宜养血调肝，熄风安胎，用羚羊角散：

羚羊角2克　独活5克　茯神5克　防风5克　钩藤10克　当归5克　川芎5克　桑寄生8克　党参5克　甘草5克　生姜3克　红枣2枚

上12味，加水适量，煎汤去渣，取汁温服，日1剂，服2次。

方中以羚羊角平肝清热，熄风镇痉为君药；独活、防风、钩藤助之祛风；当归、川芎养血调肝；茯神宁心安神；桑寄生补肾安胎；党参、甘草、生姜、红枣益气补脾，扶助正气。全方调补肝肾，宁心补脾，熄风镇痉，适用于妊娠子痫之证。

三十二、妊娠便秘

妊娠期间，大便秘结难解，称为妊娠便秘。

其主要临床表现为：大便秘结，小便黄赤短少，口渴，苔薄黄，脉细数。

《素问·金匮真言论》说："北方黑色，入通于肾，开窍于二阴。"妊娠肾藏郁热，气不通于前、后二阴，故大便为之秘结，小便为之短少黄赤。《灵枢·经脉》说："肾足少阴之脉……入肺中，循喉咙，夹舌本。"郁热上灼，故口渴饮水而舌苔薄黄。热郁液伤，故脉象细数。病乃妊娠热郁便秘；治宜养血护胎，泄热开郁；借用当归贝母苦参丸：

当归 100 克　大贝母 100 克　苦参 100 克

上 3 味，共研细末，过筛，炼蜜为丸如小豆大，每服 3 丸，可加至 3 丸，开水送下，1 日服 2 次。

方中用当归养血以护胎；苦参入肾凉血泄热邪；《素问·五藏生成》说："诸气者，皆属于肺。"是肺主一身之气，用贝母入肺开郁，以复肺金清肃之令，肺气利则一身之气皆行，郁解热除，肾气自通于二阴，则便秘等证可愈。

三十三、难产

妊娠足月至分娩时，胎儿不能顺利娩出者，称为难产。

难产原因很多，最常见的是产力不足，分娩时产程进展缓慢。症见阵痛微弱，宫缩无力，下血量多色淡，神疲肢软；或腹痛剧烈，交骨不开，下血量少色黯，胸胁胀满。

前者因气血虚弱，无力催生，故阵痛微弱，宫缩无力，下血量多而色淡；气虚阳气不振，故神疲肢软。后者因气滞血瘀，气血运行受阻，故腹痛剧烈，交骨不开，下血量少而色黯；气血凝滞，气机不利，故胸胁胀满。治宜调和气血，用保产无忧散：

当归 4.5 克（酒洗）　川芎 4.5 克　黄芪 2.4 克　荆芥穗 2.4 克　厚朴 2.1 克（姜汁炒）　艾叶 2.1 克　川贝 3 克　菟丝子 3 克　羌活 1.5 克　枳壳 1.8 克（麸炒）　生姜 3 片　甘草 1.8 克　白芍 3.6 克（酒洗炒，冬月用 3 克）

上 13 味，加水适量，煎汤去渣，取汁温服。每日 1 剂，或隔日 1 剂。妊娠六七个月服之，可使胎气安和；临产服之，可以催生。

若体虚较甚者加人参 3 克。

方中用当归、川芎、白芍养血活血；厚朴、枳壳行气散结，助当归等活血祛瘀，使胞胎之气血顺而无阻滞之虞；羌活、荆芥疏通太阳，太阳经治则诸经皆治；艾叶暖胞，则胞胎灵动；川贝、菟丝子最能运胎而使顺产；生姜和胃；加黄芪，或者人参者匡扶元气，元气旺则转动有力；甘草调和诸药。全方调和气血，保产催生。妇人临产服一二剂，可自然易生。若遇横生、倒产，甚至连日不生者，速服一二剂，应手取效，可救孕妇产难之灾，保母婴平安。

三十四、胞衣不下

胞衣不下指胎儿娩出后，胎盘滞留不下，极易造成产后大出血，是妇产科危重急症之一。

1. 气虚胞衣不下

症见胞衣不下，少腹微胀，按之不痛，恶露多，面色苍白，心慌自汗。

多因产妇禀赋素弱，元气不足，或产程过长，精力消耗殆尽，气血皆虚，无力娩出胞衣，故见胞衣不下，少腹微胀，按之不痛。气虚不能摄血，故恶露量多；气血皆虚，故面色苍白，心慌自汗。治宜益气补血缩宫，用八珍益母汤：

党参15克　白术12克　茯苓10克　炙甘草10克　熟地10克　当归10克
白芍10克　川芎10克　益母草15克

上9味，加水适量，煎汤，去渣，取汁，顿服。

方中用党参、白术、茯苓、炙甘草大补元气；熟地、当归、白芍、川芎补益阴血；益母草加强子宫收缩。诸药合用，可使气血充足，宫缩有力，胞衣顺利娩出。

2. 寒凝血瘀胞衣不下

症见胞衣不下，小腹冷痛拒按，恶露少，面色青白或紫黯，胸腹满闷。

因产中受寒，寒则血凝，恶露瘀血滞留，使胞衣不易娩出。寒邪客于胞宫，故小腹冷痛；瘀血内阻故恶露少，小腹疼痛拒按，胸腹满闷；寒则面青，瘀则紫黯。治宜温经逐寒，拟方血竭红花汤：

当归10克　赤芍10克　川芎10克　红花10克　制没药10克　芒硝10克
（后下）　血竭3克（冲服）

上7味，加水适量，先煎前5味，汤成去渣，取汁，入芒硝烊化，送服血竭。

方中用当归、赤芍活血；川芎理气；红花、血竭祛瘀；没药活血祛瘀止痛；芒硝通经堕胎以下胞衣。诸药合用，可使瘀血排出，胞衣娩下。

三十五、产后郁冒

产后郁冒，指妇女产后出现头目昏暗，昏愦不清之症者。

其主要临床表现为，新产以后，觉头目昏暗，但头汗出，呕恶，不思饮食，便坚难解，其脉微弱。

病因产中失血过多，产后汗出耗气，致血气俱虚，易伤于邪。若感受寒邪，则寒邪外束，清阳不能上升于空窍，故觉头目昏暗。血虚于下，孤阳上越，故但头汗出。血气虚弱，胃气失和，故呕恶，不思饮食。血脱津耗，肠胃干燥，故大便坚硬难解。亡血津伤，脉道空虚，故其脉微弱。治宜扶正达邪，和利阴阳，用小柴胡汤：

柴胡 15 克　黄芩 10 克　党参 10 克　甘草 10 克　半夏 10 克　生姜 10 克大枣 4 枚（擘）

上 7 味，加水适量，煎汤去渣，取汁温服，日 1 剂，服 2 次。

方以柴胡、黄芩疏解邪气，调和阴阳；党参、大枣、甘草益气扶正；半夏、生姜降逆和中。服后全身微微汗出，阳减而就阴，阴阳乃复其常，则郁冒之证可解。

三十六、产后中风

产后中风指妇女产后因感受风邪而出现头痛、发热、喘促，甚至颈项强直等症者。

其主要临床表现为，新产以后，觉头痛，发热，恶寒，面赤，呼吸急促，甚至颈项强直，有欲发痉病之势。

因产中失血，正气大伤，腠理不密，百脉空虚，风邪极易乘虚而入。风邪郁表，太阳经气受伤，故头痛、发热、恶寒、面赤、喘促。太阳经脉上头，下项，夹脊，抵腰。其为风邪所伤，筋脉不利，则出现颈项强直之症。治宜散风补虚，用竹叶汤：

竹叶 10 克　葛根 10 克　防风 10 克　桔梗 10 克　桂枝 10 克　党参 10 克甘草 8 克　制附片 3 克　生姜 10 克　大枣 4 枚（擘）

上 10 味，加水适量，煎汤去渣，取汁温服。日 1 剂，服 2 次。

如恶心呕吐，加法半夏 10 克；颈项强直，附片加至 8 克。

方中以桂枝、防风、葛根、桔梗解表散风；竹叶清热；党参、附片补虚固阳；甘草、生姜、大枣调和脾胃。颈项强直是筋脉失于阳气温养，故附子加至 8 克，以温阳化气。若浊气上逆而呕，则需加半夏降逆止呕。全方补虚扶正，解表散风，以治产后中风之病。

三十七、产后腹痛

妇女分娩以后小腹阵阵作痛，称为产后腹痛。每次腹痛腹部即隆起硬块者（处于恢复状态的子宫）称为"儿枕痛"。

产后腹痛的原因，或因气滞，或因血虚，或因血瘀，引起气血运行不畅，迟滞不通则腹痛。

1. 产后气滞腹痛

产后腹部胀满疼痛，烦闷不舒，不眠，小便黄。

产后腹中气血郁滞，经脉流行不畅，故其腹部满痛。脾居腹中，其脉络胃注心中，经脉阻滞，故见烦闷不舒。惟其气血郁滞于内，致卫气不得入于阴而独留于外，阳跷偏盛，故其不得眠卧。气滞于中而不化于下，故小便为之色黄。此乃气血郁滞，脉行不利而然；治宜行气祛滞；用枳实芍药散加味，改散作汤：

枳实 10 克（炒）　白芍 10 克　广木香 6 克　当归 10 克　川芎 8 克

上 5 味，以水适量煎药，汤成去渣，取汁，温服。日 1 剂，服 2 次。

方中用白芍除血痹，通行经络，以止腹痛；用枳实、广木香行气滞，输散气血，以消烦满而小便自利；用当归、川芎以养产后之血。气血行，郁滞消，阳自入于阴，而阴阳得和，则眠卧立至。

2. 产后血瘀腹痛

产后小腹疼痛拒按，得热稍减，恶露量少，色黯有块，有时伴胸胁胀满，四肢不温，舌质黯，脉沉紧或弦、涩。

或因寒邪客于胞宫，血遇寒则凝；或因肝郁气滞，气滞则血瘀，不通而痛，疼痛拒按。血得热则行，故腹痛得热而减。瘀血内阻，故恶露量少，色黯有块。肝郁气不舒，故胸胁胀满。寒邪侵入，瘀血阻滞，阳气不通，故四肢不温。治宜温经活血，祛瘀止痛，用生化汤加味；痛甚者，用下瘀血汤。

生化汤加味：

当归 12 克　川芎 10 克　桃仁 10 克　炮姜 6 克　蒲黄 10 克　五灵脂 10 克
益母草 12 克　米酒 1 盅

上 7 味，加水适量，煎汤去渣。取汁，兑入米酒，温服。

方中用当归、川芎活血行气；桃仁、益母草、蒲黄、五灵脂活血化瘀，益母草并能帮助子宫收缩；炮姜温经散寒；米酒温通，助散寒活血之力。诸药合用，共奏温经祛瘀之功。

下瘀血汤：

䗪虫 5 克　桃仁 10 克　大黄 10 克

上 3 味，加水适量，煎汤去渣，取汁温服。

痛甚为瘀血留着不去，故用䗪虫、桃仁破血祛瘀，大黄攻瘀通便，使瘀血从大便而去，瘀血去则腹痛自止。

3. 产后血虚腹痛

产后小腹隐痛或疠痛（拘急疼痛），喜按，恶露量少色淡，伴头昏心悸，食少乏力。

产后大量失血，经脉空虚，冲任胞宫失养，故小腹隐隐作痛且喜按。气血亏损，故恶露量少色淡；血虚不能营养头目，故头昏；血虚不能养心，故心悸；中气不足，故食少乏力。治宜补血益气，用当归建中汤：

桂枝 10 克　白芍 20 克　当归 10 克　炙甘草 8 克　生姜 8 克　红枣 4 枚
（擘）　饴糖 15 克

前 6 味，加水适量，煎汤去渣，取汁，加入饴糖烊化，温服。

方中重用饴糖为君，补脾培土，大建中气；桂枝、白芍、甘草、生姜、红枣为桂枝汤方，通经散寒，调和阴阳；加白芍 1 倍，伍当归养血活血以止腹中疠痛。中气立，阴阳和，气血调，则腹痛可愈。

三十八、产后恶露不绝

产后阴道下血达 20 天以上，仍然淋漓不断者，称为恶露不绝。

本病的发生，或因生产不顺，致胞衣残留，瘀血内存，使血不得归经而恶露不绝；或因产时失血耗气，产后操劳过度，致冲任受损，虚而不固，恶露不绝。

1. 血瘀恶露不绝

产后恶露不断，量少，色黯，有血块，小腹疼痛，舌紫黯，有瘀斑，脉涩。

因瘀血阻于胞络，血不归经，故恶露不断，量少，而色黯有块。瘀血在内，故小腹疼痛，舌紫黯，脉涩。治宜活血化瘀，用生化汤。若内有瘀血，又感受寒邪，见胸闷，小腹疼痛拒按者，用大黄汤。

生化汤：

当归10克　川芎10克　桃仁10克　炮姜10克　炙甘草8克

上5味，加水适量，煎汤去渣，取汁，温服。日1剂，煎2次服。

方以当归、川芎养血活血，桃仁活血祛瘀，炮姜温经止血，甘草甘缓止痛并调和诸药。此方为妇人产后排除恶露最常用的方剂，很多医者将其作为产后常规用药。

大黄汤：

大黄10克　当归10克　白芍10克　丹皮10克　吴茱萸10克　生姜10克　炙甘草10克

上7味，加水适量，煎汤去渣，取汁温服。日1剂，煎服2次。

方中用当归、白芍养血活血；大黄、丹皮活血祛瘀；吴茱萸、生姜温经散寒，尤治小腹疼痛；炙甘草甘缓止痛，并调和诸药。本方与生化汤相比，虽均为治瘀血恶露不绝，但生化汤证较轻，本方证较重，故药力也较前者为大。

2. 冲任不固，恶露不绝

产后恶露过期不止，量多，或淋漓不断，色淡红，小腹空坠，面色㿠白，神倦乏力。

素体气血虚，或产中产后失血耗气，至冲任空虚，虚而不固，则恶露不绝，量多，色淡。气血虚故小腹空坠，气虚则神倦乏力，血虚则面色㿠白。治宜益气养血摄血，调补冲任，借用温经汤：

当归10克　白芍10克　川芎10克　党参10克　桂枝10克　吴茱萸10克　丹皮10克　法半夏8克　麦冬15克　阿胶10克（烊）　生姜10克　炙甘草

8 克

上 12 味，加水适量，煎汤去渣，取汁温服。日 1 剂，煎服 2 次。

方以当归、白芍、川芎养血；麦冬、半夏降逆和冲；阿胶补血止血；党参、炙甘草益气；桂枝温通经脉；吴萸、生姜散寒和中；丹皮活血化瘀。全方益气补血，补益冲任，活血不破血，止血不留瘀，适用于产后冲任不固之恶露不绝。

三十九、产后虚烦

产后虚烦，指妇女产后心中烦乱，呕恶逆气。

其临床表现为：妇女产后哺乳期中，出现心烦意乱，呕吐恶心，甚至发热，喘促不宁等。

妇人以阴血上化为乳汁，两乳乃阳明经脉之所过。哺乳期间，乳汁去多，致阴血不足，中气虚弱。阴血少则火扰神明而心中烦乱，中气虚则胃气上逆而呕恶。如阴血虚甚则阳热上浮，故有发热、烦喘等症。治宜安中益气，用竹皮大丸：

竹茹 10 克　石膏 15 克　桂枝 6 克　炙甘草 10 克　白薇 6 克　红枣 4 枚（擘）

上 6 味，加水适量，煎汤去渣，取汁温服。日 1 剂，服 2 次。

如发热重者白薇加至 12 克，烦喘者加柏子仁 6 克。

方以竹茹、石膏甘寒清胃；桂枝、甘草辛甘化气；白薇性寒，善退虚热；红枣和中益气。热者白薇加倍以加强退热之力。烦喘者加柏子仁以宁心润肺除喘。全方益气和中，退热除烦。

四十、产后浮肿

产后浮肿指妇女生产以后，头面四肢或全身浮肿。

1. 气血虚产后浮肿

症见面部无华，全身浮肿，头目昏糊，心悸气短，肢体无力。

因产中流血过多，气血大衰，气血流行不畅，滞于肌肤，故全身浮肿。血虚不能营养头目，故面部无华，头目昏糊。气虚不能充养全身，故肢体乏力；心气不足，故心悸气短。治宜双补气血，用十全大补汤：

党参 12 克　炙黄芪 12 克　炒白术 12 克　茯苓 10 克　炙甘草 10 克　熟地 12 克　当归 10 克　白芍 10 克　川芎 10 克　肉桂 3 克

上 10 味，加水适量，煎汤去渣，取汁温服，日 1 剂，服 2 次。

方中用党参、黄芪、白术、茯苓、炙甘草益气；熟地、当归、白芍、川芎补血；肉桂温化助阳，以助气血之流行。全方服后可使气血充盛，循行正常，浮肿可除。

2. 血瘀产后浮肿

症见下肢浮肿，按之难起，皮肤呈现青色血络，胸脘闷胀，少腹疼痛，恶露不尽。

因产中瘀血阻于经络，败血窜于肌肤，故见下肢浮肿，按之难起，并见青色络脉。瘀血内阻，血行不畅，故胸脘闷胀，少腹疼痛，恶露淋漓不尽。治宜活血化瘀，用小调经汤：

当归 10 克　赤芍 10 克　制没药 6 克　桂枝 10 克　细辛 3 克　琥珀 3 克（研末，冲服）　麝香 0.3 克（冲）

前 5 味药，加水适量，煎汤去渣，取汁，纳入琥珀末与麝香末，温服。

方中用当归、赤芍养血活血；琥珀、没药均为树脂所化，功能治结血，化死血；桂枝、细辛温通经络；麝香芳香走窜，通行十二经，使药性无所不到。诸药共用，可活血化瘀，使瘀血无处留存，血气循行正常，肿胀自除。

四十一、产后痢疾

产后痢疾是指妇女产后，因感受外邪而引起下利脓血，里急后重之证。

痢疾多由湿热引起，湿热交结，损伤阴络，腐败气血，故下利脓血。湿热阻滞，气机不畅，故欲下不得，里急后重。治痢一般用苦寒清热燥湿之剂，且多以通利之法，但产妇气血已伤，必加扶正而后方可用之。

1. 热甚于湿

产后下利脓血，里急后重，小腹疼痛，身热，口渴，脉濡数。

因湿热搏结，损伤阴络，腐败气血，故下利脓血，湿热阻遏气机，故欲下不得，里急后重。因湿热内郁，热重于湿，故身热，脉濡数；热甚必伤津液，故口渴。治宜清热燥湿，益气养血之法，用白头翁加甘草阿胶汤：

白头翁 10 克　黄连 10 克　黄柏 10 克　秦皮 10 克　炙甘草 10 克　阿胶 10 克（烊化）

上 6 味，加水适量，煎汤去渣，兑入阿胶烊化，取汁，温服。日 1 剂，服 2 次。

方中用黄连、黄柏清热燥湿；白头翁、秦皮清热解毒，专治下利脓血，里急后重；炙甘草益气以扶正；阿胶养血并滋阴。全方功能扶正驱邪，尤适用于产后津血虚耗，胃肠不健，又感湿热之邪而热利下重者。

2. 湿甚于热

产后下利红白黏冻，里急后重，腹不甚疼，身不热，口不渴。

因湿热内郁，湿甚于热，故下利红白黏冻。湿邪阻滞气机，故里急后重。湿重于热，热被湿遏，故腹不甚痛，亦无身热口渴。治宜益气养血，健脾化湿，用当归汤加味：

当归 10 克　川芎 10 克　白术 10 克　炙甘草 8 克　干姜 10 克　附片 10 克艾叶 10 克　龙骨 10 克　黄连 6 克

上 9 味，加水适量，煎汤去渣，取汁，温服。日 1 剂，服 2 次。

方中以当归、川芎养血；白术、甘草益气健脾；干姜、附片温中化湿；艾叶化湿止血；龙骨收敛；黄连厚肠胃并燥湿清热。用于产后下利湿重于热者。

四十二、产后缺乳

产后乳汁甚少，甚至点滴皆无，称为产后缺乳。

乳汁为血所化，赖气运行。如产妇素体脾胃虚弱，生化之源不足，再加分娩失血过多，气血亏虚，则无以化为乳汁，故乳汁甚少，或点滴皆无。或产妇情绪不稳定，肝郁气滞，气机不畅，以致经脉涩滞，乳汁不通，则乳少或无乳。治宜补益气血，通络下乳。

（1）下乳方

炙黄芪20克　当归10克　王不留行10克　通草8克　炮穿山甲10克　猪蹄1只

前5味用布袋装好，加猪蹄共煨，煨至猪蹄肉烂，除去药袋，吃肉喝汤。

方中用黄芪补气；当归补血；通草、穿山甲、王不留行通络下乳；猪为水畜，猪蹄补水增液以通乳汁。本方可用于各种虚实缺乳证。

（2）单方

炙黄芪30克　精瘦猪肉60克

上2药共炖至肉烂，吃肉喝汤。

四十三、术后热冲

这是余创立的妇科学中的新病种——妇女热冲病证。

《灵枢经·五音五味》说："冲脉任脉，皆起于胞中，上循背里，为经络之海，其浮而外者，循腹右（"右"字衍）上行，会于咽喉，别而络唇口，血气盛则光肤热肉，血独盛则澹渗皮肤生毫毛。"今妇人子宫手术切除，则冲任遂无基矣，冲任无基，其性上逆，则冲任上逆于颧面，而发生颧面发热、颧面发红、颧面出汗，烦躁，旋而遂已。移时又发作，病乃冲气上冲于颧面，故余特命之曰"热冲病"。治之平冲止逆，以地骨皮饮加减：地骨皮、丹皮、当归、生地、白芍、麦冬、蛤粉、青黛、法半夏、玄参、牡蛎，煎服。地骨皮饮以凉补之，麦冬、半夏以降冲逆，青黛、玄参清热，蛤粉、牡蛎味咸以潜阳气。余特命之曰"平冲汤"也。

儿科病证

一、小儿惊风

惊风，古代称之为"惊痫"，以阵发性四肢抽搐为其主要临床特点。临床上有急惊风和慢惊风之别，慢惊风又可称为慢脾风；急惊风多为外伤时邪，或内蕴痰热，而慢惊风则又多为脾虚痰滞。

1. 急惊风

（1）风痰　症见发病急猝，四肢阵发性抽搐，角弓反张等。

风性急疾，故见发病急猝；风痰阻络，痰郁生风，风性善动，故见四肢抽搐，角弓反张。此乃风痰内扰所致；法当化痰熄风；治宜温胆汤加味：

法半夏8克　陈皮8克　茯苓8克　炙甘草6克　竹茹10克　僵蚕8克　炒枳实8克　石菖蒲8克

上8味，以适量水煎药，汤成去渣，取汁温服，日2次。若兼见口渴，尿黄加天竺黄8克；若热势较重，去竹茹，加胆南星8克。

方中取半夏、竹茹、石菖蒲化痰辟浊；取陈皮、枳实疏利气机，气顺则痰亦降；取茯苓、甘草培土和中，以制生痰之源；取僵蚕以祛风痰。若兼见口渴、尿黄等象，为有热，故加天竺黄以清热痰；热重则去甘寒之竹茹，加苦寒之胆南星。

【案例】

患者某，男，3岁。1969年9月初诊。发病已数月，目珠青蓝，手足频频抽搐而两目上窜，舌謇不能语，口干，舌苔黄厚，指纹色青。治用温胆汤加味：

竹茹6克　枳实6克　法半夏6克　茯苓6克　陈皮6克　炙甘草6克

僵蚕5克　天竺黄6克　石昌蒲5克

上9味，以适量水煎药，汤成去渣，取汁温服，日2次。

服药2剂，抽搐即止，病告痊愈。

按：肝胆相表里而属风木，其色青，开窍于目，主筋，在变动为握，其病发惊骇。痰热内阻，木郁生风，则目珠青蓝，手足抽搐而两目上窜、舌謇不能语，指纹色青。痰热郁结于内，故舌苔黄厚；阻遏津液不能上布于口舌，故口干。温胆汤加僵蚕、天竺黄、石菖蒲化痰开窍，清热祛风。

（2）虚实夹杂　症见气虚力竭，抽搐轻微等。

抽搐日久，正气受损，故见气虚力竭；正气虚弱，风痰未尽，故抽搐轻微。此乃惊风日久，正气虚弱，风痰未尽而然；法当益气化痰；治宜涤痰汤加味：

茯苓8克　法半夏8克　胆南星8克　陈皮6克　炒枳实6克　石菖蒲6克　竹茹8克　甘草6克　党参8克

上9味，以适量水煎药，汤成去渣，取汁温服，日2次。

正气不足，抽搐微弱，故于上方中去僵蚕、天竺黄；加胆南星清热化痰，熄风定惊；取甘温之党参大补元气。

2. 慢惊风

脾虚气弱，症见四肢时而抽搐，角弓反张，形神疲倦，面色萎黄，大便稀薄，四肢不温等。

小儿素体虚弱，脾虚失运，气血不足，筋脉失养，故四肢时见抽搐，角弓反张；气血亏虚，不能上荣，故见面色萎黄；脾气虚弱，故见形神疲倦，四肢不温；脾虚运化无力，水湿下趋肠道，故见大便稀薄。此乃脾阳虚弱，虚风内动而然；法当温中化痰熄风；治宜醒脾散：

党参10克　茯苓10克　炒白术10克　陈皮10克　广木香10克　炙甘草10克　全蝎10克　白附子4枚　法半夏10克　陈仓米100粒　制南星1枚

上11味，共研为细末收贮备用。每用时取药末3克，以生姜6克、大枣2枚（擘）煎水冲服。

方中取党参、白术、茯苓、甘草、生姜、大枣、陈仓米健脾益气，温中和胃；取陈皮、广木香行气，以防过补致滞；取全蝎熄风；取白附子、法半夏、制南星化痰。共收温脾、熄风、化痰之功。

二、麻疹

麻疹，是一种流行于冬春两季的急性热性传染性疾病，多发生于小儿，成年人亦时有病及者。其病一旦发生，就可能在一个区域内广泛流行，小儿几无一幸免者。

麻疹乃热毒发于肺、胃。初起颇似感冒，症见发热，微恶寒，喷嚏，鼻塞，流涕，咳嗽无痰或少痰，口渴，目赤而眼泪汪汪，但耳垂冷、中指冷为异。第3天开始在两耳下方出现红色小丘疹，扪之碍手，形如麻粒，故称为"麻疹"。继之胸背面颊以至全身皮肤在3天内均出现红色小丘疹。随皮肤疹子的出现，其微寒、喷嚏、鼻塞、流涕、眼泪汪汪等症旋即消失，而发热之症则始终存在。其疹点以红活为正，淡红乃正气不足，暗红为毒盛。疹见3天出齐全后，即循两耳后下方、胸背面颊、以至全身皮肤之序依次消退，3天消退干净。麻疹无变故者，全过程为8天左右。

患麻疹的全过程中，要注意室内保持清洁和空气流通，但患儿必须始终避风，防止风吹。室内禁忌烟、酒、葱、蒜、韭、辣椒和鱼、肉、鸡、鹅以及臭恶等气味。注意常以米泔汁洗患儿口腔，用芦根、地骨皮煎水代茶饮，并以葛粉糊代粥饲患儿，可清热解毒，减轻病情，防止某些兼证的发生。

麻疹的治疗，基本上分为两个阶段，即疹点未出齐以前，宜以宣散透表为治，且不可滥投苦寒，有碍透疹；疹点出齐以后，宜清热解毒为治。麻疹轻而顺者，只需加强护理，也可不服药；若麻疹内陷，出现逆证，则应谨慎对待。

1. 疹点出齐以前

（1）出疹前期　症见发热，微恶寒，鼻塞，流涕，喷嚏，咳嗽，眼珠红赤，畏光，眼泪汪汪，倦怠思睡。

因感染时毒，邪伤肺卫，故出现发热恶寒，鼻塞流涕，喷嚏咳嗽等一系列卫分症状。眼珠红赤、畏光、眼泪汪汪是感染麻疹毒邪的特殊表现，治宜辛凉透疹，用宣毒发表汤：

升麻 5 克　葛根 6 克　前胡 5 克　杏仁 5 克（去皮尖炒打）　桔梗 5 克　枳壳 5 克　荆芥 5 克　防风 5 克　薄荷 5 克　木通 5 克　连翘 5 克　牛蒡子 5 克　淡竹叶 5 克　生甘草 3 克

上 14 味，加水适量，煎汤去渣，取汁温服。日 1 剂，服 2 次。

方中升麻甘辛微寒，与葛根配合，不仅解肌清热，而且最能透疹。荆芥、防风、薄荷、牛蒡子俱为表散之品，可加强透疹的力量。连翘、竹叶、木通清热解毒，前胡、杏仁、桔梗止咳理肺，枳壳行气，生甘草解毒并调和诸药。全方可发表透疹解毒，适用于麻疹初起欲出未出之时。

还可用下列单方，帮助透疹：

①芫荽 1 把，鸡蛋 1 枚打碎搅匀

上 2 药共炒，随意吃，不拘时。

②香椿 1 把，鸡蛋 1 枚打碎搅匀

上 2 药共炒，随意吃，不拘时。

③黄花 30 克　鸡蛋 1 枚打碎搅匀

上 2 药共炒，随意吃，不拘时。

（2）出疹期　发烧 3 天后，口腔黏膜及耳后最先出现疹点，而后发际、颈部，渐及头额颜面、胸腹四肢，最后见于手足心。疹色鲜红至暗红，同时出现壮热，烦渴，咳嗽加剧，烦躁嗜睡，目赤多眵。

因邪毒内郁，肺部蕴热，正邪交争，内热炽盛，故见壮热、烦渴、咳嗽，且从上至下出现皮疹，疹色先红后暗，先疏后密。此时宜甘寒清热，佐以透表，用升麻葛根汤加味：

升麻 6 克　葛根 6 克　赤芍 5 克　甘草 5 克　荆芥 5 克　防风 5 克　薄荷 5 克　连翘 5 克　桔梗 5 克　牛蒡子 5 克　玄参 5 克

上 11 味，加水适量煎药，汤成去渣，取汁适寒温服，日 1 剂，服 2 次。

方中用连翘清热解毒，赤芍清热凉血，玄参清热滋阴，升麻、葛根透疹，荆芥、防风、薄荷、牛蒡子解表，桔梗止咳理肺，甘草调和诸药。全方清热透疹双管齐下，适用于麻疹尚未全透者。

2. 疹点出齐以后

疹点依次消退，发热渐退，精神逐渐恢复，胃纳转佳，四五天后疹点完全消失。

是为邪退正复之顺证，此时肺胃阴津受损，治宜滋养阴液，清化余热，用沙参麦冬汤：

沙参6克　玉竹6克　生甘草5克　冬桑叶4克　麦冬6克　花粉5克　玄参6克

上7味，加水适量煎药，汤成去渣，取汁温服。日1剂，服2次。

方中用沙参、麦冬清养肺胃，玉竹、花粉生津解渴，玄参清热滋阴，生甘草清解余毒，配以桑叶轻宣燥热。全方清养肺胃，润燥生津，适用于麻疹消退期。

3. 麻疹内陷

（1）正气虚弱，麻疹内陷　症见肤色苍白，疹点暗淡不红，昏睡肢厥。多见于体质虚弱，发育欠佳的儿童。

因正气虚弱，无力透邪外出，故疹点暗淡，肤色苍白。麻毒内陷，蒙蔽清窍故昏睡肢厥。治宜益气透疹，用升麻葛根汤加味：

升麻6克　葛根6克　赤芍6克　甘草5克　生黄芪10克　党参5克

上6味，加水适量煎药，汤成去渣，取汁温服，日1剂，服2次。

方中用生黄芪、党参益气，助发表透邪之力；升麻、葛根解表透疹；赤芍和血；甘草解毒。诸药合用，益气透疹，适用于正气虚弱引起麻疹内陷者。

（2）邪毒炽盛，闭肺内陷　症见疹点突然全部隐没，色见紫黯乌黑，壮热，呼吸急促，鼻翼煽动，口唇青紫。

此为麻疹内陷凶险之候。因邪毒内陷，故疹色紫黯乌黑。邪毒炽盛，故壮热不已。麻毒内陷闭肺，故呼吸气急，鼻翼煽动，口唇青紫。治宜清热泻火解毒，用黄连解毒汤加味：

黄连6克　黄柏6克　黄芩6克　栀子6克　升麻5克　芦根15克

上6味，加水适量煎药，汤成去渣，取汁温服，半日1剂，服2次。

方以黄连、黄柏、黄芩、栀子苦寒之品，泻其火热炽盛之邪，加升麻解毒，芦根清热益肺，顾护肺气。全方泻火清热，滋阴解毒，适用于毒邪炽盛，麻疹内闭之证。

【案例】

患儿某，男，4岁，住湖北省枣阳市农村。1951年3月某日就诊。3天前患儿两耳下方开始出现红色小疹点，继而面颊、胸背以至全身出现麻疹，伴咳嗽、身热、口渴。中午突然发生全身麻疹隐没不见，色变紫黑，烦躁，气息喘急，鼻翼煽动，神识不清，口鼻干燥，舌苔黑黄，指纹紫黑，伸达命关。乃热毒盛极，麻疹内隐。治之宜急泻热解毒，促疹外现，拟方黄连解毒汤加味：

黄连6克　黄柏6克　黄芩6克　栀子6克（打）　升麻5克　芦根15克

以水煎服，日2次。

药服1次后，麻疹旋即尽出于皮肤，色红疹全，气平神清。后遂应期消退，病获痊愈。

按：麻疹热毒发于肺胃，侵及血分，故证见发热、口渴、咳嗽、全身皮肤出现麻粒样红疹。麻疹见于皮肤，乃毒热外出之象。其常于3日内循耳下、面颊、胸背、全身之序陆续出全，疹色红活，而后又于3日内依次逐渐消退，此即为顺证。如其热毒极盛，气血不清，无以导邪毒外出于皮肤，则麻疹隐没，色变紫黑，成为逆证。本案即属此种情况，由于热毒内盛则口鼻干燥，舌苔黑黄，且指纹紫黑达命关。热扰心神，故烦躁不安而神识不清。热毒伤肺，肺气欲绝，故气息喘急而鼻翼煽动。其病势已危，急宜大剂泻火热之邪毒，促麻疹外出。用黄连解毒汤加味，以黄连、黄柏、黄芩、栀子大苦大寒之品泻火清热，加升麻、芦根解毒清热，且护肺气。药后热得解，毒得清，麻疹尽出而病获愈。

4. 麻疹鼻衄、齿衄

在麻疹出没过程中，出现鼻衄或齿衄。鼻衄即鼻孔出血，齿衄即齿龈出血。

肺开窍于鼻，齿龈属胃。麻疹热毒过盛，迫血妄行，出于肺窍之鼻或胃主之齿龈。治宜凉血、清热、泻火解毒，用黄连解毒汤加味，或犀角地黄汤加味。

黄连解毒汤方加味：

黄连6克　黄芩6克　黄柏6克　栀子6克（打）　生地6克　玄参6克
芦根15克　大青叶6克　茅根6克

上9味，以水适量煎药，汤成去渣，取汁适寒温服，日1剂，服
2次。

方中用黄连、黄芩、黄柏、栀子清热泻火，大青叶、芦根清热解
毒，生地、玄参、茅根清热凉血，茅根并能凉血止血。

犀角地黄汤加味：

水牛角片15克（先煎1小时）　生地6克　赤芍6克　丹皮6克　升麻5
克　芦根10克　玄参6克　大青叶6克　茅根6克

上9味，加水适量，煎汤去渣，适寒温服，日1剂，服2次。

方中水牛角清热凉血解毒为君，赤芍、丹皮清热凉血，升麻、大青
叶清热解毒，生地、玄参、芦根清热滋阴，茅根清热滋阴凉血止血。

以上两方用后，热可清，毒可解，衄血可止。

5. 麻疹咽喉疼痛

麻疹出没过程中，咽喉疼痛，甚至吞咽受阻，痹塞不通。

麻疹热毒太盛，灼伤咽喉，致咽喉疼痛。吞咽受阻，甚至痹塞不
通，治宜解毒开痹，清利咽喉，桔梗汤加味：

桔梗5克　甘草7克　升麻6克　玄参6克　大青叶6克　射干5克　牛
蒡子4克　麦冬6克

上8味，加水适量煎药，去渣取汁温服，日1剂，分2次服。

方中用大青叶、射干清热解毒；玄参、麦冬清热滋阴；桔梗、射
干、甘草清利咽喉；升麻、牛蒡子散热并亦可利咽。合而共同可治麻毒
太盛、灼伤咽喉的咽喉疼痛。

6. 麻疹牙疳

麻疹后期，出现牙龈肿痛，甚至溃烂。其发展迅速，病势危急者为
走马牙疳。

证因热毒壅于肺胃，上熏于牙龈所致。治宜清解余热，用升麻葛根
汤加味：

升麻6克　葛根6克　赤芍6克　生甘草6克　麦冬6克　玄参6克　石

斛 6 克　知母 6 克　石膏 8 克

上 9 味，加水适量煎药，汤成去渣，取汁温服，日 1 剂，服 2 次。

方用升麻葛根汤解毒；加知母、玄参、石膏清解余热；麦冬、石斛滋养肺胃。另外配合冰硼散外涂，可治麻疹牙龈溃烂。

如果牙龈溃烂，成走马牙疳之势，可用子午虫在瓦上焙干研末，加冰片少许，和匀，撒布于患处。子午虫形状如蚕，寄生于丛生植物牛王刺之中，每于子时和午时出现，故称子午虫。

7. 麻疹下利

麻疹大便稀溏，每日 1~2 次，不足为患，可勿药。如泄出水样便，且 1 日数次，则当辨其病因病机治之。

（1）火热内结，迫液下流　大便泄出黄水，肛门有热盛，小便黄，口渴，苔黄，唇红。治宜升清泄火，拟黄连黄芩汤加味：

葛根 6 克　黄连 6 克　黄芩 6 克　升麻 5 克　花粉 6 克　甘草 5 克

上 6 味，加水适量煎药，去渣取汁温服，日 1 剂，服 2 次。

方中黄连、黄芩清热泻火；葛根、升麻升提清气；花粉清热生津，以弥补损失的津液；甘草调和诸药。全方清热泻火，滋液升提，适用于火毒内结引起的麻疹下利之证。

（2）脾不转输，水谷不分　大便泄水，小便频数短少色黄，口渴，苔白。治宜急开支河，分利水谷，四苓散加味：

炒白术 6 克　茯苓 6 克　猪苓 5 克　泽泻 5 克　鲜车前草 10 克　滑石 8 克

上 6 味，以水适量煎药，汤成去渣，取汁温服，日 1 剂，服 2 次。

方中用白术、茯苓健脾益气，以增强脾之运化功能；猪苓、泽泻、车前草、滑石利小便以实大便。本方适用于脾虚转输不利之麻疹下利之证。

8. 麻疹后咳嗽

麻疹后仍咳嗽不已，少痰。乃因余热未清，治宜清肺滋阴，用养阴清肺汤：

生地 6 克　麦冬 6 克　玄参 5 克　贝母 3 克　丹皮 3 克　白芍 6 克　薄荷 3 克　生甘草 3 克

上 8 味，加水适量煎药，汤成去渣，取汁温服，日 1 剂，服 2 次。

方中用生地、麦冬、玄参养阴清热；丹皮清热凉血解毒；贝母开肺化痰止咳；薄荷宣肺达邪；生甘草清热解毒。诸药合用，有养阴清肺之功，适用于麻疹后余热不清所致的咳嗽不已。

三、百日咳

百日咳又称顿咳，是好发于冬末春初的一种时行病，10 岁以下小儿易患此病。初起似感冒，症见咳嗽、喷嚏、流涕、微热、口干，随即出现间歇性连续不断的痉挛性咳嗽，最后以一深吸气而止，当吸气时喉中发出吼声，如鸬鹚鸣。此为外感时邪，内有郁热。外感时邪，肺失肃降，故见咳嗽、喷嚏、流涕；内有郁热，故见微热、口干。法当解表清里，治宜越婢加半夏汤：

麻黄 8 克　石膏 10 克　生姜 8 克　制半夏 8 克　大枣 2 枚（擘）　甘草 8 克

上 6 味，以适量水煎药，汤成去渣，取汁温服，日 2 次。

方中取麻黄、生姜辛温发表以散外邪；取石膏辛凉以清里热；取半夏降肺逆化痰止咳；取大枣、甘草培土和中。

四、痄腮

痄腮是指感受时疫病毒邪气后，单侧或双侧腮部肿胀、热痛。多发生于学龄儿童，偶尔也有成人患及此病。

痄腮轻者只觉腮部酸胀，咀嚼食物不便，不影响日常活动。重者腮部锨热疼痛，拒按，并伴有恶寒、发热、头痛、咽痛、烦躁口渴、食欲不振、大便干结、小便短赤等症。若 10 多岁男童或成年男子患本病，有时还并发睾丸肿痛。

证因感染风温病毒，毒邪从口鼻侵入后，壅阻少阳之络，故见耳下腮部漫肿坚硬疼痛。如温毒炽盛，即可出现寒热、头痛、咽痛、口渴、便干等症。少阳与厥阴为表里，足厥阴之脉环绕阴器，故较大男孩可伴见睾丸红肿疼痛。治宜疏风解表，清热解毒，软坚消肿，用普济消毒饮加减：

黄芩 10 克　黄连 10 克　玄参 6 克　连翘 10 克　板蓝根 10 克　马勃 6 克

牛蒡子6克　薄荷3克　陈皮6克　僵蚕3克　升麻3克　柴胡6克　桔梗6克　甘草6克

上14味，加水适量煎药，去渣取汁温服，日2次。

如有睾丸肿痛，可于上方中加橘核6克、荔枝核6克；便秘者加大黄5克。

方中用柴胡、升麻、薄荷、牛蒡子、僵蚕疏散风温邪气；连翘、黄芩、黄连、板蓝根、马勃清热解毒消肿；玄参滋阴降火；陈皮理气通滞；桔梗开泄上焦，并载药上行；甘草解毒并调和诸药。合用共奏疏风散邪，清热解毒消肿止痛之效。

若肿痛不甚，症状较轻者，也可不服药，只需用板蓝根或大青叶煎汤代茶饮即可。

痄腮不论轻重，均可将青黛用水调成糊状敷于患处，以清热消肿。

五、小儿尿床

小儿尿床，是小儿科的一种常见病，即指小儿于睡眠中，小便不自觉尿出的一种病证，其形成多为小儿禀赋不足所致。

1. 脾虚尿床

症见尿床，面色萎黄，食欲不振，容易感冒等。

小儿脾气虚弱，升举无力，膀胱失约，故见尿床；脾虚运化无力，故见食欲不振；脾胃为气血生化之源，脾胃虚弱，气血衰少，不能上荣于面，故见面色萎黄；气虚则卫外失固，故易于感冒。此乃脾气虚弱所致，《灵枢·本输》说："虚则遗尿，遗尿则补之"；法当健脾收涩；治宜五味异功散加味：

党参8克　茯苓8克　炒白术8克　陈皮8克　山药8克　桑螵蛸8克芡实8克　甘草6克　鸡内金8克

上9味，以适量水煎药，汤成去渣，取汁温服，日2次。

方中取党参、茯苓、白术、山药、甘草健脾益气，升清举陷；取陈皮行气，以防补而致滞；取桑螵蛸、芡实收涩小便；取鸡内金治遗尿。

2. 肾虚遗尿

症见尿床，面色㿠白，腰腿酸软，小便清长，甚至肢冷畏寒。

《诸病源候论·尿床候》说："是其禀质阴气偏盛，阳气偏虚者，则膀胱肾气俱冷，不能温制于水……或不禁而遗尿。"肾气失调，不能制水。《灵枢·营卫生会》说："平旦夜尽而阳受气矣！日中而阳陇，日西而阳衰。日入阳尽而阴受气矣！夜半……命曰合阴。"夜晚阴气更盛，肾气失其固摄之职，故见睡中尿床；腰为肾府，肾主腰脚，肾虚腰腿失养，故见腰腿酸软；肾失温煦，故见面色㿠白，小便清长，甚至肢冷畏寒。此乃小儿先天不足，肾气不固所致；法当温肾化气，固摄小便；治宜肾气丸加味：

熟地 12 克　　山药 6 克　　山茱萸 6 克　　泽泻 5 克　　茯苓 5 克　　制附片 1.5 克　丹皮 5 克　　肉桂 1.5 克　　补骨脂 8 克　　桑螵蛸 8 克　　菟丝子 8 克　　鸡内金 8 克

上 12 味，以适量水煎药，汤成去渣，取汁温服，日 2 次。

本方即六味地黄汤加味而成，方中取六味地黄汤滋补肾阴；《素问·阴阳应象大论》说："阳化气。"阴无阳则无以化，故方中少佐纯阳之肉桂、附片蒸动肾阴产生肾气，取补骨脂、菟丝子温阳补肾；取桑螵蛸以缩小便；取鸡内金入膀胱而治遗尿。

单方：

羊胞 1 个

上 1 味，盛水令满，置炭火上烧，待水尽，取肉空腹食之，连吃 5 个。

六、小儿盗汗

睡中出汗，醒则汗止，谓之盗汗，多属阴虚、血虚。朱丹溪曰："小儿盗汗不须治。"虽如此，然出之太多，病之过久，亦不可不治。临证时常以单验方治之。

方一

浮小麦 30 克

上 1 味以适量水煎，汤成去渣，取汁温服，日 2 次。

方二

霜桑叶 30 克

上 1 味以适量水煎，汤成去渣，取汁温服，日 2 次。

人睡眠时，卫气行于里与营阴相附，阴虚或血虚，卫气不能入内与营阴相附，于是浮越于外，失于固摄，故出现盗汗。肺主气属卫，霜桑叶甘苦寒，入肺有止盗汗之功。浮小麦甘咸寒，入心，清心火而治盗汗。

方三

贝母20克　雷丸20克　牡蛎20克　米粉40克

上4味，共研为极细末，装于1只稀布袋内，扑粉周身。

七、食滞

食滞多为小儿饮食不节，损伤脾胃，食物停积的一种胃肠道病证。以腹胀、恶心，恶闻食臭等为其主要临床特点。食滞久暂不同，病情轻重各异。

1. 食滞胃脘

食滞胃脘，症见脘腹胀满，恶闻食臭，恶心、嗳腐泛酸，大便失调，形体倦怠等。

胃气以降为顺，饮食内停，胃失和降，故见脘腹胀满，食欲不振，大便失调；胃中食物腐败，故嗳气泛酸；胃气上逆则见恶心；脾胃失调，水谷不能化为津液，形体失养，故见形体倦怠。此乃食滞胃脘，胃气不降所致；法当消食导滞；治宜平胃散加减：

炒苍术6克　厚朴8克　陈皮8克　炒麦芽6克　神曲6克　生姜5克莱菔子6克　山楂6克

上8味，以水适量煎药，汤成去渣，取汁温服，日2次。

方中取厚朴、陈皮行气以消胀满；取苍术燥湿以助脾之消磨，生姜和胃降逆；取神曲、麦芽、山楂、莱菔子消食导滞。

2. 宿食坚结，正气伤耗

宿食久积，伤损正气，症见腹部胀大，四肢消瘦，纳呆，体倦等。

饮食积滞不化，坚结于胃中，故见腹部胀大、纳呆；宿食久久停积则正气损伤，脾胃气弱，无以化生水谷精微，津液亏虚，不能充养于四肢，故见四肢消瘦，肢体倦怠。病乃胃脘宿食停滞，坚结不化，正气损伤所致；积滞不去，则正气不能复，治宜峻攻积滞以下坚结；拟大承气汤：

炒枳实 10 克　厚朴 10 克　大黄 10 克　芒硝 15 克（烊化）

上 4 味，以适量水先煎前 2 味，汤将成加入大黄微煎，去渣取汁加芒硝于药汁中烊化温服。如服后大便下多，正气欲脱者，急服大剂独参汤。

方中取大黄苦寒通下，荡涤肠胃；取芒硝咸寒软坚润燥；取枳实、厚朴苦温行气，破积除满，并助芒硝、大黄之攻泄。如大便泄下而见少气力微，额汗肢冷者，为正气欲脱，急用大剂独参汤大补元气以救虚脱。

独参汤方：

红参 20 克

上 1 味，以适量水浓煎药，汤成去渣，取汁顿服。此方宜先煎好备用。

3. 脾虚食滞

症见脘腹胀满，嗳腐泛酸，食欲不振，肢体倦怠乏力。

脾气虚弱，不能充养周身，故见肢体倦怠乏力；脾失运化，故见食欲不振；宿食内停，气机阻滞，故见脘腹胀满；宿食化腐，故见嗳腐泛酸。此为脾虚食滞所使然；法当健脾益气，消食导滞；治宜六君子汤加味：

党参 10 克　茯苓 10 克　炒白术 10 克　厚朴 10 克　神曲 10 克　制半夏 10 克　陈皮 10 克　山楂 10 克　炒麦芽 10 克　炙甘草 8 克

上 10 味，以适量水煎药，汤成去渣，取汁温服，日 2 次。

方中党参、茯苓、白术、甘草是谓四君子汤，以之健脾益气；取厚朴、陈皮、半夏宽中行气，和胃降逆；取山楂消肉积，神曲消谷积，麦芽消面积。

八、食欲不振

脾胃虚弱，症见食欲不振，肌肉消瘦，肢体倦怠等。

脾虚胃弱，胃之受纳失常，故见食欲不振而水谷精微衰少；脾之运化失职，不能转输水谷精微于周身，肌肤失养，故见形体消瘦而肢体倦怠。此乃脾胃虚弱所致；法当健脾益气；治宜六君子汤：

党参8克　茯苓8克　炒白术8克　陈皮8克　法半夏8克　炙甘草6克

上6味，以适量水煎药，汤成去渣，取汁温服，日2次。若兼见腹满喜按，加广木香5克、砂仁5克，名香砂六君子汤。

方中取党参、茯苓、白术、甘草四君子汤健脾益气；取陈皮行气和胃；取半夏和胃降逆。如气虚不运而见腹满喜按者，加广木香、砂仁以行气滞。

九、蛔虫病

蛔虫病主要是由于吃了一些不清洁的食物所引起的一种肠道疾病，根据虫的多少，病人体质的差异，会出现不同的病理变化，临床上表现出不同的类型。

1. 一般蛔虫证

常见的蛔虫病，症见腹痛，消瘦，食欲不振，喜搔挖鼻孔，睡眠时磨牙，眼睛巩膜常出现蓝色青斑等。

蛔虫积于肠道，扰于腹内，府气不通，故见腹痛；虫损脾胃，运化无力，肌体失养，则见食欲不振，消瘦。风生虫，风邪上扰，故见喜搔挖鼻孔；风气通于肝，肝主筋，阳气者，柔则养筋，夜晚阳气入内，筋脉失养则挛急，故睡眠时磨牙；肝色青，开窍于目，故见眼睛巩膜出现蓝色青斑。此为蛔虫积滞于体内；法当杀虫通下，拟方：

槟榔30克　广木香6克

上2味，以适量水煎药，汤成去渣，取汁温服，日2次。

方中重用槟榔杀蛔，行气，泻下；取广木香行气，以助通泻之力。

2. 吐蛔

症见病人烦闷呕吐，时常吐蛔，腹痛时作，手足不温等。

蛔虫喜温而恶寒，今藏寒蛔虫不宁，于是由肠道上移于胃，以去寒而就温，胃热则其气上逆，于是症见呕吐，蛔虫也随之吐出，故见吐蛔；藏寒则蛔虫不宁而时时窜动，故见腹痛时作，烦闷；内藏寒冷；阳气不通，故见手足不温。此乃肠寒胃热，蛔动不宁所致；法当温藏安蛔；治宜乌梅丸，改丸为汤：

乌梅 10 克　黄连 8 克　制附片 10 克　黄柏 8 克　干姜 10 克　蜀椒 8 克（去目）　桂枝 10 克　细辛 6 克　党参 10 克　当归 10 克

上 10 味，以适量水煎药，汤成去渣，取汁温服，日 2 次。

方中取乌梅酸以安蛔；取附片、干姜、细辛、桂枝、蜀椒温藏通阳；取黄柏、黄连清胃热，降胃逆；取党参、当归补养气血，扶助正气。

3. 脾虚夹蛔

症见脐周轻微疼痛，时痛时止，消瘦，食欲不振等。

虫量不多，虫动则腹痛，痛而不甚，时作时止；脾胃虚弱，运化无力，故见食欲不振，消瘦。此乃脾胃虚弱，兼夹蛔虫；法当健脾益气杀虫；治宜五味异功散加味：

党参 10 克　茯苓 10 克　炒白术 10 克　陈皮 10 克　炙甘草 10 克　使君子肉 6 克

上 6 味，以适量水煎药，汤成去渣，取汁温服，日 2 次。

方中党参、茯苓、白术、陈皮、甘草是谓五味异功散，以之健脾益气和胃；取使君子肉杀蛔虫。

4. 蛔虫消渴

症见腹痛，口渴善饮，小便量多等。

蛔虫内积，损伤脾胃，运化失常，津液不能上承，则口渴善饮；饮则不能消化而出前阴，则小便多；蛔虫扰动则腹痛。此乃蛔虫内扰所致；法当杀虫；治宜苦楝根麝香丸：

苦楝根白皮 30 克　麝香 1 克

上 2 味，先将苦楝根白皮研为极细末，加入麝香研匀，炼蜜为丸如绿豆大，收贮备用。每用时，根据患儿大小，每次取 1～5 克，温开水送下。

附方

炒白术 8 克　茯苓 6 克　雷丸 6 克　使君子 6 克　芜荑 5 克　榧子 6 克广木香 4 克

上 7 味，以适量水煎药，汤成去渣，取汁温服，日 2 次。健脾杀虫。

【案例】

患者某，男，3 岁，住湖北省洪湖县某农场。因江堤溃口而暂移居嘉鱼县农村，1969 年 10 月某日就诊。患儿形体消瘦，腹大如鼓，时因腹痛而哭叫。有屙蛔虫史，两目显蛔虫斑点，口渴引饮，小便频数，量多色清，大便泄水，食欲差。病乃蛔虫消渴；治宜健脾杀虫，拟方：

炒白术 10 克　芜荑 5 克　雷丸 6 克　使君子 6 克　榧子 6 克　茯苓 6 克
广木香 4 克

上 7 味，以适量水煎药，汤成去渣，取汁温服，日 2 次。

2 日后复诊，服上方 2 剂，饮水、多尿之症皆有减轻，仍拟原方续服。

按：《说文·风部》说："风动虫生。"《华氏中藏经》卷上第十八说："虫者，乃血气食物相感而化也"。是食物不洁，感风气而化生为虫也。肝为风木之藏，肝木不和，郁而生风，血气食物感之则化而生虫。虫居肠间，损人气血，则其形体消瘦。虫聚于内，气机壅塞，则其腹大如鼓。风有作止，虫亦应之以动静，则其腹痛时发。风燥之邪躁扰甚于上，则口渴引饮；肝木之气疏泄甚于下，则小便量多。水灾迁徙，饥饱未适，脾胃受伤，故食欲差而大便泄水。前人于蛔虫消渴之病，皆主以楝根白皮、麝香二物为丸服之，余以其正甚虚而邪甚实，遂拟健脾杀虫法，用白术、茯苓健脾扶正，广木香行气以利气机，雷丸、使君子、芜荑、榧子杀虫祛邪，药服 2 剂，其饮水、多尿均减轻，仍拟原方续服。惜余旋离开嘉鱼而未能看到其治疗结果，甚憾！

十、蛲虫病

蛲虫以肛门奇痒难忍，晚上尤甚，睡眠不宁为其主要临床表现。此为蛲虫寄居于直肠肛门附近，晚上则于肛门周围产卵，故见肛门奇痒，晚上尤甚；由于不断瘙痒，故睡眠不宁，法当杀虫；治宜芫花散：

芫花 10 克　狼牙草 10 克　雷丸 10 克　桃仁 10 克

上 4 味，共研为细末收贮备用。每用时宿勿食，旦以饭服 3 克。

《神农本草经》卷三说："芫华（华、花通）味辛温主……杀虫鱼。"又说："桃核仁，味苦平，主……杀小虫。"故方中取芫花、狼牙草、雷丸、桃仁杀灭蛲虫。

单方：

苦楝根白皮 10 克（新鲜者 15 克）

上 1 味，以适量水煎药，汤成去渣，取汁温服，日 2 次。

眼耳口鼻科病证

一、口舌糜烂

口舌糜烂，是以口舌溃破，糜烂反复发作，色红疼痛，甚至连接咽喉，妨碍饮食，妇女则往往与月经周期关系密切，为其主要临床特点。其形成，多是火热为患，常见者有如下数种：

1. 心火炽盛

心火炽盛，症见口舌糜烂生疮，口渴欲饮，心烦，小便色赤，尿时涩痛等。

心开窍于舌，火性炎上。心火亢盛，上炎于口，故见口舌糜烂生疮；热邪内盛，损伤津液，故见口渴欲饮；热扰心神，心神不宁，故见心烦；心与小肠相表里，心移热于小肠，故见小便涩痛，尿黄赤。此乃心火过盛心与小肠俱病所致；法当清心火，利小便；治宜导赤散：

生地 10 克　木通 10 克　竹叶 8 克　生甘草梢 10 克

上 4 味，以适量水煎药，汤成去渣，取汁温服，日 2 次。

方中取生地凉血；取竹叶清心经之火；取木通泄小肠之热通经利尿，导热由小便而去；取生甘草梢泻火直达茎中。

2. 中上焦热炽

肺胃热盛，症见口舌糜烂生疮，面赤唇焦，烦躁口渴，便秘尿赤等。

肺主肃降，通调水道，肺热郁结，失其通调水道之职，故见尿赤；胃火炽盛，灼伤津液，故见口渴而唇焦；热郁大肠，传道失职，故见大便秘结；热邪上迫则面赤；热邪内扰心神，心神不宁，故见烦躁。此乃肺胃热甚所致；法当清热通便；治宜凉膈散：

大黄 10 克　芒硝 10 克　生甘草 8 克　栀子 10 克　薄荷 10 克　黄芩 10 克　连翘 10 克　竹叶 8 克　蜂蜜 8 克

上 9 味，以适量水先煎 6 物，再下大黄微煎，去渣取汁，加芒硝于药汁中烊化，兑入蜂蜜搅匀温服。日 2 次。

方中黄芩、栀子苦寒泄上焦邪热；取竹叶清心火，薄荷消风热；取连翘清热解毒；大黄、芒硝、甘草是谓调胃承气汤，取其下肠胃燥热之邪而不过；以蜂蜜清热缓急而愈口疮，且以调和诸药。

3. 阴虚火旺

阴虚有热，症见口舌糜烂，肿痛不甚，糜烂如小豆大，上布白膜，去之则出血，疼痛，反复发作等。

阴血亏虚，虚热上灼，故见口舌糜烂；气血腐败，则上布白膜，去之上络，故见疼痛，出血；此为虚热，故肿痛不甚。此乃阴虚热甚所致；法当养血清热；治宜地骨皮饮加味：

生地 10 克　当归 10 克　地骨皮 10 克　白芍 10 克　川芎 6 克　胡黄连 8 克　丹皮 10 克　白薇 10 克　银柴胡 10 克　蛤粉 10 克　青黛 6 克

上 11 味，以适量水煎药，汤成去渣，取汁温服，日 2 次。

方中生地、当归、白芍、川芎是谓四物汤，取其滋阴养血；取白薇、地骨皮、丹皮、银柴胡、胡黄连、蛤粉、青黛清虚热，虚热退则疮自敛。

附：

（1）经验方

青黛、蛤粉、黄柏末、黄连末、煅硼砂、煅人中白各等份　冰片少许

上 7 味，共研为极细末，瓷瓶收贮备用。每用略取少许药末，撒于溃疡面上。本方可用于上述各型口舌糜烂。

（2）单方

蔷薇根 15 克

上 1 味，以适量水煎药，汤成去渣，取汁，时时含漱，亦可少少咽之。

二、口唇生疮

症见口唇干燥生疮，大便干结，口渴，尿黄，脉实等。

脾与胃合，同居中焦，而上荣口唇，下通后阴，今胃有积热，升降失职，津液不布，邪热肆虐，故上为口唇干燥生疮而口渴欲饮水，下为大便干结而排出艰难。邪热内结，故见小便色黄而脉见实象。是乃邪热积胃，脾窍受灼；治宜通下胃热，泄火生津，拟方：

大黄 10 克　炒枳实 10 克　炒杏仁 10 克　黄连 10 克　天花粉 10 克　蔷薇根 8 克　黄芩 10 克　生甘草 10 克　大青叶 10 克

上 9 味，以适量水煎药，汤成去渣，取汁温服，日 3 次。

方中用大黄通泄大便，祛胃中之积热；枳实行气、杏仁润肠以助大黄之通泄；黄连、黄芩苦寒泄火；甘草、大青叶清热解毒；天花粉生津止渴；蔷薇根苦涩微寒以消口唇之疮。

三、牙齿痛

牙痛，以牙齿疼痛，甚至痛连牙龈及面颊为其主要临床表现。临床所见或单纯上牙痛，或单纯下牙痛，或上下牙均痛。轻者疼痛可忍，重者疼痛难支。究其原因，多为火邪为患。

1. 中上焦热盛

症见牙龈红肿疼痛难忍，兼见烦躁，口渴，大便秘结等。

中上焦邪热上冲于口，热伤络脉，气血壅滞，故见牙龈红肿，疼痛难忍；邪热内扰，心神不宁，故见烦躁；热伤津液，津液不能上承于口，故见口渴；大肠津液被伤，传导失职，故见大便秘结。此乃中上二焦邪热炽甚，上冲于口所使然；法当清热泄火；治宜凉膈散：

大黄 10 克　朴硝 15 克　生甘草 10 克　栀子 10 克　薄荷 8 克　淡竹叶 8 克　黄芩 10 克　连翘 10 克

上 8 味，研为粗末，每用时取药末 10 克，以适量水，加少许蜂蜜煎药，汤成去渣取汁温服，日 3 服。

方中用黄芩、栀子清热泻火；取连翘清热解毒；少佐薄荷、竹叶清疏胸膈间郁热，取"火郁发之"之意；大黄、朴硝、甘草即调胃承气汤，和蜂蜜润肠，通下泻火，使火热之邪由大便而去。

2. 肾虚阳浮

症见牙齿松动，痛势绵绵，牙龈不红不肿，经月历年，或兼见脚冷。

肾气不足，虚火上浮于口，故见牙齿松动，痛势绵绵，甚至经月历年；病非实热，故牙龈不红不肿；虚火浮于上，则下无阳热之化，故或见脚冷。此乃肾虚阳浮所使然；法当滋阴降火，引火归元；治宜肾气丸：

生地 120 克　山药 60 克　山茱萸 60 克　茯苓 50 克　丹皮 50 克　制附片 15 克　泽泻 50 克　肉桂 15 克

上 8 味，研为极细末，炼蜜为丸，每丸约重 10 克收贮备用。每日早、晚各取 1 丸，以淡盐汤送下。

本方中取六味地黄汤滋补肾阴以配阳；少佐肉桂、附片引火归源；且以入肾中，蒸动肾阴，化生肾气；用淡盐汤送服者，因盐味之咸入肾，引药直达病所。

单方：

哭来笑去散方

樟脑 15 克　川椒 15 克（去目）

上 2 味，取 1 粗碗，将川椒铺于碗底，再将樟脑盖于川椒上，另取 1 只碗覆盖于药碗上，两碗交口处以盐泥封固，然后将碗置火上煅烧 2 炷香时间，取上碗中药研细收贮备用。每用时取药少许擦于痛牙上。

四、咽喉疼痛

咽喉疼痛指以咽喉疼痛为主症的一类病证，不包括喉痈、喉瘤、喉痧、喉息肉等病所致的疼痛，也非外感时兼有的咽喉疼。

咽喉连于肺胃，为肺胃之系属，又是诸经行聚之所，故不论感受外邪，还是内伤藏府，病变常反映于咽喉。从病理上分析，一般可分为风、火、痰、虚四种类型，宜分别情况，辨证论治。

1. 燥热咽候疼痛

咽喉干燥疼痛，口渴欲饮，大便干，小便黄，或兼有声音嘶哑。

因燥热内蕴，或用嗓音过度，热邪上炎，燔灼咽喉，耗伤津液，故出现咽喉干燥、疼痛、嘶哑、口渴等症。大便干、小便黄亦为燥热引起。治宜清热滋阴，润燥利咽，用玄麦甘桔汤加味：

玄参10克　麦冬10克　桔梗10克　甘草10克　升麻10克　薄荷8克（后下）　胖大海10克

上7味，加水适量，煎汤去渣，取汁温服。日1剂，服2次。

方中以玄参、麦冬清热滋阴；薄荷、升麻疏散风热；桔梗、甘草、胖大海清利咽喉。本方清热利咽，适用于咽喉疼痛症状较轻者。

2. 火毒咽喉疼痛

咽喉刺痛，起病急促，咽喉肿胀燄红，吞咽困难，舌红苔黄，脉洪数。

火毒内蕴，上出于咽喉，故咽喉刺痛，肿胀燄红。火毒结于咽喉，气机不利，故吞咽困难。舌红苔黄，脉洪数俱为火毒内盛之象。治宜清热解毒利咽，拟方：

连翘12克　栀子10克　黄芩10克　升麻12克　射干10克　桔梗10克　甘草10克　木通10克　白芍10克　羚羊角0.5克（研末冲服）

上10味，加水适量，煎汤去渣，取汁，兑入羚羊角粉，适寒温服。日1剂，服2次。

方中用连翘、栀子、黄芩清热；升麻、射干、甘草解毒；桔梗开提肺气；木通通经络，开闭塞，导热从小便出；白芍和营利下；羚羊角既清热又解毒。本方清热解毒之力较强，适用于咽喉疼痛症状较重者。

另外在治疗时，还可配合针刺，在两侧少商穴放血。

3. 痰湿咽喉疼痛

咽部隐痛不适，似痰阻于咽喉，咳吐不爽，伴头晕，胸闷，舌苔腻。

因痰湿壅盛，阻于咽部，气机不畅，故咽部隐痛不适，并有头晕、胸闷等症。治宜化痰降气，用二陈汤加味：

法半夏10克　陈皮10克　茯苓10克　甘草10克　贝母10克　射干10克

上6味，加水适量，煎汤去渣，取汁温服。日1剂，服2次。

方中以半夏、陈皮化痰理气降逆，茯苓淡渗利湿，射干清利咽喉，贝母化痰散结。合用可化痰散结，降气利咽。

4. 肺痨咽喉疼痛

素有痨病，又见咽喉疼痛，声音嘶哑，口渴，脉数。

是为肺阴虚，水源枯竭，肾中相火旺盛，虚火上炎，故咽喉疼痛，嘶哑，并口渴，脉数。治宜清热泄火，引火归元，用滋肾丸：

知母30克　黄柏30克　肉桂3克

上3味，加水适量，煎汤去渣，取汁温服，日1剂，服2次。

方以知母滋补肺肾之阴，黄柏清下焦之热，少佐肉桂以引火归元。本方药虽简单，组方严密，为滋肾阴泄相火之名方。

5. 肾虚咽喉疼痛

咽喉微痛，病程日久，伴口干，头晕耳鸣，腰酸，虚烦失眠，小便清长，两足不温。

证因肾虚，阴不敛阳，虚阳上浮，故咽喉微痛，口干，头晕耳鸣，虚烦失眠；阳虚于下，不能温化，故小便清长，两足不温。治宜补益肾气，用肾气丸加味：

熟地18克　山萸肉10克　山药12克　茯苓10克　泽泻10克　丹皮10克
附片3克　肉桂3克　地骨皮10克

上9味，加水适量，煎汤去渣，取汁温服，日1剂，服2次。

方中用熟地、山萸肉、山药、茯苓、泽泻、丹皮六味滋补肾阴，壮水之主以制上浮之阳；附片、肉桂温补肾阳以化气，并引上浮之火归元；加地骨皮清虚热，助上药阴阳平衡。全方滋阴补肾，清热制浮阳，适用于肾虚之慢性咽喉疼痛。

【案例】

患者某，男，56岁，干部，住武汉市，于1991年12月下旬某日就诊。发病已2年，咽喉不舒，有微痛感，左下大齿松动微痛，齿龈不红，小便清长，两足较冷，脉浮虚。病乃肾虚阳浮，上热下寒；治宜温补肾气，引火归元；拟方肾气丸加味，改丸为汤：

熟地20克　山药12克　枣皮12克　茯苓10克　丹皮10克　泽泻10克
炮附片3克　上油桂3克　肉苁蓉10克　地骨皮10克

以水煎服，日2次。

药服 5 剂而病愈。

按：《灵枢·经脉》说："肾足少阴之脉，起于小指之下，斜走足心，出于然谷之下，下循内踝之后，别入跟中，以上踹内……其直者，从肾上贯肝膈，入肺中，循喉咙，夹舌本。"肾气亏虚，肾阳不藏而浮越于上，郁于肾脉循行之喉咙，下无阳气以温养，故见咽喉不舒而微痛，下则两足不温而寒冷。《素问·宣明五气》说："肾主骨。"《灵枢·五味论》说："齿者，骨之所终也。"是齿乃肾之所主，肾阳上浮，故其齿不固而松动，脉亦浮虚。病因虚热而非实火，故齿虽松动而齿龈不红。阳浮于上而下无阳热之化，故小便清长。此所谓"上热下寒"之证也。肾气丸方加味，用熟地、山药、枣皮、茯苓、泽泻、丹皮六味地黄汤滋补肾阴，附片、肉桂引火归元，助肾阳蒸动肾阴以化生肾气，加肉苁蓉补精以益肾，地骨皮补肾以清虚热，从而增强肾气丸方温补肾气以收敛浮阳之效，故药服 5 剂而病愈。

五、暴发火眼

暴发火眼指眼睛突然红肿、疼痛、白睛红赤，是眼科常见的一种急性病。

该病来势急骤，初起即见眼胞红肿，疼痛，白睛暴赤，热泪如汤，眼眵黏稠，羞明目涩，同时兼有头痛、鼻塞、恶寒、发热等全身症状。

多因风热之邪，突然外袭，风热相搏，交攻于目，故猝发红肿疼痛，白睛暴赤，热泪如汤，眼眵黏稠。风热袭于表则见头痛鼻塞、恶寒发热等表证。治宜散风泻火，内外合治。内服用自拟荆防黄连解毒汤：

荆芥 10 克　防风 10 克　连翘 10 克　薄荷 10 克　黄芩 10 克　黄连 8 克
栀子 10 克　大黄 10 克（后下）

上 8 味，加水适量，煎汤，取汁，去渣，温服。日 1 剂，服 2 次。

方以荆芥、防风、薄荷疏散风邪；连翘清热解毒；黄连泻心火，黄芩泻肺火；栀子、大黄通泻三焦之火从二便而出。火热既清，风邪散去，眼目红肿疼痛等症自退。

外用方：

（1）锦纹大黄外贴

取锦纹大黄 1 片（比眼睛稍大），用冷开水浸泡透，然后贴于眼部。

大黄清热泻火解毒，直接敷于眼部，可使红肿消退。

（2）冰片膏药眼罩

取普通膏药 1 张，加热张开，上撒冰片粉，刺多个小孔，再横放 1 条长线，另用普通膏药 1 张加热张开，2 张膏药对好合住成眼罩，将膏药刺多个小孔，使其透气，睡觉时罩于眼部。

冰片散热消肿止痛，罩于眼部，可迅速止痛消肿。

（3）毛茛敷腕

治风火暴眼而生有胬肉者。

取新鲜毛茛草（中草药、状如野芹菜，有毒）捣烂，用纱布包好，敷于健侧手腕，外用胶布固定，至皮肤起泡，即发挥作用，立时取下，水泡勿刺破，用消毒纱布盖好。

新鲜毛茛含原白头翁素，对皮肤有强烈刺激作用，作用后变为无刺激的白头翁素，有清热解毒之功。

六、耳鸣耳聋

耳鸣指耳内有鸣声，或如蝉鸣，或若流水，或如刮风等。耳聋指听觉失聪，不能听到外界声响。如能听到但不真切称为重听，若全然不闻外声则为全聋。耳鸣、耳聋二者关系密切，耳鸣常为耳聋之渐，耳聋为耳鸣之甚，故二证合并讨论。

1. 少阳风热

耳鸣耳聋，或耳中肿痛，突然发作。耳鸣如潮水，或风雷之声，按之益甚。伴口苦咽干，鼻塞头痛，大便燥，小便黄，脉弦数。

因风热或风火中于少阳，少阳之经绕于耳前后，故发耳鸣耳聋，或肿痛。少阳乃半表半里，故表有鼻塞头痛，里见大便燥，小便黄。口苦咽干，脉弦数为少阳本经之症。治宜清解少阳，清热泻火，借用龙胆泻肝汤：

龙胆草 10 克　　黄芩 10 克　　栀子 10 克　　柴胡 10 克　　泽泻 10 克　　木通 10 克

车前子10克　生地10克　当归10克　甘草8克

上 10 味。加水适量，煎汤去渣，取汁温服。日 1 剂，服 2 次。

方以龙胆草、黄芩、栀子清热泻火；泽泻、木通、车前子利湿，使热从小便出；柴胡疏散少阳风热；生地、当归滋血和肝，以治少阳之里；甘草调和诸药。共奏清热泻火之效。少阳风热一除，耳鸣耳聋可愈。

2. 痰湿阻塞

两耳闷胀闭塞，轰鸣作响，头昏重，舌苔白腻，脉濡。

痰湿过盛，壅塞气道，气机不利，故发耳鸣耳聋。湿邪沉重留滞，故头昏重，舌苔白腻，脉濡。治宜燥湿化痰开窍，用二陈汤加味：

制半夏10克　陈皮10克　茯苓10克　甘草8克　苍术10克　菖蒲10克

上 6 味，加水适量，煎汤去渣，取汁温服，日 1 剂，服 2 次。

方中用半夏祛痰降逆，茯苓渗湿，苍术燥湿，陈皮化痰理气，菖蒲豁痰开窍，甘草调和诸药。合用可祛痰湿，开耳窍，适用于痰湿所致耳鸣耳聋。

3. 心营不足

耳鸣，按之则减，重听，虚烦失眠，心悸健忘。

《素问·金匮真言论》说："南方赤色，入通于心，开窍于耳。"如心营不足，心失所养，心气不能上达于耳，则耳鸣重听。心血虚少，心神不宁则烦躁失眠，心悸健忘。治宜补血养心安神，用人参养荣汤：

党参10克　黄芪10克　白术10克　熟地12克　白芍10克　当归10克茯神10克　肉桂3克　陈皮6克　远志10克　五味子8克　甘草8克

上 12 味，加水适量，煎汤去渣，取汁温服。日 1 剂，服 2 次。

方中用熟地、白芍、当归补心血；党参、黄芪、白术益心气以生心血；茯神、远志、五味子安心神；肉桂宣导心阳；陈皮行气，以防补药之壅滞，甘草和中。全方益心气，补心血，安心神，降心火，可治心营不足之耳鸣耳聋。

4. 肾虚

耳鸣如蝉，按之减轻，耳聋渐重，伴头晕目眩，腰酸乏力。

《素问·阴阳应象大论》说："肾主耳。"肾虚则耳无所主，耳窍空虚，故耳鸣耳聋，按之减轻。头晕目眩，腰酸乏力俱为肾虚之表现。治宜补益肾气，用肾气丸：

熟地 8 克　山萸肉 12 克　山药 12 克　茯苓 10 克　泽泻 10 克　丹皮 10 克　附片 3 克　肉桂 3 克

上 8 味，加水适量，煎汤去渣，取汁温服。日 1 剂，服 2 次。

肾气丸为补益肾气之正方，肾气得充，听力即可恢复，耳鸣耳聋自愈。

七、聤耳流脓

耳内流出脓液，或青或黄，或稀或稠。《诸病源候论》称之为"聤耳"，现代医学称为耳内流脓，西医称为化脓性中耳炎。

本病涉及肝胆与肾三经，总由火热引起。或风热上扰，或肝胆湿热，或肾阴虚，虚火上炎。宜分别虚实，辨证施治。

1. 风热上扰

耳内疼痛闷胀，跳痛或刺痛，痛后耳内流出脓水、色黄，脓出则痛减。伴头痛、发热、恶风、口渴、咽干，舌苔薄黄，脉浮数。

证因风热邪毒侵袭，传热于里，熏蒸耳窍，火热搏结，腐肉化脓，故耳痛流脓，风热侵袭，故有头痛、发热、口渴、咽干等一系列表现。治宜祛风清热解毒，用五味消毒饮：

金银花 15 克　野菊花 10 克　蒲公英 15 克　紫花地丁 15 克　紫背天葵 10 克

上 5 味，加水适量，煎汤，取汁，去渣温服。日 1 剂，服 2 次。

方以金银花、野菊花辛凉解表，散风清热，蒲公英、紫花地丁清热解毒消肿，紫背天葵清热解毒，利尿散结，排脓定痛。五药合用可解毒消肿，排脓止痛。

2. 肝胆湿热

起病急骤，耳痛，耳流黄脓，伴发热，口苦，咽干，头痛，便干溲赤。

湿热之邪蕴结，循少阳胆经上扰，湿热搏结于耳，腐肉化脓，故耳痛流脓；肝胆有热，故口苦咽干，头痛发热；湿热盛于里则便干溲赤。

治宜清肝胆湿热，用龙胆泻肝汤：

龙胆草10克　黄芩10克　栀子10克　柴胡10克　泽泻10克　木通10克车前子10克　生地10克　当归10克　甘草8克

上10味，加水适量，煎汤，取汁，去渣，温服。日1剂，服2次。

方中用龙胆草、黄芩、栀子清热燥湿，泽泻、木通、车前子利湿，柴胡疏肝利胆，生地、当归凉血活血，甘草调和诸药。共奏清利肝胆湿热之效。

3. 肾阴虚损，虚火上炎

耳内流脓日久，时有时无，脓色清稀，伴头晕、耳鸣、耳聋、腰膝酸软。

肾阴虚损，相火偏盛，虚火上炎，上蒸于耳。肾窍空虚，易受外邪，邪与虚火交蒸，腐肉为脓，故耳流清脓。头晕、耳鸣、腰酸等皆为肾虚之表现。治宜滋阴降火，用知柏地黄汤：

生地12克　山萸肉10克　山药10克　茯苓10克　泽泻10克　丹皮10克知母10克　黄柏10克

上8味，加水适量，煎汤。取汁，去渣，温服。日1剂。

方以六味地黄汤滋补肾阴，加知母、黄柏滋阴降火。肾阴足，相火降，头晕耳内流脓可愈。

4. 外用紫草滴乳方

紫草3克　煅龙骨1克　冰片0.3克　乳汁适量

上4味，放杯内，上笼蒸。然后用棉签蘸乳汁滴点于患处。

本方紫草能清热解毒，冰片散热消肿止痛，煅龙骨祛脓生肌，乳汁解毒并调和诸药。合用可清热燥湿，解毒消肿，祛脓止痛。

如伴有耳痒，可于上方中加枯矾0.5克即可。

一产褥期妇女，发烧、耳痛、流脓。西医予输液加抗生素，治疗1周无效。后内服五味消毒饮，外用紫草滴耳乳，2日即愈。

八、鼻渊

鼻渊是以病人鼻中常流黄色浊涕，不闻香臭，或兼见鼻中阻塞为其临床特点。《素问·气厥论》说："胆移热于脑，则辛頞鼻渊，鼻渊者浊涕下不止也。"可见本病多为邪热为患。在不同的时期，其病理变化不完全一样，因而临床治疗多分为三个阶段。

1. 鼻渊早期

症见鼻流黄色浊涕，有臭味等。

肺开窍于鼻，风热在肺，灼炼肺窍之津为浊涕而下流，故鼻流黄色浊涕而有臭味。治宜清热疏风，方用苍耳子散加味，改散为汤：

苍耳子10克　辛夷10克　薄荷8克　白芷10克　黄芩10克

上5味，以适量水煎药，汤成去渣，取汁温服，日2次。

方中取苍耳子、辛夷、薄荷、白芷之辛以泻肺祛风，黄芩以清肺热。合奏清热疏风之效。

2. 鼻渊中期

鼻渊不愈，症见鼻流浊涕不止，色黄味臭，鼻中干燥等。

鼻渊不愈，邪气未尽，故鼻流浊涕不止，色黄味臭；液化为浊涕而流不止，则正气受伤，肺阴不足，故见鼻中干燥；气虚不能摄液，故见鼻内渗下不止。此乃风热伤肺，气液两虚；法当清热祛风，益气滋液；治宜防风汤：

防风10克　党参10克　麦门冬10克　川芎8克　黄芩10克　炙甘草10克

上6味，以适量水煎药，汤成去渣，取汁温服，日2次。

方中取防风、川芎祛风；黄芩清肺热；麦门冬补肺阴，生津液；党参、甘草补土生金，益气摄液。

3. 鼻渊后期

鼻渊久久不愈，症见鼻流浊涕色黄夹红，气味腥臭，头部隐隐疼痛，目视昏眩。

鼻渊渗流既久，热邪已去，气血大伤，气不摄液，故见脑液下流，鼻流浊涕，色黄夹红，气味腥臭；气血已虚，不能上荣于头，故见头部隐隐疼痛，目视昏眩。治宜大补气血，用十全大补汤：

熟地10克　当归10克　川芎10克　白芍10克　党参10克　黄芪10克　茯苓10克　炒白术10克　肉桂6克　炙甘草8克

上10味，以适量水煎药，汤成去渣，取汁温服，日2次。

本方即八珍汤加黄芪、肉桂而成。方用八珍汤大补气血；加黄芪以增强补气之力；加肉桂温经通阳。

单方：

丝瓜藤近根端5尺许

上1味，烧灰存性，研为细末，以酒调服。

九、鼻窒不通

鼻窒，症见鼻塞不通，时轻时重。

肺开窍于鼻，风寒郁滞阻塞肺窍，故见鼻塞不通。风寒重则阻塞重，风寒轻则阻塞轻，故见时轻时重。法当散寒通窍，拟方：

当归10克　川芎10克　辛夷10克　白芷10克　苍耳子10克　桔梗10克　葱白10克　甘草8克

上8味，以适量水煎药，汤成去渣，取汁温服，日2次。

方中取白芷、葱白辛温散寒；取辛夷、苍耳子、桔梗通肺窍；取当归、川芎养血祛风；甘草调和诸药。

十、鼻痔

鼻中生瘜肉，鼻孔窒塞，呼吸不利。

古人云：天气不和则寒暑并，人气不和则疣赘生。此鼻痔者，乃人气不和也，人气不和，即气血周流受阻，郁结于鼻窍，则为鼻中瘜肉，名曰鼻痔。瘜肉阻塞息道，故见鼻孔窒塞，呼吸不利。治以《千金方》治䶎鼻鼻中瘜肉不得息方：

矾石15克　藜芦15克　瓜蒂10克　附子10克

上4味，共研为极细末，过筛收贮备用。每用时取1小竹管，撮少许药末吹入鼻中，外以脱脂药棉塞鼻，1日2次，以愈为度。

方中用矾石、瓜蒂、藜芦侵蚀息肉，用附子辛温散结，以之渐磨渐消，取"坚者削之"之意。